Arbeid en gezondheid

Arbeid en gezondheid

Een handboek voor paramedici en arboprofessionals

Onder redactie van:

Chris Kuiper
Yvonne Heerkens
Marcel Balm
André Bieleman
Noks Nauta

Bohn
Stafleu
van Loghum

Springer Media

Houten 2011

ISBN 978 90 313 8891 2
NUR 882, 890

Ontwerp omslag: Mariël Lam, Woerden
Ontwerp binnenwerk: Studio Bassa, Culemborg
Automatische opmaak: Crest Premedia Solutions (P) Ltd, Pune, India

Eerste druk 2005
Tweede druk 2011

Bohn Stafleu van Loghum
Het Spoor 2
Postbus 246
3990 GA Houten

www.bsl.nl

Inhoud

Voorwoord

Participeren, en vooral duurzaam participeren, is het sleutelwoord in het werkveld van arboprofessionals op dit moment. Voor (duurzame) participatie van cliënten met en zonder chronische ziekten is kennis vanuit verschillende disciplines noodzakelijk; het is niet raadzaam en niet effectief gebleken om participatie te bewerkstelligen vanuit één discipline. Daarbij is het gewenst dat de gezondheidstoestand van de cliënten wordt gehandhaafd of liefst wordt bevorderd.
De duur van ons werkzame leven zal naar verwachting toenemen en het is bekend dat met het stijgen der jaren het aantal ziekten/aandoeningen en daaruit voortvloeiende problemen in de arbeidsparticipatie toenemen.
In deze nieuwe uitgave van *Arbeid en gezondheid* krijgt u een update van kennis en informatie die van nut is voor professionals om de arbeidsparticipatie van cliënten in de praktijk te optimaliseren. De update betreft zowel denkmodellen in het veld van arbeid en gezondheid als interventies en valkuilen voor paramedici en andere arboprofessionals. In de praktijk wordt veel ervaring opgedaan met de ondersteuning van cliënten in het arbeidsparticipatieproces; die verschillende ervaringen vormen allemaal kleine puzzelstukjes waarmee uiteindelijk het gehele proces te begrijpen is. De ervaringen worden gestaafd door middel van wetenschappelijk onderzoek, waarbij de interventies die dagelijks worden ingezet op hun merites worden getoetst en beoordeeld. Dit handboek voor paramedici en arboprofessionals geeft een prachtig overzicht van de vele onderwerpen in het werkveld van arbeid en gezondheid die gangbaar en effectief zijn, en die voor u als expert waardevol en (hopelijk) herkenbaar zijn.
De veranderingen die in de afgelopen vijf jaar hebben plaatsgevonden in het werkveld zijn enorm. Ze zijn treffend weergegeven in deze nieuwe uitgave van *Arbeid en gezondheid*. Een felicitatie aan de auteurs voor deze prestatie is op zijn plaats.

Ik wens u veel leesplezier. Verder wens ik u veel inspiratie voor het handelen in de praktijk van arbeid en gezondheid, wat hopelijk resulteert in handhaving en/of bevordering van (gezonde) arbeidsparticipatie voor hen die het nodig hebben.

2011
Prof. dr. Monique H.W. Frings-Dresen, hoogleraar Beroepsziekten, Principal Investigator en hoofd van de afdeling Arbeid en Gezondheid (Coronel Instituut voor Arbeid en Gezondheid), Academisch Medisch Centrum (AMC-UvA), Amsterdam

Inleiding

1

Chris Kuiper en Yvonne Heerkens

Kernpunten

- **Meedoen in de samenleving is belangrijk. Participatie door middel van arbeid heeft de voorkeur omdat dat bijdraagt aan zelfstandigheid, eigenwaarde, emancipatie en integratie.**
- **Niet iedereen is in staat op eigen kracht een baan te vinden en te behouden; daarom wordt er ondersteuning geboden via bemiddeling en re-integratiedienstverlening.**
- **Zelfredzaamheid is een belangrijk uitgangspunt van het re-integratiebeleid.**
- **Paramedici en arboprofessionals kunnen een bijdrage leveren gericht op (meer) aan het werk, aan het werk (blijven) en weer aan het werk gaan.**
- **Ontwikkelingen in de zorg en zekerheid vragen om deskundigheidsbevordering van paramedici en arboprofessionals en om een integrale (keten)benadering gericht op het optimaliseren van belasting en belastbaarheid.**
- **Een betere uitvoering van de regelgeving draagt bij aan een verdere verlaging van het verzuim.**
- **Alle paramedische beroepsgroepen worden in het domein Arbeid & gezondheid geplaatst voor vergelijkbare vraagstukken. De overeenkomsten (in visie op arbeid en gezondheid en gebruikte modellen) zijn zo groot dat een boek voor alle paramedici tezamen verantwoord is.**

Casus

Marieke de Vaart (29) begon haar loopbaan als bejaardenverzorgster. Ze was een echte kanjer, ze werkte keihard en maakte in het overvolle werkschema bewust tijd voor persoonlijke aandacht voor de bewoners. 'Ik moest me echt het schompes werken om daarvoor ruimte te maken, anders kwam het werk niet af.' Na verloop van tijd ontwikkelde ze rugklachten. Haar tempo ging omlaag. Voor behandeling werd ze verwezen naar een oefentherapeut. Om toch goed werk te kunnen leveren, maakte ze de overstap naar het onderwijs, het vmbo. Dat werk was fysiek minder zwaar. Tijd voor persoonlijk contact met de studenten leek er ook meer te zijn. Uiteindelijk bleek het docentschap erg solistisch en niet te voldoen aan haar idealen. Haar inspanningen om te komen tot meer afstemming tussen de verschillende docenten liepen regelmatig op teleurstellingen uit, terwijl haar leidinggevende aangaf zeer tevreden over haar te zijn. Toen ze de weekendboodschappen in haar autootje zette, schoot het weer in haar rug. Ze kon niet op of neer. De noodgedwongen rust deed haar geen goed. Ze viel in een gat, opgebrand, uitgeblust. Daar begon de WULBZ. Nu, drie jaar later, hoopt ze binnenkort de bijstand uit te kunnen, re-integreren, parttime de zorg in, want daar 'ligt toch mijn hart'.

Is werk goed voor gezondheid en welzijn? 'Labor sanat' en 'rust roest' zijn twee bekende uitspraken over de relatie tussen arbeid en gezondheid die jarenlang gemeengoed waren in Nederland. Ze vormden de kern van het gedachtegoed ontleend aan Pinel, die geesteszieken letterlijk van hun ketenen bevrijdde (1806, geciteerd in Wilcock, 2001). Maar geldt dat nog steeds? Volgens Waddell en Burton (2006) is het antwoord op de vraag doorgaans 'ja', op voorwaarde dat het een goede baan is. Toch ligt volgens 34 procent van de werknemers de oorzaak van langdurig verzuim voor een belangrijk deel in het werk (Jehoel-Gijsbers, 2010). Relevant in het kader van dit boek is ook het antwoord op de vraag: is werk goed voor iemand die niet meer wil of kan werken? Mogelijk niet, want gunstige effecten van re-integratie lijken voornamelijk afhankelijk van individuele motivatie, wensen en tevredenheid. Mensen die ontevreden zijn in hun werk, ervaren nauwelijks positievere gezondheidseffecten dan mensen zonder werk (Waddell & Burton, 2006). Het mag duidelijk zijn dat de genoemde slogans momenteel niet geheel meer opgaan. Arbeid en gezondheid zijn weliswaar met elkaar verbonden, maar niet alleen in positieve zin. Hoewel het creëren en vergroten van perspectieven op het gebied van (beschut) werk hoog op de beleidsagenda staan (werk als medicijn), lijken aandoeningen gekoppeld aan werk de keerzijde van de relatie tussen arbeid en gezondheid aan te tonen (werk als ziekmaker) (Kuiper, 2003). Dat laat niet onverlet dat werken toch voor alles een middel is om in het levensonderhoud, van het individu maar ook van het gezin, te voorzien. Daarom behoort het kunnen werken tot de basisvoorwaarden van het bestaan. In het verlengde hiervan kunnen ziekte en handicap, voor zover zij niet direct levensbedreigend zijn, wel indirect een bedreiging vormen door het wegvallen van inkomsten om in het levensonderhoud te voorzien. Om die reden is er een stelsel van sociale zekerheid in het leven geroepen, om zo de (schrijnende) armoede tegen te gaan die met onder andere ziekte en handicap gepaard ging.

Meedoen in de samenleving is belangrijk. Participatie door middel van arbeid heeft de voorkeur omdat dat bijdraagt aan zelfstandigheid, eigenwaarde, emancipatie en integratie. Niet iedereen is echter in staat op eigen kracht een baan te vinden en te behouden. Daarom wordt er ondersteuning geboden via bemiddeling en re-integratiedienstverlening. De algemene doelstelling van het re-integratiebeleid luidt: 'Uitstroom naar regulier werk van die uitkeringsgerechtigden en werklozen die dat niet op eigen kracht kunnen.' Re-integratie is zowel gericht op het verkleinen van de afstand tot regulier werk (een stapje hoger op de re-integratieladder) als op de uitstroom naar regulier werk. In 2007 heeft het kabinet besloten om via het actieprogramma *Iedereen doet mee* (SZW, 2007) de participatie substantieel te verhogen en het streven is 80 procent participatie in 2016. Met het programma *Iedereen doet mee* moeten ongeveer 200.000 mensen met een grote afstand tot de arbeidsmarkt extra aan de slag worden geholpen.

Zelfredzaamheid is een belangrijk uitgangspunt van het arbeidsparticipatiebeleid. Veel mensen zijn immers in staat om grotendeels op eigen kracht werk te vinden. Lang niet iedereen heeft hulp nodig bij het vinden en behouden van werk. Beroepsbeoefenaren – uitvoerders van het beleid – moeten daarom goed beoordelen of ondersteuning noodzakelijk is. Als dat zo is, dan moet de wijze van ondersteuning goed aansluiten bij de individuele cliënt. Dit komt neer op een goede selectie, maatwerk en een doelmatige besteding van re-integratiemiddelen. Dit sluit aan bij de adviezen van de Raad voor de Volksgezondheid en Zorg, want in *Zorg voor je gezondheid* (RVZ, 2010) staat dat in de zorgsector de vraag en het aanbod een andere weg moeten inslaan. Niet meer, zoals tot nu toe, een primaire gerichtheid op zorg en ziekte (zz), maar op gedrag en gezondheid (gg). De burger (lees hier: (potentieel) werkende) is in deze aanpak niet langer een passieve consument van zorg. Nee, de burger is actief op zoek, soms samen met de zorg- en/of arboprofessional, naar gezondheid en naar kansen om mee te doen in de samenleving.

1.1 Aanleiding en doelstelling

Paramedici zijn deskundigen op het terrein van het menselijk functioneren en gedragsverandering. Beroepsbeoefenaren die deze deskundigheid combineren met inzicht in arbeid en het aanbieden van interventies, kunnen een belangrijke bijdrage leveren aan de arbeidsparticipatie en gezondheid van aanstaande werknemers, (ex-)werknemers en zelfstandigen. Arboprofessionals hebben directe invloed op de uitvoering van de vigerende regelgeving en dragen vanuit hun taakopvatting bij aan dezelfde doelstelling.
Interventies kunnen plaatsvinden gedurende alle fasen van het verzuimcontinuüm: (meer) aan het werk, dreigend verzuim (aan het werk blijven), verzuim, langdurig verzuim, arbeidsongeschiktheid, weer aan het werk. Interventies kunnen gericht zijn op: integraal gezondheidsmanagement (IGM), toeleiden naar werk (vanuit de situatie geen werk), scholing en opleiding, sociale activering, kwaliteit van arbeid, optimaliseren van fysieke en mentale belasting, vergroten van fysieke en mentale belastbaarheid, jobcoaching, verzuimbegeleiding, loopbaanoriëntatie of outplacement, toeleiden van werk naar werk (eerste en tweede spoor). Anders gezegd kan de aandacht gericht zijn op het individu (zijn gezondheidsprobleem en participatiemogelijkheden) en op de maatschappij. Natuurlijk kunnen en moeten we verlangen dat mensen met een ziekte of handicap hun best doen om te participeren, misschien moeten we soms zelfs strategieën voor gedragsverandering op hen loslaten om dat te bereiken. Maar minstens zo belangrijk is dat de maatschappij voorwaarden schept die participatie, ondanks ziekte of handicap, mogelijk maken. Dit betekent ook dat werkgevers soms moeten veranderen, dat ze meedenken over aanpassingen in werk (passend werk) waardoor zieken en gehandicapten ondanks beperkingen waar mogelijk toch als volwaardig burger mee kunnen doen.
De gerichtheid van de professional kan dus verschillen. In dit boek worden verschillende invalshoeken beschreven: zelfmanagement/*empowerment/enabling*, belasting en belastbaarheid, gezondheid, verzuim en arbeidsparticipatie.
Paramedici kunnen interventies aanbieden op het gebied van preventie, behandeling en re-integratie. Denk bij preventie bijvoorbeeld aan het voorkómen van beroepsziekten, het voorkómen van arbeidsverzuim en het mogelijk maken dat mensen met een chronische aandoening of handicap blijven werken. Vooral behandeling, maar ook

re-integratie zijn voor paramedici van oudsher bekendere gebieden. Dat deze interventies geen overbodige luxe zijn, wordt onderstreept door de verzuimcijfers, de vele klachten over te hoge werkdruk, de ongezonde leefstijl van veel Nederlanders en het relatief hoge percentage jongere, oudere, chronisch zieke en laagopgeleide werklozen.

Werkloosheid

Het aantal werklozen is in 2009, na jarenlange daling, sterk gestegen (van 7,6 naar 7,9%). In de eerste kwartalen van 2010 heeft een voorzichtige daling plaatsgevonden (figuur 1.1).

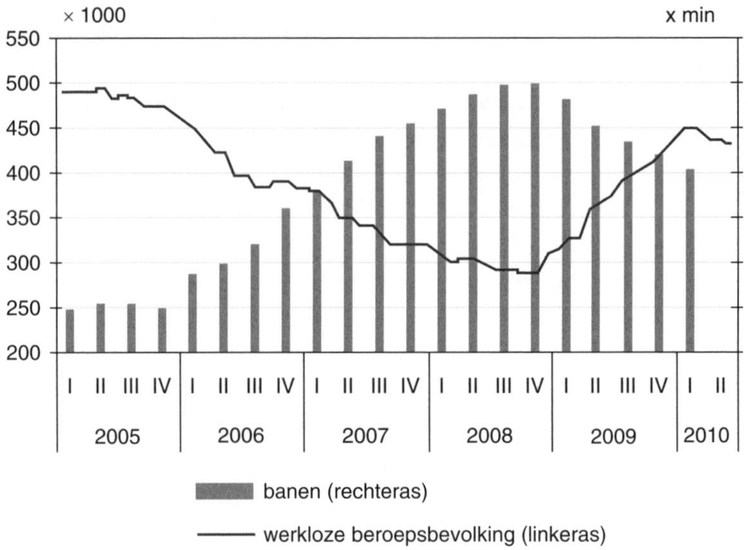

Figuur 1.1 *Werkloosheid en banen, gecorrigeerd voor seizoensinvloeden (http://www.cbs.nl/nl-NL/menu/themas/arbeid-sociale-zekerheid/publicaties/arbeidsmarkt-vogelvlucht/default.htm).*

Het aantal mensen dat geen werk van 12 uur per week of meer wil, is de afgelopen jaren sterk afgenomen. Dit komt vooral doordat steeds minder vrouwen de zorg voor gezin of huishouden zien als een reden om niet te werken. Het aantal mensen dat geen werk wil vanwege (vervroegd) pensioen neemt de laatste jaren ook af, hoewel de arbeidsparticipatie van ouderen relatief laag is (figuur 1.2). Het aandeel werknemers van 45 jaar en ouder dat zegt door te willen werken tot 65 jaar is gestegen van 21 procent in 2005 naar 36 procent in 2008. Ook het aandeel ouderen dat aangeeft door te kunnen werken tot 65 jaar nam toe van 41 procent in 2005 tot 50 procent in 2008 (Klein Hesselink et al., 2010). Daar staat tegenover dat de groep mensen die vanwege een chronische aandoening of arbeidsongeschiktheid niet (meer dan 12 uur) kan werken niet kleiner geworden is (CBS, 2010d).

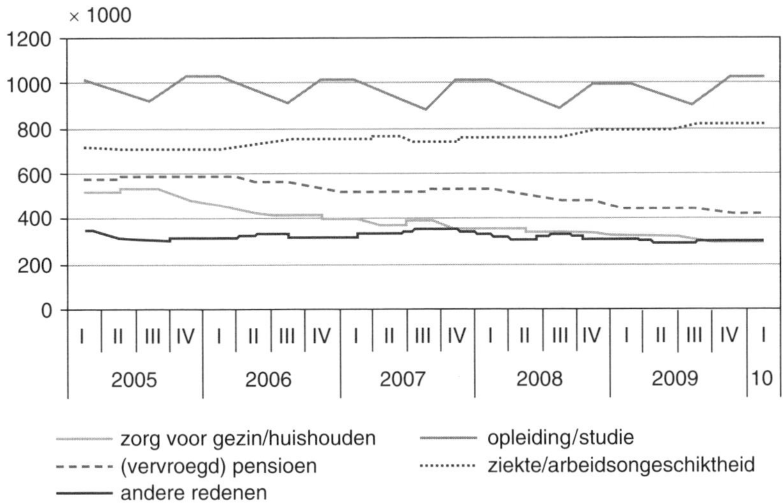

Figuur 1.2 *Personen die niet kunnen of willen werken naar reden (http://www.cbs.nl/nl-NL/menu/themas/arbeid-sociale-zekerheid/publicaties/arbeidsmarkt-vogelvlucht/korte-termijn-ontw/vv-binding-arbeidsmarkt-art.htm).*

Verzuim

Het verzuimpercentage blijft sinds 2005 wel op een laag niveau. Het verzuim is in de periode 2005-2008 gedaald van 4,8 naar 4,1 procent (figuur 1.3). Dit wil zeggen dat werknemers in 2008 gemiddeld ruim 4 procent van hun werkdagen hebben verzuimd. Een vergelijking met andere Europese landen laat zien dat het verzuim in Nederland relatief hoog is.

De hoogte van het verzuim hangt – niet onverwacht – sterk samen met de gezondheid van de werknemer. Zo ligt het verzuimpercentage van werknemers met een chronische aandoening 2,6 keer zo hoog als dat van werknemers zonder een dergelijke aandoening. Verder spelen enkele persoonskenmerken een rol. Vrouwen, ouderen, laagopgeleiden, verweduwde of gescheiden mensen, alleenstaande ouders, werknemers met veel zorgtaken en werknemers die in stedelijke gebieden wonen, melden zich gemiddeld genomen (iets) vaker ziek. Bij niet-westerse migranten daarentegen is geen hoger verzuimpercentage te zien (Jehoel-Gijsbers, 2010).

Meer dan de helft (53%) van de langdurig zieke werknemers verzuimt vanwege fysieke klachten, 21 procent vanwege psychische klachten en 23 procent vanwege een combinatie van fysieke en psychische klachten.

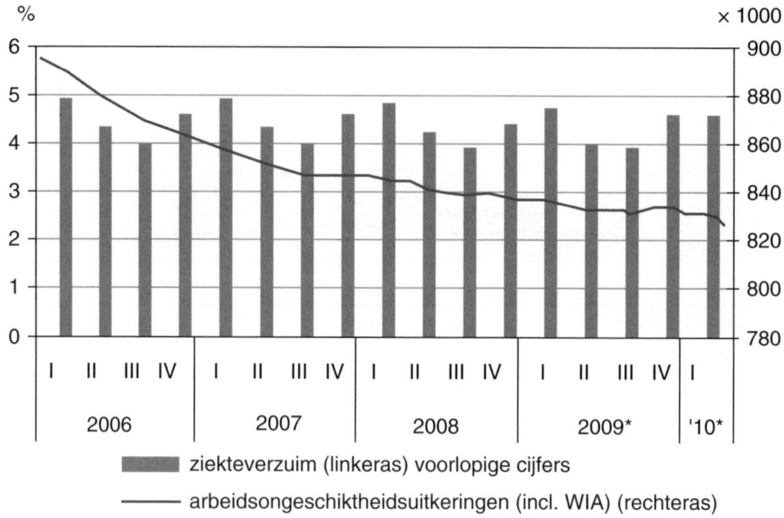

Figuur 1.3 *Arbeidsongeschiktheid en verzuim ((http://www.cbs.nl/nl-NL/menu/themas/arbeid-sociale-zekerheid/publicaties/arbeidsmarkt-vogelvlucht/korte-termijn-ontw/2006-arbeidsmarkt-vv-ao-zv-art.htm).*

Arbeidsongeschiktheid

Eind april 2010 bedroeg het aantal arbeidsongeschiktheidsuitkeringen (uitkeringen in het kader van de WIA, WAO, Wajong en WAZ)[1] 828.000. In het laatste kwartaal van 2009 nam het aantal uitkeringen wegens arbeidsongeschiktheid voor het eerst in bijna zeven jaar iets toe (zie figuur 1.3). Vanaf 2010 daalt het aantal uitkeringen weer. Sinds januari 2003 is het aantal arbeidsongeschiktheidsuitkeringen afgenomen met 165.000, een afname van 17 procent. De daling is in de loop der jaren wel afgevlakt. Tegenover de afname van het aantal uitkeringen in het kader van de WAO en de WAZ staat een bijna even grote stijging van het aantal WIA- en Wajonguitkeringen. Het aantal uitkeringen voor de afzonderlijke arbeidsongeschiktsregelingen bedroeg eind april 2010: 508.000 WAO-, 92.000 WIA-, 33.000 WAZ- en 195.000 Wajonguitkeringen.

1 WIA = Wet werk en inkomen naar arbeidsvermogen, WAO = Wet op de arbeidsongeschiktheidsverzekering, Wajong = Wet werk en arbeidsondersteuning jonggehandicapten, WAZ = Wet arbeidsongeschiktheidsverzekering zelfstandigen (opgeheven per 01-08-2004).

De arbeidsparticipatie van mensen met gezondheidsproblemen heeft zich niet positief ontwikkeld. Bij Wajong'ers blijft het percentage werkenden (in de periode 2001-2006) weliswaar stabiel, maar is er sprake van een sterke daling van het aandeel voltijdbanen. Dit betekent dat de arbeidsdeelname uitgedrukt in voltijdequivalenten (fte) is afgenomen. Voor de groep die een langdurige aandoening heeft en om die reden een arbeidsongeschiktheidsuitkering ontvangt, is het beeld het meest negatief. Hun arbeidsdeelname is na 2003 gestaag teruggelopen en lag in 2008 op 20 procent. Bij de groep met een langdurige aandoening zonder arbeidsongeschiktheidsuitkering was in 2008 een toename van het percentage werkenden tot 60 procent te zien (Jehoel-Gijsbers, 2010).

Leefstijl

Bij leefstijl heeft men het meestal over de zogenoemde BRAVO-factoren: bewegen, roken, alcohol, voeding en ontspanning.

Bewegen

Lichamelijke inactiviteit is een gezondheidsrisico dat leidt tot hoge kosten in de gezondheidszorg en tot economische schade door verzuim en arbeidsongeschiktheid. Voldoende bewegen en een gezond gewicht bevorderen de inzetbaarheid en het goed functioneren van werknemers en verminderen het arbeidsverzuim (TNO, 2010). Er is de afgelopen jaren sprake van een duidelijke stijging van het aantal werknemers dat voldoet aan de Nederlandse Norm Gezond Bewegen (NNGB) (Kemper et al., 1999); in 2008 voldeed 62 procent van de werknemers aan deze norm (tabel 1.1) (TNO, 2010). In 2004 berekenden Proper en collega's dat een toename van 10 procent het aantal werknemers dat voldoet aan de NNGB een besparing kan opleveren van 131 miljoen euro aan gezondheidszorgkosten in 2014. Daarmee blijkt bewegen een goedkoop middel om kosten terug te dringen (Proper et al., 2004).

Tabel 1.1 Trends (2000-2008) in het percentage Nederlandse werknemers dat aan de beweegnormen voldoet, inactief is en overgewicht heeft (TNO, 2010)

jaar	NNGB	fitnorm	combinorm	inactief	BMI ($\geq$ 25 kg/m^2)
2000-2001	45,2	22,9	54,4	6,9	35,5
2002-2003	47	23,5	55,9	6,8	37,5
2004-2005	54,8	26,5	64,1	5,4	36,9
2006-2007	64,8	21,4	70,2	1,8	40,9
2008	61,9	25,4	70,0	3,3	43,2

Roken

In 1958 rookte 60 procent van de Nederlandse bevolking wel eens, onder de mannen was dit zelfs 90 procent. In 2009 rookte 28 procent van de Nederlanders van 15 jaar en ouder wel eens. Van de mannen rookte in 2009 30 procent en van de vrouwen 26 procent. Het percentage rokende volwassenen is beduidend lager bij 65-plussers en jongeren. Er zijn meer rokers onder laagopgeleiden: terwijl 32 procent van de lager opgeleiden rookt, rookt 20 procent van de hoger opgeleiden. Uit cijfers van het CBS (2007) blijkt dat rokende werknemers een significant hoger verzuimpercentage hebben dan niet-rokende werknemers. Ze verzuimden gemiddeld 1,5 keer zoveel dagen (dat is vijf dagen meer) als niet-rokers. In vergelijking met ex-rokers verzuimden rokers gemiddeld 1,4 keer zoveel dagen van het werk. Het verschil in ziektedagen tussen rokers en niet-rokers en tussen rokers en ex-rokers kwam vooral door een verschil in ziekmeldingsfrequentie. Rokers meldden zich gemiddeld 1,4 keer zo vaak ziek als niet-rokers en 1,2 keer zo vaak als ex-rokers. Uit onderzoek blijkt dat stoppen-met-rokeninterventies die door het bedrijf gestimuleerd worden, een gunstig effect hebben op het rookgedrag van werknemers. Dat heeft vooral te maken met het feit dat 70 procent van de rokende werknemers graag wil stoppen, maar niet weet hoe (http://www.luxofit.nl). Volgens Stivoro, het expertisecentrum voor tabakspreventie, hebben de door hen aangeboden interventies voor bedrijven een bewezen gunstig effect op het rookgedrag van werknemers (http://www.stivoro.nl).

Alcohol

Van de Nederlanders tussen de 18 en 65 jaar (de beroepsbevolking) heeft 3 tot 6 procent problemen op het werk door alcoholgebruik en het verzuim van probleemdrinkers ligt twee tot zes keer zo hoog als gemiddeld (NIGZ, 2006).

Voeding

In 2008 had 43,2 procent van de Nederlandse werknemers een BMI van 25 of hoger, dat wil zeggen: overgewicht en obesitas (zie tabel 1.1). De body mass index (BMI) wordt berekend door het lichaamsgewicht in kilo's te delen door het kwadraat van de lichaamslengte in meters. Een gezonde BMI ligt tussen de 20 en de 25. Voor Nederland worden de directe kosten als gevolg van overgewicht en obesitas geschat op 3 tot 5 procent van het gezondheidszorgbudget. Dat komt neer op een 0,5 tot 1 miljard euro per jaar. De indirecte kosten in de vorm van verzuim, verloren arbeidsjaren, uitkeringen en dergelijke, bedragen circa 2 miljard euro per jaar (RVZ, 2002) Volgens het rapport *Bied te-*

genwicht aan overgewicht (Stichting van de Arbeid, 2008) is iedereen in de arbeidsorganisatie zelf verantwoordelijk voor een goede balans tussen eten en bewegen, maar kan de werkgever – zonder geboden en verboden – wel het bereiken van een dergelijke balans stimuleren en faciliteren.

Ontspanning

In 2008 gaf ongeveer 40 procent van de werknemers aan te maken te hebben met een hoge werkdruk (Klein Hesselink et al., 2010). De werkdruk is het hoogst in het onderwijs, gevolgd door financiële instellingen, het speur- en ontwikkelingswerk en het verzekerings- en pensioenwezen. Bezien naar beroep blijkt dat werknemers in leidinggevende functies het vaakst te maken hebben met een hoge werkdruk (twee derde van de werknemers). Ook onder docenten is de werkdruk naar eigen zeggen vaak hoog: meer dan de helft van de docenten in het hoger, het voortgezet en het basisonderwijs rapporteert een hoge werkdruk. Verder is er volgens werknemers sprake van een hoge werkdruk in commerciële beroepen en onder verzekeringsagenten, makelaars, tussenpersonen en dergelijke, onder horecapersoneel en werknemers in de zorg (Klein Hesselink et al., 2010). Een kwart van de mensen die te maken hebben met een hoge werkdruk zegt als gevolg daarvan lichamelijke of psychische klachten te hebben of te hebben gehad (Klein Hesselink et al., 2010).

Alles bij elkaar opgeteld zijn de kosten door een ongezonde leefstijl dus aanzienlijk voor bedrijven en het is dan ook niet verwonderlijk dat er veel pogingen worden gedaan om de leefstijl te verbeteren. In de I-database (Interventiedatabase) staan leefstijlinterventies die in Nederland worden uitgevoerd. Gezocht kan worden op diverse criteria zoals doelgroep, setting of thema (http://www.loketgezondleven.nl/i-database/i-database).
Het blijkt dat 65 procent van de werkgevers het als taak ziet om de werknemers aan te spreken op gezond gedrag (SER, 2009). Het is – bij wet geregeld – hun taak om gezonde arbeidsomstandigheden te creeren en in de afgelopen twee jaar heeft 17 procent van de werkgevers maatregelen ingevoerd om een gezonde leefstijl te bevorderen (figuur 1.4). Het zijn vooral de grotere bedrijven en bedrijven in de non-profitsector en in de zakelijke en financiële dienstverlening die dit type maatregelen treffen (TNO, 2010). Op basis van negen *best practices* – interventies gericht op psychische klachten, klachten aan het bewegingsapparaat en preventie – is berekend dat de arbeidsproductiviteit van werknemers met 2,2 procent toeneemt; dat komt niet alleen door

verzuimreductie, maar ook doordat de werknemers gezonder en fitter aan het werk zijn (Van den Broek et al., 2008).

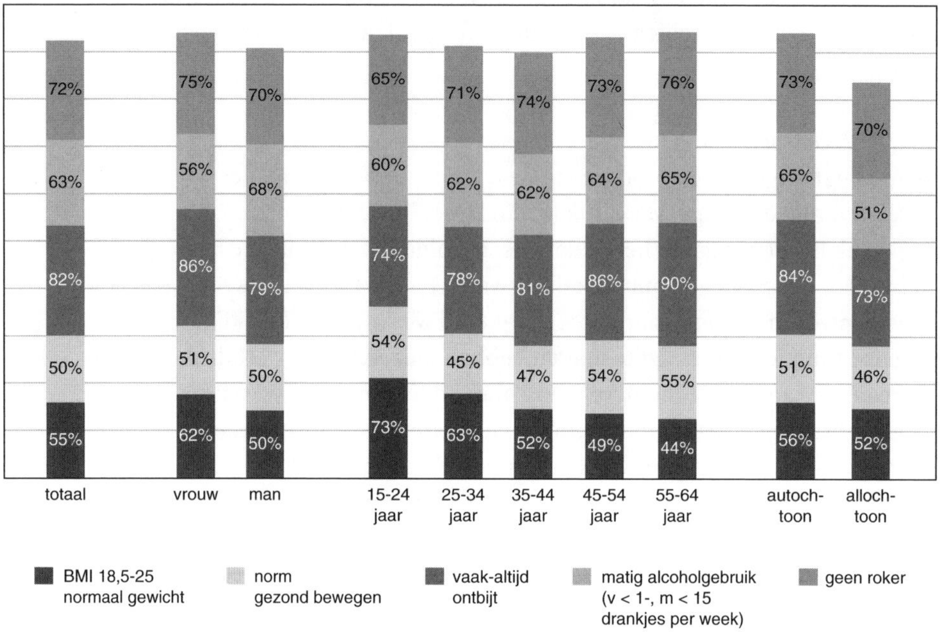

Figuur 1.4 *Gezonde leefstijl naar leeftijd, geslacht en etniciteit (Klein Hesselink et al., 2010).*

Persoonlijke factoren

Er is de laatste jaren in toenemende mate aandacht voor positieve aspecten, zoals passie, bevlogenheid, *commitment*, *flow* en arbeidsmotivatie. Gemotiveerde en vitale werknemers presteren beter en verzuimen minder. Om uitstroom uit het bedrijf te voorkomen is het belangrijk dat werknemers trots zijn op het werk dat ze doen en op het bedrijf waar ze werken.

Intermezzo Nederlander scoort hoog op vitaliteit

Een internationale studie peilde de vitaliteit, *performance* en *excellence* van werknemers uit acht verschillende landen. De conclusies van het onderzoek:

- hoewel de vitaliteitsbeleving van de Nederlandse werknemer de afgelopen jaren is gedaald, scoort Nederland op dit vlak het best van alle landen, met name op stress en werkvermogen;
- Nederlandse werknemers scoren significant hoger op bijna alle indicatoren van performance;

- Nederlanders voelen zich het meest gemotiveerd en vertonen bovendien een zeer lage verloopintentie.

Bron: http://www.falkeverbaan.nl/zebrazone, 18 mei 2010.

Arbeidsparticipatie

Persoonskenmerken, werkgebonden factoren en factoren gerelateerd aan de zorg en hulpverlening, spelen een rol bij werk(hervatting). Van de persoonskenmerken zijn vooral gezondheidskenmerken belangrijke voorspellers van volledige werkhervatting. Het wetenschappelijk onderzoek naar werkhervatting heeft echter laten zien dat het hebben van gezondheidsklachten geen reden hoeft te zijn om niet aan het arbeidsproces deel te nemen. Werkhervatting en herstel van gezondheidsklachten kunnen gelijktijdig plaatsvinden (Jehoel-Gijsbers, 2010). Een tijdige hervatting van werkzaamheden draagt over het algemeen zelfs bij aan een vermindering van de gezondheidsklachten en het herstel van het functioneren (Schene et al., 2005).
Snelle begeleiding naar werk lijkt dus van groot belang. Een tijdige probleemanalyse en plan van aanpak helpen snellere (gedeeltelijke) werkhervatting mogelijk te maken. Het sneller bewegen richting werk leidt niet alleen op individueel niveau tot eerder functieherstel, maar ook tot maatschappelijke kostenbesparing vanwege afwending van instroom in de WIA. Uiteraard is er veel te zeggen over wat snel is. Overwegingen met betrekking tot tijdcontingent en klachtcontingent, perioden conform de Wet verbetering poortwachter, en aard van de problematiek zullen verspreid over het boek aan bod komen. Verder worden er dilemma's gepresenteerd.

Kortom

Er is voor paramedici en arboprofessionals nog veel werk te verzetten in het domein arbeid en gezondheid, want:

- de overheid tracht 200.000 mensen met een grote afstand tot de arbeidsmarkt extra aan het werk te krijgen;
- het verzuim in de afgelopen decennia is flink gedaald, maar er zijn nog steeds mogelijkheden tot een verdere afname;
- nog altijd ontstaan veel gezondheidsklachten op en door het werk en een groot deel van deze (gezondheids)problemen lijkt beïnvloedbaar;
- er is ruimte voor verdere verlaging van het verzuim door een betere uitvoering van de regelgeving;

- de arbeidsparticipatie van mensen met gezondheidsproblemen heeft zich niet positief ontwikkeld; de arbeidsdeelname uitgedrukt in voltijdequivalenten (fte) is afgenomen.
- bij het bevorderen van arbeidsparticipatie van werknemers met een ziekte of handicap is het van belang de beperkingen van deze mensen te erkennen en bereid te zijn (creatief en flexibel) om naar oplossingen te zoeken.

Ontwikkelingen in zorg en zekerheid vragen van paramedici en arboprofessionals daarom:
- vergroting van aandacht, kennis en deskundigheid met betrekking tot arbeidsparticipatie en arbeidsrelevante gezondheidsproblemen;
- vergroting van aandacht, kennis en deskundigheid met betrekking tot vigerende regelgeving;
- interprofessionele samenwerking, zowel in een organisatie als in het kader van arbocuratieve samenwerking;
- ontwikkeling van de ketens gericht op een integrale benadering van het vergroten van de arbeidsparticipatie.

1.2 Doelstelling

In 2001 is het landelijk project Parabel gestart (Parabel staat voor deskundigheidsbevordering van *para*medici bij reguliere zorg voor arbeidsrelevante aandoeningen van het *be*wegingsstelsel). Het doel van het project was door middel van scholing en nascholing de kennis en deskundigheid van fysiotherapeuten, ergotherapeuten, oefentherapeuten Cesar en oefentherapeuten Mensendieck, die werkzaam zijn in de reguliere zorgverlening (vooral in de eerstelijnszorg), over klachten van het bewegingsapparaat in relatie tot arbeidsaspecten te vergroten (Parabel, 2003). Voor paramedici zelf bestond er begin 2004 nog geen bundeling van informatie op dit gebied, noch op de even relevante gebieden preventie en re-integratie. Met de eerste druk van het handboek *Arbeid en gezondheid* hoopte de redactie in deze bundeling te voorzien. Maar, sinds 2004 is de regelgeving drastisch veranderd.

Intermezzo Overzicht veranderingen regelgeving

2004: VLZ (Wet verlenging loondoorbetalingsverplichting bij ziekte). Verlenging van de periode van loondoorbetaling tot 2 jaar, waarbij de werkgever over deze 2 jaar samen maximaal 170 procent van het laatstverdiende loon aan de werknemer mag uitbetalen.

2004: ASB (aanpassing Schattingsbesluit): aanscherping van de arbeidskundige beoordeling bij aanvraag van een arbeidsongeschiktheidsuitkering en bij herbeoordeling.
2006: WIA (Wet werk en inkomen naar arbeidsvermogen). Deze wet omvat twee onderdelen, de IVA (Regeling inkomensvoorziening volledig arbeidsongeschikten) en de WGA (Regeling werkhervatting gedeeltelijk arbeidsgeschikten). De IVA-uitkering is bestemd voor duurzaam én volledig arbeidsongeschikten. De WGA-uitkering is bestemd voor niet-duurzaam volledig arbeidsongeschikten én gedeeltelijk arbeidsgeschikten (die voor minimaal 35% arbeidsongeschikt moeten zijn verklaard). Na afloop van de periode waarin de WGA nog loongerelateerd is, wordt de uitkering afhankelijk van het verrichten van betaalde arbeid.
2009: STAP (Wet stimulering arbeidsparticipatie). De werkgever die een (gedeeltelijk) arbeidsongeschikte of langdurig (> 1 jaar) werkloze in dienst neemt, kan voor maximaal 1 jaar loonkostensubsidie krijgen tot maximaal 50 procent van het wettelijke minimumloon. Voorwaarde is dat het om een echte baan gaat, dat wil zeggen: een bestaande vacature of een nieuwe baan die na afloop van het jaar wordt voortgezet.
2010: Wajong (Wet werk en arbeidsondersteuning jonggehandicapten). Het betreft een wijziging van de 'oude' Wajong (Wet arbeidsongeschiktheidsvoorziening jonggehandicapten). Het belangrijkste doel van de wet is jongeren met een beperking ondersteunen bij het vinden en behouden van een baan bij een reguliere werkgever. De Werkregeling jonggehandicapten die deel uitmaakt van de Wajong gaat ervan uit dat iedere jonggehandicapte een inkomen heeft en dat (meer) werk moet lonen. De wijze van verrekening van het arbeidsinkomen met de uitkering is gewijzigd. Een andere wijziging is dat er eerst een voorlopige arbeidsongeschiktheidsbeoordeling komt, doorgaans voor de achttiende verjaardag, en vervolgens een definitieve beoordeling bij 27 jaar (in bepaalde gevallen kan dat al eerder).
Bron: Jehoel-Gijsbers, 2010.

Het inzicht in de aangeboden interventies is sterk gegroeid (zie bijv. http://www.interventiesnaarwerk.nl). De effectiviteit van de interventies is echter slechts matig onderzocht (Van der Klaauw, 2010). Van der Klaauw en Van Ours (2010) laten zien dat werkhervattingspremies voor bijstandsgerechtigden geen significant effect hebben op de werk-

hervatting. Volgens het minsterie van SZW (2008) mag in algemene zin gesteld worden dat de diverse studies naar de netto-effectiviteit van re-integratie een beeld geven dat re-integratie een klein positief effect heeft op de kans om een baan te vinden. Met andere woorden: als gevolg van de inzet van re-integratie zijn iets meer mensen aan het werk gekomen. Van der Klauw (2010b) stelt echter dat er geen overtuigend bewijs is voor het nut van investeren in re-integratie.
De vraag naar en het aanbod van interventies is de afgelopen jaren gegroeid en specifieker geworden. Hierbij groeit het inzicht in beïnvloedbare en niet-beïnvloedbare factoren (zie bijv. Gelderblom & De Koning, 2007). De aandachtsgebieden van de betrokken paramedici zijn uitgebreid: naast arbeid, gezondheid en verzuim hebben zelfmanagement, belasting, belastbaarheid en arbeidsparticipatie meer aandacht gekregen. Bovendien bleek dat ook studenten personeel & arbeid en studenten (bedrijfs)maatschappelijk werk gebruikmaakten van dit handboek, maar zelden direct aangesproken werden als lezer. Redenen genoeg dus om met een sterk gewijzigde tweede druk van *Arbeid en gezondheid* te komen, waarin we trachten een overzicht te geven dat weer geheel up-to-date is.

1.3 Leeswijzer

Algemene opmerkingen

Dit boek is primair geschreven voor studenten en docenten van paramedische opleidingen, voor (aanstaande) arboprofessionals en voor deelnemers aan postinitiële trajecten op het gebied van arbeid en gezondheid. Uiteraard kunnen andere professionals, onderzoekers en managers op het terrein van de arbocuratieve zorg informatie uit het boek gebruiken.
Enkele belangrijke opmerkingen moeten hierbij gemaakt worden. Alle betrokken beroepsgroepen worden in het domein arbeid en gezondheid geplaatst voor vergelijkbare vraagstukken, zoals vraagsturing, *evidence-based practice*, klinisch redeneren en interprofessioneel samenwerken, en bij allemaal is sprake van toenemende aandacht voor ethiek, attitudevorming en reflectie. De overeenkomsten (in visie op arbeid en gezondheid, vereiste competenties, soorten problemen en randvoorwaarden) zijn zo groot dat een uitgave voor de hele sector verantwoord is.
Er is gekozen voor de termen 'cliënt', 'zelfstandige' en (ex- of aanstaande) 'werknemer' in het boek. Onze overweging is dat de termen 'betrokkene' en 'belanghebbende' minder gebruikelijk zijn in de paramedische wereld, terwijl 'patiënt' een mogelijk ongewenste as-

sociatie heeft met medicalisering. 'Patiënt' is ook geassocieerd met passiviteit en ondergeschiktheid. Met de term 'cliënt' willen we benadrukken dat de relatie gekenmerkt wordt door gelijkwaardigheid en dat de cliënt zelf actief vormgeeft aan het leven met arbeid en een gezondheid(sprobleem). Uiteraard kan overal waar 'cliënt' staat ook 'opdrachtgever', 'belanghebbende' of een andere gangbare term gelezen worden.

De hoeveelheid evidentie voor interventies is beperkt.[2] In de huidige praktijk worden vaak re-integratietrajecten ingekocht die breed van opzet zijn en feitelijk diverse interventies omvatten (http://www.interventiesnaarwerk.nl). Vaak zijn interventies gericht op zowel het optimaliseren van de belasting als het vergroten van de belastbaarheid. Wel is er een kentering waarneembaar naar maatwerk en een meer modulaire inzet van re-integratieinstrumenten. Alleen op basis van evidence een beslissing nemen blijkt een schier onmogelijk opgave. In veel hoofdstukken worden dilemma's gepresenteerd waardoor het (klinisch) redeneren expliciet gemaakt wordt.

De redactie is van mening dat problemen op het gebied van arbocuratieve zorg qua aard en oplossing zo complex zijn dat interprofessionele samenwerking haast een must is. Door het hele boek heen wordt dan ook aandacht gevraagd voor deze samenwerking. Wij hebben een voorkeur voor de term 'interprofessioneel', aangezien 'inter' duidt op een uitwisseling van perspectieven terwijl 'multi' slechts aangeeft dat er meer professionals bij een proces betrokken zijn. De term 'professional' heeft een uitstraling in het dagelijkse taalgebruik waaruit blijkt dat er kwaliteit geleverd wordt (bijv. 'Dat is duidelijk door een professional gedaan'), zo nodig koel en doortastend (een professionele voetbalovertreding, de arts greep professioneel in), maar ook betrokken. Van belang is dat de professional de juiste balans zoekt tussen betrokkenheid en distantie. 'Discipline' daarentegen wordt vaak geassocieerd met een vakdiscipline zoals orthopedie of anatomie. Omdat de problemen op het terrein van arbeid en gezondheid zo breed en complex zijn, lijkt het wijs te kiezen voor de term 'professioneel'. Interprofessionele samenwerking is van groot belang, al moeten de sa-

2 De interventies in de I-database zijn beoordeeld op effectiviteit: bewezen effectief, waarschjinlijk effectief, theoretisch goed onderbouwd, theoretisch goed onderbouwd onder voorbehoud, goed geschreven, afgewezen. Op de niveaus van 'waarschijnlijk' en 'bewezen' effectief is het aantal erkende interventies nog beperkt. Dit komt voor een deel doordat pas sinds de zomer van 2009 op dit niveau beoordeeld wordt en voor een ander deel doordat relatief weinig interventies op effect onderzocht zijn. Dit laatste gebeurt wel steeds vaker.

menwerkende professionals (in hun enthousiasme en met alle goede bedoelingen) oppassen dat ze niet de bewegings- en keuzevrijheid van de cliënt aantasten.
Waar in de vorige druk de focus lag op de interventie van de professional (preventie, behandeling, re-integratie) wordt in deze druk primair gekeken naar drie verschillende contexten: (meer) aan het werk, aan het werk (blijven) en weer aan het werk.

Indeling
Het boek is opgebouwd uit twee delen.

Deel I Het domein arbeid en gezondheid
In steeds meer publicaties wordt ervan uitgegaan dat er overeenkomsten bestaan tussen de paramedische beroepen. In 2001 is getracht dat wat paramedici bindt, ongeacht specialisatie en werksetting, te beschrijven: het paramedisch paradigma (Kuiper & Balm, 2001). In dit deel van het boek gebruiken we de componenten van dit paramedisch paradigma als leidraad. De context is het domein arbeid en gezondheid. Dit komt in het eerste hoofdstuk van dit deel (hoofdstuk 2) aan de orde. Belangrijke begrippen zoals arbeid, gezondheid en de relatie daartussen, interventie, participatie en arbeidsverzuim worden toegelicht. In hoofdstuk 3 wordt het handelen van de paramedicus werkzaam op dit terrein toegelicht aan de hand van de doelgroepen, de werkgever en externe factoren. De andere spelers komen aan bod in hoofdstuk 4, evenals de contexten: (meer) aan het werk, aan het werk (blijven) en weer aan het werk. Hoofdstuk 5 biedt de modellen die als het ware de bouwtekening vormen van de interventie door de paramedicus. Het afsluitende hoofdstuk van deel I, hoofdstuk 6, beschrijft de meetinstrumenten die gebruikt kunnen worden om belasting en belastbaarheid in beeld te brengen (diagnostisch) en om de effectiviteit van interventies vast te stellen (evaluatief). In dit hoofdstuk wordt ook kort ingegaan op de plaats van arbeid in richtlijnen.

Deel II Belasting en belastbaarheid
Deel II is het praktijkdeel van het boek. In hoofdstuk 7 wordt ingegaan op het in kaart brengen van de arbeidsbelasting en arbeidsrisico's, met nadruk op de meetmethoden die daarbij worden gehanteerd. In hoofdstuk 8 komen de interventies aan bod die gericht zijn op aanpassing van de werkbelasting en vermindering van arbeidsrisico's.
In hoofdstuk 9 worden de diagnostische interventies besproken die de paramedicus en de arboprofessional ter beschikking staan om het functioneren van de cliënt, inclusief zijn/haar belastbaarheid in kaart

te brengen. In hoofdstuk 10 staan de interventies gericht op het vergroten van de belastbaarheid van de werknemer en het beïnvloeden van de determinanten vanuit de contexten (meer) aan het werk, aan het werk (blijven) en weer aan het werk. Bij het beschrijven van de diagnostische verrichtingen en de interventies in de drie contexten wordt gebruikgemaakt van de modellen en de terminologie beschreven in hoofdstuk 5.

De redactie is van mening dat problemen op het gebied van arbocuratieve zorg qua aard en oplossing zo complex zijn dat interprofessionele samenwerking hoort bij het werken in de arbozorg. Hoewel interprofessionele samenwerking in de eerste editie van dit boek was ondergebracht in een apart deel, deel III, is er nu voor gekozen om interprofessionele samenwerking te verweven in de tekst van het gehele boek, en met name in hoofdstuk 4 en in de hoofdstukken van deel II.

Deel I
Het domein arbeid en gezondheid

2 Wat is arbeid, wat is gezondheid?

Chris Kuiper en Yvonne Heerkens

Kernpunten

- **Arbeid is doelgericht betekenisvolle diensten leveren voor een passende beloning.**
- **Arbeid is een belangrijke factor voor gezondheidsbeleving (arbeid als medicijn of als ziekmaker).**
- **Gezondheid (zowel voor een individu als voor een organisatie) wordt vanuit drie perspectieven gedefinieerd: als normaal functioneren, als competentie en als *common benefit*.**
- **Participeren in arbeid wordt gezien als een recht en een plicht.**
- **Verantwoordelijkheden voor dit proces liggen zowel bij overheden en de werkgever als bij de (aanstaande) werknemer.**

Casus

Tot mijn schrik kwam mijn vader op 55-jarige leeftijd thuis met het bericht dat zijn baas het beter vond als hij de WAO inging. Hij was immers ooit aan zijn hart geopereerd, en de spanningen werden hem wellicht te veel ... (arbeid als ziekmaker). Hij zat verslagen thuis – geen arbeid als ziek(er)maker – en de zoon van zijn baas nam met plezier zijn functie over. Opfleuren deed mijn vader alleen als de plaatselijke winkeliersvereniging zijn inzet en expertise nodig had (arbeid als medicijn). Het intrigerende van de verhouding tussen arbeid en gezondheid werd me pas echt duidelijk toen mijn vader 65 werd en opleefde. ‘Nu ben ik gepensioneerd’, zei hij en nam een scala aan activiteiten op zich (legitiem geen arbeid als medicijn).

Uit de korte schets hiervoor blijkt dat de relatie tussen arbeid en gezondheid ingewikkeld is. In dit hoofdstuk wordt ingegaan op de begrippen arbeid, gezondheid en de relatie tussen die twee, en ook op aspecten van arbeidsparticipatie. Daarbij worden de uitgangspunten besproken die ten grondslag liggen aan het handelen van een professional met betrekking tot arbeidsrelevante klachten. Deze uitgangspunten zijn:

- arbeid, of het ontbreken daarvan, kan de gezondheid negatief en positief beïnvloeden;
- interventie op één of meer aspecten van arbeid kan de gezondheid, inclusief de arbeidsparticipatie, positief beïnvloeden;
- omgekeerd kunnen interventies gericht op de gezondheid de arbeidsparticipatie beïnvloeden;
- verantwoordelijkheden voor dit proces liggen zowel bij overheden en de werkgever als bij de (aanstaande) werknemer.

2.1 Wat is arbeid?

Arbeid beslaat een substantieel deel van het leven van zo'n 7,5 miljoen Nederlanders.

Intermezzo De feiten

In het tweede kwartaal van 2008 bestond de werkzame beroepsbevolking uit 7,4 miljoen personen. Dat waren er 145.000 meer dan een jaar eerder. Sinds het vierde kwartaal van 2005 is het aantal werkenden onafgebroken gegroeid. Het aantal deeltijders groeide veel sneller dan het aantal voltijders.

Bron: CBS, 2008.

De arbeidsparticipatie is van 1970 tot midden jaren 1980 iets afgenomen. Vanaf de tweede helft van de jaren 1980 laat de arbeidsparticipatie echter een constant stijgende trend zien. Deze stijging kan bijna helemaal worden toegeschreven aan de toegenomen arbeidsparticipatie van vrouwen. Het aandeel vrouwen dat zich aanbiedt op de arbeidsmarkt, steeg van 34 procent in 1985 naar 62 procent in 2008. Door deze sterke stijging onder vrouwen is in de afgelopen decennia het verschil in arbeidsparticipatie tussen mannen en vrouwen kleiner geworden.

Bron: Kösters et al., 2009.

Arbeid heeft twee gezichten: het wordt gezien als symbool van persoonlijke waarde, als zelfverwerkelijking, als medicijn. Maar arbeid wordt ook beschreven als belasting, iets wat je beter kunt vermijden, als afstompend, vervreemdend, ziekmakend (Grint, 1998; Kuiper, 2003; Schaufeli et al., 2003).
Beschouwingen over arbeid zijn mogelijk met verschillende perspectieven. Ter illustratie geven we enkele voorbeelden.
- Economisch perspectief: betaalde of onbetaalde arbeid, wit of zwart werk, wel of geen bijdrage aan het bruto nationaal product.
- Psychologisch perspectief: bijvoorbeeld de betekenis en doelmatigheid van arbeid voor het individu.
- Sociologisch perspectief: de betekenis van arbeid voor de maatschappij.
- Filosofisch perspectief: sommige filosofen formuleren arbeid als centrale levenswaarde en anderen benadrukken de noodzaak van arbeid voor de menswording van de mens (Marx, in: Luijpen, 1976).
- Ethisch perspectief: ethici kijken naar nastrevenswaardige eigenschappen, situaties of kwaliteiten voor mensen, organisaties en samenlevingen (Van Willigenburg et al., 1993), bijvoorbeeld: arbeid is goed, ongeacht de inhoud, of arbeid als mogelijke bijdrage aan een leven dat levenswaard is.

2.1.1 ONTWIKKELINGEN

Het karakter van arbeid is veranderd in de loop der jaren. De arbeid is lichamelijk minder zwaar geworden. De werkgelegenheid in de agrarische sector en de industriële sector is gedaald, die in de dienstensector sterk gestegen. Beroepen zoals kuiper en smid zijn nagenoeg verdwenen en beroepen zoals indicatieadviseur en callcentermedewerker zijn daarvoor in de plaats gekomen.

Intermezzo Aandeel bedrijven met telewerkers in vier jaar verdubbeld

Eind 2007 had bijna de helft van de bedrijven waar tien of meer personen werken, telewerkers in dienst. Telewerken komt het meest voor bij grote bedrijven. Bij negen op de tien grote bedrijven, met 250 of meer werkzame personen, deden werknemers met regelmaat aan telewerken. Bij de kleinere bedrijven, met minder dan 50 werkzame personen, was het aandeel bedrijven met telewerkers 43%.
Bron: CBS, 2009a.

De werkweek is verkort en het aantal vrije dagen is toegenomen (het aantal vrije dagen is sinds 1910 vervijfvoudigd). Tegenover de daling van het aantal werkuren per jaar staat dat het werktempo zeer sterk is toegenomen. Nederland heeft van de Europese landen de hoogste werkdruk (Smulders & Op de Weegh, 2002). In 2008 zei ongeveer 40 procent van de werknemers te maken te hebben met een hoge werkdruk. Ten opzichte van 2007 bleef de werkdruk in 2008 nagenoeg gelijk. Net als 2007 was de werkdruk het hoogst in het onderwijs, gevolgd door financiële instellingen, het speur- en ontwikkelingswerk en het verzekerings- en pensioenwezen (Klein Hesselink et al., 2010).
Van alle werknemers in Nederland werkt 14 procent in een of andere vorm van ploegendienst (Kant, 2010).
De omgeving waarin gewerkt wordt, is steeds vaker aan veranderingen onderhevig, zowel door organisatieveranderingen als door nieuwe productie- en managementconcepten.
Werknemers stellen nu andere eisen aan arbeid dan vroeger: arbeid moet uitdagend zijn en mogelijkheden bieden voor carrièreontwikkeling. Tegenwoordig wisselen mensen in hun loopbaan vaker van betrekking en de betrokkenheid bij de taak en de organisatie lijkt veranderd. In onze hoogontwikkelde samenleving biedt arbeid steeds meer uitdagingen om inhoudelijke interesses te ontwikkelen en je ei kwijt te kunnen. Arbeid is in steeds minder gevallen te typeren als wezensvreemd aan de mens. Tegenwoordig domineert het beeld dat arbeid juist een belangrijke zin aan het leven kan geven. Dat verklaart mede waarom de deelname aan betaalde arbeid nu ook veel ruimer gespreid is in de samenleving. Hoe het zingevingselement individueel uitpakt, wordt ondermeer bepaald door het soort arbeid dat mensen doen en het segment van de arbeidsmarkt waarin zij zich bevinden (WRR, 2001).

Intermezzo OSHA-Europa

Werkomgevingen veranderen voortdurend door de invoering van nieuwe technologieën, wijzigingen in de arbeidsorganisatie en veranderingen in de economische, sociale en demografische omstandigheden.
De Europese arbeidsmarkt:

- vergrijst;
- telt steeds meer vrouwen;
- zet steeds meer migranten in, zowel legaal als illegaal;
- maakt meer gebruik van tijdelijke en deeltijdkrachten;
- maakt in toenemende mate gebruik van nieuwe technologie.

Bron: http://osha.europa.eu/nl/statistics/index.stm.

2.1.2 DEFINITIE ARBEID

Grint (1998) schrijft dat het begrip 'arbeid' niet eenduidig te definiëren valt. Arbeid is een maatschappelijk geconstrueerd fenomeen, zonder een vaste of universele betekenis in tijd en plaats. De betekenis wordt begrensd door de culturele vorm die aan arbeid wordt gegeven. Arbeid zelf is niet direct het middel tot zelfrealisatie en evenmin het middel om voldoende rijkdom te vergaren om de vervreemdende consequenties van arbeid te compenseren. De effecten van werkloosheid geven echter een duidelijke indicatie dat arbeid een centrale sociale institutie is. De betekenis van arbeid is essentieel voor het leven van de meeste mensen (Hasselkus, 2002).

Arbeid vervult een aantal functies, te onderscheiden in manifeste en latente functies. Tot de manifeste functies behoort het verwerven van inkomen. Tot de latente functies behoren zulke uiteenlopende zaken als het feit dat arbeid de tijd structureert, dat arbeid sociale contacten meebrengt die kunnen leiden tot waardering, zelfrespect en zelfontplooiing, dat arbeid status en identiteit geeft en dat arbeid de werknemer de kans biedt een levensplan te ontwerpen (Godschalk, 1986). De arbeids- en gezondheidspsychologie beschrijft arbeid als een gestructureerde, doelgerichte activiteit met een zeker verplichtend karakter, waarbij een materieel surplus wordt geproduceerd (Schaufeli et al., 2003).

Valkenburg (1996) beschrijft arbeid als een doelgerichte, menselijke activiteit. Een mens verricht arbeid als lichamelijke en cognitieve capaciteiten doelgericht worden omgezet in concrete handelingen. De term 'handelingen' moeten we daarbij breed opvatten. Het verrichten van arbeid als productieve activiteit is een voorwaarde om te kunnen leven, als individu en als samenleving. Door arbeid te verrichten zetten we onze (natuurlijke en sociale) omgeving om in producten en diensten die we nodig hebben om te kunnen voortbestaan. Ook voor het doelgerichte karakter van arbeid geldt dat zowel bij individuele als bij gezamenlijke arbeid een beeld wordt gevormd van een eindproduct. Het neemt niet weg dat aan het verrichten van arbeid ook sociale aspecten verbonden zijn. Ten eerste gaat arbeid gepaard met een zekere mate van arbeidsdeling en -verdeling en met daarop gebaseerde sociale relaties en verhoudingen. Daarnaast is er een sociaal aspect doordat arbeid wordt verricht met bepaalde hulpmiddelen, variërend van een eenvoudige hamer tot een geavanceerde computer. Verder zijn in onze samenleving aan verschillende vormen van arbeid verschillende waarderingen verbonden die uitgedrukt worden in termen van geld, status en macht.

De meeste auteurs zijn het erover eens dat de bepalende elementen voor arbeid zijn: de persoon, de taak die deze persoon uitvoert en de context waarin de arbeid plaatsvindt (zowel de cultuur en de tijd als de plaats en organisatie). Arbeid kan zodoende omschreven worden als een resultante van het systeem met de elementen persoon, taak en omgeving (Kuiper et al., 2000). Op deze elementen (persoon, arbeidstaak en arbeidsomgeving) komen we in hoofdstuk 3 terug. De kwaliteit van arbeid wordt namelijk voor een groot deel door deze elementen bepaald.
In de beschrijving volgens de sociaalpsychologische en economische benaderingswijze komen termen als doelgericht, betekenisvol en inkomen naar voren.

Arbeid is doelgericht betekenisvolle diensten leveren voor een passende beloning.

2.2 Wat is gezondheid?

Het begrip 'gezondheid' blijkt niet eenduidig te definiëren. 'Gezondheid' kan betrekking hebben op een individu, maar ook op een groep individuen (de gezondheid van de bevolking) en zelfs op een organisatie (dat is een gezond bedrijf).

2.2.1 DEFINITIE INDIVIDUELE GEZONDHEID

Paramedici kijken naar de individuele gezondheid. De bekende definitie van de Wereldgezondheidsorganisatie (WHO, 1947): '*a state of complete physical, mental and social well-being and not merely the absence of disease or infirmity*' schiet haar doel voorbij, want volgens deze definitie is eigenlijk niemand gezond, mensen kunnen er slechts naar streven. Wel is helder dat gezondheid meer is dan alleen de afwezigheid van een medisch probleem: '*it is widely recognized that health concerns and health actions reach far beyond medical care*' (WHO, 2006). In meer recente omschrijvingen van gezondheid neemt 'evenwicht' een belangrijke plaats in. Verburgh (1989) stelt zelfs dat in het dynamische proces dat de mens – in hoge mate subjectief – zijn/haar gezondheid laat ervaren, evenwicht centraal staat. Dat is ook te lezen in de volgende definitie.
'*Gezondheid is een situatie van evenwicht, die wordt bepaald door de omstandigheden waarin mensen verkeren en het vermogen dat zij bezitten, of zich met hulp van anderen kunnen verwerven, om zich te verweren tegen verstoringen*' (WVC, 1986).

Ten Have en collega's (1998) noemen drie perspectieven bij het beschrijven van gezondheid: die van de medische professie, die van het hulpvragende individu en die van de gemeenschap die de zorg mogelijk maakt. De bijbehorende definities zijn hierna beschreven.

- Normaal functioneren: gezondheid wordt gezien als een (evenwichts)toestand die afgemeten wordt aan een 'gouden standaard'. 'Gezondheid kan worden opgevat als het normaal functioneren van een typerend lid van de soort.' Functioneren wordt uitgedrukt in functies, anatomische eigenschappen, activiteiten en participatie (WHO, 2001).
- Competentie: gezondheid wordt opgevat als het vermogen van een individu om adequaat te functioneren in zijn sociale context. Van adequaat is sprake als het individu in staat is zichzelf gestelde doeleinden te verwezenlijken: een evenwicht tussen iemands vermogen en doeleinden. Een gezond mens is in staat betekenis te geven aan het eigen leven.
- *Common benefit*: gezondheid wordt opgevat als datgene wat een voorwaarde vormt voor het gemeenschappelijk bestaan. Gezondheid kan opgevat worden als het adequaat participeren in de maatschappij, evenals het adequaat hanteren van interpersoonlijke relaties. Adequaat heeft hier betrekking op datgene wat bijdraagt aan het functioneren van instituties die noodzakelijk zijn voor een levenskrachtige samenleving. De definitie van de WHO uit 1978 past bij dit perspectief: '*a personal state of well-being that enables a person to lead a socially and economically productive life*' (WHO, 1986).

In het beroepsprofiel fysiotherapeut (KNGF, 2005) worden twee gezichtspunten op gezondheid van belang geacht:

- een biologisch gezondheidsbegrip waarbij gezondheid smal gedefinieerd wordt als het goed functioneren van het organisme in fysieke zin;
- een brede en positieve beschrijving (die van de WHO) waarbij gezondheid geassocieerd wordt met de waardering van het functioneren dat onder andere afhankelijk is van de omstandigheden waarin het individu zich bevindt, en de doeleinden die het zich stelt.

In een bijeenkomst waarin de gezondheidsdefinitie van de WHO werd besproken, werd gesteld dat de breedte van de huidige WHO-definitie als ideaaltype kan blijven indien de aspecten dynamiek, participatie en adaptatie worden toegevoegd. Er wordt gedacht aan een soort hiërarchie. Eerst het fysiologische, anatomische en klinische niveau, waarbij het lichaam centraal staat: alles moet erop en eraan zitten en 'het

doen'. Vervolgens het individueel lichamelijk en psychisch functioneren: verloopt dit zoals het hoort en zo niet, is adaptatie mogelijk? Dan het maatschappelijk functioneren: het bewerkstelligen van participatie, en ten slotte het collectieve belang van een doelmatig en haalbaar zorgstelsel (ZonMw, 2010).
In dit boek wordt aangesloten bij de drie perspectieven van gezondheid van Ten Have en collega's (1998) omdat deze worden gebruikt door de verschillende spelers in het veld van arbeid en gezondheid, en dus van belang zijn voor de lezer. Er wordt daarbij van uitgegaan dat gezondheid van het individu multifactorieel bepaald is.

Individuele gezondheid wordt gedefinieerd vanuit drie perspectieven:

- als het normaal functioneren van een typerend lid van de soort;
- als het vermogen van een individu tot betekenisvol leven in de context;
- als het adequaat participeren in de maatschappij.

2.2.2 DEFINITIE GEZONDE ORGANISATIE

Zoals gezegd kan in het domein arbeid en gezondheid de term 'gezond' ook gebruikt worden in combinatie met 'organisatie'{. In veel brochures en jaarverslagen valt te lezen dat een organisatie gezond is. Een gezonde organisatie kan duiden op financiële gezondheid, een goed HRM-beleid (*human resources management*) en een laag arbeidsverzuim, maar ook op de overlevingskracht van de organisatie of op maatschappelijk (duurzaam) ondernemen. De driedeling van Ten Have en collega's is zonder veel moeite toepasbaar op gezonde organisaties.

- Normaal functioneren: een (financieel) gezonde organisatie, is een organisatie met een positieve balans en voldoende reserves. Een gezonde organisatie weet haar medewerkers te prikkelen om goede prestaties te leveren zonder dat dit ten koste gaat van hun gezondheid. Medewerkers zijn er trots op bij zo'n organisatie te werken. Kortom, een gezonde organisatie heeft aandacht voor de mens en de middelen. Een laag arbeidsverzuim is een van de bijbehorende normen.
- Competent: een gezonde organisatie weet zich in en aan de veranderende omstandigheden aan te passen door innovatievermogen en adaptatievermogen; het is een lerende organisatie. Door doelstellingen bij te stellen, nieuwe product-marktcombinaties op te zoeken en/of de interne organisatie aan te passen, door risico's te

beheersen en kansen te benutten stelt het bedrijf zijn continuïteit voor de lange termijn veilig en weet het adequaat te functioneren in de context.

- Common benefit: maatschappelijk (verantwoord) ondernemen (MVO) of duurzaam ondernemen, om een bijdrage te leveren aan een duurzame ontwikkeling van de maatschappij. Hiermee wordt bedoeld dat voldaan wordt aan de behoeften van de huidige generatie zonder de mogelijkheden van de komende generaties om in hun behoeften te voorzien teniet te doen. Er zijn drie dimensies: *people*, *planet* en *profit*. Een onderneming zoekt in haar streven naar maatschappelijk ondernemen een evenwicht tussen financieel-economische resultaten (profit), sociale belangen (people) en reductie van de milieubelasting (planet). Winstmaximalisatie is niet (meer) het enige doel, het creëren van waarde staat centraal: waarde voor de klanten, de werknemers, de aandeelhouders en de maatschappij. Dit wordt ook wel de 'stakeholder-benadering' genoemd. De term 'maatschappelijk verantwoord ondernemen' (MVO) wordt onder andere gebruikt door de Sociaal-Economische Raad (SER) en werkgeversorganisatie VNO-NCW. Bedrijven moeten verantwoording afleggen aan de maatschappij over hun financieel, sociaal en milieubeleid. Bedrijven moeten ook antwoord kunnen en willen geven op gerechtvaardigde vragen uit de maatschappij. De term 'maatschappelijke verantwoording' is sterk gerelateerd aan maatschappelijk verantwoord ondernemen (zie http://www.duurzaam-ondernemen.nl).

Een gezonde organisatie wordt gedefinieerd vanuit drie perspectieven:

- het normaal functioneren van een typerend lid van een bepaalde soort organisatie;
- het vermogen van een organisatie de continuïteit te waarborgen in de (veranderende) context;
- het verantwoord participeren in de maatschappij.

Intermezzo Duurzame inzetbaarheid

Een specifiek onderdeel van duurzaam ondernemen (gericht op people) betreft duurzame inzetbaarheid van medewerkers.
De nieuwe Nederlandse Praktijkrichtlijn NPR 6070, Sturen op duurzame inzetbaarheid van medewerkers, is op 27 oktober 2010

verschenen. Op die dag is ook het officiële startsein gegeven voor het kennisnetwerk duurzame inzetbaarheid (http://www.duurzaaminjewerk.nl). Op deze website is alle nieuwe en relevante informatie rond dit thema te vinden en te delen.
Duurzaam inzetbare medewerkers in organisaties is het uiteindelijke doel. Centraal in deze richtlijn staat een instrument, de scan, waarmee de organisatie de eigen denkbeelden, de huidige manier van werken en de daarbij behorende resultaten in kaart kan brengen. Wanneer dat allemaal in één lijn ligt, is er sprake van een organisatie die kan sturen op duurzame inzetbaarheid. Het instrument biedt ook de mogelijkheid vast te stellen wat het ambitieniveau is. De scan geeft geen oordeel over goede of minder goede denkbeelden over personeel en werk. De scan geeft de gebruikers richting en houvast om het dagelijkse beleid in overeenstemming te brengen met de waarden en ambities van de organisatie.
Bron: http://www2.nen.nl.

2.3 Relatie tussen arbeid en gezondheid

Al in de oudheid werden de eerste opmerkingen gemaakt over de relatie tussen arbeid en gezondheid. Ook op dit moment blijkt arbeid een belangrijke factor voor gezondheidsbeleving, maar die kan zowel positief als negatief uitwerken (arbeid als medicijn of als ziekmaker). Schaufeli en collega's (2003) verwijzen naar twee Latijnse betekenissen van arbeid: labor en opus, respectievelijk arbeid als last en arbeid als resultaat.

Intermezzo Historie
In 1473 maakt Ulrich Ellenbog aantekeningen over arbeidsgerelateerde aandoeningen bij goudsmeden in *Von den Gifftigen Besen Tempffen und Reuchen*. Robert Burton (1577-1640), predikant van de Anglicaanse kerk te Oxford, schreef *The Anatomy of Melancholy*. Hij bespreekt arbeid als oorzaak van en behandelwijze voor wat we nu depressie noemen: 'Tegen het grote ongemak dat veroorzaakt wordt door enerzijds buitensporige arbeid en arbeid die niet bij het seizoen past en anderzijds door te veel afzondering, luiheid en zinloosheid, moet als tegengif gematigd en redelijk gewerkt worden. Dat draagt bij aan de genezing van zowel lichaam en geest,

als de materiële omstandigheden, en aan de algemene bescherming van onze gezondheid.'
Bron: *Wilcock*, 2001.

Participatie in werk wordt regelmatig benoemd als een energiebron. Wilcock (1998) en Jonsson en Persson (2006) spreken van *occupational balance*: een balans in betekenisvolle activiteiten leidt tot welzijn, een balans in fysieke mentale en sociale activiteiten, in gekozen en verplichte handelingen, in in- en ontspannende activiteiten, ofwel een balans tussen doen en zijn. De vraag naar de mogelijk negatieve invloed van arbeid op de gezondheid vergeleken met de mogelijk negatieve invloed van andere levenssferen (bijv. gezin en hobby's), wordt aangeduid als *risque professionel* ten opzichte van *risque social*. Op 1 juli 1967 trad de Wet op de arbeidsongeschiktheidsverzekering (WAO) in werking. Het tot dan toe geldende onderscheid tussen arbeidsongeschiktheid als gevolg van een bedrijfsongeval of beroepsziekte (risque professionel) en arbeidsongeschiktheid als gevolg van ziekte en/of gebrek (risque social) (je krijgt reuma of breekt een been bij het skiën (hobby)) was met de wijziging van de Ziektewet al eerder losgelaten en werd nu ook in de ongevallen- en arbeidsongeschiktheidsverzekeringen opgeheven. Uit onderzoek blijkt dat zowel persoonlijke als externe factoren een substantiële rol spelen in gezondheidsklachten. Bovendien lijkt een *risque économique* een rol in het verzuim te spelen. De relatie tussen verzuim en economische teruggang, recessie of ontslag is echter niet eenduidig (Smulders & Op de Weegh, 2002).

Gezondheid in relatie tot arbeid wordt gedefinieerd als een door een persoon en zijn omgeving ervaren dynamisch evenwicht tussen de belasting door het werk en de belastbaarheid van het individu. Dit evenwicht wordt op verschillende niveaus bereikt.

Er zijn verschillende termen om aan te geven dat er sprake is van een relatie tussen aandoening en/of klacht en arbeid:
- beroepsziekten;
- arbeidsgerelateerde aandoeningen;
- arbeidsrelevante aandoeningen.

Beroepsziekten

Een beroepsziekte wordt gedefinieerd als een ziekte of aandoening als gevolg van een belasting die in overwegende mate in arbeid of arbeidsomstandigheden heeft plaatsgevonden (Klein Hesselink et al., 2010).

De getroffene vertoont een objectief vast te stellen abnormale lichamelijke of psychische toestand die ofwel een medische behandeling noodzakelijk maakt, ofwel aanleiding geeft tot arbeidsongeschiktheid, ofwel overlijden veroorzaakt. Het is een rechtstreeks maar niet plotseling gevolg van een min of meer langdurige blootstelling van een werknemer aan een fysisch, chemisch of biologisch risico of aan de omstandigheden waarin deze zijn/haar beroepsactiviteit uitoefent (BeSWIC, 2010). Van een beroepsrisico wordt gesproken als de blootstelling aan de schadelijke invloed:

- inherent is aan de beroepsuitoefening;
- beduidend groter is dan de blootstelling van de bevolking in het algemeen;
- volgens algemeen aanvaarde medische inzichten van dien aard is dat zij de ziekte kan veroorzaken.

Sinds 1 november 1999 – met de inwerkingtreding van de Arbowet – moeten bedrijfsartsen beroepsziekten en vermoede beroepsziekten verplicht melden bij het Nederlands Centrum voor Beroepsziekten (NCvB) (http://www.beroepsziekten.nl). In 2008 is het aantal meldingen van beroepsziekten gestegen naar 6952. In 42 procent van het totale aantal meldingen gaat het om beroepsziekten aan het houdings- en bewegingsapparaat. Dit aantal is sterk gestegen (30%) in de laatste twee jaren. De verdeling over de lichaamsregio's is ook veranderd: er zijn meer beroepsziektemeldingen van lagerugklachten en aandoeningen aan de onderste ledematen. Vooral het aantal beroepsziektemeldingen van artrose van knie en heup is de laatste twee jaar sterk gestegen. Het aantal meldingen van CANS (RSI) is gedaald van 3000 in het jaar 2000 tot 1061 in het jaar 2008. Het merendeel van de 1170 meldingen van psychische beroepsziekten betreft overspannenheid en burn-out. De forse stijging van het aantal beroepsziektemeldingen voor aandoeningen aan de rug en de onderste ledematen lijkt sterk samen te hangen met het verschijnen van nieuwe registratierichtlijnen en de aandacht daarvoor in vaktijdschriften en in scholing (NCvB, 2009). Zie ook: Europese gids voor de diagnostiek van beroepsziekten (http://www.beswic.be/nl/topics/health/beroepsziekten-en-arbeidsgerelateerde-ziekten/diagnostiek-beroepsziekten).

Intermezzo Stappenplan diagnostiek beroepsziekten

Bij de diagnostiek van beroepsziekten zijn vijf stappen te onderscheiden. Het systematisch volgen van deze stappen wordt aanbevolen om tot een gestructureerde beoordeling en verzameling van de gegevens van een patiënt te komen.

Stap 1 Vaststellen van de gezondheidsschade

De aard van de aandoening moet vastgesteld en waar mogelijk geobjectiveerd worden. Dit kan het inwinnen van aanvullende informatie of laten verrichten van onderzoek nodig maken.

Stap 2 Vaststellen van de relatie met werk

Nagegaan moet worden of en zo ja welke relatie er tussen de aandoening en het werk mogelijk is. Gegevens uit de literatuur en kennis van gegevens uit de risico-inventarisatie en -evaluatie (RI&E) van het bedrijf waar de patiënt werkt, kunnen hierbij behulpzaam zijn. Een belangrijke aanwijzing voor een relatie met het werk vormt de tijdsrelatie tussen het verrichten van werkzaamheden en het optreden van gezondheidsklachten, bijvoorbeeld een toename van de klachten gedurende de werkdag en de werkweek en een afname tijdens vrije dagen.

Stap 3 Vaststellen van de aard en het niveau van de oorzakelijke blootstelling

Door een systematische arbeidsanamnese kan een goede indruk worden gekregen van de werkzaamheden en arbeidsomstandigheden waaronder zij verricht worden. De verschillende belastende factoren (fysiek, fysisch, chemisch, psychomentaal, psychosociaal) dienen hierbij de revue te passeren en waar nodig uitgediept te worden. Het is van belang na te gaan of de klachten zijn begonnen na een verandering in het werk.

Bij sommige aandoeningen gaat het niet zozeer om de actuele blootstelling, maar moet een beeld verkregen worden van de gehele blootstellingshistorie. Deze is van belang bij aandoeningen die na een lange latente periode ontstaan of aandoeningen die ontstaan na langdurige chronische blootstelling. Idealiter moeten deze anamnestische gegevens aangevuld worden met meetgegevens van werkplekonderzoeken. Bij beroepsastma en beroepshuidaandoeningen (eczeem, urticaria) kan een provocatietest en soms serologisch onderzoek de oorzakelijke blootstelling vaststellen.

Stap 4 Nagaan van andere mogelijke verklaringen en de rol van individuele gevoeligheid
Nagegaan moet worden of er factoren buiten het werk zijn die het optreden van de aandoening ook zouden kunnen verklaren. Het kan hierbij gaan om vormen van belasting die zich voordoen in de hobbysfeer of anderzins in de privésfeer. Verder moet ook getracht worden een beeld te krijgen van individuele factoren die iemand een toegenomen gevoeligheid geven voor het krijgen van de aandoening bij de betreffende belasting. In de meest uitgesproken zin kan die het karakter hebben van een reeds aanwezige aandoening die door de belasting in het werk verergert. In dat geval is er in strikte zin niet sprake van een beroepsziekte maar van een door het beroep verergerende ziekte.

Stap 5 Concluderen en rapporteren
Na het verzamelen en wegen van de diverse gegevens moet een conclusie getrokken worden. Wat betreft het aanwezig zijn van een relatie met het werk kan deze worden geformuleerd in termen die variëren van zeker via waarschijnlijk of mogelijk naar onwaarschijnlijk. Onderscheid moet worden gemaakt tussen een beroepsziekte en een reeds bestaande ziekte die door het beroep verergert. De aanwezigheid van een verhoogde gevoeligheid en factor(en) die deze verklaren, moet worden vermeld. Een op deze wijze geformuleerde conclusie zal in de rapportage en communicatie naar de patiënt en diens werkgever én bij de melding aan het NCvB tot uiting moeten komen.

Bron: http://www.beroepsziekten.nl.

Arbeidsgerelateerde aandoeningen
Een arbeidsgerelateerde aandoening is een aandoening die te maken heeft met het werk, zonder dat er een duidelijk oorzaak-gevolgverband is. Er is een associatie met blootstellingen op het werk (incl. mentale en fysieke belasting), maar ook met leefstijl en gewoonten van de per-

soon, leefmilieufactoren, psychosociale factoren en individuele gevoeligheid (BeSWIC, 2010).
Het betreft meestal vaak voorkomende ziekten die meer dan één oorzaak hebben, zoals:
- cardiovasculaire aandoeningen (hypertensie, hartinfarct);
- chronisch obstructieve longaandoeningen;
- aandoeningen aan het bewegingsapparaat (rugpijn, nekpijn);
- gedragsaandoeningen (depressie, angstsyndromen);
- kanker.

De intensiteit van het verband kan uitsluitend op populatieniveau epidemiologisch bepaald worden. Op die wijze wordt getracht te weten te komen hoe groot de rol is van een bepaalde factor in het ontstaan van de ziekte (BeSWIC, 2010).

Werkgerelateerde klachten
Het aantal mensen met werkgerelateerde klachten is toegenomen van 4,7 procent in 1999 tot 7,1 procent in 2007, zo blijkt uit de trendrapportage van Eurostat over Health and Safety at Work (2010). De toename is aanwezig bij mannen en vrouwen, in alle leeftijdsgroepen en in alle beroepsgroepen en sectoren.
Bron: http://www.beroepsziekten.nl.

Omdat de term 'arbeidsgerelateerd' niet eenduidig is, wordt deze in dit boek niet gebruikt. Ook de term 'arbeidsgebonden' – in 'arbeidsgebonden aandoeningen' – is onvoldoende eenduidig en zal daarom niet verder in dit boek voorkomen. Veeleer wordt gesproken van beroepsziekten.

Arbeidsrelevante aandoeningen
De term 'arbeidsrelevante aandoeningen' is breder dan de term 'beroepsziekten'. Deze term wordt gebruikt om aan te geven dat veel gezondheidsproblemen hun oorzaak in het werk kunnen hebben, daardoor verergerd worden en/of invloed zullen hebben op arbeidsparticipatie. Tijdens de behandeling moet er daarom behalve voor de klacht of aandoening ook aandacht zijn voor de participatieproblemen waaronder arbeidsparticipatie.

Arbeidsrelevante aandoeningen zijn aandoeningen van psychische of somatische aard die al dan niet veroorzaakt worden door het werk, maar in alle gevallen het functioneren op het werk nadelig beïnvloeden (SER, 1998).

Arbeidsrelevante aandoeningen zijn dus niet hetzelfde als, of beperkt tot beroepsziekten. Beroepsziekten zullen in het algemeen echter wel arbeidsrelevant zijn. Het is overigens niet vanzelfsprekend dat het vóórkomen van een arbeidsrelevante aandoening ook leidt tot verzuim of arbeidsongeschiktheid. Wanneer iemand verzuimt, adviseert de bedrijfsarts op basis van een gezondheidskundige beoordeling over de mate van arbeidsgeschiktheid van een werknemer voor zijn functie. In dit beoordelingsproces worden ook eventuele mogelijkheden voor andere werkzaamheden gewogen en wordt een inschatting gemaakt van de prognose en de geldigheidsduur van het advies.
Arbeidsgeschiktheid wordt omschreven als: volledige of gedeeltelijke geschiktheid voor het verrichten van (verdere) arbeid, ondanks eventuele gezondheidsproblemen. Bij gedeeltelijke arbeidsgeschiktheid is er vanzelfsprekend tevens sprake van gedeeltelijke arbeidsongeschiktheid, maar met de term 'arbeidsgeschiktheid' wenst de politiek meer nadruk te leggen op wat iemand nog wél kan. Bij een loonverlies van minimaal 35 en maximaal 80 procent heeft iemand recht op een WGA-uitkering. De Regeling werkhervatting gedeeltelijk arbeidsgeschikten (WGA) regelt een uitkering voor gedeeltelijk arbeidsgeschikten (mensen die tussen de 35 en 80% loonverlies hebben) en voor volledig arbeidsongeschikten (meer dan 80% loonverlies) bij wie er nog kans op herstel is en ondersteunt zowel werknemers als werkgevers bij re-integratie.
Arbeidsongeschiktheid wordt omschreven als: gedeeltelijke of volledige ongeschiktheid voor (verdere) arbeid ten gevolge van gezondheidsproblemen. In termen van de WIA is er sprake van volledige arbeidsongeschiktheid bij een loonverlies van 80 procent of meer, en van volledige en duurzame arbeidsongeschiktheid wanneer iemand bovendien geen kans op herstel heeft.

2.4 Arbeidsparticipatie

Arbeidsparticipatie geeft aan welk deel van de bevolking deelneemt aan het arbeidsproces. De arbeidsparticipatie in Nederland behoorde in 2008 tot de hoogste in de Europese Unie; de Nederlandse mannen

waren zelfs koploper. Ook onder 50- tot 65-jarigen was de arbeidsdeelname hoger dan het EU-gemiddelde (CBS, 2009b). In 2008 had meer dan 77 procent van de Nederlandse bevolking van 15 tot 65 jaar een betaalde baan. Het gaat dan om alle personen die minstens 1 uur per week werken. Alleen in Denemarken was de arbeidsparticipatie hoger; daar had ruim 78 procent betaald werk. Malta had met 55 procent het laagste aandeel werkenden (CBS, 2009b). (N.B. Gemeten volgens de internationale definitie van arbeidsparticipatie.)
Na een jarenlange stijging is de netto arbeidsdeelname onder de potentiële beroepsbevolking van 15- tot 64-jarigen sinds eind 2008 licht aan het dalen. In december 2009 was de arbeidsdeelname 66,7 procent, tegen 68,0 procent in januari 2009, voor het seizoen gecorrigeerd (SZW, 2010a). (N.B. Gemeten volgens de Nederlandse definitie van arbeidsparticipatie.)

Intermezzo Verschuivende opvattingen over arbeidsparticipatie
De ideeën over de wenselijkheid van arbeidsparticipatie veranderen met de tijd. Zo werd er gedurende de eerste decennia na de Tweede Wereldoorlog van mannen tussen de 18 en 65 jaar verwacht dat zij werkten en vond men het ongewenst, in ieder geval ongebruikelijk, dat vrouwen een baan hadden. De groei van de welvaart in de jaren 1960 en 1970 had tot gevolg dat de maatschappelijke noodzaak dat iedereen betaald werk heeft, niet langer algemeen werd gedeeld. Door de magere economische groei kwam daar in de jaren 1970 en begin jaren 1980 het idee bij van een *jobless growth*: de welvaart kan nog wel groeien, maar door allerlei ontwikkelingen in de automatisering zal die groei geen extra banen opleveren. Sinds de tweede helft van de jaren 1980 zijn deze opvattingen geleidelijk aan verdwenen. De wenselijkheid de arbeidsparticipatie te vergroten werd steeds meer benoemd. Men was het eens over het idee dat de arbeidsparticipatie in Nederland veel te laag was en dat veel potentiële arbeidscapaciteit onbenut bleef.
In de discussie over de sociale zekerheid is het beeld de laatste jaren verschoven: van uitkeringsverstrekking als het primaire doel naar een systeem dat arbeidsuitval voorkomt en re-integratie bevordert. In het politieke debat is hierdoor geleidelijk aan meer aandacht gekomen voor het belang van grotere participatie (WRR, 2001). In het regeerakkoord 2010 staat dan ook: Het kabinet kiest voor maatregelen die eraan bijdragen dat iedereen zo veel mogelijk naar vermogen participeert in de samenleving.

Doel is om mensen perspectief te geven op werk en inkomen, het draagvlak te versterken onder onze sociale voorzieningen en het bestrijden van dreigende personeelstekorten. De krimp van de beroepsbevolking en de toename van het aantal 65-plussers maken langer doorwerken noodzakelijk. Een werkelijke verhoging van de arbeidsparticipatie kan alleen worden bereikt als er genoeg mogelijkheden zijn om werk op flexibele wijze te combineren met andere activiteiten. Mensen mogen niet afhankelijk worden gemaakt van een uitkering. Voorkomen moet worden dat mensen te snel worden afgeschreven en permanent aan de kant staan. In de bijstand zal een wettelijke plicht tot tegenprestatie naar vermogen komen.
Het kabinet wil toe naar één regeling voor de onderkant van de arbeidsmarkt, die de Wet werk en bijstand (WWB), Wajong en de Wet Sociale Werkvoorziening (WSW) hervormt. Hierdoor kunnen de gemeenten meer mensen laten participeren, budgetten gerichter en effectiever inzetten en kosten besparen. Voor jongeren die volledig en duurzaam arbeidsongeschikt zijn, blijft de Wajong bestaan. Mensen met een indicatie voor een beschutte werkplek houden toegang tot de WSW. Huidige WSW'ers worden niet herkeurd en kunnen gewoon op hun WSW-werkplaats blijven werken. Arbeidsgehandicapten met een beperkte verdiencapaciteit worden zoveel mogelijk via loondispensatie aan de slag geholpen bij reguliere werkgevers. Voor deze groep is een regeling voor begeleid werken beschikbaar, met loonaanvulling tot maximaal het wettelijk minimumloon en persoonlijke voorzieningen (begeleiding, aanpassing werkplek). Overige middelen voor re-integratie worden alleen nog selectief ingezet voor kwetsbare groepen op de arbeidsmarkt.
Bron: http://www.kabinetsformatie2010.nl.

Arbeidsparticipatie wordt gedefinieerd als het percentage van de bevolking (in een gegeven geslachts- en leeftijdscategorie) dat een baan van 12 uur of meer per week heeft óf actief op zoek is naar een dergelijke baan (CPB, 2005).

De internationale definitie voor de werkzame beroepsbevolking (alle personen die minstens 1 uur per week werken) wijkt af van de Nederlandse definitie. In Nederland wordt de beroepsbevolking gedefinieerd als: alle personen (15-65 jaar) die ten minste 12 uur per week werken, of werk hebben aanvaard waardoor ze ten minste 12 uur per week gaan werken, of verklaren ten minste 12 uur per week te willen werken, daarvoor beschikbaar zijn en activiteiten ontplooien om werk voor ten minste 12 uur per week te vinden. Hierin worden werklozen meegeteld. Er is onderscheid te maken tussen de bruto en de netto arbeidsparticipatie.

- De bruto-arbeidsparticipatie geeft aan hoeveel procent van de beroepsgeschikte bevolking (alle personen tussen 15 en 65 jaar) (ook wel de potentiële beroepsbevolking genoemd) tot de beroepsbevolking behoort.
- De netto-arbeidsparticipatie geeft aan hoeveel procent van de beroepsgeschikte bevolking daadwerkelijk een betaalde baan heeft. Werklozen worden hierin dus niet meegeteld. Vanwege werkloosheid ligt dit percentage altijd iets onder de bruto arbeidsparticipatie.

Met een formule kan op basis van de bruto-arbeidsparticipatie ook het werkloosheidspercentage uitgerekend worden:

$$werkloosheidspercentage = (1 - \frac{brutoarbeidsparticipatie}{beroepsgeschiktebevolking}) * 100$$

Als breuk uitgedrukt wordt dit ook wel de werkloosheidsgraad genoemd. In figuur 2.1 staat de bruto-arbeidsparticipatie naar leeftijd en geslacht. De lage bijdrage van jongeren ligt voor de hand vanwege het grote aantal onderwijsvolgenden in deze groep. Boven de 50 jaar neemt de bruto-arbeidsparticipatie sterk af. Deze terugval heeft te maken met vervroegde uittreding en met afkeuringen. Bij de vrouwen daalt na het dertigste jaar de arbeidsparticipatie omdat een deel van hen ophoudt met werken wanneer er kinderen komen.

Intermezzo In steeds meer gezinnen werken beide ouders
Nederland telde in 2009 1,6 miljoen ouderparen met minstens één minderjarig kind. In de meeste tweeoudergezinnen werken beide ouders. Het ging in 2009 om ruim driekwart van de ouderparen

(77%) (dat was in 2002 nog 68%). Bij 70 procent van de moeders gaat de meeste tijd op aan zorg en huishoudelijk werk. Bij de vaders is dat bijna 10 procent.
In 2009 werkte in 62 procent van de gezinnen de vader het grootste aantal uren, in 13 procent werkten beide ouders evenveel en in 2 procent werkte de moeder het meest.
Het aandeel ouderparen waarvan beide ouders werken, maar waar de vader de meeste uren werkt, is toegenomen van 56 procent in 2002 naar 62 procent in 2009. Dit komt doordat steeds meer moeders in een grotere deeltijdbaan werken. Ook steeg het aandeel paren waarvan beide partners evenveel werken met 3 procentpunt tot 13 procent. Tegelijkertijd daalde het aandeel waarvan alleen de vader werkt van 26 naar 17 procent.
Bron: CBS, 2010b.

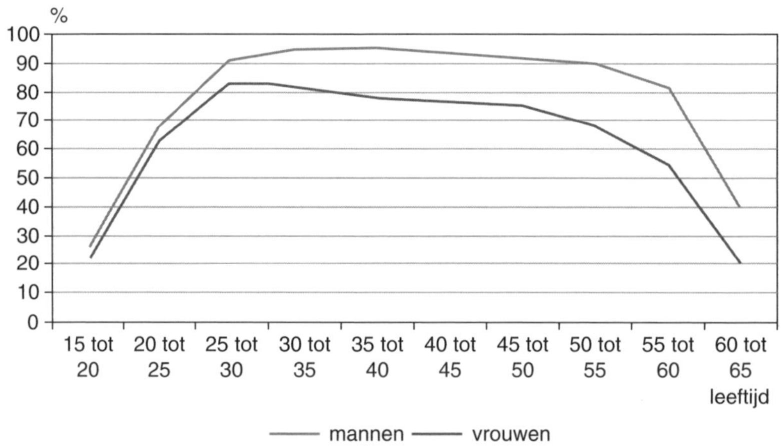

Figuur 2.1 *Bruto-arbeidsparticipatie naar leeftijd en geslacht in 2009 (CBS, 2010a).*

Iedere inwoner van Nederland kan werkzaam zijn, werkloos of niet deelnemen op de arbeidsmarkt. Deze driedeling voor de bevolking in de leeftijd van 15 tot 64 jaar wordt de arbeidspositie genoemd. Personen die niet deelnemen op de arbeidsmarkt (om precies te zijn: geen baan van meer dan 12 uur in de week hebben of ambiëren) vormen tezamen de zogenoemde niet-beroepsbevolking. Deze bestaat onder meer uit schoolgaanden, studenten, huisvrouwen, arbeidsongeschikten en personen die met (vervroegd) pensioen gegaan zijn.

2.5 Vergroten arbeidsparticipatie

2.5.1 ROL OVERHEID BIJ ARBEIDSPARTICIPATIE

De 'kans' op arbeidsparticipatie is medeafhankelijk van het wettelijke kader en van beleidsmaatregelen en veranderingen daarin, en ook van conjuncturele ontwikkelingen. De doelstelling van de overheid is om ondersteund met wet- en regelgeving zoveel mogelijk mensen aan het werk te helpen en aan het werk te houden. Daarbij is het werken naar vermogen steeds meer centraal komen te staan.

- Op 1 april 2002 is de Wet verbetering poortwachter (WVP) in werking getreden, met als belangrijkste elementen de verplichting tot het opstellen van een plan van aanpak in de beginperiode van verzuim en de verplichting tot het opstellen van een re-integratieverslag als voorwaarde voor de aanvraag van een arbeidsongeschiktheidsuitkering.
- Op 1 januari 2004 is de Wet verlenging loondoorbetalingsverplichting bij ziekte (VLZ) in werking getreden, die onder meer inhoudt dat in de eerste twee ziektejaren werknemer en werkgever gezamenlijk verantwoordelijk zijn voor een snelle terugkeer naar werk. De VLZ bepaalt bovendien dat de werkgever in die periode het loon moet doorbetalen.
- Met de invoering van de WIA (Wet werk en inkomen naar arbeidsvermogen) per 1 januari 2006 is de Wet op de re-integratie arbeidsgehandicapten (REA) afgeschaft, en is de Wet op de arbeidsongeschiktheidsverzekering (WAO) afgesloten voor nieuwe aanvragen.
- Voor zelfstandigen is van belang dat op 1 augustus 2004 de Wet arbeidsongeschiktheidsverzekering zelfstandigen (WAZ) is afgeschaft. Zij moeten zich nu particulier verzekeren tegen de gevolgen van arbeidsongeschiktheid. Daardoor behoorden de zelfstandigen niet langer tot de doelgroep van de (voormalige) REA.
- Met ingang van 2009 is de Wet stimulering arbeidsparticipatie (STAP) van kracht. Werkgevers die werknemers in dienst nemen die (gedeeltelijk) arbeidsongeschikt of langer dan één jaar werkloos zijn, kunnen een jaar lang subsidie krijgen. Met deze maatregelen wil de regering mensen aan de slag helpen die nu moeilijk aan het werk komen en op die manier de arbeidsparticipatie dichter bij de gewenste 80 procent in 2016 brengen.
- Vanaf 2010 is de nieuwe Wet werk en arbeidsondersteuning jonggehandicapten, de 'nieuwe' Wajong, van kracht. Deze is gecontinueerd bij de start van de WIA en is bedoeld voor jonggehandicapten die al arbeidsongeschikt zijn wanneer zij 17 jaar worden (en voor studerenden zonder arbeidsverleden die tijdens hun studie arbeids-

ongeschikt worden). In vergelijking met het buitenland heeft Nederland veel jonggehandicapten met een Wajong-uitkering en veel mensen die werken in beschermde arbeid (WSW). Terugdringing van het Wajong- en WSW-volume is inmiddels een veelgehoord beleidsdoel. Bij Wajong'ers ontbreekt meestal een werkgever, waarmee een belangrijke mogelijkheid tot re-integratie vervalt. Er worden inmiddels ideeën geopperd om de verantwoordelijkheid voor de Wajong over te hevelen naar de gemeenten of om de Wajong zelfs af te schaffen en de doelgroep onder te brengen in de Wet investeren in jongeren (WIJ) of de WWB. Met invoering van de WIJ is de toegang tot de bijstand voor jongeren onder de 27 jaar sterk beperkt. Of dit zal leiden tot minder jonggehandicapten met een uitkering, is vooralsnog de vraag. Als de jongeren wegens ziekte of handicap niet kunnen werken, hebben zij namelijk wel recht op een bijstandsuitkering (Jehoel-Gijsbers, 2010).

2.5.2 ROL WERKGEVERS BIJ ARBEIDSPARTICIPATIE

Werkgevers hebben de afgelopen jaren een steeds grotere verantwoordelijkheid gekregen bij het terugdringen van arbeidsverzuim. Door middel van subsidies wordt de werkgever gestimuleerd arbeidsgehandicapten in dienst te nemen. Het belangrijkste doel is om zo veel mogelijk werknemers aan het werk te houden of te krijgen. Er wordt daarvoor steeds meer gekeken naar wat mensen wél kunnen, in plaats van naar wat zij niet kunnen. Zowel werkgever als werknemer dient zich in te zetten voor snelle werkhervatting, eventueel in ander werk.
Er staat werkgevers een aantal mogelijkheden ter beschikking, naast het ontwikkelen en in stand houden van een goed verzuimbeleid. Veel gezondheidsklachten en chronische aandoeningen ontstaan op en door het werk en zijn te voorkomen. De aanpak ervan is een verplichting in de Arbowet. Het is daarbij van belang dat werkgevers niet alleen belastende factoren op het werk aanpakken, maar ook zelf de verantwoordelijkheid nemen voor een gezonde en prettige werkomgeving.
Informatie over gezondheidsbevordering op het werk voor werkgevers is te vinden bij:

- het Europees Agentschap voor veiligheid en gezondheid op het werk;
- het Europees netwerk voor gezondheidsbevordering op het werk;
- de campagne *Move Europe* – Werken aan mentaal welzijn.

Intermezzo Gezondheidsbevordering
Op de website van het Europees Agentschap voor veiligheid en gezondheid op het werk is er een themapagina gewijd aan de bevordering van gezondheid op het werk (http://osha.europa.eu/nl/topics/whp). Zie de specifieke factsheet: Gezondheidsbevordering op het werk voor werkgevers.
Bron: http://osha.europa.eu/nl/publications/factsheets/93.

Het European Network for Workplace Health Promotion (ENWHP) is het Europees netwerk voor gezondheidsbevordering op het werk. Het ENWHP promoot goede praktijken in de gezondheidsbevordering op het werk en stimuleert de toepassing van deze praktijken in alle Europese werkplaatsen.
Bron: http://www.enwhp.org/home.html.

De campagne Move Europe – Werken aan mentaal welzijn is een initiatief van het ENWHP. De bedoeling van deze campagne is dat bedrijven zich bewust worden van het belang van het psychisch welzijn van hun werknemers. De campagne liep van november 2009 tot december 2010 in heel Europa.
Bron: http://www.move-europe.be.

Prevent ontwikkelde naar aanleiding van deze campagne een *tool* waarmee die bedrijven hun beleid inzake mentale gezondheidspromotie kunnen evalueren en verbeteren. Elk bedrijf kan de *Mental Health Promotion Check* op de website van Move Europe invullen.

TNO (Van Sloten & Van der Wolk, 2007) definieert goed werkgeverschap als: '*Het gedrag van werkgevers dat optimaal rekening houdt met de belangen van werknemers vanuit de overtuiging dat dit voordeel heeft voor allen.*' Uit hun onderzoek blijkt dat goed werkgeverschap samengaat met minder burn-out en CANS (RSI) bij werknemers, samenhangt met een lagere vertrekintentie van werknemers, samengaat met meer productiviteit van werknemers en een bufferfunctie vervult om verzuim te voorkomen bij mensen die veel moeten omgaan met lastige klanten en patiënten.

Goed werkgeverschap

- Informatie geven: de leidinggevende vertelt werknemers hoe goed hun product of dienst is.
- Inspirerend leiding geven: de leidinggevende heeft visie en een beeld van de toekomst.
- Inzetbaarheid van werknemers stimuleren: de leidinggevende biedt ruimte voor brede ontwikkeling.
- Omgaan met onbalans tussen werk en privé van werknemers: de leidinggevende stelt zich flexibel op bij privéproblemen.
- Individuele autonomie bieden: de werknemer kan zelf de volgorde van zijn werkzaamheden bepalen.
- Teamautonomie bieden: het team kan zelf het werk verdelen (wie doet wat).
- Uitdagend werk bieden: de baan vereist het leren van nieuwe dingen.

Bron: Van Sloten & Van der Wolk, 2007.

2.5.3 ROL INDIVIDU BIJ ARBEIDSPARTICIPATIE

Iedere Nederlander moet zoveel mogelijk in zijn/haar levensonderhoud voorzien door te werken. Dat is het uitgangspunt van de Wet werk en bijstand (WWB). Als dit niet mogelijk is, moet de overheid hem helpen werk te zoeken. Zolang dat niet is gevonden is er bijstand. In de WIA wordt zeer expliciet gemaakt dat werknemers moeten werken naar vermogen, ook als ze minder arbeidsgeschikt zijn.

Intermezzo Informatie over gezondheidsbevordering op het werk voor werknemers.

Een werknemer kan de werkgever aanmoedigen om initiatieven te nemen om de gezondheid op de werkvloer te verbeteren. De werknemer kan ook zijn/haar ideeën delen met de werkgever. Het initiatief hoeft natuurlijk niet alleen van de werkgever te komen. Iedereen kan de eigen gezondheid en het welzijn verbeteren. Tips om individueel de gezondheid te verbeteren zijn te vinden op de website van het Europees Agentschap: Factsheet 94 – Gezondheidsbevordering op het werk voor werknemers.

Bron: http://osha.europa.eu/nl/publications/factsheets/94.

De laatste jaren wordt er steeds explicieter beschreven wat er van individuele burgers verwacht wordt in een specifieke rol, namelijk goed burgerschap, goed werknemerschap en goed patiëntschap.

Goed burgerschap

In discussies over burgerschap zijn verschillende invalshoeken mogelijk. In grote lijnen is er in de debatten een tweedeling te maken tussen formeel burgerschap en normatief burgerschap. Goed burgerschap volgens de overheid zou (afgeleid van de recente wetgeving als de Wet maatschappelijke ondersteuning (WMO)) geformuleerd kunnen worden als actief participeren in de maatschappij.

Burgers moeten in alle opzichten actief zijn: zich niet afhankelijk opstellen van de overheid, maar zelf initiatieven nemen en verantwoordelijkheid nemen en een sociale en een economische bijdrage leveren aan de maatschappij; ze moeten 'meedoen'. Dit is een visie op de mens als actief, zelfregulerend en participerend wezen. Dit alles gebeurt in het kader van de samenleving of gemeenschap.

Bron: SCP, 2005.

Het huidige kabinet (anno 2010) versterkt dit beeld door te kiezen voor maatregelen die eraan bijdragen dat iedereen zo veel mogelijk naar vermogen participeert in de samenleving. Bij burgerschap staan – afgaande op de opvattingen van de burgers zelf – niet zozeer de rechten centraal, maar vooral de verplichtingen die burgerschap met zich brengt.

Goed werknemerschap

- Iets extra's doen voor de werkgever: medewerkers doen extra dingen die bijdragen aan een goede naam van de organisatie.
- Zorgen voor de eigen inzetbaarheid: medewerkers hebben een beeld van het werk dat zij over vijf jaar willen doen.
- Zelf onbalans tussen werk en privé voorkomen: medewerkers trekken op tijd aan de bel als zij problemen hebben.
- Niet klaplopen: medewerkers schuiven verantwoordelijkheden die zij zouden moeten nemen, niet af op collega's.
- Innovatief werkgedrag tonen: medewerkers weten ideeën voor vernieuwingen te vertalen in werkbare toepassingen.

Bron: Van Sloten & Van der Wolk, 2007.

Goed patiëntschap

Goed patiëntschap (bijv. in het kader van arbeidsverzuim vanwege een gezondheidsprobleem) omvat drie categorieën verplichtingen.

- Algemeen geldende omgangsvormen in acht nemen. Patiënten moeten zorgverleners met respect tegemoet treden, dat wil zeggen: zich niet agressief gedragen, geen onredelijke eisen stellen en op tijd op afspraken verschijnen.
- Zakelijke verplichtingen nakomen. Patiënten moeten zich verzekeren tegen ziektekosten, de premie en eventuele eigen bijdragen op tijd betalen.
- Meewerken aan de behandeling. Van patiënten mag worden verwacht dat zij de zorgverlener zo goed mogelijk informeren, meedenken en meebeslissen over de behandeling, instructies en adviezen opvolgen en leefregels in acht nemen.

Bron: RVZ, 2007.

2.5.4 ROL PROFESSIONAL ARBEID EN GEZONDHEID

Uiteraad hebben de verschillende professionals ook een rol bij (het bevorderen van) de arbeidsparticipatie. Deze rol wordt in hoofdstuk 3 verder uitgewerkt. De verschillende contexten waar deze professionals werkzaam kunnen zijn worden in de volgende paragraaf toegelicht.

2.6 Drie contexten van beroepsuitoefening

2.6.1 (MEER) AAN HET WERK

(Meer) aan het werk is voornamelijk gericht op:
- vanuit een situatie van non-participatie naar werk;
- van school naar werk;
- van een kleine baan naar een grotere baan.

Wist u dat in 2010 34 miljoen euro beschikbaar is om jonggehandicapten (Wajong'ers) te begeleiden naar werk?

Bron: http://www.prinsjesdag2009.nl/miljoenennota.

Er wordt van uitgegaan dat het vinden van werk in principe geen extra ondersteuning vraagt. Het Uitvoeringsorgaan Werknemersverzekeringen (UWV) brengt werkzoekenden en werkgevers bij elkaar. Van werkzoekenden worden cv's verzameld. In 2009 meldden werkgevers

603.000 nieuwe vacatures. In 2009 werden 92.000 vacatures door het UWV WERKbedrijf vervuld en naar schatting 210.000 werklozen en 13.000 met werkloosheid bedreigde werkzoekenden werden aan het werk geholpen door middel van basisdienstverlening (SZW, 2010a). Twee specifieke situaties, waarin wel extra ondersteuning geboden wordt, worden hierna uitgewerkt: aan het werk met re-integratieondersteuning en aan het werk met re-integratieondersteuning voor mensen met een beperking.

Aan het werk met re-integratieondersteuning

Wie een bijstandsuitkering heeft en werk zoekt, kan soms een steuntje in de rug gebruiken. De gemeente verzorgt dan de re-integratie. Het is de bedoeling dat de gemeente maatwerk levert. Dat zijn re-integratieactiviteiten die goed aansluiten bij de persoonlijke situatie, zoals de volgende (zie http://www.rijksoverheid.nl/onderwerpen/bijstand/re-integratie-weer-aan-het-werk-gaan).

- Direct aan het werk (*work first*). Wie een bijstandsuitkering aanvraagt, gaat direct aan het werk met een intensieve begeleiding. Dat is 'work first'. Hierdoor worden de kansen op een 'gewone' baan groter. Gemeenten geven op verschillende manieren vorm aan work first.
- Participatieplaatsen. De gemeente kan een zogenoemde participatieplaats aanbieden aan mensen die moeilijk aan werk komen. Dat betekent twee jaar met behoud van uitkering bij de gemeente of in het bedrijfsleven werken aan een terugkeer op de arbeidsmarkt. Na iedere periode van zes maanden werken op een participatieplaats moet de gemeente de werknemer een premie toekennen als hij voldoende heeft gedaan om zijn kansen op de arbeidsmarkt te vergroten.
- Starten eigen bedrijf. De gemeente kan een bijstandsontvanger ondersteunen bij het starten van een eigen bedrijf.
- Re-integratietraject. De gemeente kan een re-integratietraject starten voor wie hulp nodig heeft bij het vinden van werk. De gemeente bekijkt samen met de werkzoekende wat de kortste weg naar werk is. Voor alle vormen van gemeentelijke ondersteuning bij re-integratie geldt dat de gemeente beslist of en welke re-integratievoorziening noodzakelijk is. Elk aanbod voor re-integratie moet worden geaccepteerd.
- Geld als stimulans. De gemeente kan besluiten dat een deel van het inkomen niet wordt verrekend met de bijstandsuitkering. De gemeente kan ook de onkostenvergoeding voor vrijwilligerswerk vrijlaten. Dat betekent dat de vergoeding niet wordt afgetrokken van de

uitkering. Een andere stimulans die de gemeente kan inzetten is een stimuleringspremie toekennen. Dat kan bijvoorbeeld als iemand scholing heeft afgerond of (meer) is gaan werken. De premie wordt niet gekort op de bijstandsuitkering.

Aan het werk met re-integratieondersteuning voor mensen met een beperking

Vermoedelijk moet de verklaring voor de dalende arbeidsdeelname van arbeidsgehandicapten niet worden gezocht bij de kenmerken van (potentiële) werknemers, maar gezien worden als resultante van het personeels- en ondernemingsbeleid van werkgevers. Beeldvorming en/of vooroordelen rond arbeidsgehandicapten spelen hierbij een rol (Petersen et al., 2004) en het is niet uitgesloten dat sommige werkgevers er bewust voor hebben gekozen om terughoudend te zijn met het aannemen van mensen met een chronische aandoening.

Intermezzo Brugbanen

Sinds februari 2008 heeft het UWV de mogelijkheid om voor herbeoordeelden het instrument loonkostensubsidie in te zetten (zgn. brugbanen). Sinds 1 januari 2009 kan het UWV dit instrument ook voor andere groepen inzetten. De inzet van een loonkostensubsidie is een middel om personen met een grote afstand tot de arbeidsmarkt beter naar de arbeidsmarkt te begeleiden. Het uiteindelijke doel is dat ten minste 50 procent van de UWV-cliënten die met een tijdelijke subsidie aan het werk worden geholpen, doorstromen naar regulier werk zonder subsidie. Vanaf heden zal de monitor worden uitgebreid met de inzet van het instrument voor de overige doelgroepen uit de wet STAP, zoals langdurig werklozen.

Bron: SZW, 2010b.

Intermezzo Aan de slag met een beperking

Mensen met een beperking en een bijstandsuitkering kunnen in 32 (samenwerkingsverbanden van) gemeenten met zogenoemde loondispensatie aan het werk gaan. Dit houdt in dat de werkgever minder dan het minimumloon mag betalen als de werknemer door een arbeidsbeperking verminderd productief is. De werknemer ontvangt van de gemeente een aanvulling op het loon. Deze proef is op 9 juni 2010 van start gegaan en loopt tot eind 2012. Het kabinet wil zo stimuleren dat bedrijven meer mensen met een ar-

beidshandicap in dienst nemen. Voor de proef is een tijdelijke wet ingevoerd, de Tijdelijke wet pilot loondispensatie.
Bron: http://www.rijksoverheid.nl/onderwerpen/bijstand/re-integratie-weer-aan-het-werk-gaan.

2.6.2 AAN HET WERK (BLIJVEN)

De context 'aan het werk (blijven)' is de meest bekende. Er is in Nederland niet gekozen voor een grotere inbreng van medici in het beoordelingsproces van verzuim en arbeidsongeschiktheid; de oplossing is gezocht buiten de medische wereld (Gezondheidsraad, 2005). Veel verschillende thema's zijn actueel, zoals:

- arbeidshygiëne en arbobeleid;
- leeftijdsbewust loopbaanbeleid;
- gezondheidsklachten op het werk;
- Wet sociale werkvoorziening.

Intermezzo Oudere werknemers
Het Centraal Planbureau verwacht dat het percentage werkende mannen tussen 60 en 65 jaar stijgt van 30 procent in 2000 naar 60 procent in 2040. Die ontwikkeling gaat het kabinet te langzaam. Het ministerie van Sociale Zaken en Werkgelegenheid (SZW) neemt maatregelen om deze toename sneller te laten verlopen en probeert vooral om werk voor ouderen meer lonend te maken. De doorwerkbonus is daar een goed voorbeeld van.
Bron: SZW, 2009.

Sociale werkvoorziening
Wist u dat de sociale werkvoorziening bestemd is voor mensen die door een beperking niet in een gewone baan aan de slag kunnen? In 2008 werkten ruim 102.000 mensen in een sociale werkplaats of op een reguliere werkplek onder begeleiding.
Bron: http://www.prinsjesdag2009.nl/miljoenennota.

De Commissie het Werkend Perspectief (CWP) constateerde bij haar afscheid in 2007 dat het aan het werk houden van langdurig zieke werknemers en het voorkomen van langdurige arbeidsongeschikt-

heid steeds beter lijkt te gaan (CWP, 2007). Dit effect wordt voor een belangrijk deel toegeschreven aan het gerealiseerde uitgangspunt dat werkgevers en werknemers samen verantwoordelijk zijn voor de aanpak van verzuim en voor een activerende aanpak zoals dat wettelijk verankerd is in de WVP. In ieder geval is de daling niet tot stand gekomen door een vergroting van de medische bewijslast.
Veel oorzaken van verzuim en arbeidsongeschiktheid liggen echter buiten de invloedssfeer van de werkgever. In het rapport *Beoordelen, behandelen, en begeleiden – Medisch handelen bij ziekteverzuim en arbeidsongeschiktheid* van de Gezondheidsraad (2005) is bijvoorbeeld gebleken dat kenmerken van het werk en de werkomstandigheden – zaken waar de werkgever wel invloed op kan uitoefenen – slechts in beperkte mate het verzuim verklaren. Een belangrijk deel van het verzuim heeft te maken met de leefstijl, gezondheid en persoonlijkheidskenmerken van de werknemer. Ook is gebleken dat werknemers met een chronische aandoening of met een arbeidsongeschiktheidsuitkering twee tot drie keer zo vaak verzuimen als werknemers zonder deze kenmerken. De geringe beïnvloedingsmogelijkheid door de werkgever van dit soort verzuim staat op gespannen voet met de verantwoordelijkheid die de werkgever heeft gekregen. Het is – gezien de waargenomen gevolgen op de arbeidsmarkt (een dalende arbeidsparticipatie van arbeidsgehandicapten) – de vraag of de grens van wat aan werkgevers kan worden gevraagd, is bereikt of misschien zelfs is overschreden (Gezondheidsraad, 2005).

2.6.3 WEER AAN HET WERK

De Commissie het Werkend Perspectief (CWP, 2007) heeft vastgesteld dat het lastiger is om mensen met een gezondheidsprobleem weer aan het werk te krijgen (herintreden) dan om mensen met een gezondheidsprobleem aan het werk te houden. Door dezelfde wetgeving die gericht is op het voorkómen van langdurige arbeidsongeschiktheid, de herbeoordelingen en de nieuwe WIA, is de focus gelegd op de gezondheid van werknemers en financiële prikkels en risico's voor werkgevers en werknemers. Daarbij zal de economische recessie de focus van de werkgevers waarschijnlijk versterkt hebben. Werkgevers hebben hun handen vol aan hun 'eigen' zieke en arbeidsongeschikte werknemers.
Verschillende thema's interessant in deze context zijn:
- na verzuim weer aan het werk;
- van werk naar werk;
- vanuit een uitkering naar werk.

Intermezzo Inkomensbescherming met activering (arbeidsgehandicapten, werklozen)
Wist u dat in 2008 van 50.300 mensen de uitkering beëindigd werd, onder meer omdat zij weer aan het werk konden?
Bron: http://www.prinsjesdag2009.nl/miljoenennota.

Wat constant blijft door de jaren heen is dat de uitstroomkans naar werk in de eerste twaalf maanden na het eerste verzuim relatief hoog is, om daarna zeer scherp te dalen. Een klein piekje in werkhervatting treedt op rond de twaalfde en de zestigste maand (momenten waarop WAO'ers worden herbeoordeeld). De meerderheid (85%) van de groep die vanuit de WAO naar werk uitstroomt, heeft al (of nog steeds) een binding met een werkgever, hetzij omdat zij reeds gedeeltelijk werkzaam zijn, hetzij omdat zij van de werkgever een aanvulling op hun uitkering krijgen. Zo'n 6 procent van de uitstroom naar werk betreft zelfstandig ondernemerschap (Jehoel-Gijsbers, 2007).
De kans om de WAO voor werk te verlaten is niet voor iedereen gelijk. Belangrijke factoren zijn – niet onverwacht – de mate van arbeidsongeschiktheid en de leeftijd. Voor volledig arbeidsongeschikten en voor ouderen is het moeilijker de WAO/WIA te verruilen voor werk, maar zeker niet onmogelijk. Binnen twee jaar na instroom is 17 procent van de volledig arbeidsongeschikten en 11 procent van de 55-plussers uit de WAO/WIA en aan het werk. Mensen stromen eerder uit naar werk indien zij autochtoon zijn en als zij bij de overheid of in de zorg werken (Jehoel-Gijsbers, 2007).

Beroepsmatig handelen in het domein arbeid en gezondheid

3

Chris Kuiper en Yvonne Heerkens

Kernpunten

- **Het handelen van de professional in het domein arbeid en gezondheid wordt gekenmerkt door de cliënt, de beroepsbeoefenaar zelf, de omgeving en de specifieke gerichtheid van die beroepsbeoefenaar.**
- **Hoewel elke cliënt uniek is, zijn er wel degelijk groepen cliënten en/of werknemers met overeenkomstige karakteristieken te onderscheiden.**
- **De werkomgeving – de arbeidsgerelateerde externe factoren – is op te delen in factoren op macro-, meso- en microniveau.**
- **De professional in het domein arbeid en gezondheid kan afhankelijk van de werksetting ook een andere primaire gerichtheid hanteren dan gezondheid, namelijk onder andere verzuim, klacht of participatie.**
- **De paramedicus als arboprofessional verricht vooral preventieve taken (die met name voortkomen uit de Arbowet) en heeft wellicht ook nog wat behandeltaken. Deze paramedicus is voornamelijk gericht op groepen mensen en organisaties. De paramedicus als zorgverlener en re-integratiedeskundige behandelt vooral en doet daarnaast aan re-integratie. Deze paramedicus pleegt vooral op het individu gerichte interventies.**

Casus

Femke van Houten (30 jaar) is door haar huisarts verwezen naar een revalidatiearts, in verband met overbelastingsklachten van nek, schouders en armen die duidelijk in relatie staan tot haar werkzaamheden als kapster. De revalidatiearts heeft haar aange-

meld voor poliklinische revalidatiedagbehandeling. Ingeschakelde disciplines zijn fysiotherapie, ergotherapie, maatschappelijk werk en psychologie.
Femke van Houten is kapster van beroep en zij heeft dit vak altijd met veel plezier uitgeoefend. Zij is begonnen in de kapsalon van haar vader. Toen haar vader met zijn kapsalon moest stoppen vanwege klachten, is zij bij haar huidige werkgever terechtgekomen. Zij werkt hier nu drie jaar. Haar dienstverband is 32 uur per week. De verhouding met haar werkgever is matig. Op het moment van de start van de behandeling werkte zij nog 32 uur als kapster. De planning van Femke en haar echtgenoot was dat zij nog twee jaar zou doorwerken; de top van de hypotheek is er dan af en Femke wil daarna graag kinderen.
Femke woont samen met haar echtgenoot in een koopwoning. Er is een kinderwens. Zij is hiermee bezig, maar is er emotioneel nog niet helemaal aan toe. Het huishouden komt grotendeels op Femke neer, al neemt haar echtgenoot het zware huishoudelijke werk, zoals stofzuigen en dweilen, met regelmaat over. Femke kan zich moeilijk ontspannen. Ontspanning is voor haar familiebezoek en winkelen. Ze heeft geen uitgesproken hobby's.
De vraagstelling van de revalidatiearts is:
- het vinden van evenwicht tussen belastbaarheid en belasting;
- het aanleren van ergonomische principes.

Bron: Parabel, 2003.

Bij de in dit boek gebruikte driedeling (meer) aan het werk, aan het werk (blijven) en weer aan het werk zijn verschillende partijen betrokken, onder andere de cliënt, de werkgever en de professional. In de casus zijn direct te herkennen: Femke en haar partner (ook een onderdeel van het zorgsysteem), haar werkgever de kapper, en het professionele zorgsysteem (de revalidatiearts, paramedische beroepsbeoefenaren, psycholoog en maatschappelijk werker). Andere partijen, zoals arbodienst, zorgverzekeraar enzovoort, komen daar nog eens bij.
Het is uiteraard onmogelijk om te spreken over dé cliënt. Een beroepsbeoefenaar in het domein arbeid en gezondheid werkt zowel met individuele cliënten als met en voor groepen mensen. Deze professional zal gericht zijn op de arbeidsparticipatie en/of gezondheid van mensen. Wanneer een participatie of gezondheidsprobleem dreigt te ontstaan of bestaat, kan een persoon of een organisatie een samenwerking aangaan. Een cliënt is elk(e) individu, (doel)groep,

(zorg)systeem, organisatie en dergelijke die met een beroepsbeoefenaar in het domein van arbeid en gezondheid een samenwerking aangaat. Op het terrein arbeid en gezondheid zijn vele spelers werkzaam. De verschillende beroepsbeoefenaren gebruiken een verschillend jargon. Elke beroepsgroep heeft eigen voorkeurstermen zoals patiënt, cliënt, hulpvrager, betrokkene, werknemer, burger, mens en doelgroep. De keuze voor de omschrijving in de praktijk blijkt ook afhankelijk van de werksetting en opvatting over de relatie tussen therapeut en cliënt. De term 'cliënt' wordt door de verschillende paramedici herkend en vaak ook gebruikt. De term 'werknemer' wordt vaak gebruikt door arboprofessionals. Beroepsbeoefenaren moeten zich ervan bewust zijn dat afstemming van taal heel belangrijk is, voor communicatie maar ook voor acceptatie. In het domein wordt ook gesproken van cliënt of klant als degene die betaalt, en van patiënt. In dit boek is gekozen voor de term 'cliënt', soms met een specificatie naar werknemer of zelfstandige.

De genoemde partijen kennen verschillende rollen: de cliënt als werknemer of als zelfstandige, de werkgever als betrokkene (bijv. bij gezondheidsproblemen waaraan een arbeidsconflict ten grondslag ligt), als beslisser (bijv. voor het invoeren van preventie- en verzuimbeleid), als verantwoordelijke in het kader van de Wet verbetering poortwachter (WVP) of als opdrachtgever voor een specifiek (re-integratie)traject, en ten slotte de professional – paramedicus, arbeidsdeskundige of HRM-professional. In dit hoofdstuk wordt stilgestaan bij de individuele cliënt (par. 3.1), de werkgever (par. 3.2) en de arboprofessional (par. 3.3).

In het beroepsmatig handelen van paramedici zijn de volgende elementen te herkennen: de cliënt, de professionals, de omgeving en de gerichtheid (Kuiper, 2001). Vandaar dat het hoofdstuk eveneens aandacht besteedt aan de omgeving (par. 3.4) en de gerichtheid (par. 3.5).

3.1 Cliënt

De rol van de (aanstaande) werknemer in de (arbo)curatieve zorg is de laatste jaren sterk aan het veranderen. Vraaggestuurde zorg is een begrip dat langzaamaan gemeengoed wordt. Dat betekent dat het individu zelf een steeds belangrijker taak krijgt in het re-integratie- en zorgproces en dat de professional dient uit te gaan van datgene waar het individu om vraagt. Maar het betekent bijvoorbeeld ook dat de werknemer bij verzuim medeverantwoordelijk wordt voor een zo spoedig mogelijke terugkeer in het arbeidsproces. Om het individu daartoe in staat te stellen wordt vaak gesproken over *empowerment*, een proces waarin een individu vertrouwen ontwikkelt in zijn eigen vaardigheden om een bepaald doel te bereiken. Deze opvatting past goed bij de uitgangspunten van paramedici die van nature geneigd zijn om de individuele cliënt als uitgangspunt te nemen voor hun contact.

3.1.1 CLIËNT ZONDER WERK

Voortijdig schoolverlaters

Het aandeel voortijdig schoolverlaters van 18 tot 25 jaar is in ons land gedaald van 15 procent in 2001 naar ruim 11 procent in 2008. Daarmee zit Nederland dicht bij de EU-doelstelling van 10 procent in 2010. Het gemiddelde van de 27 lidstaten van de Europese Unie ligt hoger, op 15 procent. In de meeste EU-landen lag in 2008 het aandeel voortijdig schoolverlaters bij jongens duidelijk boven de EU-doelstelling. Bij de meisjes daarentegen lag dit meestal onder of nabij de doelstelling. Zo ook in Nederland, waar in 2008 14 procent van de jongens en bijna 9 procent van de meisjes in de leeftijd 18 tot 25 jaar zonder diploma de school verlieten (CBS, 2010c).
De werkloosheid onder schoolverlaters zonder diploma ligt bijna twee keer zo hoog als onder jongeren die wel voldoende zijn gediplomeerd. Dat geldt in economisch gunstige en in minder gunstige tijden. Zo was in 2008, een jaar waarin de economie nog goed draaide, de werkloosheid onder jongeren 4 procent. Van de jongeren zonder startkwalificatie zat toen 8 procent zonder werk. In het crisisjaar 2009 lagen deze aandelen op respectievelijk 7 en 12 procent, aldus het CBS.

Niet-uitkeringsgerechtigden

Niet-uitkeringsgerechtigden (nuggers) worden gedefinieerd als (RWI, 2009): personen van 15 tot en met 64 jaar die op het peilmoment:
- geen baan in loondienst hebben;
- geen arbeidsongeschiktheid (AO)-, werkloosheid (WW)- of bijstandsuitkering ontvangen;
- niet gevonden worden in de onderwijsregistratie van het voortgezet onderwijs, het middelbaar beroepsonderwijs en het hoger onderwijs;
- niet werkzaam zijn als zelfstandige of freelancer;
- geen arbeidsgerelateerde inkomsten ontvangen zoals VUT of prepensioen.

Ruim 1,3 miljoen mensen in Nederland zijn zonder werk en gaan niet naar school, maar ontvangen ook geen uitkering: de zogenoemde nuggers (niet-uitkeringsgerechtigden). Het profiel van de gemiddelde nugger in Nederland is een oudere, gehuwde of samenwonende autochtone vrouw. In de steden echter, en met name in de aandachtswijken, zijn nuggers in verhouding vaker jonge, allochtone, alleenstaande mannen. Van de niet-westerse allochtone mannen van 15 tot 24 jaar is 18 procent nugger. Ook westerse allochtone jongeren scoren hoog met 13 procent. Bij autochtone jonge mannen gaat het slechts om 3 procent. Ook in de leeftijdscategorie van 25 tot 44 jaar scoren niet-westerse en westerse allochtone mannen veel hoger (resp. 15% en 13%) dan autochtone mannen (3%). Van alle nuggers is slechts 5 procent ingeschreven als werkzoekende bij het CWI (nu UWV WERKbedrijf). Gemeenten zijn verantwoordelijk voor de re-integratie van nuggers die aan het werk willen. Door de economische crisis en de oplopende werkloosheid richten de re-integratie-inspanningen zich op dit moment in eerste instantie op de mensen die nu werkloos worden en op de schoolverlaters (RWI, 2009).

Uitkeringsgerechtigden

Een uitkeringsgerechtigde is iemand die op grond van de voorschriften voor de sociale zekerheid recht heeft op een uitkering. Er bestaat in dit verband (de gerichtheid op arbeid en gezondheid) een aantal relevante wetten:

- de Wet werk en bijstand (WWB);
- de Werkloosheidswet (WW);
- de Wet op de arbeidsongeschiktheidsverzekering (WAO);
- de Wet inkomensvoorziening oudere en gedeeltelijk arbeidsongeschikte werkloze werknemers (IOAW);
- de Wet inkomensvoorziening oudere en gedeeltelijk arbeidsongeschikte gewezen zelfstandigen (IOAZ);
- de Wet arbeidsongeschiktheid zelfstandigen (WAZ);
- de Wet arbeidsongeschiktheidsvoorziening jonggehandicapten (Wajong);
- de Wet werk en inkomen naar arbeidsvermogen (WIA);
- de Tijdelijke wet beperking inkomensgevolgen arbeidsongeschiktheidscriteria (BIA);
- de Tijdelijke regeling inkomensgevolgen herbeoordeelde arbeidsongeschikten (TRI).

Anders dan uitkeringsgerechtigden die een uitkering ontvangen op grond van de WW, WWB, IOAZ, IOAW of de WGA, zijn WAO-, WAZ-, Wajong- en TRI-gerechtigden in beginsel niet arbeidsplichtig. Wel kunnen zij op grond van deze regelingen een voorschrift ontvangen waarin zij worden verplicht tot het verkrijgen en aanvaarden van passende arbeid en het, in dat verband, registeren bij het UWV WERKbedrijf. In de gevallen waarin een dergelijk voorschrift gegeven is, wordt dit beschouwd als een situatie die vergelijkbaar is met de arbeidsplicht. (Zie: http://www.rijksoverheid.nl.)

Langdurig werklozen

Tot de langdurig werklozen wordt iedereen gerekend die 12 maanden of langer werkloos is. De werkloze beroepsbevolking bestaat uit alle mensen van 15 tot 64 jaar die in Nederland wonen, die geen werk hebben (of werk van minder dan 12 uur per week), die actief zoeken naar een baan van 12 uur of meer per week en daarvoor beschikbaar zijn. In 2008 waren ruim 300.000 mensen werkloos (figuur 3.1). Dat zijn er ongeveer 180.000 minder dan in 2005. Aanvankelijk daalde in de periode 2005-2008 vooral het aantal kortdurend werklozen, maar vanaf 2007 nam het aantal langdurig werklozen sterker af dan het aantal kortdurend werklozen. In 2008 waren er 27.000 langdurig werklozen en 13.000 kortdurend werklozen minder dan in 2007.

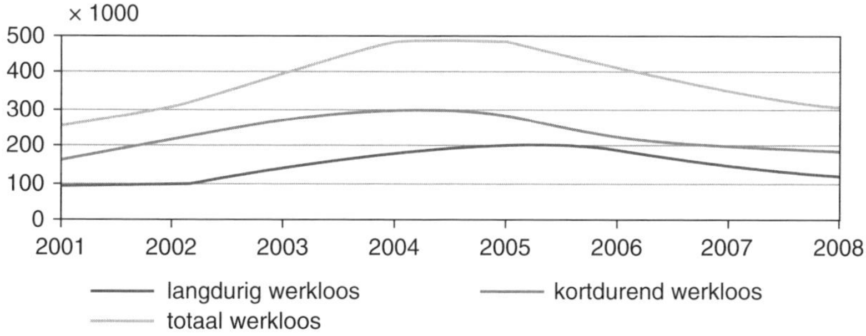

Figuur 3.1 *Werkloze beroepsbevolking naar werkloosheidsduur (CBS, 2009b).*

Om de relatie tussen de werkloze beroepsbevolking en de niet-werkende werkzoekenden te beschrijven worden in figuur 3.2 drie groepen onderscheiden.

1 Welke werklozen staan niet ingeschreven bij het UWV als niet-werkende werkzoekenden? Hierbij gaat het voor een groot deel om mensen die geen uitkering (kunnen) krijgen en zich daarom niet melden bij het UWV. Dit zijn vooral vrouwen, waaronder herintreders en schoolverlaters. Ook zijn het mensen die tijdelijk werk zoeken, zoals jongeren die een bijbaantje of vakantiebaantje zoeken.
2 Welke werklozen staan wel ingeschreven bij het UWV als niet-werkende werkzoekenden? Dit is de overlap tussen de werkloze beroepsbevolking en de niet-werkende werkzoekenden. Hierbij gaat het om mensen die werk willen van 12 uur of meer per week,

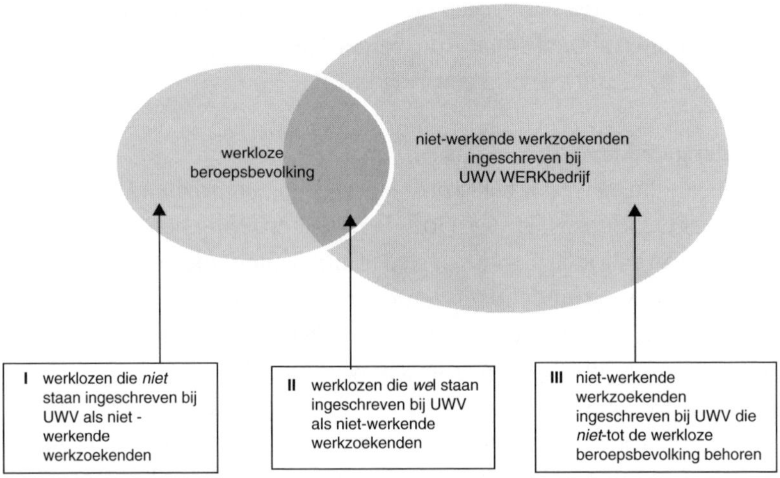

Figuur 3.2 *Schematisch overzicht van de relatie tussen de werkloze beroepsbevolking en de niet-werkende werkzoekenden (bron: CBS / UWV WERKbedrijf, 2010d).*

beschikbaar zijn, actief zoeken en ook ingeschreven staan bij het UWV.

3 Welke niet-werkende werkzoekenden staan ingeschreven bij het UWV en behoren niet tot de werkloze beroepsbevolking? Deze grote groep bestaat uit drie verschillende categorieën. Ten eerste de mensen die (tijdelijk) werk hebben van 12 uur of meer per week, maar zich nog niet hebben uitgeschreven bij het UWV WERKbedrijf. Ten tweede mensen die niet direct beschikbaar zijn voor werk van 12 uur of meer per week. Dit zijn bijvoorbeeld bij het UWV WERKbedrijf ingeschreven mensen die in een re-integratieproject zitten of een opleiding volgen om ze (beter) geschikt te maken voor de arbeidsmarkt. Daarnaast zitten in deze groep ook de personen die werk zoeken voor minder dan 12 uur per week. Ten derde de mensen die niet actief zoeken. Dit zijn veelal mensen die een vrijstelling van sollicitatieplicht hebben vanwege hun persoonlijke situatie. Daarnaast zitten in deze groep de ontmoedigden die geen baan zoeken omdat zij daar niets van verwachten.

3.1.2 WERKNEMER

In de definitie van 'werknemer' speelt het begrip dienstbetrekking een cruciale rol. Een werknemer is een natuurlijk persoon die in dienstbetrekking is, de zogenoemde tegenwoordige dienstbetrekking. Als werknemer wordt ook beschouwd degene die inkomsten geniet uit een vroegere dienstbetrekking van hem/haarzelf of van een ander. Hiertoe behoort dus zowel de gepensioneerde of de op wachtgeld gestelde werknemer zelf, maar ook de weduwe en kinderen van de vroegere werknemer die een pensioen of een andere uitkering genieten.

3.1.3 ZELFSTANDIGE

Het begrip 'zelfstandige' wordt gedefinieerd als iedere natuurlijke persoon die een beroepsactiviteit uitoefent waarvoor hij/zij niet verbonden is door een arbeidsovereenkomst of waarvoor de rechtspositie niet eenzijdig is geregeld door de overheid. Dit begrip staat tegenover het begrip 'werknemer' en heeft tot doel vast te stellen op wie zekere bepalingen, vooral in verband met het werken met derden, van toepassing zijn.

Zzp'er

Wat een zelfstandige zonder personeel (zzp'er) is en hoeveel zzp'ers Nederland telt, daarover lopen de meningen uiteen. In een ontwerpadvies van de SER (http://www.ser.nl/nl/actueel/persberichten/2010-2019/2010/20100928.aspx) wordt een praktisch hanteerbare definitie voorgesteld die voor alle relevante rechtsgebieden zou moeten gelden: *een zzp'er is iemand die voor de inkomstenbelasting als ondernemer telt en geen personeel in dienst heeft*. Daartoe behoren zowel 'klassieke' zzp'ers (met een eigen winkel, landbouwonderneming of vrachtwagen) als 'nieuwe' zzp'ers die vooral hun eigen arbeid, kennis en vaardigheden aanbieden.

In het derde kwartaal van 2009 waren er ruim 20.000 zzp'ers minder dan in hetzelfde kwartaal een jaar eerder, namelijk 630.000, zo berekende het Centraal Bureau voor de Statistiek (CBS).

Zzp'ers komen vaak niet in de werkloosheidsstatistieken terug, omdat ze geen recht hebben op een WW-uitkering en dus niet door UWV worden meegeteld als werkloos.

Alleen zelfstandige ondernemers die voor 1 augustus 2004 arbeidsongeschikt zijn geworden, kunnen nog een WAZ-uitkering krijgen. Als iemand nu arbeidsongeschikt wordt, moet hij/zij zelf voor een vervangend inkomen zorgen. De zelfstandige die op 1 augustus 2004 al een WAZ-uitkering had, houdt deze wel zolang aan de uitkeringsvoorwaarden wordt voldaan:

- de zelfstandige is meer dan 25 procent arbeidsongeschikt;
- de zelfstandige is jonger dan 65 jaar;
- het inkomen op de eerste ziektedag werd (gedeeltelijk) verdiend met werk als zelfstandige.

Ondernemers kunnen sinds 1 augustus 2004 zelf bepalen of zij hun inkomensrisico's willen afdekken. Ondernemers kunnen voor een vervangend inkomen zorgen door:

- zelf geld te reserveren;
- een 'gewone' particuliere arbeidsongeschiktheidsverzekering af te sluiten;
- een 'individuele arbeidsongeschiktheidsverzekering tegen collectieve voorwaarden' af te sluiten, bijvoorbeeld via diverse branche- en beroepsorganisaties; ook organisaties voor zelfstandigen zoals het Platform Zelfstandige Ondernemers (PZO), CNV Zelfstandigen en FNV Zelfstandigen bieden hun leden deze mogelijkheid;
- een vrijwillige ziektekostenverzekering en/of WIA-verzekering bij het UWV af te sluiten; deze verzekering geldt voor zelfstandige ondernemers die starten vanuit een dienstverband of uitkering.

Vrouwelijke zelfstandigen hebben volgens de Zwangerschaps- en bevallingsuitkering voor zelfstandigen (ZEZ-regeling) recht op een zwangerschaps- en bevallingsuitkering van minimaal zestien weken.
De IOAZ is een uitkering voor ouderen die gestopt zijn met hun werk als zelfstandige. De IOAZ-uitkering vult het (gezins)inkomen aan tot het bijstandsniveau. Ouderen kunnen deze uitkering tot hun 65ste krijgen.
De Wet Werk en inkomen kunstenaars (WWIK) geeft kunstenaars een aanvulling op hun inkomen als zij niet in hun eigen levensonderhoud kunnen voorzien. Startende kunstenaars kunnen de WWIK-uitkering gebruiken bij de opbouw van een winstgevende beroepspraktijk. Gevestigde kunstenaars kunnen met een WWIK-uitkering een tijdelijke terugval in het inkomen opvangen.

Uitzendkracht

Een uitzendkracht is iemand die tijdelijk voor een opdrachtgever werkt, maar met wie de opdrachtgever geen arbeidsovereenkomst aangaat. De opdrachtgever gaat wel een overeenkomst aan met een uitzendbureau. Dat bureau is de werkgever van de uitzendkracht. Er is dus sprake van een driehoeksverhouding tussen de uitzendkracht, het uitzendbureau (de uitlener) en de opdrachtgever (de inlener).
Uitzendbureaus dragen in beginsel collectief de werknemerspremies, dat wil zeggen dat de uitzendsector zorgt dat er voldoende geld bijeengebracht wordt waarmee uitkeringen betaald kunnen worden. Het fasesysteem zoals vastgelegd in de CAO houdt in dat een uitzendkracht werkzaam is in fase A, B of uiteindelijk C. In dit fasesysteem zullen de

rechten van uitzendkrachten toenemen naarmate zij in een hogere fase terechtkomen (zie http://www.arbeidsrechter.nl).

3.1.4 ALLE WERKENDEN: GEZONDHEIDSBEVORDERING OP DE WERKPLEK

Preventie is erop gericht de risico's en oorzaken van ongezondheid te beïnvloeden. Deze persoonlijke en externe factoren worden ook wel (resp. endogene en exogene) determinanten genoemd. Het doel van de preventie is de fysieke en mentale belasting van de werknemers te verminderen dan wel in overeenstemming te brengen met hun belastbaarheid. Het advies *Een kwestie van gezond verstand: Breed preventiebeleid binnen arbeidsorganisaties* (SER, 2009) onderstreept het grote individuele en sociaaleconomische belang van gezondheidsbevordering van werknemers. Een goede gezondheid vergroot immers de kans op een lang leven van goede kwaliteit, op duurzame arbeidsdeelname en op maatschappelijke participatie. Daarom hebben werkgevers en werknemers een gezamenlijke verantwoordelijkheid voor preventiebeleid in arbeidsorganisaties.
Gezondheidsbevordering op de werkplek (GBW) is een verantwoordelijkheid voor werkgevers, werknemers en de samenleving (voor criteria zie: http://www.gezondheidsmanagement.nl/upload/Kwaliteitscriteria_GBW.pdf). In principe is een GBW-beleid gericht op alle werknemers en op de werkgevers en niet alleen op de risicogroepen. De werkende bevolking van Nederland brengt een groot deel van de tijd op de werkplek door. Daardoor biedt de werkplek aanknopingspunten voor gezondheidsbevordering gericht op een groot aantal werkenden. Bij gezondheidsbevordering op de werkplek is het uitgangspunt om de gezondheid van werknemers te beschermen en verder te verstevigen. Het richt zich zowel op de werkomgeving als op de leefstijl van werkenden. Er is nog weinig bekend over het bereik van interventies op het gebied van gezondheidsbevordering op de werkplek. Verder zijn er tot nu toe geen duidelijke effecten gevonden van gezondheidsbevordering op de werkplek op de gezondheid van werknemers. Wel zijn er effecten gevonden op determinanten van gezondheid en de leefstijl van werknemers (Verweij & Iedema, 2006).
Voordelen van een gezonde werkplek voor de werknemer zijn:
- een betere gezondheid, ook op latere leeftijd;
- een beter gevoel van welbevinden;
- meer plezier in het werk;
- een betere stressbestendigheid;
- een betere werksfeer;
- gezonder werk;

- minder verzuim en ongevallen;
- minder ziektekosten.

Voordelen van een gezonde werkplek voor de werkgever zijn:
- minder verzuim en ongevallen;
- minder ziektekosten;
- betere arbeidsprestaties;
- een betere werksfeer;
- een betere kwaliteit van de productie;
- een beter imago van het bedrijf;
- minder verloop van personeel.

Informatie

Op de website van het NIGZ, http://www.gezondheidsmanagement.nl, is zowel voor werkgevers als werknemers veel informatie te vinden over programma's en stappenplannen om GBW in te voeren. Ook zijn er via de webwinkel (http://www.nigz.nl/index.cfm?act=winkel.overzicht&zoekterm=&varprog=4) allerlei informatiefolders te downloaden of bestellen, speciaal gericht op werknemers, bijvoorbeeld:
- *Sterke drank, zwak werk*: informatie en tips over alcohol en werk;
- *In beweging via het werk*: informatie en tips over bewegen op het werk;
- *Opgelucht op het werk*: informatie en tips over astma op de werkplek;
- *Rookvrij aan het werk*: informatie en tips over (niet) roken en werk;
- *Fietsen naar het werk*: informatie en tips over fietsen naar het werk;
- *Broodje gezond op het werk*: informatie en tips over gezond eten op de werkplek;
- *Goed ingericht aan het werk*: informatie en tips over het voorkomen van CANS (RSI);
- *Druk, druk, druk op het werk*: informatie en tips over werk en stress;
- *Kijk uit voor je huid*: informatie en tips over zonbewust gedrag op de werkplek;
- *Zonbewust op het werk*: informatie over uv-bescherming op de werkplek (speciale uitgave voor de groene en agrarische sector);
- *Gevaarlijke stoffen op het werk*: informatie en tips over gevaarlijke stoffen op het werk.

Bij leefstijl wordt meestal gesproken over de BRAVO-factoren: bewegen, roken, alcohol, voeding en ontspanning (zie de hoofdstukken 9 en 10). Daarnaast wordt aandacht gegeven aan bijvoorbeeld gezonde lucht en vermoeidheid.

Gezonde lucht en werk

Van alle werknemers in Nederland heeft 12 procent luchtwegklachten, ook COPD (*chronic obstructive pulmonary diseases*) genoemd. Maatregelen om werknemers met astma of COPD goed te laten werken, zijn voor iedereen in de organisatie van belang. Een gezondheidsbeleid gericht op het voorkomen en bestrijden van luchtwegklachten leidt tot minder verzuim, een betere werksfeer en een hogere productie.

'Gezonde lucht'-maatregelen

- Gevaarlijke stoffen in het productieproces vervangen door onschadelijke. Dit kan uitgevoerd worden door een arbeidshygiënist van de arbodienst. Wanneer vervanging niet mogelijk is, kan gebruikgemaakt worden van gerichte afzuiging of van persoonlijke beschermingsmiddelen tegen schadelijke stoffen.
- Het instellen van een rookbeleid met rookvrije werkruimten instellen, conform de nieuwe Tabakswet (januari 2004).
- Zorgen voor goede ventilatie, luchtcirculatie en het goed schoonhouden van de werkplek.
- Het stimuleren van het maken van afspraken tussen collega's, zoals het sluiten van kasten (tegen stof) en het beperken van stoffen die de adem benemen zoals parfum, schoonmaakmiddelen en luchtverfrissers.
- Aandacht voor planten op het werk. Planten hebben een positief effect op het werkklimaat en zuiveren onder meer de lucht. Bij de aanschaf van de planten dient wel rekening gehouden te worden met mogelijke allergische reacties. Planten met bloemen zijn daarom minder geschikt.
- Het aanbieden van de training *Sterk op het werk* om werknemers met astma of COPD optimaal met hun aandoening om te leren gaan. De training is aan te vragen bij het Nederlands Astma Fonds en NIGZ/GBW.
- Werknemers met astma of COPD de mogelijkheid bieden flexibel met hun werkuren om te gaan en thuis te werken.

Bron: NIGZ/GBW, 2003.

Vermoeidheid en werk

Wereldwijd werkt in de geïndustrialiseerde landen ongeveer één op de vijf werknemers in avond- of nachtdiensten. Nachtarbeid gaat vaak gepaard met slaaptekort. Voor de komst van de elektrische verlichting sliepen mensen zo'n 9,5 uur per nacht. Inmiddels is dat fors gedaald, en 8 uur slaap is in de huidige 24 uurseconomie veeleer luxe dan regelmaat. Het is dan ook niet verwonderlijk dat – na hoesten – slaapklachten de meest voorkomende klachten zijn waarmee Nederlanders naar hun huisarts gaan: zo'n 1,5 miljoen keer per jaar. Eén op de twee Nederlanders heeft wel eens last van slaapproblemen. Voor zowel het welzijn als de veiligheid van werknemers is rust van belang (zie http://www.gezondheidsmanagement.nl).

3.1.5 WERKENDEN MET (DREIGENDE) GEZONDHEIDSPROBLEMEN

Bij de preventie van ziekten en aandoeningen gaat het voor een deel om het voorkómen van nieuwe gevallen van ziekte (primaire preventie). Dit kan bijvoorbeeld door bevordering van een gezonde leefstijl en de bescherming van de populatie tegen risicofactoren. Voor een ander deel betreft preventie het in een vroeg stadium opsporen van ziekte (secundaire preventie). Hierdoor kan de behandeling eerder starten, waardoor genezing wordt bevorderd of wordt voorkomen dat de ziekte erger wordt. Paramedici rapporteren geregeld de behandeling van mensen met arbeidsrelevante aandoeningen. Zowel bij fysiotherapie als bij oefentherapie blijken in 2009 veel mensen met klachten aan het houdings- en bewegingsapparaat te komen (http://www.nivel.nl/lipz/). De meest voorkomende arbeidsrelevante aandoening bij de logopedist is stemklachten (55%), gevolgd door taalstoornissen (14%), articulatiestoornissen (14%), stoornissen in vloeiendheid en ritme van spreken (9%), gehoorstoornissen (5%) en afwijkend mondgedrag (3%).

Klachten en aandoeningen van het bewegingsapparaat

Er is een groot aantal verschillende klachten en aandoeningen van het bewegingsapparaat, waaronder gewrichtsaandoeningen. De belangrijkste specifieke ziektebeelden zijn artrose, osteoporose en diverse inflammatoire gewrichtsaandoeningen. Daarnaast worden de volgende gezondheidsproblemen onderscheiden: pijnklachten van de lage rug, nek, bovenste extremiteit en onderste extremiteit, en gegeneraliseerde pijnklachten. De oorzaken van de meeste klachten en aandoeningen van het bewegingsapparaat zijn nog onbegrepen. Wel ontstaat er steeds meer kennis over risicofactoren die bijdragen aan het ontstaan, het verloop en de chroniciteit. Deze kennis wordt gebruikt om de mogelijkheden voor preventie na te gaan.
In 2003 zijn de totale zorgkosten voor klachten en aandoeningen aan het bewegingsapparaat geschat op 3,9 miljard euro. Dit is 6,8 procent van de totale zorgkosten. Van de 3,9 miljard euro is 2,6 miljard (66%) uitgegeven aan curatie (waaronder fysiotherapie) en 82,1 miljoen

(2,1%) aan de preventie van klachten en aandoeningen van het bewegingsapparaat (Bovendeur, 2008).

Stress

Stress is op een na het meest gerapporteerde werkgerelateerde gezondheidsprobleem en treft 22,3 procent van de werknemers van de EU-27[3] (in 2005) (OSHA, 2010). Er is een gerede kans dat het aantal mensen met stressgerelateerde aandoeningen die worden veroorzaakt of verergerd door het werk, nog zal toenemen. Hoewel individuen stress verschillend kunnen ervaren en er verschillend op reageren, is er een aantal factoren bekend als stressbronnen. Die zijn samengevat in kader 3.1. Er is een redelijke consensus, gebaseerd op theorie en ervaring, dat deze factoren het risico op werkgerelateerde stress vergroten.

Kader 3.1 Stressvolle werkfactoren

Context van het werk (arbeidsomstandigheden, arbeidsvoorwaarden, arbeidsverhoudingen)

- Werkomgeving en gereedschap: problemen met de betrouwbaarheid, beschikbaarheid, passendheid en onderhoud of reparatie van gereedschap en faciliteiten.
- Rol in organisatie: roldubbelzinnigheid en rolconflicten, verantwoordelijkheid voor mensen.
- Loopbaanontwikkeling: stagnatie en onzekerheid over de loopbaan, te geringe of te snelle promotie, slechte betaling, onzekerheid over de baan, maatschappelijk laag gewaardeerd werk.
- Beslissingsruimte en/of controle: weinig betrokken bij het nemen van beslissingen, gebrek aan controle over het werk (controle vooral in de betekenis van participeren in de controle).
- Interpersoonlijke werkrelaties: sociale of fysieke isolatie, slechte relatie met leidinggevenden, interpersoonlijke conflicten, gebrek aan sociale steun.
- Relatie thuis en werk: conflicterende wensen en eisen van thuis en werk, weinig steun van thuis.

3 EU-27: Oostenrijk, België, Bulgarije, Cyprus, Tsjechië, Denemarken, Estland, Finland, Frankrijk, Duitsland, Griekenland, Hongarije, Ierland, Italië, Letland, Litouwen, Luxemburg, Malta, Nederland, Polen, Portugal, Roemenië, Slowakije, Slovenië, Spanje, Zweden, Verenigd Koninkrijk.

Inhoud van het werk (arbeidsinhoud)
- Taakinhoud en taakdesign: te weinig taakvariatie, korte werkcycli, gefragmenteerd of betekenisloos werk, ondergebruik van competenties en grote of veel onzekerheden.
- Werkdruk en werktempo: werklast te hoog of te laag, geen controle of invloed op werktempo, hoge tijdsdruk.
- Werkschema: wisselende werktijden, inflexibele werktijden en schema's, onvoorspelbare werktijden, lange of niet-sociale werktijden.

Bron: Cox et al., 2000.

3.1.6 SPECIFIEKE GROEPEN: DIVERSITEITSBELEID

Niet alle werknemers worden blootgesteld aan dezelfde risico's en sommige groepen werknemers lopen een verhoogd risico, of hebben specifieke behoeften. Werknemers kunnen op grond van hun leeftijd, afkomst, geslacht, fysieke conditie of status in het bedrijf worden geconfronteerd met specifieke risico's. Deze mensen zijn soms kwetsbaarder voor bepaalde risico's en hebben speciale behoeften op het werk. Ook werknemers die in een bepaalde sector werken, zoals de bouw of de gezondheidszorg, verdienen soms specifieke aandacht. Zie onder andere *Diversiteit onder het personeel en risicobeoordeling: zorgen dat iedereen meetelt* (OSHA, 2009). Hierna volgen enkele voorbeelden van diversiteitsbeleid bij specifieke groepen.

Gender en werk

Er bestaan substantiële verschillen in het arbeidsleven van mannen en vrouwen, die hun veiligheid en gezondheid op het werk beïnvloeden. Vanwege een sterke seksesegregatie van de arbeidsmarkt in de EU zijn vrouwen en mannen werkzaam in verschillende werkomgevingen en hebben ze met verschillende soorten eisen en inspanningen te maken, zelfs indien ze in dezelfde sector werkzaam zijn en hetzelfde beroep uitoefenen. Zelfs wanneer mannen en vrouwen dezelfde baan hebben, verrichten ze vaak verschillende taken. Bijvoorbeeld bij een risicoanalyse moet rekening worden gehouden met de genderdimensie, dat wil zeggen: de verschillen en ongelijkheden tussen mannen en vrouwen. Werk, de organisatie ervan en de gebruikte apparatuur moeten aangepast zijn aan de mens, niet andersom. Dit principe is vastgelegd in EU-wetgeving. Op grond van de wetgeving moeten werkgevers op basis van een risicoanalyse de risico's beheersen. Hoofdfactoren in gendergevoelige risicoanalyse zijn:
- serieus nemen van genderthema's;

- kijken naar de werksituatie in de praktijk;
- betrekken van alle werknemers, mannen én vrouwen, in alle stadia van de analyse;
- vooronderstellingen over de gevaren en over eventuele betrokkenen vermijden.

Starters en jonge mensen

In Europa lopen jongeren in de leeftijd van 18 tot en met 24 jaar ten minste 50 procent meer risico op een arbeidsongeval dan andere werknemers. Ook lopen jonge mensen een groter risico op beroepsziekten. Omdat het werk en de werkomgeving nieuw voor hen zijn, hebben jonge mensen onvoldoende ervaring en besteden ze soms te weinig aandacht aan de risico's die ze lopen:

- ze zijn soms lichamelijk en cognitief nog niet helemaal volwassen;
- ze missen soms vaardigheden en opleiding;
- ze zijn soms niet bekend met de verplichtingen van hun werkgever, hun eigen rechten en verantwoordelijkheden;
- ze durven soms niet aan de bel te trekken als zich een probleem voordoet.

Tegelijkertijd houden werkgevers soms te weinig rekening met de kwetsbaarheid van jonge mensen, waardoor die niet de opleiding, het toezicht en de beveiliging krijgen die ze nodig hebben, en ze geen passend werk krijgen (zie: *Wees alert op gevaar op je werk – leidraad voor jongeren*, http://osha.europa.eu/nl/publications/factsheets/66).

Mensen met een handicap

Personen met een handicap moeten een gelijke behandeling krijgen op het werk. Hiertoe behoort ook gelijkheid op het vlak van veiligheid en gezondheid op het werk. Veiligheid en gezondheid mogen niet als excuus worden aangewend om personen met een handicap niet in dienst te nemen of om hun dienstverband niet voort te zetten. Bovendien is een werkplek die toegankelijk, veilig en gezond is voor personen met een handicap, ook veiliger, gezonder en toegankelijker voor alle andere medewerkers, klanten en bezoekers. Zie voor tips: *Garanderen van de veiligheid en gezondheid van werknemers met een handicap* (http://osha.europa.eu/nl/publications/factsheets/53).

Allochtone werknemers

Er bestaan ten aanzien van allochtone werknemers en veiligheid en gezondheid op het werk drie punten van zorg, te weten:

- het grote aantal migranten dat werkzaam is in risicosectoren;

- taal- en cultuurbarrières die communicatie en training op het gebied van veiligheid en gezondheid op het werk in de weg staan;
- het vele overwerken en de vaak slechte gezondheid onder deze groep werknemers, waardoor zij vatbaarder zijn voor beroepsgerelateerde ongevallen en aandoeningen.

3.2 Werkgever, gemeente, UWV

Het aantal rollen van de werkgever in de (arbo)curatieve zorg neemt toe en inhoudelijk zijn deze rollen de laatste jaren sterk aan het veranderen. Verschillende rollen zijn: de werkgever als betrokkene (bijv. bij gezondheidsproblemen waaraan een arbeidsconflict ten grondslag ligt), als beslisser (bijv. voor het invoeren van preventie- en verzuimbeleid), als verantwoordelijke in het kader van de Wet verbetering poortwachter (WVP) of als opdrachtgever voor een specifiek (re-integratie)traject. Deze werkgeversrollen zijn niet alleen te vinden bij de traditionele werkgever, ze kunnen ook vervuld worden door de gemeente en/of het UWV.

Werkgever

De traditionele werkgever wordt omschreven als de partij in de arbeidsovereenkomst die in ruil voor arbeid loon betaalt. Soms is er sprake van een formele werkgever die aan deze definitie voldoet en een materiële werkgever die in de dagelijkse praktijk de gezagsrelatie uitoefent (bij uitzendwerk of detachering). Vanuit deze omschrijving beoefent de werkgever zijn werkgeverschap, binnen de door wet- en regelgeving gestelde kaders. Er is geen eenduidige definitie voor goed werkgeverschap, daarvoor zijn verschillende invullingen mogelijk. Over het algemeen wordt het gezien als een norm waaraan alle niet-wettelijk geregelde arbeidsrechtelijke aspecten getoetst kunnen worden. Als kern van goed werkgeverschap wordt op dit moment gezien dat er een goede match is tussen werkgever en werknemer. Daarbij is het belangrijk dat de organisatie een respectvolle, open cultuur heeft, concurrerende arbeidsvoorwaarden biedt, talent en ontwikkeling stimuleert en een eenduidige missie formuleert.
Werkgevers blijken goed werkgeverschap vooral te verstaan als (TNO, 2003):
- op een goede manier omgaan met de werknemers, zoals luisteren naar wat er speelt;
- een goede organisatie- en bedrijfscultuur creëren (hieronder wordt transparantie verstaan);
- concurrerende arbeidsvoorwaarden hebben.

Werkgevers én werknemers zijn het erover eens dat goed werkgeverschap goed gedrag van de werknemer oproept. Voor een goede werkgever wil een medewerker goed functioneren en is hij bereid iets extra's te doen in het werk.

Gemeenten (als werkgever)

Gemeenten worden steeds meer verantwoordelijk voor de uitvoering van landelijke beleidsvoornemens. Zo zijn ze direct verantwoordelijk voor de lokale uitvoering van de Wet werk en bijstand (WWB), de Wet arbeidsongeschiktheidsvoorziening jonggehandicapten (Wajong) en de Wet sociale werkvoorziening (WSW). Verder zijn ze indirect verantwoordelijk voor de aansluiting tussen scholing en arbeidsmarkt en voor aandacht voor duurzame inzetbaarheid van werknemers. De gemeente wordt geacht een rolmodel te zijn voor andere organisaties met betrekking tot een personeelsbeleid gericht op duurzame inzetbaarheid en het stimuleren van arbeidsparticipatie van (jong)gehandicapten. Ten opzichte van het eigen personeel vervullen gemeenten die rol reeds. Maar omdat de gemeente ook optreedt als werkgever voor uitkeringsgerechtigden, vraagt de voorbeeldrol ook gerichte aandacht voor deze groep, bijvoorbeeld in de vorm van stage- en leerwerkplekken.

Intermezzo Uit de VNG-reactie op het regeerakkoord

Gemeenten willen en kunnen steeds meer verantwoordelijkheid nemen op het gebied van arbeidsmarkt en sociale zekerheid. Dat is ook nodig om de optimale participatie van alle burgers te bevorderen. Gemeenten hebben behoefte aan meer handelingsvrijheid, ontschotting van budget, deregulering en adequate instrumenten. Gemeenten willen regelingen, uitvoering en verantwoordelijkheden zodanig vormgeven dat zij maximaal bijdragen aan de kansen voor alle doelgroepen om aan de slag te komen of op een andere wijze deel te nemen aan de maatschappij. Zij steunen de hervorming naar één regeling voor mensen met een afstand tot de arbeidsmarkt en het centraal stellen van werken naar vermogen. Vanuit het perspectief dat gemeenten jongeren met problemen integraal willen bedienen (zie ook dossier jeugdzorg, wet WIJ) en gemeenten wellicht meer mogelijkheden krijgen om preventieve maatregelen te organiseren voor de doelgroep, is er veel voor te zeggen dat gemeenten verantwoordelijk worden voor de groep die nu in de Wajong zit. De herziening van de WSW heeft voor gemeenten een aantal gevolgen. De kosten per WSW-werknemer

voor scholing en begeleiding nemen sterk toe. Anderzijds nemen de verdienmogelijkheden van de WSW-bedrijven af doordat de verdiencapaciteit van de nieuwe instroom veel lager is.
Bron: VNG, 2010.

UWV (als werkgever)

Wanneer er geen werkgever is en de werkende door ziekte geen werk kan doen, dan kan hij/zij in sommige gevallen een Ziektewetuitkering krijgen. De Ziektewetuitkering wordt uitgekeerd door het UWV onder de volgende voorwaarden:

- het dienstverband eindigt tijdens ziekte;
- de persoon is oproepkracht of uitzendkracht die bij ziekte geen recht op loondoorbetaling heeft;
- de persoon krijgt een WW-uitkering en is langer dan 13 weken ziek;
- de persoon heeft een zogenoemd bijzonder dienstverband (bijv. thuiswerker, stagiair, provisiewerker of freelancer);
- de persoon heeft minder dan een maand geleden de Ziektewetverzekering beëindigd;
- de persoon is vrijwillig verzekerd voor de Ziektewet.

In deze gevallen fungeert het UWV als werkgever; dat betekent dat het UWV verantwoordelijk is voor de controle, begeleiding en re-integratie tijdens ziekte (zie http://www.uwv.nl/particulieren/ziek-of-zwanger/ziektewetuitkering/index.aspx).

3.3 Professional

Naast de cliënt en de werkgever kan als derde partij een professional op het terrein van arbeid en gezondheid een rol spelen. De rol van deze professional is de laatste jaren sterk aan het veranderen. Er is nauwelijks een duidelijke scheidslijn te trekken tussen reguliere zorg en arbocuratieve zorg. Zo die al te trekken is, wordt die louter bepaald door de verschillen in financiering en in de organisatie van de zorg. De reguliere zorg kent financiering vanuit de ziektekostenverzekeringen en de arbocuratieve zorg wordt grotendeels gefinancierd door werkgevers of verzuimverzekeraars (Van Lieshout, 2003).
Wat maakt iemand nu een beroepsbeoefenaar in het domein arbeid en gezondheid? De beroepsidentiteit en beroepscompetentie samen geven de unieke kleur aan een beroepsgroep (Kielhofner, 2004). Uit de beroepsidentiteit blijkt waarin de ene professional zich onderscheidt

van andere beroepsbeoefenaren, bijvoorbeeld wat zijn wereldbeeld en visie, zijn aspiraties en interesses beroepshalve zijn en hoe dat tot uitdrukking komt bij de benadering van het probleem. De beroepscompetentie beschrijft de mogelijkheden die de professional heeft bij het herkennen en begrijpen van specifieke problemen van cliënten in een specifieke context en bij het helpen die op te lossen, bijvoorbeeld in coaching, adviseren of behandelen. De beroepswaarden geven eveneens kleur aan het handelen. Dat wat door alle leden van de beroepsgroep samen als juist geacht wordt, is de basis voor de beroepsethiek. Beroepsethiek wordt gedefinieerd conform Ten Have en collega's (1998) als: *de bezinning door de beoefenaars van een bepaald beroep, of beroepen, op het gemeenschappelijk aanvaarde complex van waarden en beroepsnormen.* Deze bezinning gebeurt in wezen 'in het hoofd' en is, zeker omdat het een combinatie is van verstand en gevoel, moeilijk op papier te zetten.
Volgens Schön (1983) begint iedere professionele actie en beslissing met hetzelfde proces, namelijk met *naming and framing the problem: '... problem setting is a process in which, interactively, we name the things which we will attend and frame the context in which we will attend to them.'* Met andere woorden: een probleem wordt vastgesteld door alle stukjes van de puzzel samen te voegen en er een naam aan te geven (het probleem benoemen). Vervolgens wordt een plan gemaakt om het probleem op te lossen. Dit is een complex proces waarbij kennis en vaardigheden worden omgezet in actie. Elke professional heeft hiervoor een eigen manier (Kuiper & Lemette, 1999).
Het beeld van het domein van arbeid en gezondheid (zoals omschreven door de beroepsgroep), de beroepswaarden en de gerichtheid (beschreven in par. 3.5) komen bij elkaar bij het herkennen, formuleren en bijdragen aan de oplossing van een probleem. In hoofdstuk 4 wordt een uitgebreide opsomming gegeven van beroepen die actief zijn in het domein arbeid en gezondheid.

3.4 Omgeving

Hoewel de beroepsbeoefenaar gericht is op de cliënt en/of de werkgever, is de omgeving waarin de cliënt zich bevindt van invloed op het functioneren van de cliënt en dus relevant. In ICF-termen zijn contextuele factoren zowel externe factoren als persoonlijke factoren; die vormen samen de context van het functioneren. Onder externe factoren wordt verstaan 'de fysieke en sociale omgeving waarin mensen leven'. De factoren bevinden zich buiten het individu en kunnen een positieve of negatieve invloed hebben. Arbeidsgerelateerde externe factoren kunnen worden ingedeeld in drie niveaus.

- Macroniveau: kenmerken van de maatschappij, voor zover gerelateerd aan arbeid; daarbij kan gedacht worden aan zaken zoals wetgeving, technologie en arbeidsmarkt.
- Mesoniveau: kenmerken van het bedrijf.
- Microniveau: kenmerken van de werkplek of functie.

Cruciaal voor preventie, behandeling en arbeidsre-integratie is of de kwaliteit van de arbeid op macroniveau, mesoniveau en microniveau in overeenstemming gebracht kan worden met kenmerken van de werknemer (bepaald door een combinatie van gezondheid en persoonlijke factoren). In dit hoofdstuk beperken we ons tot het macroniveau (zie kader 3.2); het meso- en microniveau komen aan de orde hoofdstuk 5.

Kader 3.2 Externe factoren op macroniveau

- Economie: bij de huidige demografische ontwikkelingen lijkt het garanderen van alle aanspraken op zorg en sociale zekerheid onbetaalbaar.
- Technologisering: door technologische ontwikkelingen is de fysieke belasting van het werk afgenomen. Andere competenties, ICT-gebruik, communicatie en samenwerkingsvaardigheden worden meer en meer gevraagd. Informatie- en communicatietechnologie (ICT) zal in een netwerksamenleving een steeds grotere rol spelen. De technologische ontwikkelingen vragen om hoger opgeleid personeel. Voor de lager opgeleiden betekent dit een verslechtering van hun arbeidspositie en een groter verschil in beloning.
- Beleid en wet- en regelgeving: door wijzigingen in de sociale zekerheid, met name de invoering van de Wet verbetering poortwachter (WVP) in 2001, de Wet verlenging loondoorbetalingsplicht bij ziekte (WULBZ) in 2004, en de Wet werk en inkomen naar arbeidsvermogen (WIA) in 2005, zijn werkgevers en hun werknemers steeds meer verantwoordelijk voor de re-integratie bij langdurige ziekte en arbeidsongeschiktheid.
- Zorgstelsel: in de zorg is het leidende principe vraagsturing, de klant staat centraal. Het gaat daarbij vooral om het vervangen van het bestaande systeem van centrale aanbodsturing door een systeem van decentrale vraagsturing. Daarin is een belangrijke rol weggelegd voor de zorgverzekeraar die zijn verzekerde de noodzakelijke zorg moet bieden. De zorgverzekeraar koopt

de zorg in bij zorgaanbieders en zorginstellingen tegen scherpe tarieven en met waarborgen voor een goede kwaliteit. Uitgangspunten daarbij zijn marktprikkels en eigen verantwoordelijkheid van partijen voor hun handelen als zorggebruiker, zorgverlener en zorgverzekeraar. Zorgverzekeraars fuseren met inkomensverzekeraars en bieden gezamenlijk bedrijfszorgpakketten aan.

- Normen en waarden: participatie staat hoog op de agenda, evenals marktwerking en eigen verantwoordelijkheid van partijen. Individualisme en marktgerichtheid lijken de laatste jaren meer accent te krijgen dan solidariteit. Dat kan van invloed zijn op bijvoorbeeld de uitkering aan gedeeltelijk arbeidsongeschikten. Ook de mogelijkheden om eerder te stoppen met werken zullen minder door collectieve middelen en meer door het individu zelf moeten worden gefinancierd. Mensen vinden het belangrijk bij een organisatie te werken waarmee zij zich kunnen identificeren, waar ze trots op zijn. De contacten met collega's worden door veel mensen als zeer waardevol ervaren.
- Arbeidsmarkt: vergrijzing en ontgroening. In 2040 zal 23 procent van de Nederlandse bevolking ouder zijn dan 65 jaar. Hierdoor moeten steeds minder mensen de stijgende kosten van zorg, AWBZ en AOW opbrengen. Er komt steeds meer aandacht voor duurzame inzetbaarheid. Het algemene bedrijfsbeeld is dat met het huidige verzuimniveau een optimum is bereikt in het terugdringen van uitval van werknemers. Veel bedrijven en branches hebben echter in toenemende mate te kampen met een vergrijzing van het werknemersbestand. Om het voorziene tekort aan werknemers door vergrijzing op te vangen wil de overheid de pensioengerechtigde leeftijd naar 67 jaar brengen en tevens bevorderen dat werknemers tot hun pensioengerechtigde leeftijd gezond en veilig kunnen werken, en daarna ook in goede gezondheid met pensioen kunnen gaan. Dat vraagt niet alleen om investeringen in veilige en verantwoorde arbeidsomstandigheden, maar ook om investeringen in een betere en bredere inzetbaarheid van werknemers. Een toename van het aantal mensen van buiten Nederland die toetreden tot de Nederlandse arbeidsmarkt wordt verwacht. Daarbij gaat het vooral om Europeanen die in het vrije Europa daarheen gaan waar goed werk tegen een goed salaris te vinden is.

Intermezzo Directe toegankelijkheid

Sinds 2006 is het voor cliënten mogelijk om direct een fysiotherapeut te consulteren. Voor oefentherapie is deze regeling sinds 2008 van toepassing. Voor diëtisten, ergotherapeuten en logopedisten zal deze regeling naar verwachting vanaf juni 2011 van kracht zijn. Deze directe toegankelijkheid betekent dat cliënten zonder tussenkomst van huisarts of bedrijfsarts naar de therapeut kunnen gaan. Directe toegankelijkheid is het gevolg van de door dit kabinet gemaakte afspraak in het hoofdlijnenakkoord dat de huidige centrale aanbodsturing zo snel mogelijk vervangen wordt door gereguleerde marktwerking. Omdat bij directe toegankelijkheid de cliënt niet eerst gezien is door een huisarts, is zorgvuldigheid geboden; er kan immers sprake zijn van ziekten of aandoeningen die buiten het kennisdomein van de paramedicus vallen. Bij cliënten die kiezen voor directe toegang, zullen paramedici meer dan voorheen alert moeten zijn op de arbeidscomponent bij de gezondheidsproblemen.

3.5 Gerichtheid van de professional arbeid en gezondheid

De gerichtheid is datgene wat de professionals op het terrein van arbeid en gezondheid nastreven. Nu blijkt deze gerichtheid niet voor elke beroepsgroep gelijk: de veiligheidskundige zal eerder gericht zijn op veiligheid, terwijl dat voor de paramedicus gezondheid of kwaliteit van leven zal zijn. Bovendien blijkt deze gerichtheid ook nog eens af te hangen van de prioriteiten van de omgeving (zowel van de wettelijke kaders als van de opdrachtgever). In de volgende paragrafen worden verschillende gerichtheden opgesomd en kort toegelicht. In een totaalbenadering kunnen verschillende gerichtheden naast elkaar gebruikt worden; een preventiemedewerker kan zich zowel richten op verzuim als op kwaliteit van werk.

3.5.1 BALANS TUSSEN BELASTING EN BELASTBAARHEID

Deze gerichtheid vindt zijn rechtvaardiging in het model van Van Dijk en collega's (1990). Dit model gaat uit van een gewenst evenwicht tussen de arbeidsbelasting (zowel fysiek als mentaal) en de belastbaarheid van de werknemer. Als dat evenwicht er niet is, ontstaan gezondheidsklachten. Die kunnen leiden tot verzuim, op grond van bijvoorbeeld de 'verzuimgelegenheid'. Bij de hervatting na verzuim spelen deze factoren, evenals de sociaalmedische begeleiding, opnieuw een rol. Deze gerichtheid is sterk terug te vinden in de laatste vier hoofdstukken van dit boek.

3.5.2 VEILIGHEID

Statistieken vertellen nooit het hele verhaal, maar ze vormen wel een essentieel onderdeel van iedere analyse op het gebied van veiligheid en gezondheid. Zo brengen ze bijvoorbeeld de volgende onaangename feiten aan het licht. Jaarlijks sterven volgens cijfers van Eurostat in de EU 5720 mensen ten gevolge van werkgerelateerde ongevallen. Daarnaast schat de Internationale Arbeidsorganisatie dat jaarlijks nog eens 159.500 werknemers in de EU overlijden aan beroepsziekten. Wanneer beide getallen bij elkaar worden opgeteld, volgt daaruit dat naar schatting iedere drieënhalve minuut iemand in de EU overlijdt ten gevolge van werkgerelateerde oorzaken (http://osha.europa.eu/nl/statistics).
Een gerichtheid op veiligheid is direct gekoppeld aan het begrip 'risico'. Professionals die zich met name richten op de arbeidsrisico's, zullen meetinstrumenten gebruiken om deze risico's in beeld te brengen. Deze instrumenten worden in hoofdstuk 7 besproken.

3.5.3 KWALITEIT VAN ARBEID

Waar bij verzuim eenvoudig naar persoonsgebonden factoren gekeken kan worden, komen in reviews uiteraard ook werkgerelateerde oorzaken van verzuim aan bod. Het gaat daarbij om kenmerken van de arbeidsorganisatie (grote bedrijven hebben over het algemeen een hoger verzuim) en om 'de vier A's':

- de arbeidsinhoud (bijv. gebrek aan variatie, zelfstandigheid, verantwoordelijkheid);
- de arbeidsomstandigheden (vuil werk, gevaarlijk werk, werk met lawaai);
- de arbeidsverhoudingen (relatie met leidinggevenden en collega's);
- de arbeidsvoorwaarden (variabele werktijden, loon, promotiemogelijkheden enz.).

Veelvuldig worden deze arbeidskenmerken gebruikt als een kapstok om de prestaties van organisaties te verbeteren en om een optimale fit tussen werknemer en de organisatie vorm te geven. Een goede maat voor de (ervaren) kwaliteit van de arbeid lijkt echter nog te ontbreken. Een arbeidstevredenheidsonderzoek zal onvoldoende aangrijpingspunten opleveren om de kwaliteit van de arbeid te verbeteren. Knoop en Schouteten (2006) pleiten ervoor om in een zinvolle analyse zowel de 'objectieve' arbeidssituatie als de 'subjectieve' gevolgen daarvan, zoals arbeidstevredenheid, in hun onderlinge samenhang aan bod te laten komen. Deze gerichtheid op kwaliteit van arbeid is onder andere terug te vinden in de ICF (zie hoofdstuk 5).

3.5.4 GEZONDHEID

Meestal wordt de gezondheid van de werknemer (vergelijkbaar met zijn belastbaarheid) als de belangrijkste determinant voor arbeidsparticipatie aangemerkt. Een onderbouwend onderzoek op dit punt is van Van Deursen en collega's (1997). De gerichtheid op de gezondheid (aanwezigheid van ziekte en functioneringsproblemen) van de werknemer bij verzuim is voor paramedici voor de hand liggend (Kuiper, 2001), maar economen en andere sociaalwetenschappers hebben nogal eens de neiging te zoeken naar niet-gezondheidskundige oorzaken, en gezondheid over het hoofd te zien. De gerichtheid op gezondheid is terug te vinden in de hoofdstukken 9 en 10, en uiteraard ook in het gebruik van de ICF als kader.

3.5.5 ARBEIDSPARTICIPATIE EN VERZUIM

In Nederland zijn de empirisch vastgestelde oorzaken van verzuim onder meer beschreven door Allegro en Veerman (1998). Zij bespreken theoretische opvattingen over het ontstaan van verzuim, onder andere het beslissingsmodel van Philipsen (1969). De meta-analyse van Smulders (1984) maakte empirisch duidelijk dat verzuim in sterke mate multiconditioneel bepaald is, dus van vele factoren afhangt. Hij concludeerde dat er wel dertig factoren kunnen bijdragen aan verzuim. Sinds het verdwijnen van de Nationale verzuimstatistiek van het CBS vormt de Nationale Enquête Arbeidsomstandigheden (NEA) de belangrijkste bron van gegevens over het verzuim van werknemers. Jaarlijks nemen 22.000 tot 24.000 werknemers deel aan een schriftelijke enquête, waarin zowel naar verzuim als naar een groot aantal arbeidsomstandigheden wordt gevraagd.

Verzuim: de belangrijkste bevindingen

- Het verzuim is in de periode 2005-2008 gedaald van 4,8 naar 4,1 procent. Dit wil zeggen dat werknemers in 2008 gemiddeld ruim 4 procent van hun werkdagen hebben verzuimd.
- In vergelijking met andere Europese landen is het verzuim in Nederland hoog.
- De hoogte van het verzuim hangt – niet onverwacht – sterk samen met de gezondheid van de werknemer. Zo ligt het verzuimpercentage van werknemers met een chronische aan-

doening 2,6 keer zo hoog als dat van werknemers zonder een dergelijke aandoening.
- Daarnaast spelen persoonskenmerken een rol. Vrouwen, ouderen, laagopgeleiden, verweduwde of gescheiden mensen, alleenstaande ouders, werknemers met veel zorgtaken en werknemers die in stedelijke gebieden wonen, melden zich gemiddeld genomen (iets) vaker ziek. Bij niet-westerse migranten is er daarentegen geen hoger verzuimpercentage.
- Van de zeventien werkkenmerken die in het onderzoek waren betrokken, hangen er op het eerste gezicht zestien samen met verzuim. De sterkste samenhang wordt gevonden met 'intimidatie door leidinggevenden en collega's', een kenmerk dat – naar eigen opgave – bij 13 procent van de werknemers voorkomt. Ook leidt de aanwezigheid van sommige belastende werkomstandigheden (gevaarlijk werk, lawaai, tijdsdruk enz.) tot meer verzuim. Andere kenmerken die vaak als belastend worden gezien (overwerk, avond- en nachtwerk) gaan juist samen met minder verzuim. Verondersteld wordt dat het vooral gezonde werknemers zijn die dit type werk verrichten (*healthy worker effect*).

Bron: Jehoel-Gijsbers, 2010.

Ten slotte spelen factoren die de verzuimgelegenheid bepalen een rol. Hierbij gaat het om de mate waarin het bedrijf zelf verantwoordelijk is voor de kosten verbonden aan het verzuim (het eigenrisicodrager zijn), om de intensiteit en wijze van verzuimcontrole, de hoogte van de loondoorbetaling tijdens het verzuim, aanwezigheidspremies enzovoort. In dit verband wordt ook gewezen op de snelheid van het medisch handelen door behandelaars. Wachttijden voor specialisten kunnen namelijk effect hebben op de duur van het verzuim.

Het is niet vanzelfsprekend dat de aanwezigheid van een arbeidsrelevante aandoening ook leidt tot verzuim. Er bestaan vele voorbeelden van mensen die ondanks een gezondheidsprobleem participeren in arbeid. Het omgekeerde komt echter ook voor. Een van de weinige mogelijkheden in Nederland om je aan je arbeidsverplichtingen te onttrekken, bijvoorbeeld om extra hersteltijd te nemen, is je ziek te melden. Ziekte ontslaat je van je sociale verplichtingen. Vaak ben je (als je ziek bent) ook niet in staat tot allerhande activiteiten. Desondanks is ziekte niet identiek aan onvermogen. Met 'ziekte' wordt hier bedoeld dat je arbeidsongeschikt bent voor de eigen werkzaamheden.

Vanuit de bedrijfsgezondheidszorg wordt wel beweerd dat 70 procent van het verzuim met gedrag te maken heeft en slechts 30 procent een medische oorzaak kent (SZW, 2004). Vaak gaat het bij verzuim om beide aspecten en de interactie daartussen. Een concreet verzuimgeval kent zowel medische als gedragsmatige aspecten.
De gerichtheid op verzuim is groot bij onder andere preventiemedewerkers en HRM-professionals. Veel organisaties sturen het HRM-beleid op onder andere de verzuimcijfers.

3.5.6 PERSOONLIJKE FACTOREN

Persoonlijke factoren hebben betrekking op de achtergrond van het leven van een individu en bestaan uit kenmerken van het individu die geen deel uitmaken van de gezondheidstoestand. Ze omvatten leeftijd, ras, geslacht, opleiding, ervaringen, persoonlijkheid en karakter, bekwaamheden, andere aandoeningen, lichamelijke conditie in het algemeen, levensstijl, leefgewoonten, opvoeding, redzaamheid, sociale achtergrond, beroepservaringen en ervaringen uit het heden en verleden (RIVM, 2002), aspecten van iemands functioneren, het algehele gedragspatroon en karakter, copinggedrag en persoonlijke psychische eigenschappen en andere kenmerken (RIVM, 2002). In de huidige ICF is geen lijst met persoonlijke factoren opgenomen. Her en der zijn wel lijstjes in gebruik (o.a. Heerkens et al., 2003b). In paragraaf 5.6 worden de persoonlijke factoren uitgebreider besproken.
Vervolgens zijn de persoonskenmerken van de individuele werknemers belangrijk. Ouderen, vrouwen, gescheiden of verweduwde personen en allochtonen hebben over het algemeen een hoger verzuimpercentage. Voor informatie over sekse en leeftijd zie bijvoorbeeld Jettinghof en collega's (2004). Voorts zijn riskante gewoonten zoals roken, drinken, ongezond eten en neuroticisme mogelijke veroorzakers van een hoog verzuim. De relatie tussen verzuim van het werk, privésituatie en riskante gewoonten zijn onder meer belicht door Van Deursen en collega's (1997). De laatste jaren is er een groeiende aandacht voor positieve aspecten zoals vitaliteit, *flow*, betrokkenheid en duurzame inzetbaarheid.

4 Spelers op het veld arbeid en gezondheid

Josephine Engels, Harald Miedema en Noks Nauta

Kernpunten

- **Vele soorten professionals spelen een rol in het domein arbeid en gezondheid.**
- **Dit zijn professionals die bijdragen aan (1) starten met (meer) werk, (2) aan het werk blijven, en (3) weer aan het werk gaan.**
- **Voor de lezers van dit boek is het van belang andere spelers op het veld te herkennen en om hen én zichzelf te kunnen positioneren.**
- **Factoren die samenwerking tussen verschillende professionals beïnvloeden zijn – behalve de keuze van de interventierichting (gedrag, techniek, organisatie) – bijvoorbeeld jargon, kennis van elkaars professie, beeldvorming, (gevoelde) status en geschiedenis van samenwerken.**

Casus

Een bedrijfsarts ontvangt op zijn spreekuur Julius Coopmans, een 43-jarige productiemedewerker van een groot staalbedrijf. Hij verzuimt nu drie weken. Belangrijkste oorzaak is het feit dat het hem 'in de rug is geschoten' en dat de pijn aan de achterkant van zijn benen zelfs tot aan zijn tenen uitstraalt. Hij kan niets meer aanpakken. Hij heeft een brief van zijn huisarts bij zich, die daarin verwoordt dat Julius last heeft van ischias. De huisarts heeft drie weken geleden al pijnstillende ontstekingsremmers voorgeschreven en tegen Julius gezegd dat de pijn 'nog wel even zal duren'. In de brief staat dat ischias wel een maand of twee kan duren. Julius is gestart met fysiotherapie bij een arbeidsfysiotherapeut. Bij de bedrijfsarts zegt hij niet te kunnen werken, en daar voorlopig nog

geen heil in te zien. Hij wordt volgende week bij de huisarts terug verwacht.
De bedrijfsarts is nieuwsgierig naar het gesprek met de huisarts en ook naar de therapie van de arbeidsfysiotherapeut. Hij dient als bedrijfsarts in elk geval na zes weken verzuim een probleemanalyse te schrijven met een plan van aanpak voor re-integratie. Hij wil daarom graag in contact komen met de fysiotherapeut. Hij wil graag haar visie horen op de relatie tussen het werk en de klachten. Hij wil ook graag overleggen met de huisarts en de fysiotherapeut over het werk en hij wil weten wat hun adviezen daarover aan Julius zijn. Volgens de bedrijfsarts kan Julius wel zo lang vervangende arbeid doen. Steunen huisarts en fysiotherapeut zijn advies?

De context waarin arbeid plaatsvindt, is in de loop van de jaren veranderd. De Arbowet is in 2005 herzien, evenals in 2007: behalve de bedrijfsarts als wettelijk verplichte professional om de verzuimbegeleiding in bedrijven te borgen, is alleen de 'preventiemedewerker' als verplichte professional erin opgenomen. De zogenoemde preventieve kerndisciplines die vóór 2005 een wettelijke status hadden, zoals de A&O-deskundige, de veiligheidskundige en de arbeidshygiënist, zijn uit de wet verdwenen. Zij hebben getracht zich op andere wijze te hergroeperen en zich te onderscheiden om toch hun positie op de markt te behouden.
Verder is er een – landelijke – tendens om iedereen die kan werken, ook te laten werken. Als over twintig jaar het huidige economische peil hetzelfde dient te zijn, is het nodig om, mede door de vergrijzing en de ontgroening, alle hens aan dek te krijgen. Het feit dat iedereen meedoet en iedereen telt, is mede zichtbaar in de professionals die zich in de loop van de tijd met re-integratie, maar ook met gezondheidsbeleid in bedrijven zijn gaan bezighouden.
Juist door de laatste veranderingen in de wetgeving zijn er meer uitdagingen voor bestaande professionals, terwijl er nog steeds ruimte lijkt te zijn voor nieuwe. In dit hoofdstuk worden vele thans actieve professionals kort beschreven, in alfabetische volgorde (par. 4.1). In de figuren 4.1 tot en met 4.3 worden ze gepositioneerd in de drie contexten: (meer) aan het werk, aan het werk (blijven) en weer aan het werk. In paragraaf 4.2 wordt aandacht besteed aan organisaties en bedrijven die op een of andere wijze een rol spelen bij de gezondheid of ziekte van de werkende mens. In paragraaf 4.3 van dit hoofdstuk wordt aandacht

besteed aan het belang van interprofessioneel samenwerken, met daarbij enkele belangrijke inzichten. Tot slot wordt er een dilemma besproken.
Achter in het boek staat een overzicht van de beroepsgroepen en instellingen en organisaties met hun internetadres. Op de websites is informatie te verkrijgen over de inhoud van het beroep, recente ontwikkelingen en relevante publicaties.
Natuurlijk is de cliënt ook een essentiële speler in het veld, maar in dit hoofdstuk komt hij niet aan bod.

Intermezzo Veranderingen per 1 juli 2005 in de wetgeving rondom arbeid

- De verplichte aansluiting bij een arbodienst is per 1 juli 2005 vervallen.
- Nederland was het enige land in Europa met verplichte aansluiting bij een arbodienst.
- Bedrijven kunnen kiezen voor een maatwerkregeling of een vangnetregeling.

Maatwerkregeling

- Bedrijf bepaalt zelf wie – intern of extern – verzuimbegeleiding en preventie regelt.
- Bedrijf moet een contractuele afspraak hebben met ten minste één gecertificeerde bedrijfsarts.
- Bedrijf is verplicht zich aan de wettelijke richtlijnen voor preventie en verzuim te houden.
- Duur maatwerkregeling: maximaal vijf jaar.
- Kan alleen afgesloten als de Ondernemingsraad (OR) of de personeelsvertegenwoordiging (PVT) akkoord is gegaan, of als er afspraken via de CAO zijn gemaakt.
- Indien bedrijf niet kiest voor maatwerkregeling, valt het automatisch in de vangnetregeling: de aansluiting bij een arbodienst.
- Bedrijven blijven verplicht om verzuimbegeleiding, preventief medisch onderzoek (PMO), voorheen het periodiek arbeidsgezondheidskundig onderzoek (PAGO), aanstellingskeuringen en de risico-inventarisatie en -evaluatie (RI&E) uit te voeren.
- Per 25 medewerkers moet bedrijf een 'preventiemedewerker' aanstellen.
- Preventiemedewerker is in staat om risico's te herkennen en daar basaal preventief mee om te gaan. Indien dit niet lukt in

het bedrijf zelf, kan alsnog een professional van de arbodienst worden ingeschakeld.
- In bedrijven tot 25 mensen kan de directeur van het bedrijf zelf de preventiemedewerker worden, in grotere bedrijven kunnen het personen uit het management zijn, of een persoon die expliciet voor dit werk is aangesteld.

Vangnetregeling
Grotere bedrijven met een interne arbodienst zullen weinig merken van de nieuwe wetgeving. In feite kunnen zij vrij gemakkelijk de nieuwe situatie realiseren. Vaak was het al zo dat elke afdeling een aanspreekpunt had voor de arbodienst. Ook de grote bedrijven die aangesloten zijn bij een externe arbodienst, zullen dit in de toekomst wellicht handhaven, om toch gebruik te kunnen maken van de specifieke deskundigheid daar.

4.1 Professionals op het terrein arbeid en gezondheid

Zoals in de inleiding is opgemerkt, worden professionals werkzaam in het veld arbeid en gezondheid in drie soorten functies ingedeeld:
- professionals die mensen (meer) naar werk begeleiden;
- professionals die aandacht hebben voor werknemers die aan het werk zijn en eraan bijdragen hen aan het werk te houden;
- professionals die mensen begeleiden in het weer naar het werk gaan.

Sommige professionals spelen een rol op meer dan één terrein. In deze paragraaf wordt – in alfabetische volgorde een opsomming gegeven van de meest voorkomende professionals. Via de sociogrammen in de figuren 4.1, 4.2 en 4.3 is hun rol op het speelveld arbeid en gezondheid te herleiden. In de sociogrammen staan de meeste professionals die bemoeienis hebben of kunnen krijgen met een (zieke) werknemer.

(Meer) aan het werk
De professionals op het terrein (meer) aan het werk zijn vooral degenen die zich bezighouden met transities in een mensenleven. Dat kunnen er vele zijn en daarom worden ze hier niet uitputtend opgesomd. Intercedenten, studieloopbaanbegeleiders, headhunters, zelfs revalidatieartsen kunnen een rol spelen bij aan het werk gaan. Zo kan de studieloopbaanbegeleider op de school of universiteit van de star-

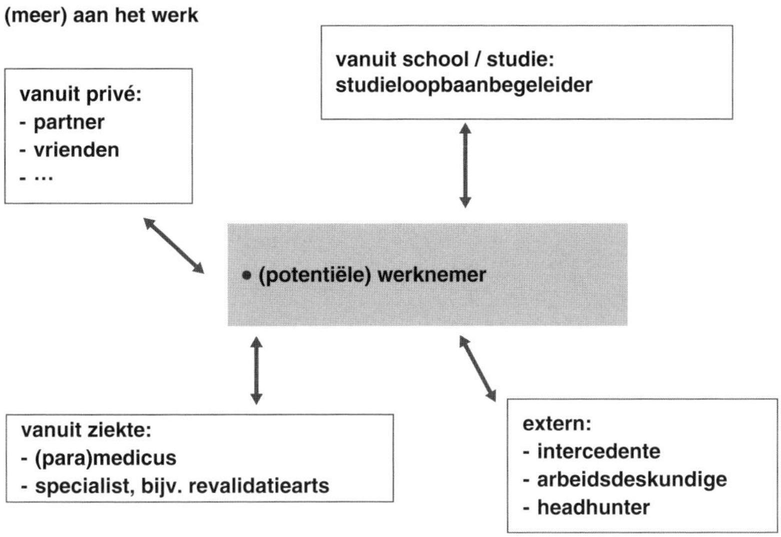

Figuur 4.1 *Sociogram van professionals die mensen naar werk begeleiden.*

tende werkende ervoor zorgen dat de jonge nieuwkomer een goede transitie van school naar werk doormaakt. De intercedente van een arbeidsbureau of de arbeidsdeskundige van de gemeente kan iemand in de WWB aan het werk krijgen. Misschien zijn er headhunters op zoek naar mensen met *high potential* voor een bepaald bedrijf. En ook niet-professionals kunnen een rol spelen: een collega op het werk, een vriendin of de partner kan bijvoorbeeld aan een parttime werkende of niet-werkende huisvrouw vertellen hoe zinvol het is om betaald aan het werk te gaan of om meer te gaan werken. Het belang van de professionals ligt in het begeleiden bij een goede 'fit' tussen persoon en werk. Zeker als er gezondheidsklachten in het spel zijn, kan ook de paramedicus een rol spelen bij de begeleiding naar werk. Zo kan een fysiotherapeut belangrijk zijn voor iemand met COPD door hem/haar te begeleiden en te trainen om de conditie te verhogen. Ook als deze persoon niet werkt, maar wel elke dag naar de fysiotherapeut gaat, krijgt hij daardoor een dagstructuur die de weg naar werk op den duur wellicht vergemakkelijkt. Zo hebben paramedici (misschien ongemerkt) een belangrijker functie dan zij denken.

Aan het werk (blijven)

Mensen aan het werk hebben en houden is in eerste instantie de verantwoordelijkheid van werknemer en werkgever zelf. Een proactieve houding van werknemers om te doen waar ze voor zijn aangenomen, in een door de werkgever aangeboden veilige gezonde werkomgeving heeft lange tijd de verhouding tussen werkgever en werknemer bepaald. De krapte op de arbeidsmarkt, waardoor werkgevers meer hun best moeten doen om werknemers te behouden, heeft gevolgen voor de verhoudingen en invullingen. Tegelijkertijd worden werknemers steeds meer aangesproken op hun eigen verantwoordelijkheid om aan hun gezondheid te werken. Aandacht voor vitaal en duurzaam werken neemt toe. Hierbij spelen professionals een rol die zorgen voor de preventie van risico's in de arbeid, die ingezet worden als werknemers (dreigen te) verzuimen en die zich bezighouden met gezondheidsbeleid, met integraal gezondheidsmanagement (IGM) en/of met P&O-management of HRM in het bedrijf. Arbeidshygiënisten en veiligheidskundigen zijn onder andere professionals die zich bezighouden met risico's in het werk. De bedrijfsarts is van oudsher degene die zich met de relatie tussen arbeid en gezondheid en met de verzuimbegeleiding van werknemers bezighoudt. Ook de huisarts, de specialist en de paramedicus spelen een belangrijke rol bij de behandeling van een (zieke) werknemer. Verschillen in behandeling hebben te maken met de setting van waaruit wordt gehandeld. Zo handelen bedrijfsartsen per definitie vanuit een arbeidssetting (in een arbodienst of rechtstreeks door een contract met een bedrijf) en huisartsen en paramedici vooral vanuit de privésituatie. Dit laatste geldt weer wat minder voor specialisten.

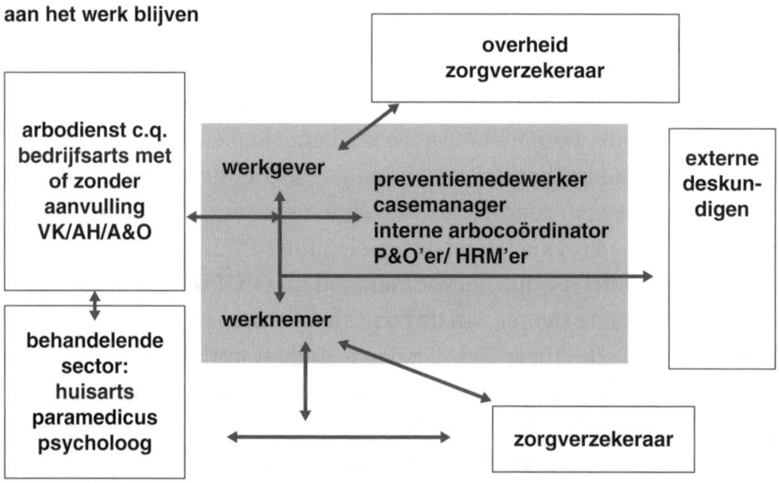

Figuur 4.2 *Sociogram van professionals die aandacht hebben voor werknemers die aan het werk zijn en die hen aan het werk houden*

VK = veiligheidskundige, AH = arbeidshygiënist, A&O = A&O-deskundige.

Participatie krijgt steeds meer aandacht en daardoor komt er ook meer aandacht voor gezonde werknemers. Bij alle werkenden tussen de 18 en 65 (67) jaar kan een klacht of aandoening relevant zijn voor het werk; dit geldt zowel met als zonder verzuim. De professional zoekt vooral oplossingen dicht bij de cliënt, bijvoorbeeld beter omgaan met de ziekmakende aspecten van het werk (zware lasten hanteren, schadelijke stoffen weren, efficiënter werken) of het verhogen van de belastbaarheid (bijv. verbetering van conditie of weerbaarheid).
De aandacht voor preventie neemt toe, ook in de paramedische opleidingen. De adviseursfunctie van diverse paramedici is als competentie in het curriculum verwoord. Behalve voor de belastbaarheid van de cliënt, is er zeker in de laatste jaren veel belangstelling voor 'vitaal werk'. Aandacht voor de gezonde, vitale werknemer in een vitaal bedrijf kan ervoor zorgen dat binnen de werkende populatie mensen aan het werk kunnen blijven. Vele arboprofessionals hebben vitaliteit als onderwerp omarmd en leefstijl is daarbij een belangrijk aandachtsgebied geworden. Naast de professionals die traditioneel behandelen in geval van ziekte en verzuim, komen er daarom ook professionals die ervoor gaan zorgen dat de werknemers en/of de organisatie zelf gezond en vitaal blijven.
De economische crisis heeft er ten slotte ook toe geleid dat mensen geen aanstelling voor het leven meer hebben, maar dat er meer met flexcontracten wordt gewerkt. Ook zijn er mensen die ervoor kiezen zelfstandig aan het werk te gaan, als zzp'er.

Weer aan het werk

Tot slot zijn er professionals die een re-integratietraject kunnen uitzetten en/of hun cliënten daarin begeleiden. Waren dat ooit alleen de verzekeringsarts en de arbeidsdeskundige, momenteel zijn er vele re-integratiebedrijven die een multidisciplinair team in dienst hebben om (zieke) mensen zo goed mogelijk naar het werk terug te begeleiden. Die aandacht – zich uitend in het grote aantal re-integratiebedrijven en -professionals – heeft zeker te maken met het (in een aantal bedrijfstakken nog te) hoge verzuim en het grote aantal arbeidsongeschikten in Nederland. Ook voor de re-integratie worden de curatieve beroepsgroepen belangrijker: in de huidige maatschappij waar werk boven inkomen en werk boven zorg wordt gesteld, zijn chronisch zieken en gehandicapten interessante partijen voor de reguliere arbeidsmarkt.
In de veranderende wereld van arbeid en gezondheid is het voor paramedici van belang te weten:

– wie de andere spelers op dit veld zijn;

- hoe en met wie zij moeten en kunnen communiceren over arbeid en de risico's;
- hoe en met wie zij moeten en kunnen communiceren over cliënten en hun problemen;
- hoe financieringsstromen lopen om te weten hoe zijzelf dan wel anderen betaald (kunnen) worden.

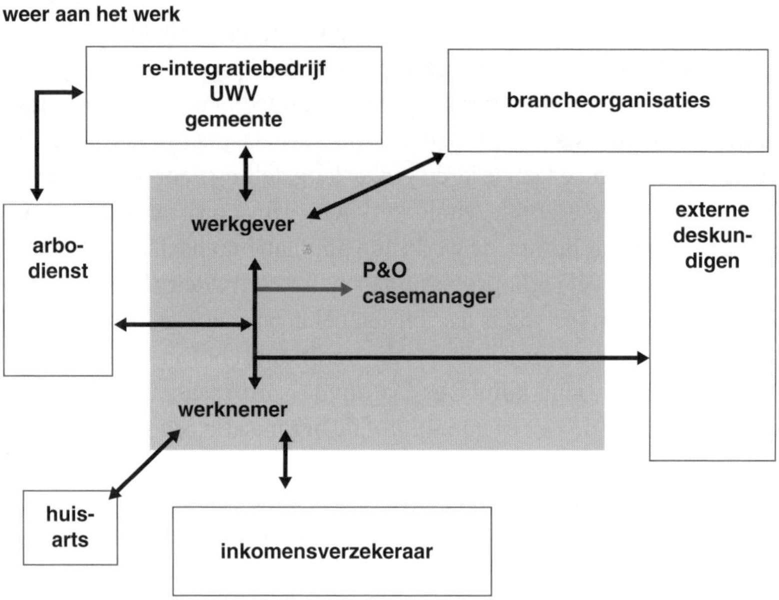

Figuur 4.3 *Sociogram van professionals die mensen begeleiden bij weer aan het werk gaan.*

Hierna worden de thans bekende spelers op het veld arbeid en gezondheid beschreven.

Intermezzo 'Hatert werkt'
Een deel van de re-integratiespecialisten van de gemeente Nijmegen dient voor cliënten met gezondheidsproblemen een begeleidende en activerende rol te vervullen en een inschatting te maken van hun belastbaarheid. Hierbij doet zich het probleem voor dat re-integratiespecialisten nog maar weinig kennis hebben van de gezondheidszorg en van de mogelijke rol van de eerstelijnsprofessionals. Zo behandelen fysiotherapeuten in de eerste lijn een deel van de uitkeringsgerechtigden met gezondheidsproblematiek met een grote afstand tot de arbeidsmarkt door middel van beweeg-

en stimuleringsprogramma's. Daarmee spelen fysiotherapeuten (onbewust) een rol bij de (voorbereiding op) re-integratie. De re-integratiespecialist kan winnen bij de kennis omtrent de eerste lijn, de fysiotherapeut kan meer aandacht aan terugkeer naar werk besteden in zijn behandeling, bijvoorbeeld door het aanleren van een verbeterde dagstructuur. Goede en structurele samenwerking tussen fysiotherapeuten en re-integratiedeskundigen in dezelfde wijk kan bijdragen aan de participatiemogelijkheden van cliënten.

Arbeidsdeskundige

Werkzaamheden: de arbeidsdeskundige is een professional die belasting en belastbaarheid weegt van mensen die in de ruimste zin van het woord arbeidsongeschikt zijn of dreigen te worden. De arbeidsdeskundige heeft als taak de schadelast van werknemers en zelfstandigen (t.g.v. inkomensverlies of arbeidsongeschiktheidsuitkering) door ziekte of gebrek vast te stellen en te beperken. De professional heeft kennis van het functioneren van mensen in een beroep, de eisen die arbeid aan mensen stelt en is in staat beperkingen te interpreteren. Arbeidsdeskundigen kunnen werkzaam zijn bij het UWV, particuliere verzekeraars, re-integratiebedrijven, arbodiensten, particuliere arbeidsdeskundige bureaus of als zelfstandige.
Opleiding: om het beroep te kunnen uitoefenen is een met goed gevolg afgelegde opleiding tot arbeidsdeskundige noodzakelijk. De opleiding kan gevolgd worden bij een van de vier reguliere opleidingsinstituten: UWV-opleidingen, Saxion Hogeschool Deventer, NIBE-SVV en IVA Opleiding en Training.
De belangen van arbeidsdeskundigen worden behartigd door hun beroepsvereniging, de Nederlandse Vereniging van Arbeidsdeskundigen (NVvA).
Aantal: circa 2000 (http://www.arbeidsdeskundigen.nl).

A&O-deskundige

Werkzaamheden: A&O-deskundigen richten zich op een breed terrein van welzijns- en organisatieproblemen. Algemene vraagstukken met betrekking tot de organisatie en het inventariseren van gezondheidszorg om te komen tot verbeteringsvoorstellen komen aan de orde. De beroepsvereniging waarbij zij zich kunnen aansluiten is de Beroepsvereniging voor A&O-deskundigen (BA&O).
Opleiding: A&O-deskundigen komen vanuit verschillende disciplines. Na een hbo- of universitaire studie dient een kopopleiding te worden

gevolgd. Er zijn diverse opleidingen, die vaak verbonden zijn aan hogescholen in samenwerking met andere instellingen.
Gecertificeerd wordt er door de Stichting registratie Arbeids- en Organisatiesdeskundigen of door Kiwa Nederland (een certificeringsinstelling die door het ministerie van Sociale Zaken is aangewezen als certificerende instantie voor deze beroepsgroep).
Aantal: onbekend.

Arbeidshygiënist

Werkzaamheden: arbeidshygiënisten zijn werkzaam bij arbodiensten, overheid, onderwijs- en onderzoeksinstellingen, specifieke adviesbureaus en gespecialiseerde laboratoria. Zij houden zich voornamelijk bezig met het opsporen, bestrijden of verminderen van risico's (op de lange termijn) van de arbeid en dan voornamelijk risico's van fysische, biologische, chemische en fysieke agentia. De arbeidshygiënist is een schakel tussen de organisatie en de vele deskundigen die zich bezighouden met arbeidsomstandigheden. De arbozorg is het werkterrein, de bescherming van werknemers het doel. Een certificeringsregeling beschermt de deskundigheid van de beroepsbeoefenaren.
Opleiding: de opleiding is zowel op universitair (bijv. Wageningen Universiteit en met aanvullingen ook de Radboud Universiteit in Nijmegen) als op hbo-niveau (bijv. Saxion Hogeschool in Deventer of Avans Hogeschool in Breda) te volgen. Naast de opleiding dient de arbeidshygiënist te beschikken over een aantal jaren werkervaring. De geregistreerde arbeidshygiënisten zijn lid van de Nederlandse Vereniging voor Arbeidshygiëne (NVvA).
Aantal: ongeveer 600 geregistreerden.

Arboverpleegkundige

Werkzaamheden: arboverpleegkundigen verlenen diensten aan bedrijven en instellingen of werken vanuit een arbodienst. Zij houden zich bezig met zowel preventie als verzuimbegeleiding.
Opleiding: arboverpleegkunde is een opleidingsprofiel voor verpleegkundigen. Er is in Nederland momenteel maar één door de Beroepsorganisatie van Arboverpleegkundigen (BAV) erkende opleiding (http://www.arboverpleegkunde.nl). Door de afschaffing van de verplichte aansluiting van bedrijven bij arbodiensten is de opleiding veel minder in trek bij verpleegkundigen.
Aantal: onbekend. Het aantal is de afgelopen jaren sterk gedaald.

Bedrijfsarts

Werkzaamheden: de belangrijkste taken van de bedrijfsarts zijn preventie en vroege diagnostiek van arbeidsrelevante aandoeningen en begeleiding van werknemers bij arbeidsongeschiktheid in de eerste twee jaar. Verder adviseert de bedrijfsarts de werkgever. De bedrijfsarts maakt, werkzaam bij de arbodienst, vaak deel uit van een multiprofessionele groep beroepsbeoefenaren (arboteam) en is als zodanig medeverantwoordelijk voor het niveau van de arbodienstverlening van dat team (NVAB, 2004). Bij de maatwerkregeling werkt de bedrijfsarts solo, hoewel hij vaak in een pool van andere bedrijfsartsen zit. Door de huidige veranderingen in de wetgeving zijn er steeds meer bedrijfsartsen die zich vrij vestigen.

Alle medewerkers van het bedrijf kunnen een beroep op de bedrijfsarts doen. Dat kan vrijwillig, bijvoorbeeld op een spreekuur voor arbeidsomstandigheden, of ze zijn daartoe verplicht, bijvoorbeeld bij verzuim. In de praktijk blijkt vaak dat de werkgever (de arbodienst of het bedrijf) bedrijfsartsen (d.m.v. een contract) 'dwingt' tot zogenoemde verzuimspreekuren, waardoor de beroepsgroep steeds minder aan preventie doet.

Sinds 1 januari 2004 mogen bedrijfsartsen werknemers rechtstreeks verwijzen naar zorgverleners in de eerste lijn en naar medisch specialisten.

Circa 97 procent van de geregistreerde bedrijfsartsen is aangesloten bij de Nederlandse Vereniging voor Arbeids- en Bedrijfsgeneeskunde (NVAB).

Opleiding: basisartsen kunnen een vierjarige (deeltijd)studie bedrijfsgeneeskunde volgen in Nijmegen (Radboud Universiteit: SGBO) of in Amsterdam (Netherlands School of Public and Occupational Health, NSPOH). Daarna wordt de arts ingeschreven in het register van sociaal-geneeskundigen (Accreditatiebureau Sociale Geneeskunde, ABSG). De arts is tijdens de studie werkzaam en de studie wordt in het algemeen betaald door de arbodienst waar de arts werkt.

Aantal: ongeveer 2000 geregistreerde bedrijfsartsen.

Bedrijfsmaatschappelijk werker

Werkzaamheden: de intentie van de bedrijfsmaatschappelijk werkers is het (psychosociaal) persoonlijk functioneren van de medewerkers verbeteren en hun inzetbaarheid vergroten. Bedrijfsmaatschappelijk werkers worden zowel preventief als curatief ingezet. Zij kunnen zich bezighouden met de volgende aspecten in het werk: verzuim en reintegratie, stress, overspannenheid en burn-out, conflicten en samen-

werkingsproblemen, traumaopvang en nazorg, en ongewenst gedrag (seksuele intimidatie, pesten, discriminatie en racisme).
Opleiding: bedrijfsmaatschappelijk werkers hebben een hbo-opleiding maatschappelijk werk en dienstverlening gevolgd en zijn daarna in de arbeidswereld terechtgekomen. Sommigen van hen hebben een post-hbo-opleiding bedrijfsmaatschappelijk werk gevolgd.
Bedrijfsmaatschappelijk werkers hebben geen eigen beroepsvereniging, maar kunnen wel lid zijn van de Nederlandse Vereniging van Maatschappelijk Werkers (NVMW).
Soms worden mensen met een opleiding Bedrijfsmaatschappelijk werk (BMW) of arbeidsdeskundigen 'return-to-workcoördinator' genoemd. Hun werkzaamheden bestaan dan uit het begeleiden van interventies in het kader van participatieve werkaanpassingen.
Aantal: onbekend.

Casemanager

Werkzaamheden: de casemanager is een door de WVP (Wet verbetering poortwachter) verplichte professional bij verzuim en arbeidsongeschiktheid. Degene die verzuimt kan een eigen casemanager aanwijzen, de werkgever kan voorstellen doen. Een casemanager begeleidt en faciliteert de terugkeer naar het werk van een zieke werknemer en houdt zich vooral met de logistieke kant bezig. De casemanager houdt in de gaten welke stappen er gedurende de uitgezette tijdsperiode (die de WVP oplegt) genomen dienen te worden, of er op tijd gerapporteerd wordt, of ingezette re-integratietrajecten effectief zijn enzovoort. Afhankelijk van zijn/haar positie (arbodienst of bedrijf) vindt directe terugkoppeling plaats naar de bedrijfsarts of naar de werkgever. De casemanager kan helpen om wensen, doelen, problemen en oplossingen van de werknemer op een rijtje te zetten. De werknemer spreekt met de werkgever af wie de casemanager wordt.
In grote bedrijven zijn er register-casemanagers die de regie voeren en ervoor zorgen dat iedereen doet wat hij/zij moet doen om de schadelast te beperken. Behalve over kennis van wet- en regelgeving, protocollen, polissen en lopende contracten, beschikt de register-casemanager over vaardigheden om het proces optimaal te laten verlopen en de organisatie adequaat in te richten. De directe leidinggevende is de verzuimbegeleider en de medische objectivering (én de demedicalisering) ligt bij de bedrijfsarts.
Casemanagers kunnen tegelijkertijd een andere functie hebben, afhankelijk van de zwaarte van de functie en het aantal cases dat ze hebben. Bij een arbodienst kunnen arboverpleegkundigen de functie bekleden, maar ook bedrijfsartsen. Als een bedrijfsarts casemanager

is, is dat vaak voor een heel bedrijf en niet voor een individuele werknemer. In een bedrijf is de casemanager vaak gelieerd aan de afdeling P&O. Dan heeft de casemanager vaak een achtergrond als HR- of personeelsadviseur.
Opleiding: casemanagers hebben uiteenlopende achtergronden. Er zijn diverse mogelijkheden om casemanager te worden, zoals verschillende hbo-opleidingen en de (*incompany*)training van de post-bachelor Register-casemanagement. Om zich register-casemanager te mogen noemen moet iemand een opleiding volgen die geaccrediteerd is door (respectievelijk) de NVAB, de BAV, de NVvA, het Koninklijk Nederlands Instituut van Registeraccountants (NIVRA) en het Nederlands Instituut van Register Payroll Accounting (NIRPA) (http://www.decasemanager.nl).
Aantal: onbekend.

Ergocoach
Werkzaamheden: een ergocoach, ook wel aandachtsvelder fysieke belasting, tilcoördinator of tilspecialist genoemd, richt zich naast zijn/haar eigenlijke werk op vermindering van de fysieke belasting in het team. Ergocoaches zijn vooral ingesteld in de zorgsector (dat heeft te maken met de arboconvenanten en de CAO Arbeid & Gezondheid V&V (verpleging & verzorging) in de zorgsector). Het gaat hier om een teamlid dat speciaal aandacht heeft voor de fysieke belasting van het werk: tillen, trekken, duwen, manoeuvreren en statische belasting. De ergocoach is als teamlid aanspreekpunt en stimulator tegelijkertijd. De kracht van de ergocoaches is dat zij hetzelfde werk doen als hun collega's. Dat garandeert maatoplossingen en structurele veranderingen.
Opleiding: ergocoaches kunnen een ErgoCoach Paspoort aanvragen. Daarin staat over welke kennis en vaardigheden een zorgverlener met extra taken op het gebied van fysieke belasting moet beschikken voor een goede uitvoering van het vak (http://www.ergocoaches.nl). Een grote evaluatie naar de effectiviteit van ergocoaches liep tot en met eind 2010 en is uitgevoerd door het Rotterdamse Erasmus Medisch Centrum en onderzoeksbureau LOCOmotion onder de naam ErgoXchange (http://www.gezondenzeker.nl).
Aantal: onbekend.

Ergonoom
Werkzaamheden: een ergonoom richt zich op de relatie tussen mens, hulpmiddel (bijv. een voorwerp of apparaat) en organisatie. Hij/zij tracht de arbeidsomgeving of een hulpmiddel zodanig te ontwerpen dat het goed aansluit bij het menselijk lichaam. De definitie van er-

gonomie luidt: *het streven naar het zodanig ontwerpen van gebruiksvoorwerpen, technische systemen en taken dat de veiligheid, de gezondheid, het comfort en het doeltreffend functioneren van mensen wordt bevorderd* (http://www.ergonoom.nl). Een deel van de ergonomen werkt via een ergonomisch advies- of ontwerpbureau, sommigen vanuit een medische, anderen vanuit een technische invalshoek. Een ander deel werkt bij arbodiensten. Ook de grotere bedrijven hebben steeds vaker één of meer eigen ergonomen in dienst.
Opleiding: er zijn verschillende opleidingen om ergonoom te worden, juist omdat het vakgebied een multidisciplinair karakter heeft. Het is bijvoorbeeld mogelijk met een technische achtergrond: door het volgen van een universitaire opleiding in bijvoorbeeld bouwkunde, industrieel ontwerpen, veiligheidskunde of informatica (Delft, Eindhoven of Enschede). Maar ook mensen met een menskundige achtergrond, bijvoorbeeld bewegingswetenschappen of arbeidshygiëne (Groningen, Amsterdam, Nijmegen, Maastricht of Wageningen) kunnen ergonoom worden. Ten slotte is een insteek via de psychologie mogelijk en dan zijn psychologische functieleer en arbeidspsychologie de hoofdthema's. Door middel van nascholing is additionele kennis te verkrijgen. De website van de Nederlandse Vereniging voor Ergonomie (NVvE) vermeldt 110 nascholingscursussen, in bijvoorbeeld biomechanica, ontwerpleer en RSI (CANS). De Stichting Registratie ergonomen (SRe) is het Nederlandse orgaan dat de kwalificatie voorbereidt en de geregistreerde voordraagt. De kwalificatie wordt verkregen door een combinatie van (aanvullende) opleiding op basis van de vooropleiding, het verrichten van een praktijkonderzoek en minimaal zeven jaar praktijkervaring. Sinds enkele jaren is het voor gekwalificeerde ergonomen mogelijk zich als European Ergonomist te laten registreren.
Aantal: het vak ergonomie wordt in Nederland uitgeoefend door ongeveer honderd personen. Eind 2010 waren er zeventig Nederlandse ergonomen geregistreerd in het Europees Register (http://www.eurerg.org). Verder zijn er naar schatting nog zo'n honderd ergonomisch deskundigen: mensen met een ander primair beroep (zoals manager, onderzoeker of docent) die ergonomie als belangrijk aandachtsgebied hebben.

Headhunter/ recruiter

Werkzaamheden: een *headhunter* of *recruiter* is op zoek naar mensen met speciale vaardigheden voor een specifieke positie. Vaak gaat het dan om mensen met veel ervaring en om posities waar moeilijk werknemers voor te vinden zijn.

Opleiding: er zijn diverse studies die een opstap kunnen zijn tot de functie van headhunter. Op hbo-niveau zijn dat bijvoorbeeld studies zoals Career Development, Personeel & Arbeid, Management Payroll Services en Managing Human Resources. Op universitair niveau liggen de mogelijkheden bijvoorbeeld in Human Resource Management, maar ook Social and Behavioral Sciences of Organization Studies kunnen een basis vormen (http://www.nationaleberoepengids.nl).
Aantal: onbekend.

Huisarts

Werkzaamheden: het werkterrein van huisartsen laat zich moeilijk beschrijven, omdat het erg breed is (Nauta, 2004b). Zij zijn degenen die geneeskunde in de breedste zin van het woord uitoefenen. Tot 1973 kon elke afgestudeerde arts huisarts worden. Sinds die tijd is er een opleiding verplicht gesteld die in duur is opgelopen van één naar de huidige drie jaar. Bijna 10 procent van de georganiseerde huisartsen is tevens apotheekhoudend. In toenemende mate realiseert de huisarts zich dat de patiënt die hij op het spreekuur ziet, een baan kan hebben die verband houdt met de gepresenteerde klacht of waarop de klacht van invloed kan zijn. Hierdoor denkt de huisarts meer na over de consequenties van de klacht voor arbeid en zal hij/zij zich daar ook over uitspreken tegen de patiënt. Door een groot aantal gesubsidieerde projecten in de periode 2000-2003 heeft de overheid getracht de communicatie en samenwerking tussen huisartsen en bedrijfsartsen te bevorderen. Langzaamaan beginnen deze projecten hun vruchten af te werpen: de huisarts 'verwijst' vaker naar de bedrijfsarts en tracht vaker de mening van de bedrijfsarts erbij te betrekken indien arbeid een rol speelt bij de klacht van de patiënt. Ook zijn er initiatieven waarbij de bedrijfsarts een plaats in de eerstelijnspraktijk van de huisarts krijgt. Op dezelfde wijze als de huisartsen worden ook specialisten in het ziekenhuis steeds vaker geconfronteerd met het arbeidzame leven van hun patiënten. Door de verwijsfunctie van de bedrijfsarts moeten zij zich afvragen in hoeverre een ingreep van invloed is op het werkzame leven. Ook de communicatie tussen de specialist en de huisartsen zal daardoor op termijn wellicht beïnvloed worden.
Opleiding: na het basisartsexamen kan een driejarige beroepsopleiding aan een van de acht medische faculteiten gevolgd worden.
Aantal: meer dan 10.000, van wie ongeveer 10 procent als HIDHA (huisarts in dienst van een andere huisarts).

Intercedent
Werkzaamheden: een intercedent (ook wel consulent of arbeidsbemiddelaar genoemd) bemiddelt tussen mensen die werk zoeken en bedrijven met vacatures. Verder werft de intercedent potentiële opdrachtgevers (inleners) en flexkrachten (uitzendkrachten en gedetacheerden). De meeste intercedenten werken bij een uitzendbureau, maar een 'in house'-constructie bij een groot bedrijf is ook denkbaar.
Opleiding: veel intercedenten hebben een academische achtergrond of een hbo-opleiding die weinig van doen heeft met de functie zelf. Sinds 2007 biedt de Hogeschool Utrecht de Associate Degree Intercedent aan: in twee jaar is een startfunctie in de arbeidsbemiddeling dan mogelijk. Te volgen vakken zijn: marketing, bedrijfsprocessen, management en organisatie, intercultureel management, bedrijfseconomie, algemene economie, logistiek en communicatie. Bovendien zijn er enkele stages. De studie wordt afgerond met een afstudeeropdracht. Diverse hbo-opleidingen sluiten goed aan bij het beroep van intercedent, bijvoorbeeld Personeel & Arbeid, (Commerciële) Economie, Hoger Hotelonderwijs, Bedrijfskunde, Sociaal Juridische Dienstverlening, Maatschappelijk Werk en Dienstverlening of Culturele en Maatschappelijke Vorming. Met een brede mbo-opleiding (bijv. Sociaal Juridische Dienstverlening) en een portie commerciële werkervaring is werken bij een uitzendbureau op een lager functieniveau (bijv. planner) ook mogelijk. Als blijkt dat de professional over de juiste vaardigheden beschikt, zijn er via interne trainingen doorgroeimogelijkheden naar de functie van intercedent.
Aantal: onbekend.

Interne arbocoöordinator
Werkzaamheden: interne arbocoördinatoren – werkzaam in een bedrijf of organisatie – adviseren de directie en management over arbozaken, coördineren arbobeleid en verzuimbeleid, coördineren en bewaken de dienstverlening van de arbodienst, zorgen voor actuele kennis op arbogebied in de organisatie, zorgen voor het up-to-date houden van arbodocumenten in de organisatie (bijv. het *Handboek Bedrijfshulpverlening*), onderhouden contact met arbodienst en arbeidsinspectie, en voeren overleg met de ondernemingsraad (OR) of met de Veiligheid Gezondheid Welzijns (Milieu)-commissie (de VGW(M)-commissie).
Sommige bedrijven hebben een KAM-coördinator, waarbij KAM staat voor Kwaliteit, Arbeidsomstandigheden en Milieu. Bij wat grotere bedrijven is dit soms een fulltimefunctie en soms is er zelfs een gehele afdeling voor.

Opleiding: elke organisatie stelt andere eisen aan de arbocoördinator, afhankelijk van het 'vangnet' dat het bedrijf heeft. De arbocoördinator is iemand die in het bedrijf zelf werkt en deze functie erbij gekregen heeft. Daardoor kunnen de functie-eisen uiteenlopen. Arbocoördinator is dus een functie die elke medewerker in een bedrijf zich eigen kan maken, al dan niet ondersteund door cursussen op dit gebied. Dat zijn vaak cursussen van twee dagen tot twee weken.
Aantal: onbekend.

Jobcoach

Werkzaamheden: een jobcoach begeleidt mensen die niet zonder ondersteuning werk kunnen vinden of behouden, naar een betaalde baan op de arbeidsmarkt. De jobcoach biedt hiertoe systeemgerichte begeleiding, gaat uit van werk dat past bij de talenten en de ontwikkelingsmogelijkheden van de werknemer en gaat uit van een werkomgeving die past bij de werknemer. De Beroepsvereniging Jobcoaches Nederland is van mening dat er pas sprake kan zijn van een volwaardige jobcoach indien deze ten minste twee jaar werkzaam is geweest in een organisatie voor begeleid werken of een re-integratiebedrijf. Voor die tijd is de werknemer die jobcoaching uitvoert een aspirant-jobcoach.
Opleiding: na een hbo-opleiding volgt een kopopleiding op hbo-niveau om het beroep van jobcoach te leren. Het beroep is echter nog zo jong dat de (voor)opleiding nog ter discussie staat.
Aantal: onbekend.

Mediator

Werkzaamheden: mediation is een vorm van bemiddeling in conflicten, waarbij een neutrale bemiddelingsdeskundige, de mediator, de onderhandelingen tussen de partijen begeleidt om vanuit hun werkelijke belangen te komen tot gezamenlijk gedragen en voor ieder van hen optimale resultaten. Het begrip 'mediation' is afkomstig uit het Angelsaksische taalgebied en er bestaat niet echt een bevredigende vertaling voor deze term. Daarom wordt deze term (op zijn Engels uitgesproken) ook in het Nederlands gebruikt en raakt de term steeds meer ingeburgerd. Mediation is te beschouwen als een vakterm voor een specifieke vorm van geschiloplossing als onderdeel van ADR (*alternative dispute resolution* of alternatieve geschiloplossing, ook wel: anders dan rechtspraak). Het Platform ADR dat zich over deze materie gebogen heeft, hanteerde wel de term 'conflictbemiddeling' voor mediation. Van conflictbemiddeling is in hun visie sprake wanneer een onderhandelingsproces tussen twee (of meer) partijen professioneel begeleid en ondersteund wordt door een neutrale derde (Brennink-

meijer, 2004). Voor mediators op het terrein van arbeidsverhoudingen scheppen de regels in onder meer het Burgerlijk Wetboek, de ambtenaren- en onderwijswetgeving en socialeverzekeringswetten tamelijk nauwkeurige voorwaarden voor de uitkomsten van een mediation. Zo zal bijvoorbeeld de afspraak tot beëindiging van de arbeidsrelatie tijdens ziekte van de werknemer meebrengen dat in de vaststellingsovereenkomst uitdrukkelijk moet zijn opgenomen dat de werknemer de gevolgen heeft begrepen (Gründeman et al., 2004).
Opleiding: mediators hebben zeer diverse vooropleidingen. Er zijn veel instituten die mediationtrainingen en mediationopleidingen aanbieden. Enkele basisopleidingen zijn erkend door het Nederlands Mediation Instituut (NMI). Niet erkende mediationopleidingen geven geen toegang tot het NMI-register als NMI-mediator. Er zijn ook schriftelijke opleidingen. Een mediator kan zich na zo'n opleiding via een kennistoets inschrijven in het register van het NMI.
Aantal: op 1 juli 2009 stonden er 4270 mediators ingeschreven in het register (http://www.NMI-mediation.nl).

Medisch specialist
Werkzaamheden: diverse medisch specialisten zijn werkzaam in streek- en academische ziekenhuizen. De groep wordt verdeeld in snijdende en niet-snijdende specialisten. In de eerste groep horen de chirurgen en orthopeden thuis, in de tweede groep bijvoorbeeld de internisten. In het domein arbeid en gezondheid spelen medisch specialisten een rol door hun inzet in diverse arbeidspoli's, waar werkende mensen sneller geholpen kunnen worden aan bijvoorbeeld een knieblessure. De bedrijfsarts kan rechtstreeks naar een medisch specialist verwijzen, maar vaker verzoekt hij de huisarts om een verwijzing te doen omdat die de gehele ziektegeschiedenis kent en ook de sociale context. Het belang van arbeid dringt bij medisch specialisten steeds meer door, maar er is nog een lange weg te gaan. De kennis over de relatie tussen arbeid en gezondheid is natuurlijk niet zomaar aan te leren. Bovendien is het een belemmering dat het extra tijd kost om vragen over werk te stellen.
Opleiding: na het basisartsexamen is het afhankelijk van de specialisatie hoe lang de verdere studie nog duurt.
Aantal: 16.000 (http://www.zorgmarktresearchbase.nl/gezondheid-en-welzijn-medisch-specialisten.115161.lynkx?RapportPointer=9-23503-23505-170440).

Paramedici

Werkzaamheden: er zijn in Nederland ongeveer 44.000 werkzame paramedici. Van de twaalf in Nederland erkende paramedische beroepsgroepen zijn voor het domein arbeid en gezondheid de volgende interessant: diëtisten, ergotherapeuten, fysiotherapeuten, huidtherapeuten, logopedisten, oefentherapeuten Cesar en Mensendieck en podotherapeuten. Deze beroepsgroepen worden hierna besproken. Voor mondhygiënisten, optometristen, orthoptisten en medisch beeldvormings- en bestralingsdeskundigen heeft het terrein arbeid en gezondheid op dit moment weinig prioriteit.
De grootste groep paramedici wordt gevormd door de fysiotherapeuten, gevolgd door de logopedisten; de huidtherapeuten en de orthoptisten zijn de kleinste groepen (Nictiz/NPi, 2009). In tabel 4.1 worden het aantal initieel geregistreerden per beroepsgroep weergegeven en het aantal dat per beroepsvereniging bekend is. De cijfers zijn ontleend aan het rapport *Informatievoorziening in de paramedische zorg. Een analyse van de huidige situatie, de wensen en behoeften* (Nictiz/NPi, 2009). Ook het aantal hogescholen waaraan een paramedische opleiding is verbonden is ontleend aan dit rapport.

Tabel 4.1 De paramedische beroepsverenigingen per 01-01-2009 (bron: Nictiz/NPi, 2009).

	beroepsvereniging	aantal gewone leden	aantal studentleden	leden in het buitenland	anders	totaal aantal leden	aantal initieel geregistreerden per 31-12-2008***
diëtisten	NVD	2261	80	28	28	2397	3358
ergotherapeuten*	EN	2117	999	91		3207	3832
fysiotherapeuten	KNGF	18.472	2394		877**	21.743	20.876
huidtherapeuten	NVH	355	33			388	382
logopedisten	NVLF	3526	182	71	85	3864	5893
medisch beeldvormings- en bestralingsdeskundigen	NVMBR	2992	185		95	3272	4350
mondhygiënisten	NVM	1880	308	14		2202	1894
oefentherapeuten Cesar	VvOCM	953	12	2		967	1268
oefentherapeuten Mensendieck	VvOCM	827	9	17		853	1079
optometristen	OVN	789	685	85	19	1578	477
orthoptisten	NVvO	323	20	19	14	376	380

podotherapeuten	NVvP	510	57		10	577	505
totaal		35.005	4964	327	1128	41.424	44.294

* Per 01-01-2008.
** Het gaat om 123 seniorleden, 190 buitengewoon rechtspersonen, 67 buitengewone leden, 21 ereleden en 476 kennismakingslidmaatschappen.
*** Bron: Kwaliteitsregister Paramedici en Centraal Kwaliteitsregister van het KNGF (door consumenten en geïnteresseerden te raadplegen via www.defysiotherapeut.com).
EN = Ergotherapie Nederland, KNGF = Koninklijk Nederlands Genootschap voor Fysiotherapie, NVD = Nederlandse Vereniging van Diëtisten, NVH = Nederlandse Vereniging van Huidtherapeuten, NVLF = Nederlandse Vereniging voor Logopedie en Foniatrie, NVM = Nederlandse Vereniging van Mondhygiënisten, NVMBR = Nederlandse Vereniging Medische Beeldvorming en Radiotherapie, NVvO = Nederlandse Vereniging van Orthoptisten, NVvP = Nederlandse Vereniging van Podotherapeuten, OVN = Optometristen Vereniging Nederland, VvOCM = Vereniging van Oefentherapeuten Cesar & Mensendieck.

Directe toegankelijkheid

De minister van VWS heeft op 7 december 2010 besloten dat er geen wettelijk verplichte verwijzing meer nodig is voor de meeste paramedische beroepen. De beroepsgroepen voldoen aan alle randvoorwaarden die nodig zijn voor directe toegankelijkheid. Logopedisten, diëtisten, ergotherapeuten, orthoptisten, huidtherapeuten en podotherapeuten worden direct toegankelijk door deze maatregel. Fysiotherapeuten, oefentherapeuten en mondhygiënisten waren al dit al. De minister heeft 1 juni 2011 gesteld als invoeringsdatum.

Diëtist

Werkzaamheden: diëtisten houden zich bezig met een van de basisvoorwaarden van het (menselijk) leven: voeding. De Nederlandse Vereniging van Diëtisten (NVD) ziet de diëtist als dé professional op het gebied van voeding en diëten. De verwachting van de NVD is dat dieetadvisering in de toekomst een niet meer weg te denken onderdeel van medische behandelingen zal vormen (NPi/STG, 2002; zie ook het visiedocument dieetadvisering van de NZa, 2008). De belangrijkste werkterreinen van de diëtist zijn het ziekenhuis, het verpleeghuis, de thuiszorg en de zelfstandige praktijk. De aandacht voor gezonde en verantwoorde voeding ontwikkelt zich los van de gezondheidszorg. Dit heeft tot gevolg dat er niet alleen diëtisten werkzaam zijn in een eigen praktijk en in ziekenhuizen, maar dat er ook diëtisten in dienst zijn van bijvoorbeeld de overheid, bedrijven en zorgverzekeraars (NVD, 2003).
Preventie is voor diëtisten van oudsher een belangrijk aandachtsveld en lijkt thans ook de ingang voor het thema arbeid en gezondheid te zijn. In bedrijven zijn diëtisten betrokken bij het opzetten en uitvoeren

van voorlichtingsprogramma's aan individuele werknemers en bij het opzetten en uitvoeren van groepsvoorlichting of workshops over gezonde voeding en leefstijl. Een concreet voorbeeld van arbeidsrelevante aandoeningen waarbij diëtisten een belangrijke rol kunnen spelen – vanuit een bedrijf of vanuit de curatieve sector – zijn eetproblemen bij mensen met onregelmatige werktijden. Verder zijn diëtisten betrokken bij recente grote publiekscampagnes over gezonde voeding en meer bewegen.
Opleiding: de hbo-opleiding Voeding en Diëtetiek duurt vier jaar en wordt aangeboden aan vier hogescholen. De afgestudeerde kan zich daarna inschrijven in het Kwaliteitsregister.

Intermezzo Werk aan de winkel voor diëtisten in werkend Nederland?
Arbeid wordt steeds meer uitgevoerd door machines en voeding is steeds eenvoudiger en in grote hoeveelheden te verkrijgen. Een omgeving waarin relatief gemakkelijk gekozen wordt voor een hoge energie-inname of een beperkte hoeveelheid lichamelijke activiteit, wordt wel een 'obesogene' omgeving genoemd. Het aantal mensen dat lichamelijk inactief is, is in Nederland flink gestegen gedurende de afgelopen jaren.
In hoeverre reageer je als diëtist op dergelijke berichten vanuit het RIVM? Wacht je af totdat je gaat 'behandelen' of richt je je op mogelijke preventie? De eerste oriëntaties naar een specialisatie 'bedrijfsdiëtist' zijn al in gang gezet.
Bron: http://www.nationaalkompas.n/gezondheidsdeterminanten/leefstijl/voeding.

Ergotherapeut
Werkzaamheden: het woord 'ergos' is uit het Grieks afkomstig en betekent werk, in de ruimste zin van het woord: actieve betrokkenheid, lichamelijke en psychische activiteit, prestatie, verrichting of handeling. Ergotherapie is gericht op het mogelijk maken van het handelen, zodat participatie – het deelnemen van mensen aan het dagelijks en maatschappelijk leven – gerealiseerd wordt ten behoeve van gezondheid en welzijn. Dit wordt bereikt door de mogelijkheden van personen, organisaties en/of populaties met betrekking tot het handelen te benutten en te vergroten, of door de omgeving aan te passen en/of te gebruiken (Hartingsveldt et al., 2010; Hocking & Nes, 2002). Ergotherapie heeft de volgende uitgangspunten voor het beroepsmatig

handelen (*occupational performance*): de mens is een handelend wezen, handelen beïnvloedt gezondheid en welzijn, handelen regelt de tijd en structureert het leven, handelen geeft betekenis aan het leven, handelen is een persoonlijke ervaring, handelen is het resultaat van de dynamische interactie van de cliënt, de activiteiten en de context en handelen heeft therapeutische potentie (Hartingsveldt et al., 2010). Zoals de naam zegt, zijn ergotherapeuten van oudsher betrokken bij arbeid, de sector waar zij oorspronkelijk uit afkomstig zijn.
De juridische inkadering bepaalt de grenzen van de beroepsuitoefening (Kinebanian & Le Granse, 2006). Mede daardoor werkt het merendeel van de huidige ergotherapeuten in de curatieve sector. Een kleine groep heeft de sprong gewaagd en verricht werkzaamheden in het kader van arbeidsre-integratie. Belangrijke taken daarbij zijn het geven van voorlichting aan werknemers over fysieke en psychische belastbaarheid en belasting, het adviseren over ergonomisch verantwoorde werkplekinrichting, het begeleiden van (re-)integratietrajecten en jobcoaching. Interventies en (secundaire) preventieve aandacht hebben altijd betrekking op één of meer van de drie dimensies 'persoon', 'taak' en 'omgeving'. De invalshoek van ergotherapeuten zal veelal vanuit de cliënt zijn. De belangstelling voor arbeid vanuit de ergotherapie is groeiende en de verwachting is dat het aantal ergotherapeuten werkzaam in de arbozorg de komende jaren zal toenemen.
Opleiding: ergotherapie wordt als (voltijds)opleiding bij vier hogescholen aangeboden. Ergotherapie Nederland heeft arbeid en gezondheid tot een speerpunt gemaakt, naast ouderen, chronische aandoeningen en kind en jeugd (Hartingsveldt et al., 2010) (http://www.ergotherapienederland.nl).

Fysiotherapeut

Werkzaamheden: algemene principes van de fysiotherapie: met adviezen en oefeningen zorgt de fysiotherapeut ervoor dat mensen weer beter kunnen bewegen. Er zijn veel gespecialiseerde fysiotherapeuten. Het Koninklijk Nederlands Genootschap voor Fysiotherapie (KNGF), de beroepsorganisatie van fysiotherapeuten, kent elf beroepsinhoudelijke verenigingen, waaronder de Nederlandse Vereniging voor Bedrijfs- en arbeidsfysiotherapeuten (NVBF). Een groeiend aantal reguliere fysiotherapeuten is werkzaam in de zogenoemde fitnesssector, waaronder de bedrijfsfitness. Voor fysiotherapeuten die werkzaam zijn in de curatieve sector, is secundaire en tertiaire preventie een belangrijk aandachtspunt.
Interessant voor het thema arbeid zijn bedrijfsfysiotherapeuten, arbeidsfysiotherapeuten en manueel therapeuten. Bedrijfsfysiotherapie

en arbeidsfysiotherapie worden apart besproken. Om manueel therapeut te worden moet een fysiotherapeut na zijn/haar opleiding voor fysiotherapie een van de vijf erkende masteropleidingen voor manuele therapie volgen. De opleidingen bieden toegang tot het Centraal Kwaliteitsregister (CKR) van het KNGF en/of het lidmaatschap van de Nederlandse Vereniging voor Manuele Therapie (NVMT).
Opleiding: Nederland telt elf opleidingen fysiotherapie aan hogescholen en één particuliere opleiding. De opleiding duurt vier jaar en is zowel in voltijd als in deeltijd te volgen.

Bedrijfsfysiotherapeut
Werkzaamheden: de bedrijfsfysiotherapeut werkt met name primair preventief en onderzoekt op bedrijfsniveau en systematisch de organisatie en inhoud van de arbeid, de werkplekken en/of het (psycho)motorisch gedrag van werknemers, met specifieke aandacht voor het bewegingssysteem. Naar aanleiding van risico-inventarisaties of eigen onderzoek worden interventies voorgesteld of uitgevoerd op het gebied van de organisatie van de arbeid, de inrichting van de werkplek of het gedrag van werknemers om aandoeningen te voorkomen. Wanneer de werknemer te maken heeft met een blijvende aandoening, ondersteunt de bedrijfsfysiotherapeut zowel de werkgever als de werknemer bij de re-integratie in het arbeidsproces. De bedrijfsfysiotherapeut werkt samen met bedrijfsartsen, preventiemedewerkers, arbeidshygiënisten, A&O-deskundigen, veiligheidskundigen en werkgevers (NVBF, 2009). De bedrijfsfysiotherapeut richt zijn/haar aandacht ook op groepen werknemers met een functie die gepaard gaat met een verhoogd risico (ook mensen zonder klachten).
Opleiding: na de hbo-opleiding Fysiotherapie is er een tweejarige specialisatie in de bedrijfsfysiotherapie op een van de twee door de NVBF erkende post-hbo-opleidingen (Saxion Hogeschool en Hogeschool Rotterdam). Register-bedrijfsfysiotherapeuten zijn opgenomen in het register van de Stichting Registratie Bedrijfsfysiotherapeuten (SRBF) en zijn vermeld op de website: http://nvbf.fysionet.nl. In 2009 verscheen het Competentieprofiel Bedrijfsfysiotherapeut, waarmee de positie van de bedrijfsfysiotherapeut in beeld is gebracht (NVBF, 2009).
Aantal: eind 2010 stonden er 64 bedrijfsfysiotherapeuten in het register.

Arbeidsfysiotherapeut
Werkzaamheden: een arbeidsfysiotherapeut is een fysiotherapeut met duidelijke affiniteit en behaalde competenties op het terrein arbeid, die

zich vooral richt op mensen van 18 tot 65 jaar en op behandeling van werkgerelateerde problemen.
Opleiding: opleidingen in arbeidsfysiotherapie zijn te volgen aan de Saxion Hogeschool (Enschede/Deventer), Fontys Hogescholen Eindhoven en de Hogeschool Rotterdam/Transfergroep Rotterdam. Ook andere hogescholen, waaronder de Hogeschool van Arnhem en Nijmegen, zijn bezig met het opzetten van arbeidsfysiotherapieopleidingen (ca. 440 studiebelastingsuren). Op verschillende hogescholen wordt ook voor fysiotherapiestudenten een minor Arbeid & Gezondheid aangeboden die (gedeeltelijk) opleidt tot arbeidsfysiotherapeut. Omdat de arbeidsfysiotherapeut werkt op het snijvlak van curatieve zorg en arbozorg kan er discussie ontstaan over de betaling van zorg. Arbeidsfysiotherapie is geen verbijzondering, maar wel is registratie in het aantekeningenregister arbeidsfysiotherapie van het CKR mogelijk.
Aantal: eind 2010 stonden er 109 arbeidsfysiotherapeuten in het aantekeningenregister arbeidsfysiotherapie.

Intermezzo Betaling van zorg en verzuim
De zorg voor werknemers kan betaald worden vanuit de zorgketen of de arboketen. Figuur 4.4 geeft de belangrijkste actoren en financieringsstromen in het speelveld van zorg en verzuim weer (Van den Broek et al., 2008). Zo wordt zichtbaar dat verzuim via de werkgever is verzekerd, en zorg via de werknemer.

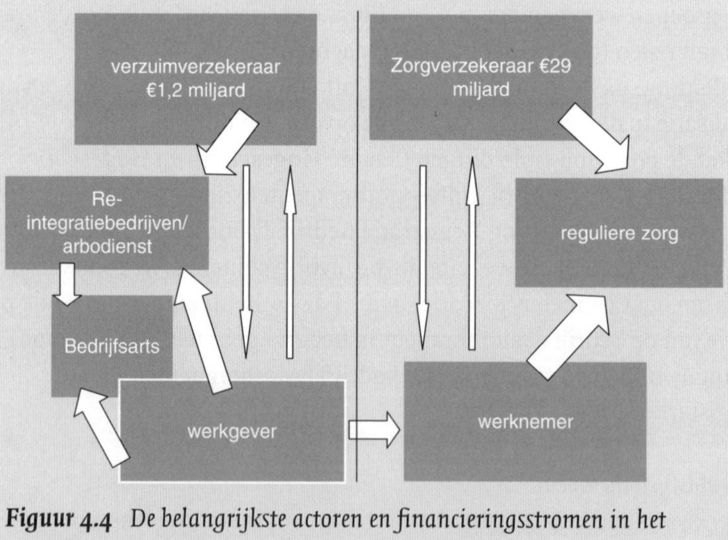

Figuur 4.4 *De belangrijkste actoren en financieringsstromen in het speelveld van zorg en verzuim (bron: Van den Broek et al., 2008).*

Huidtherapeut

Werkzaamheden: de huidtherapeut behandelt onder andere littekens, brandwonden, acne, overbeharing en oedeem. Mensen kunnen een beroep doen op een huidtherapeut via een verwijzing van een huisarts of specialist. Voor de huidtherapeut zou het thema arbeid via werknemers met eczeemklachten en contactdermatosen een aanknopingspunt kunnen worden. Een huidtherapeut werkt in een eigen praktijk, een groepspraktijk, gezondheidscentrum of ziekenhuis. Op dit moment zijn er in Nederland zo'n driehonderd huidtherapeuten actief. Daarvan is het merendeel aangesloten bij de beroepsorganisatie, de Nederlandse Vereniging van Huidtherapeuten (NVH).
Opleiding: de opleiding tot huidtherapeut is een hbo-opleiding die aan twee hogescholen kan worden gevolgd, de Hogeschool Utrecht en de Haagse Hogeschool (http://www.huidtherapie.nl).

Logopedist

Werkzaamheden: de logopedist is gericht op het ontwikkelen, herstellen en onderhouden van de communicatie en de orale en faryngeale verwerking van het eten en drinken, met als doel de gezondheid van de patiënt, cliënt of opdrachtgever in stand te houden of te bevorderen. In dit kader wordt onder 'communiceren' verstaan: alle processen die te maken hebben met het begrip en de productie van gesproken en geschreven taal, evenals de ondersteunende communicatie. De logopedist biedt de cliënt of opdrachtgever preventie, zorg, training en advies vanuit zijn/haar specifieke deskundigheid ten aanzien van de primaire mondfuncties, het gehoor, de stem, de taal en de spraak (NVLF, 2004). De logopedie kent nog geen echte specialisten op het terrein van arbeid en gezondheid. Wel zijn er logopedisten vanuit een curatieve invalshoek betrokken bij de behandeling van mensen met arbeidsrelevante aandoeningen. Voorbeelden zijn de behandeling van beroepssprekers, de (preventieve) behandeling van (aankomend) musici en het voorkómen of behandelen van hoorproblemen ten gevolge van het werken in een lawaaiige omgeving. Werkgebieden van de logopedist zijn de vrije vestiging, het onderwijs, de intramurale gezondheidszorg en overige werkgebieden. Met logopedisten in overige werkgebieden worden die logopedisten bedoeld die specifiek logopedisch werk verrichten zonder dat er sprake is van het behandelen of adviseren van een cliënt op basis van een verwijzing of medische noodzaak. Deze logopedisten werken bijvoorbeeld bij hbo-instellingen (lerarenopleidingen en conservatoria), als freelancers of ze zijn in dienst van een trainings- en adviesbureau.

Opleiding: een vierjarige hbo-opleiding aan zeven hogescholen. Soms is afhankelijk van de vooropleiding een verkorte opleiding mogelijk.

Oefentherapeut

Werkzaamheden: de oefentherapeut biedt paramedische zorg op het gebied van houding en beweging. Met behulp van oefeningen worden bestaande klachten behandeld en wordt er gewerkt aan het voorkomen van nieuwe klachten. De oefentherapeut onderscheidt zich door verder te kijken dan de klacht zelf, dat wil zeggen dat de klacht wordt geplaatst in het totaalbeeld van de houding en het bewegen van een cliënt. Oefentherapie Mensendieck en oefentherapie Cesar richten zich beide op het verbeteren van de lichaamshouding, het doen afnemen van pijnklachten en informeren van de cliënt. Er zijn echter ook verschillen. Zo is oefentherapie Cesar met name gericht op het vergroten van de spierkracht en oefentherapie Mensendieck op ontspanningsoefeningen. Oefentherapie Cesar is een bewegingsleer en -therapie gericht op het ontwikkelen van gezonde en natuurlijke houdings- en bewegingsgewoonten om motorische klachten te verhelpen of te voorkomen. Oefentherapie Mensendieck is gericht op verbetering van de lichaamshouding en de manier van bewegen door bewust spiergebruik, spierversterking, een bewuste bewegingsuitvoering en een bewuste beheersing van de houding.
De Wet premiedifferentiatie en marktwerking bij arbeidsongeschiktheidsverzekeringen (Pemba) en de nog bestaande onderdelen van de Wet REA maken het mogelijk om activiteiten van oefentherapeuten vergoed te krijgen (http://www.vvocm.nl).
Opleiding: het is mogelijk oefentherapeut te worden door het volgen van een vierjarige hbo-opleiding aan de Hogeschool Utrecht (oefentherapie Cesar) of de Hogeschool van Amsterdam (oefentherapie Mensendieck). Daarna kan de oefentherapeut zich inschrijven in het Kwaliteitsregister van de Vereniging van Oefentherapeuten Cesar en Mensendieck (VvOCM).

Bedrijfsoefentherapeut

Werkzaamheden: kenmerkend voor de benadering van bedrijfsoefentherapeuten is de gerichtheid op gedragsverandering in houding en bewegingsgewoonten. Het doel is het verbeteren van fysieke belasting, (werk)stress en vitaliteit op basis van een interactief, didactisch leerproces. Uitgangspunt hierbij is dat medewerkers leren wat zij zelf kunnen doen om vitaal en met plezier te blijven werken. In beginsel behandelen bedrijfsoefentherapeuten alle aandoeningen van het bewegingsapparaat, maar ten aanzien van arbeidsrelevante klachten zullen

in de praktijk hoofdpijnklachten en aandoeningen van de nek, schoudergordel, armen en de lage rug de meest voorkomende indicaties zijn voor een verwijzing naar een oefentherapeut.
Opleiding: de faculteit Bewegingswetenschappen van de Vrije Universiteit in Amsterdam biedt de tiendaagse cursus Bedrijfsoefentherapie. Qua omvang is deze cursus niet vergelijkbaar met de tweejarige specialisatie in de bedrijfsfysiotherapie of de 440 studiebelastingsuren van de opleiding arbeidsfysiotherapie.

Personeel- en organisatieadviseur

Werkzaamheden: personeel- en organisatieadviseurs hebben hun wortels in het werk en in een bedrijf. Behalve met de aanstelling van werknemers houden P&O-adviseurs zich bezig met de arbeidsvoorwaarden. Hiertoe behoort de salariëring en beloning, maar ook het opnemen van verlof (ouderschapsverlof, zorgverlof). In sommige bedrijven wordt de afdeling personeelszaken 'human resources management' (HRM) genoemd en de P&O-adviseurs heten dan HRM'ers. HRM'ers hebben een wat bredere oriëntatie op arbeid en richten zich ook op gezond beleid in een bedrijf; dat kan diversiteitsbeleid zijn, ouderenbeleid, maar ook integraal gezondheidsmanagement.
Mede door de invoering van de WVP houdt de P&O-adviseur zich tegenwoordig nadrukkelijker bezig met de acties die werkgever en werknemer moeten nemen rondom verzuim. Juist de relatie tussen de werknemer en zijn/haar functie, resulterend in een bepaalde arbeidsmotivatie bij die werknemer, moet een centraal thema voor de kwaliteit van arbeid worden. De opleidingen voor Personeel & Arbeid (P&A) springen hierop in.
In sommige bedrijven hebben P&O-adviseurs reeds een rol als casemanager en zij bewaken dan bijvoorbeeld langdurig zieke werknemers. Een uitbreiding van de functie zou voor P&O-adviseurs kunnen betekenen dat per werknemer, maar ook per afdeling in een bedrijf duidelijker in kaart kan worden gebracht of de aspecten van arbeid waar zij mee te maken hebben, namelijk arbeidsvoorwaarden, arbeidsverhoudingen en arbeidsinhoud, in balans zijn met de belastbaarheid van de werknemer.
In de huidige ontwikkelingen lijkt aandacht voor de consequenties van de WVP voor werknemers en werkgevers zeker op zijn plaats. Dit houdt een breder kijken naar het werk en de competenties van werknemers in. Juist P&O-adviseurs kunnen werkgevers van informatie voorzien over bijvoorbeeld de verhoudingen en voorwaarden van het werk in relatie met de belastbaarheid van werknemers.

Op het terrein van conflictbemiddeling en mediation worden P&O-adviseurs ook vaker ingezet, zij het dat de onafhankelijkheid van deze deskundigen dan buiten kijf dient te staan.
Opleiding: zeer divers; er zijn diverse hbo-opleidingen Personeel & Arbeid (P&A) of Personeel & Organisatie (P&O).
Aantal: onbekend.

Preventiemedewerker

Werkzaamheden: sinds de gewijzigde Arbowet in 2005 bestaat er een nieuwe functionaris: de preventiemedewerker. Deze functionaris is ook na de wijzigingen van 2007 en 2008 blijven bestaan. De preventiemedewerker zorgt voor de dagelijkse veiligheid en gezondheid in een bedrijf. Veel bedrijven hebben al zo iemand in dienst, als interne arbocoördinator (zie aldaar). Ieder bedrijf met 25 medewerkers of meer dient een preventiemedewerker aan te stellen. In bedrijven met maximaal 25 werknemers zal de werkgever deze taken zelf op zich nemen.
De preventiemedewerker heeft drie wettelijke taken:
- het (mede) opstellen en uitvoeren van de RI&E;
- het adviseren en nauw samenwerken met de ondernemingsraad of personeelsvertegenwoordiging over te nemen maatregelen voor een goed arbeidsomstandighedenbeleid;
- het (mede) uitvoeren van de te nemen maatregelen.

Opleiding: verschillende branches hebben (modulaire) cursussen preventiemedewerker.
Aantal: onbekend.

Intermezzo De preventiedeskundigen

De beroepen A&O-deskundige, arbeidshygiënist en veiligheidskundige zijn in de afgelopen decennia in belangrijke mate verbonden geweest met arbodiensten en de daarop toepasslijke wetgeving. Met het gedeeltelijk loslaten van de regelgeving, gecombineerd met veranderende eisen en wensen van opdrachtgevers leek een herbezinning op de positie in de markt noodzakelijk.
In een onderzoek in opdracht van de drie beroepsverenigingen naar de toekomst van de preventiedeskundige wordt geconcludeerd dat de positie van de preventiedeskundige momenteel onduidelijk is en dat het werkveld van deze deskundige vaak niet goed wordt ingeschat. Aanbevelingen zijn om de marktpositie van alle deskundigen te versterken en hun werkzaamheden duidelijker in kaders te zetten.
Bron: Arts, 2006; Jonkhoff et al., 2006.

Psycholoog

Werkzaamheden: diverse psychologen kunnen zich bezighouden met arbeidsrelevante problematiek. Arbeids- en organisatiepsychologen (A&O-psychologen, niet te verwarren met A&O-deskundigen, zie aldaar) of arbeids- en gezondheidspsychologen (A&G-psychologen) zijn voor het domein arbeid en gezondheid van belang. Deze psychologen kunnen zowel individuele trajecten uitvoeren als met groepen werken en preventieve activiteiten op de werkplek opzetten, zoals stresstrainingen. De gezondheidszorgpsycholoog (GZ-psycholoog) is werkzaam in alle sectoren van de gezondheidszorg. Deze psycholoog behandelt psychische stoornissen, problemen in de levenssfeer en de psychische aspecten die samengaan met lichamelijke ziekten en invaliditeit. Hoofdtaken zijn diagnostiek en behandeling. Bij de eerstelijnspsycholoog kan de cliënt zich zonder verwijzing aanmelden. Deze psycholoog helpt bij verschillende soorten problemen en er wordt gericht gewerkt aan het probleem of de klacht zelf. Een behandeling duurt gemiddeld tien sessies. Soms wordt de expertise van een neuropsycholoog gevraagd, bijvoorbeeld bij de diagnostiek van het organopsychosyndroom (OPS), een beroepsziekte van onder andere schilders. De psychotherapeut kan intensieve psychologische (therapeutische) hulp verlenen. De klinisch psycholoog is gespecialiseerd in psychodiagnostiek en psychologische interventiemethoden bij ernstige en complexe psychopathologische problematiek, die diverse domeinen van het functioneren beïnvloedt. Psychotherapie is een van de belangrijkste behandelvormen van de klinisch psycholoog.
Het Nederlands Instituut van Psychologen (NIP) is de beroepsvereniging van psychologen en staat voor de kwaliteit van de beroepsuitoefening van psychologen. Cliënten en collega's kunnen bij het College van Toezicht een klacht indienen wanneer zij menen dat een NIP-lid niet volgens de beroepsethische code heeft gehandeld. De sector Arbeid en organisatie van het NIP is de bestuurlijke koepel van alle NIP-organen op het gebied van de arbeids- en organisatiepsychologie.
Opleiding: een masterstudie psychologie duurt minimaal vier jaar en kan aan vele universiteiten gevolgd worden. A&O- en A&G-psycholoog is dan de afstudeerrichting. GZ-psycholoog: twee jaar postdoctoraal. Eerstelijnspsycholoog: GZ-psycholoog met extra eerstelijnskwalificatie. Klinisch psycholoog: GZ-psycholoog met praktijkopleiding en cursus. Psychotherapeut: vier jaar postdoctoraal. Neuropsycholoog: een jaar postdoctorale universitaire opleiding.
Aantal: het NIP heeft 13.000 leden (http://www.psynip.nl).

Re-integratiemanager, -begeleider of -deskundige
Werkzaamheden: deze functie wordt vanuit verschillende disciplines uitgevoerd. Het doel van de functie van re-integratiemanager, -begeleider of -deskundige is het effectief terugleiden naar arbeid van verzuimende werknemers. Daar zijn verschillende rollen in te onderscheiden, zoals de rol van regelaar, netwerker, vertrouwenspersoon en verantwoordelijke. De functie komt in bedrijven, bij arbodiensten én bij re-integratiediensten voor. Zij kan worden ingevuld door onder andere bedrijfsartsen, arboverpleegkundigen, P&O'ers en HRM'ers. Afhankelijk van het initiële beroep zal er in de functie meer aandacht zijn voor logistieke begeleiding in het kader van de WVP, voor de vertrouwensrelatie met de cliënt of zal er meer nadruk op het netwerken of regelen liggen. De verwachting is dat de functie een zekerder bestaan krijgt naarmate re-integratiebeleid in bedrijven meer vorm krijgt.
Opleiding: cursussen en een eenjarige hbo-opleiding voor de functie van re-integratiedeskundige zijn bij verscheidene opleidingsinstituten te volgen. De duur van de cursussen varieert sterk. Zeker aan de logistieke zijde van de begeleiding is de overlap met de casemanager groot.
Aantal: onbekend.

Studieloopbaanbegeleider
Werkzaamheden: de studieloopbaanbegeleider of leercoach coacht de student bij het hanteren van studieloopbaanvragen en ondersteunt de student bij het bepalen van de richting van de studieloopbaan. De studieloopbaanbegeleider dient te beschikken over de volgende zes competenties: coöperatief organiseren, confronteren, empatisch vermogen, gespreksvoering, werken met de groep, reflectie.
Opleiding: mensen met verschillende vooropleidingen die aan alle competenties voldoen, kunnen gecertificeerd worden door Certiforce.
Aantal: onbekend.

Veiligheidskundige
Werkzaamheden: veiligheidskundigen zijn werkzaam in alle bedrijfstakken, variërend van de gezondheidszorg tot de chemische industrie en de dienstverlening. Veiligheidskunde is een breed begrip, daarom verdeelt de Nederlandse Vereniging voor Veiligheidskunde (NVvK) haar werkterrein over vijf domeinen: arbeidsveiligheid, externe veiligheid, consumentenveiligheid, patiëntenveiligheid en transportveiligheid. De veiligheidskunde is in Nederland opgekomen aan het begin van de twintigste eeuw. In een klein aantal grote bedrijven kwamen er zogenoemde veiligheidsingenieurs, die de bevordering van de bedrijfsveiligheid als neventaak hadden, naast hun hoofdtaak als bedrijfs-

ingenieur. In de jaren tachtig van de vorige eeuw is hun rol veel meer adviserend dan uitvoerend geworden. Hieruit is de veiligheidskundige ontstaan. Veiligheidskundigen zijn voornamelijk werkzaam bij arbodiensten of aan arbodiensten gelieerde adviesorganisaties.
Opleiding: er zijn post-hbo- en postacademische opleidingen. De vooropleiding kan divers zijn.
Aantal: 2200.

Verzekeringsarts
Werkzaamheden: een verzekeringsarts is meestal werkzaam bij het UWV (Uitvoeringsorgaan Werknemersverzekeringen) en beoordeelt de arbeidsongeschiktheid in het kader van de wetgeving. Verzekeringsartsen werken samen met een arbeidsdeskundige en een administratief juridisch medewerker of wetstechnicus. Voor uitzendkrachten en zwangere werknemers voeren zij de taken uit die voor andere werknemers door een bedrijfsarts worden verricht (vangnetconstructie).
Opleiding: er is een vierjarige (deeltijd)opleiding tot verzekeringsarts die wordt verzorgd door de NSPOH en deze opleiding kan gevolgd worden door (basis)artsen die voor ten minste 50 procent werkzaam zijn als verzekeringsarts of medisch adviseur bij het UWV. De opleiding leidt tot opname in het register Arts Arbeid & Gezondheid met deskundigheidsprofiel verzekeringsgeneeskunde. De Nederlandse Vereniging voor Verzekeringsgeneeskunde (NVvG) is de beroepsvereniging van verzekeringsartsen.
Aantal: in totaal zijn er circa 1000 verzekeringsartsen werkzaam in Nederland (http://www.rivm.nl).

4.2 De rol van verschillende bedrijven en instellingen

Arbodienstverlening is gedefinieerd als de dienstverlening aan arbeidsorganisaties (werkgevers en werknemers) die plaatsvindt binnen het wettelijke kader van de Arbowet. Het uitgangspunt van arbodienstverlening is het bieden van adequate en professionele ondersteuning aan werkgevers bij het opzetten en uitvoeren van een goed arbeidsomstandighedenbeleid. Dat beleid is gericht op de veiligheid en de gezondheid van de werknemers inzake alle met de arbeid verbonden aspecten. In grote lijnen kan deze ondersteuning worden verzorgd door preventiemedewerkers en arboprofessionals (zie hiervoor).
Behalve arbodiensten en adviesbureaus kunnen gespecialiseerde re-integratiebedrijven, organisaties voor verzuimbegeleiding of casemanagement, arbeidspoliklinieken, verzekeringsmaatschappijen en wetenschappelijke instellingen een rol spelen bij de arbodienstverle-

ning aan een arbeidsorganisatie. Ook brancheorganisaties dragen een steentje bij. Deze organisaties hebben een uiteenlopende aanpak, van uitsluitend regisseur of bemiddelaar tot uitvoerend casemanagement bij ziektegevallen.
De Arbowet verplicht werkgevers zorg te dragen voor de veiligheid en de gezondheid van de werknemers inzake alle met de arbeid verbonden aspecten, en een beleid te voeren dat is gericht op zo goed mogelijke arbeidsomstandigheden, binnen de mogelijkheden en met de middelen die hen ter beschikking staan. Sinds 1 juli 2005 hebben werkgevers meer keuze in hoe ze zich deskundig laten begeleiden bij het opstellen en uitvoeren van hun arbo- en verzuimbeleid.
De relevante bedrijven en instellingen worden in alfabetische volgorde besproken, en zijn ook zichtbaar in de figuren 4.1, 4.2 en 4.3.

Arbeidspolikliniek

Een specifieke vorm van arbocuratieve zorg betreft de klinische arbeidsgeneeskunde, die meestal wordt uitgeoefend in de zogenoemde bedrijven- of arbeidspoliklinieken. Met de oprichting van het Nederlands Centrum voor Beroepsziekten (NCvB) in 1995 en het Solvent Team voor patiënten met OPS (schildersziekte) in 1997, kreeg de klinische arbeidsgeneeskunde in Nederland voet aan de grond (Elders, 2009). Het idee achter klinische arbeidsgeneeskunde is dat cliënten na uitgebreide diagnostiek, analyse van belastende factoren in het werk en andere relevante factoren (bijv. psychosociaal), en interprofessioneel overleg advies krijgen over diagnose, prognose, oorzaken en behandelopties. In een netwerk van behandelaars kan op maat en op een zo kort mogelijke termijn de geïndiceerde zorg worden geboden.
De klinische arbeidsgeneeskunde heeft zich vanaf 2001 verder ontwikkeld met de oprichting van vier kenniscentra voor longaandoeningen, aandoeningen van het houdings- en bewegingsapparaat, huidaandoeningen en psychische aandoeningen. Die hadden als taak door middel van het verzamelen, ontwikkelen en verspreiden van nieuwe kennis een directe bijdrage te leveren aan de verbetering van de diagnostiek, behandeling en begeleiding van werknemers met arbeidsrelevante gezondheidsproblemen. Na het intrekken van de subsidie door het ministerie van VWS in 2004 ontwikkelden de drie eerstgenoemde kenniscentra zich tot klinisch arbeidsgeneeskundige centra in de vorm van arbeidspoliklinieken. Op het gebied van luchtweg- en huidaandoeningen hebben deze poliklinieken de naam van het kenniscentrum gehouden, namelijk het Nederlands Kenniscentrum Arbeid en Longaandoeningen (NKAL) en het Nederlands Kenniscentrum ArbeidsDermatosen (NECOD). De arbeidspolikliniek die is voortgekomen uit het

Nederlands Kenniscentrum Arbeid en Klachten Bewegingsapparaat (NKAKB) opereert onder de naam EMcare. Het NCvB heeft de activiteiten ten aanzien van het Solvent Team en beroepsziekten uitgebreid naar meer soorten aandoeningen en deze ondergebracht in de Polikliniek Mens en Arbeid (PMA).

Behalve de arbeidspoliklinieken die zijn voortgekomen uit de kenniscentra voor arbeidsrelevante aandoeningen, zijn er enkele andere, die zelfstandig tot ontwikkeling zijn gekomen. Voorbeelden zijn het Centrum voor Huid en Arbeid (sinds 1988 actief, ook bekend onder de naam Kapperspoli), ICARA (gericht op specialistische zorg bij aandoeningen van het bewegingsapparaat), de Stichting Vroege Interventie Revalidatiezorg (stimuleren van arbeidsparticipatie bij mensen met een beperking en/of handicap) en de Vitalys bedrijvenpolikliniek (gericht op zowel fysieke als psychische aandoeningen).

In 2008 is de Nederlandse Vereniging voor Klinische Arbeidsgeneeskunde (NVKA) opgericht. Deze heeft de klinische arbeidsgeneeskunde als volgt gedefinieerd: *het domein in de geneeskunde waarin structureel gebruik wordt gemaakt van specifieke arbeids- en bedrijfsgeneeskundige kennis in een reguliere klinische of transmurale setting voor patiënten, waarbij de factor arbeid relevant is voor diagnostiek, behandeling, prognose en preventie.* De klinische arbeidsgeneeskunde heeft als focus de meer complexe problematiek rond ziekte en arbeid.

In Nederland zijn anno 2011 enkele klinisch arbeidsgeneeskundige centra actief, die meestal gespecialiseerd zijn in één of meer diagnosegroepen. Ze hebben vaak samenwerkingsverbanden met academische centra en zijn veelal gevestigd in grotere steden. EMcare bijvoorbeeld heeft inmiddels een landelijk dekkend netwerk met zes poliklinieken opgezet en werkt van daaruit met een netwerk van reguliere zorgaanbieders in de eerste, tweede en derde lijn. Evaluatie met nog beperkte methodologie laat zien dat over het algemeen de klachten afnemen, de medische consumptie en het verzuim dalen en de werkhervatting toeneemt. De meeste centra vielen aanvankelijk niet onder de reguliere zorg en hadden daardoor veel moeite met de bekostiging van hun interventies. Hierin is recentelijk verandering gekomen, alhoewel ook bij opname in het zorgstelsel contractering met een zorgverzekeraar wenselijk is. Doordat de volumeontwikkeling van de centra trager liep dan verwacht staat de continuïteit van sommige centra onder druk, evenals de mogelijkheden de kwaliteit van zorg goed te evalueren met methodologisch hoogwaardig onderzoek.

Arbodiensten

De arbodienstverlening is in de Arbowet in 2005 herzien. In de nieuwe wettelijke bepaling is opgenomen dat een bedrijf zich moet laten bijstaan door zogenoemde (gecertificeerde) kerndeskundigen (bedrijfsarts, A&O-deskundige, veiligheidskundige of arbeidshygiënist) bij de toetsing van de Risico-inventarisatie en -evaluatie (RI&E), bij de verzuimbegeleiding, bij het uitvoeren van het preventief medisch onderzoek (PMO) en bij aanstellingskeuringen. De laatste drie interventies dienen door een gecertificeerde bedrijfsarts te gebeuren, het toetsen van de RI&E door een gecertificeerde kerndeskundige. Elk bedrijf moet deskundigen (bijv. een preventiemedewerker) hebben zodat preventieve taken dichter bij het bedrijf geregeld zijn. Er zijn bedrijven (voornamelijk in het MKB) die gebruik hebben gemaakt van deze zogenoemde maatwerkregeling, maar een groot deel van de bedrijven is aangesloten gebleven bij een interne of externe arbodienst, de zogenoemde vangnetregeling. Kiest een bedrijf voor de maatwerkregeling, dan kan dat slechts in afspraak met de ondernemingsraad of de personeelsvertegenwoordiging.

Arbodiensten zijn door de verschuivingen die na de herziening van de Arbowet zijn ontstaan op zoek naar nieuwe niches in de markt. Thema's zoals human resource management (HRM), vitaliteit en integraal gezondheidsmanagement (IGM) zijn producten waarop arbodiensten zich thans trachten te profileren. Naast de verlening van traditionele arbodienstverlening komt er steeds meer nadruk op duurzame inzetbaarheid te liggen (www.boaborea.nl).

Sinds midden jaren 1990 is het aantal arbodiensten in Nederland door fusies gehalveerd: bestonden er in 1994 nog 187 arbodiensten, in 2008 waren dat er nog 64 (excl. interne diensten). Sinds werkgevers meer vrijheid hebben bij de keuze voor de arbodienstverlening, is het aantal dat voor een externe gecertificeerde arbodienst kiest, teruggelopen van 90 procent in 2004 tot 73 procent in 2008 (SZW, 2009). Slechts 3 procent van de werkgevers heeft een interne arbodienst. Ondanks de keuzevrijheid is maar 3 procent overgestapt van een arbodienst naar een andere arbodienstverlener; 6 procent heeft naast een contract met een arbodienst ook een andere arbodienstverlener ingeschakeld (samenloop). Gecontracteerde arbodienstverleners zijn veelal gecertificeerd. In totaal liet dus 79 procent van de werkgevers zich in 2008 bijstaan door een arbodienst en/of arbodienstverlener. Bij bedrijven van meer dan vijftig werknemers was dat 100 procent. Onder de grote bedrijven van meer dan honderd werknemers heeft 97 procent een contract met een arbodienst en 3 procent uitsluitend een contract met een andere arbodienstverlener. Onder de kleinste bedrijven van minder dan vijf

werknemers is dit 68 respectievelijk 2 procent. Veel kleine ondernemers hebben hun contract met een arbodienst of arbodienstverlener geregeld via een verzuimverzekeraar.
In 2008 hadden vier grote zelfstandige arbodiensten twee derde van de markt in handen; vijf andere landelijk werkende arbodiensten verdelen nog eens 15 procent. Het resterende marktaandeel van 8 procent zit bij 55 kleine arbodiensten (http://www.weldergroep.nl/corporate/projecten/arbomonitor-voor-werknemers). De omzetontwikkeling van de markt voor arbodienstverlening is sinds 2003 met ruim een kwart teruggelopen. Daling van het verzuim (waardoor minder directe verzuimbegeleiding nodig is), overstappen van werkgevers op de maatwerkregeling en de recente crisis met terugloop van het aantal banen heeft voor deze volumedaling gezorgd.

Intermezzo Verzuimbegeleiding vaak opgenomen in contract met arbodienst, maar verzuimbeleid in organisaties verandert
Sinds de herziening van de Arbowet is er sprake van een daling in het percentage werkgevers dat diensten inhuurt van de arbodienst of andere arboprofessionals. Verzuimbegeleiding is de dienst die het meeste wordt afgenomen van arbodiensten en andere arbodienstverleners. Er blijkt de laatste jaren wel een verschuiving te zijn opgetreden in de manier waarop bedrijven verzuimafspraken vastleggen. In 2004 werd het merendeel van de verzuimafspraken mondeling gemaakt, terwijl in 2007 de meeste afspraken schriftelijk werden vastgelegd. In 2008 echter is het schriftelijk vastleggen van afspraken weer wat afgenomen en werden afspraken vaker mondeling gemaakt. Ook gaven werkgevers in 2008 vaker dan eerdere jaren aan dat er geen structurele afspraken zijn over de snelheid waarmee contact wordt opgenomen met de bedrijfsarts na een ziekmelding.
Bron: Klein Hesselink et al., 2009.

Branchevereniging Boaborea
Bij Boaborea zijn de meeste arbodiensten en ruim honderd re-integratiebedrijven aangesloten (incl. interventiebedrijven, outplacement- en loopbaanbureaus en jobcoachingsorganisaties). Ook bedrijven die actief zijn op het terrein van loopbaan, vitaliteit en duurzame inzetbaarheid kunnen lid zijn. De totale branche van arbodiensten en re-integratiebedrijven heeft een omzet van 900 miljoen euro. Er werken ruim 13.000 mensen (MarketConcern, 2010). De brancheorganisatie

Boaborea heeft een kwaliteitskeurmerk ontwikkeld voor re-integratiebedrijven die voldoen aan de vereisten met betrekking tot dertien prestatie-indicatoren (waaronder doorlooptijd, eindresultaat, personeel, organisatie en cliënttevredenheid). Re-integratiebedrijven met het keurmerk dienen elk halfjaar te laten zien dat zij aan de normen voldoen.

Interventiebedrijven

Interventiebedrijven bieden hun diensten veelal aan andere bedrijven aan (www.boaborea.nl). De diensten kunnen bestaan uit bijvoorbeeld trainingen rondom het versterken van de rug, het terugdringen van CANS-klachten en het stimuleren van een gezonde leefstijl door sport- en voedingsprogramma's. Vrijwel alle zorgverzekeraars hebben een contract met interventiebedrijven afgesloten dat binnen hun pakket lijkt te passen. Op de websites van de zorgverzekeraars zijn deze interventiebedrijven – en wat zij aanbieden – dan ook terug te vinden.

Jobcoachingsbedrijven

Jobcoachingsbedrijven bieden hun diensten voor een klein deel aan andere bedrijven en gemeenten aan. Grotendeels doen zij echter zaken met het UWV (www.boaborea.nl). Zoals bij de jobcoach beschreven, richten deze bedrijven zich op intensieve werknemersbegeleiding om zo terugkeer naar betaald werk te bevorderen.

Re-integratiebedrijven

Sinds 1994 zijn er verscheidene re-integratiebedrijven die re-integratie- en mobiliteitstrajecten aanbieden. Alle bedrijven trachten 'gestrande' werknemers weer zo spoedig mogelijk aan het werk te krijgen, op diverse manieren. Re-integratiebedrijven werken goeddeels voor gemeenten (www.boaborea.nl). Op 1 januari 2002 is er met de Wet structuur uitvoering werk en inkomen (SUWI) formeel een particuliere re-integratiemarkt ontstaan. Het besluit van de Tweede Kamer kende een belangrijke randvoorwaarde, namelijk dat de markt voor opdrachtgevers en cliënten transparant moest zijn. Helder inzicht in de prestaties van een re-integratiebedrijf is noodzakelijk. Daarom is er een overkoepelende organisatie in het leven geroepen – de Brancheorganisatie Re-integratiebedrijven (Borea), nu onderdeel van Boaborea – om een kwaliteitskeurmerk te geven aan de bedrijven die voldoen aan de eisen van dit instituut. Per 1 januari 2004 is het keurmerk ingevoerd, maar anno 2010 lijkt het streven te zijn mislukt want Boaborea gaf het keurmerk vooral aan grote re-integratiebedrijven. In 2008 heeft het UWV daarom het keurmerk Blik-op-werk ingevoerd dat – onder andere voor

gemeenten – meer inzicht in de kwaliteit van re-integratiebedrijven moet geven.
Naast re-integratie- of interventiebedrijven die verzuimende werknemers begeleiden met als doel werkhervatting in het eigen oorspronkelijke werk (eerstespoorre-integratie), zijn er ook re-integratiebedrijven die mensen begeleiden naar werk vanuit een uitkeringssituatie (tweedespoorre-integratie). Ook een werknemer met een arbeidscontract die niet kan terugkeren in het oorspronkelijke werk en die wordt begeleid naar ander werk in of buiten de organisatie waarmee hij een arbeidscontract heeft, valt in het tweede spoor. Hierin zijn vooral interne mobiliteitsafdelingen van grotere bedrijven of outplacementbedrijven actief. Veel re-integratiebedrijven in het tweede spoor werken in opdracht van het UWV (WIA, Wajong of ZW/Arbo) of de gemeente (WWB'ers met gezondheidsproblemen). Het accent bij de begeleiding van deze bedrijven ligt veel minder op herstel van het functioneren en veel meer op het benutten van resterende arbeidsmogelijkheden, gekoppeld aan interesses en motivatie van de cliënt en ondersteund door loopbaancoaching, *empowerment*, her- of omscholing en dergelijke.
Vanwege de diversiteit in het aanbod van de re-integratiebedrijven, zowel inhoudelijk als met betrekking tot kwaliteit, proberen verschillende organisaties om hier meer inzicht in te geven. Van een arbodienst mag verwacht worden dat de medewerkers een goed beeld hebben. Ook schadeverzekeraars (verzuim of arbeidsongeschiktheid) en zorgverzekeraars verdiepen zich steeds verder in dit aanbod. Na onderzoek in de markt maken veel organisaties – grote bedrijven, arbodiensten, schadeverzekeraars en zorgverzekeraars (al dan niet in het kader van een collectieve verzekering en/of aanvullend werkgeverspakket) – afspraken met een klein aantal providers. Dit wordt een 'providerboog' genoemd. De bij die organisatie aangesloten professionals dienen de werknemers of cliënten dan bij voorkeur naar een van die providers te verwijzen. Vaak staan tegenover deze afspraken lagere tarieven van de providers. Soms gaan grotere arbodiensten of verzekeraars zo ver dat zij zelf providers geheel of gedeeltelijk overnemen of een nieuwe provider opzetten. Sommige verzekeraars hebben ook een belang in bepaalde arbodiensten. Op die manier ontstaan hybride situaties waarbij een professional een cliënt kan verwijzen naar een provider die deel uitmaakt van dezelfde (koepel)organisatie als de professional. Het moet duidelijk zijn dat ook bij zo'n verwijzing het belang van de cliënt voorop staat.

UWV

Het Uitvoeringsorgaan Werknemersverzekeringen (UWV) verzorgt de uitvoering van de sociale verzekeringen voor werknemers en werkgevers, zoals WIA, Wajong, WW en ZW. De missie van het UWV is: werk boven uitkering. Onlangs is het UWV gefuseerd met het Centrum voor Werk en Inkomen (CWI) tot UWV WERKbedrijf. In de praktijk betekent dit dat ondersteuning wordt geboden aan alle mensen die een (andere) baan zoeken. Het UWV verstrekt niet alleen uitkeringen, maar stimuleert en ondersteunt ook de re-integratie. Hiertoe schakelt het re-integratiebedrijven in die uitkeringsgerechtigden trajecten op maat bieden. Ook toetst het UWV in het kader van de beoordeling voor een WIA-uitkering of werkgever en werknemer zich voldoende hebben ingespannen voor re-integratie. In de afgelopen jaren zijn voor dit doel ook diverse aandoeningsgerichte beoordelingsrichtlijnen opgesteld. In een eerder stadium, als een werknemer het oneens is met de adviezen van de bedrijfsarts, kan hij/zij een second opinion aanvragen bij een verzekeringsarts van het UWV. Als het gaat om mensen met een arbeidsongeschiktheidsuitkering, dan staan de verzekeringsarts en de arbeidsdeskundige centraal in de beoordeling en begeleiding. Een aparte categorie betreft de uitkeringsgerechtigden krachtens de Ziektewet. Indien een WW-gerechtigde werknemer een gezondheidsprobleem heeft waardoor hij niet kan werken, dan valt hij/zij terug op de Ziektewet (ZW/Arbo). Ook zieke uitzendkrachten vallen onder deze regeling, evenals mensen die vanuit de WAO, WIA of Wajong zijn gereïntegreerd (vangnetregeling eerste vijf jaar) en zwangere vrouwen (tijdens het reguliere zwangerschapsverlof en ook daarvoor als zij eerder arbeidsongeschikt worden).

Intermezzo 'Schap' vertegenwoordigt belangen beroep, branche of sector

Brancheorganisaties, werkgeversverenigingen, vakbonden en beroepsverenigingen vertegenwoordigen de overkoepelende belangen van werkgevers en werknemers in branches en sectoren. Een bijzondere vorm om die zaken te regelen, is het 'schap'. Schappen zijn er in uiteenlopende branches zoals de tuinbouw, de akkerbouw, de detailhandel, het stukadoorsbedrijf en de horeca. Een sector bepaalt zelf of hij een schap voor de sector wil instellen. Daarom hebben sommige sectoren van het bedrijfsleven wel een schap en andere niet. Product- en bedrijfsschappen zijn publiekrechtelijke samenwerkingsverbanden van ondernemers en werknemers die activiteiten ontplooien ten behoeve van een

gehele sector. Het hele stelsel van product- en bedrijfsschappen wordt ook wel de publiekrechtelijke bedrijfsorganisatie genoemd. Productschappen zijn er voor bedrijven die zich met hetzelfde product bezighouden, van grondstof tot eindproduct (zoals het Productschap Vee en Vlees: 'van fok tot kok'). Bedrijfsschappen zijn er voor bedrijven met eenzelfde functie in het economische leven, zoals alle bedrijven in de detailhandel en alle bedrijven in de horeca. Daarnaast bestaan er enkele specifieke organisaties op sectorniveau zoals de opleidings- en ontwikkelingsfondsen (O&O-fondsen). Deze dragen financieel bij aan de scholing van werknemers in hun branche.
Bron: Klein Hesselink et al., 2009.

Vakbonden

Vakbonden behartigen de belangen van aangesloten werknemers en andere leden. De vakbond onderhandelt met de werkgever over collectieve arbeidsvoorwaarden. Dat kan gaan over het loon, maar ook over werk- en rusttijden. Bij reorganisaties en ontslag spelen vakbonden ook een belangrijke rol. Er zijn vele beroepsspecifieke vakbonden in Nederland, waarvan de FNV en het CNV de grootste zijn.

Werkgevers

VNO-NCW is de grootste werkgeversorganisatie van Nederland. De naam VNO-NCW (officieel: Vereniging VNO-NCW) is een samentrekking van de afkortingen van het Verbond van Nederlandse Ondernemingen (VNO) en het Nederlands Christelijk Werkgeversverbond (NCW). VNO-NCW behartigt zowel op nationaal als op internationaal niveau de gemeenschappelijke belangen van het Nederlandse bedrijfsleven. Dat gebeurt door middel van samenwerking met de regionale verenigingen. De bij de VNO-NCW aangesloten bedrijven en (bedrijfstak)organisaties vertegenwoordigen 90 procent van de werkgelegenheid in de Nederlandse marktsector.

MKB

MKB staat voor midden- en kleinbedrijf. Daartoe worden bedrijven gerekend van 1 tot en met 250 medewerkers. Van de particuliere bedrijven in Nederland behoort 99 procent tot het MKB. De meeste bedrijven hebben tot en met vijf medewerkers in dienst. Het meest zijn de bedrijven te vinden in de zakelijke dienstverlening (24%), de detailhandel (13%), de industrie (13%) en de zorg (12%).

Intermezzo Verschil inkomens- en zorgverzekeraars steeds kleiner

Onder invloed van de nieuwe Zorgverzekeringswet (2006) lijken de producten en diensten van inkomens- en zorgverzekeraars steeds meer te convergeren (SER, 2009). Zorgverzekeraars bieden steeds meer dienstverlening gericht op verzuimreductie aan. Ook kopen zij steeds vaker arbocuratieve interventies in en bieden deze aan in collectiviteiten of aanvullende pakketten voor arbocuratieve zorg. Werkgevers zijn van mening dat zorgverzekeraars nog te veel aanbod- in plaats van vraaggericht werken (Van den Broek et al., 2008). Zij willen graag dat goed wordt geluisterd naar hun daadwerkelijke wensen. Dan zou het mogelijk worden om in te spelen op de specifieke wensen van een bepaalde arbeidsorganisatie en zoveel mogelijk maatwerk te bieden. Daarnaast willen werkgevers dat verzekeraars zich richten op de gehele keten van zorg en verzuim, dus een geïntegreerd totaalpakket dat aansluit op hun specifieke wensen. Dit lijkt aan te sluiten bij een trend onder verzuim- en arbeidsongeschiktheidsverzekeraars, die steeds vaker 'brede' polissen in de markt zetten, van waaruit regelmatig ook de financiering van arbocuratieve interventies mogelijk is. In sommige gevallen waarin de zorg- en schadeverzekeraar onder dezelfde koepelorganisatie werken, zie je samenwerking en synergie tussen de beleidsmedewerkers ontstaan.

Zorgverzekeraars

In Nederland zijn ongeveer vijftig zorgverzekeraars werkzaam. Er zijn ruwweg drie categorieën: de regionaal werkende zorgverzekeraars, de landelijk werkende zorgverzekeraars en de landelijk werkende verzekeraars die ziektekostenverzekeringen aanbieden als onderdeel van hun pakket. Zorgverzekeraars hebben op verschillende manieren te maken met de werknemer. Sommige doen zaken met een heel bedrijf en nemen de ziektekosten en aanvullende verzekeringen van een heel bedrijf op zich. Andere hebben een individuele invalshoek en dekken de reguliere zorg voor mensen die ziek worden. De brancheorganisatie van zorgverzekeraars is Zorgverzekeraars Nederland (ZN). Die bestaat vanaf 1995. Sommige zorgverzekeraars spreken met bedrijven een collectieve zorgverzekering af die vaak goedkoper kan worden aangeboden. Daarin zijn soms specifieke pakketten opgenomen, waarbij bijvoorbeeld aspecten van leefstijl of dingen die voor een bepaalde beroepsgroep belangrijk zijn worden meeverzekerd.

Best practices op het terrein van arbocuratieve zorg

Uit een recente analyse van negen *best practices* op het terrein van arbocuratieve zorg zijn de kosten en de opbrengsten per best practice gekwantificeerd en zijn de verschillende leerpunten en succesfactoren gedestilleerd. Dit levert concrete aangrijpingspunten op om synergie tussen zorg en sociale zekerheid te bewerkstelligen, met als uiteindelijke doel het effectiever organiseren van preventie, verzuimbegeleiding en re-integratie. Er zijn tien knelpunten voor het tot stand komen van die synergie.

1 Werkgevers hebben het gevoel dat ze (te) veel betalen aan de gezondheidszorg, maar (te) weinig invloed hebben op de omvang van de kosten van de gezondheidzorg.
2 Het verzuim is relatief laag, waardoor het gevoel van urgentie minder is.
3 Afspraken met verzekeraars gaan vooral over de prijs en kortingen en niet over de inhoud.
4 Preventie is lastig te kwantificeren en voordelen komen pas op de langere termijn.
5 Het volume en de vulgraad van collectiviteiten van zorgverzekeraars zijn beperkt.
6 De doelstellingen van inkomens- en zorgverzekeraars zijn niet gelijk.
7 Er is onvoldoende aansluiting tussen vraag van werkgevers en aanbod van verzekeraars.
8 Wettelijke bepalingen en regelingen beperken de ondernemingsgeest (-vrijheid) van verzekeraars.
9 Zorginkoop komt bij zorgverzekeraars nog onvoldoende van de grond.
10 De rollen van enkele belangrijke actoren (bedrijfsarts, reguliere behandelaars) zijn nog niet optimaal vormgegeven.

Aan de hand van geselecteerde best practices blijken veel van de gesignaleerde knelpunten in de praktijk relatief 'eenvoudig' opgelost te kunnen worden. Bredere toepassing van de initiatieven biedt potentieel voordelen in termen van verzuimreductie en productiviteitsverhoging. Omgerekend gaat het om een toename van de arbeidsproductiviteit van 2,2 procent (gecorrigeerd voor dubbeltellingen bij de interventiegebieden fysiek, psychisch en preventie) bij grote, middelgrote dan wel kleine werkgevers.

De synergie is niet alleen kwantitatief van aard, maar ook kwalitatief. De hoofdrolspelers in de keten kunnen toegevoegde waarde ontlenen aan het gezamenlijk organiseren van initiatieven op het terrein van zorg en sociale zekerheid. Het versterkt het imago van de werkgever als goed werkgever en vormt een aantrekkelijke secundaire arbeidsvoorwaarde tegen de achtergrond van krapte op de arbeidsmarkt. Voor de werknemer levert het snellere en effectievere zorg op die goed georganiseerd en gemakkelijk toegankelijk is. Randvoorwaarde voor het realiseren van synergie is een optimale uitvoering van de gemaakte afspraken tussen zorgverzekeraars, werkgevers en/of verzuimverzekeraars ten aanzien van de arbocuratieve zorgpaden. Hiervoor zijn op basis van de beschreven best practices tien succesfactoren geanalyseerd.

1 Richt het zorgpad in naar de specifieke behoeften van de branche en werkgever (maatwerk).
2 Zorg voor een vroegtijdige aanpak, een optimaal proces en voldoende flexibiliteit vanuit de zorgverleners bij het organiseren van zorgpaden.
3 Betrek alle actoren (partijen) bij het zorgpad, maar vooral ook de leidinggevende of manager.
4 Geef werknemers zelf regie bij preventie; vrijwillige deelname is belangrijk, evenals afgestemde follow-upmogelijkheden.
5 Heb expliciet aandacht voor de betrokkenheid en rol van de bedrijfsarts in het zorgpad en geef deze waar nodig ondersteuning om zijn rol of functie goed te kunnen vervullen.
6 Maak gebruik van het principe van één coördinatiepunt in de vorm van casemanagement of één loket.
7 Behoud eenvoud in het proces en dekking (meest voorkomende verzuimoorzaken betreffen verstoringen van het houdings- en bewegingsapparaat en psychische aandoeningen).
8 Ontwikkel een netwerk van kwalitatief goede zorgverleners vanuit de zorginkooprol van de zorgverzekeraar.
9 Laat gecontracteerde zorgaanbieders werken volgens specifieke protocollen, zogenoemde evidence-based behandeltrajecten met aandacht voor de factor arbeid.
10 Maak gebruik van webtools en internet voor informatieverstrekking, voorlichting en terugkoppeling.

Bron: Van den Broek et al., 2008.

4.3 Interprofessionele samenwerking

In vele projecten is de effectiviteit van interventies om interprofessionele samenwerking te stimuleren onderzocht. De uiteindelijke conclusie is dat het realiseren van samenwerking in die projecten zeer moeizaam bleek en dat de effecten daarom ook beperkt tot nihil waren. Verder is bij geselecteerde gezondheidsproblemen effectiviteitsonderzoek gedaan naar interventies waarin de arbocuratieve zorg op een bepaalde werkwijze was geoperationaliseerd. Slechts een beperkt aantal van dit soort interventies is voldoende wetenschappelijk onderbouwd (BS Health Consultancy, 2008). Recent onderzoek bij rugklachten levert ook een bijdrage aan de onderbouwing (Lambeek, 2010). Op een globaler niveau zijn er voor deze interventies vijf mogelijke succesfactoren.

1. Participatieve interventie: de cliënt betrekken bij het opstellen van de behandeldoelen ten aanzien van het werk. De werknemer met gezondheidsproblemen bedenkt samen met zijn werkgever en onder begeleiding van deskundige derden de werkaanpassingen, die tijdige of snellere werkhervatting mogelijk maken.
2. Activerende benadering: zo snel als mogelijk en verantwoord is weer contact leggen met het werk en starten met werkhervatting.
3. De verwachtingen ten aanzien van het verzuim managen: de behandelaar besteedt vanaf het begin aandacht aan werkhervatting, maakt de verwachtingen van de werknemer op dit terrein bespreekbaar en stuurt zo nodig bij door voorlichting over de prognose.
4. Return-to-workcoördinator: de coördinatie van werkhervatting wordt in het behandelteam opgepakt zodat dit vanaf het begin een van de behandeldoelen is.
5. Multiprofessionele benadering: vanaf het begin van de behandeling analyseren welke probleemgebieden aandacht moeten krijgen en welke behandelaars daarin effectief kunnen zijn. Multiprofessioneel hoeft niet te betekenen 'onder één dak', ook samenwerking op afstand en bijvoorbeeld in de eerstelijnszorg kan goede effecten sorteren.

Onderlinge samenwerking van professionals (al dan niet met verschillende achtergronden) verloopt dus beter wanneer zij nadenken over doel en vorm: wat wil je bereiken en hoe kan dat het meest efficiënt? Daarbij is het nadenken over de eigen positie in het gehele veld ook wenselijk.

Intermezzo Voorlichting door verschillende hulpverleners: afstemming wezenlijk!

Indien meer professionals bemoeienis hebben met eenzelfde cliënt, moet het allen duidelijk zijn dat zij een belangrijke rol spelen in de advisering en voorlichting: één hulpverlener kan het veto voor alle hulpverleners uitspreken. Daarmee wordt het volgende bedoeld: als tien hulpverleners zeggen dat een cliënt het werk kan hervatten – al dan niet met aanpassingen – en één zegt dat de cliënt het rustig aan moet doen, dan zal de cliënt naar die ene hulpverlener luisteren indien dat de cliënt goed uitkomt. Ook al zijn er vanuit het beroepsparadigma verschillende opvattingen over de handelwijze van professionals, uitspraken over of een cliënt al dan niet kan werken zouden in onderling overleg afgestemd moeten worden. De fysiotherapeut in de eerste lijn kan, net zomin als de huisarts, een uitspraak over werkhervatting doen, zonder zijn/haar mededeling af te stemmen met de bedrijfsarts.

Vrij naar: Van der Gulden, 2003.

Vijf tips voor interprofessioneel werken

- Verduidelijk het eigen doel bij de behandeling van een cliënt.
- Wees zo expliciet mogelijk.
- Vraag zo vroeg mogelijk andere hulpverleners expliciet naar hun doel.
- Bekijk of alle hulpverleners op één lijn zitten.
- Pas zo nodig de behandeling aan, als het doel is bijgesteld op basis van doelen van andere professionals.

Wanneer professionals elkaar spreken, leren zij elkaar op een ander niveau kennen. Daar heeft de betrokken cliënt op dat moment niet direct baat bij, maar het zou een begin van een vertrouwensrelatie met een andere professional kunnen zijn. In een interprofessionele setting is een dergelijke samenwerking gemakkelijker voor elkaar te krijgen. Professionals zien elkaar op regelmatige basis en de visie en wijze van handelen kan sneller los van een casus worden herkend. Juist interprofessionele samenwerking biedt een unieke kans om te leren omgaan met mensen die vanuit een heel ander persoonlijk, cultureel en beroepsperspectief en wellicht met hun eigen vooroordelen reageren.

Intermezzo Interprofessioneel overleg tussen diverse arboprofessionals
Om te komen tot een goed preventief beleid wordt er in de arbodienst interprofessioneel overlegd. Verschillende professionals zoals de bedrijfsarts, arbeidshygiënist, veiligheidskundige, ergonoom, bedrijfsfysiotherapeut en/of A&O-deskundige en de 'verzuimcontroleur' bespreken gesignaleerde problemen bij een bepaald bedrijf. Op basis van de signalen wordt onderling afgesproken hoe een probleem wordt aangepakt. Een knelpunt in de communicatie van het team kan zijn dat er onduidelijkheid heerst over wie de werkgever zal inlichten over het gesignaleerde probleem. Wie doet wat, is dan de vraag die in het midden blijft liggen.
Bedrijfsartsen hebben de hoogste status in een arbodienst en zijn in de huidige Arbowet de enigen met een wettelijke status ten opzichte van het bedrijf. Zij zijn daarom vaak de casemanager voor een bedrijf, want werkgevers willen graag 'de dokter' spreken. Andere disciplines vinden daarom dat het ook de taak van de bedrijfsarts is om met de werkgever over preventieve maatregelen te spreken in het sociaalmedisch overleg (SMO) dat de bedrijfsarts met het management van een bedrijf of met de werkgever heeft. In dergelijke gesprekken komen echter vaak alleen langdurige gevallen van verzuim aan bod en vaak vinden bedrijfsartsen geen tijd om ook preventieve activiteiten te 'verkopen'. Natuurlijk vinden zij preventie ook lastig en geven het mede daarom niet altijd prioriteit. Bovendien vinden ze het verkopen meer een taak van de acquisiteur. Rolonduidelijkheid, status, gebrek aan tijd en prioriteit zijn zaken die meespelen in het interprofessioneel overleg over preventieve maatregelen.

Kortom, het belang van (interprofessionele) samenwerking kan zijn:
- effectief (doeltreffend): korter klachten, minder verzuim;
- efficiënt (doelmatig): minder dubbel werk;
- beter voor cliënt: het probleem wordt breder bekeken;
- beter voor hulpverlener: meer inzicht in eigen en elkaars handelen.

Nadat het doel van samenwerking is vastgesteld, is de volgende stap inzicht krijgen in hoe samenwerking soepel kan verlopen. Goede samenwerking vergt over het algemeen een lange adem en veel inzicht bij de samenwerkende actoren (Bakker, 2002; Engels et al., 2003). Het is op te vatten als een vorm van gedrag en dat is hoopgevend, want gedrag is aan te leren. Daarom wordt gebruikgemaakt van het ASES-model (Attitude, Sociale invloed, eigen Effectiviteit, Subjectieve ruimte), een model dat gestoeld is op het aanleren van beredeneerd gedrag (Brug et al., 2000) en aangepast is voor arbocuratieve samenwerking (Heideman et al., 2002) (zie par. 5.4). Een belangrijke boodschap is dat gedrag nooit 'vanzelf' tot stand komt, maar dat daar stappen aan voorafgaan die we als mens bewust of onbewust zetten.

Belemmeringen

Casus

Johan de Boer, een promovendus, komt bij de bedrijfsarts met hardnekkige klachten van de schouder, waardoor de voortgang van zijn proefschrift gevaar loopt. Hij vertelt dat hij niet bij de huisarts is geweest maar contact heeft gezocht met iemand uit zijn kennissenkring die hem masseert. Hij weet eigenlijk niet welke opleiding deze persoon heeft. De bedrijfsarts meent dat deze behandeling niet evidence-based is en staat voor een moeilijke keuze.

- Zal zij deze persoon hierover bellen, met als risico dat deze het er niet mee eens is en er een conflict ontstaat over het hoofd van de cliënt?
- Zal zij Johan vertellen dat deze behandeling niet effectief is en Johan de keus geven om dit al dan niet te bespreken met degene die hem masseert?
- Zal zij voorstellen om Johan door te sturen naar een fysiotherapeut, van wie zij zeker weet dat hij evidence-based werkt?
- Zal zij de huisarts bellen en het probleem met haar doornemen?

Aan alle mogelijkheden zitten voor- en nadelen. De bedrijfsarts kiest (overwegende dat hierbij de autonomie van de cliënt het meest recht wordt gedaan) voor de tweede optie. Het gevolg is nu echter dat de relatie tussen de cliënt en de masseur schade oploopt.

Vrij naar: Nauta et al., 2004.

Er zijn tal van belemmeringen die de effectiviteit van samenwerking in de weg kunnen staan. Als de belemmeringen bekend en benoemd zijn, is het mogelijk aan te geven welke strategie kan worden gebruikt om ze te vermijden en welke belemmeringen wel of niet te beïnvloeden en

wel of niet te beheersen zijn (Nauta, 2004b). Hiervoor wordt het ASES-model gehanteerd, dat in paragraaf 5.4 behandeld wordt.
Veel factoren kunnen een rol spelen in de beslissing om wel of niet met elkaar samen te werken. Wederzijdse beeldvorming en (gebrek aan) vertrouwen in elkaar zijn belangrijke factoren. Maar er kan ook sprake zijn van een kennistekort, bijvoorbeeld rondom werk en werkhervatting bij de 'reguliere' fysiotherapeut. Ook slechte bereikbaarheid en gebrek aan tijd van de diverse partijen kunnen een rol spelen. Een andere factor betreft juridische aspecten, zoals de privacybescherming van cliënten (wat mag wel en niet worden verteld) en welke kanalen voor gegevensoverdracht benut mogen worden. Een laatste factor is een structurele en is 'gevangen' in de Nederlandse wetgeving, namelijk dat behandeling en controle twee strikt gescheiden circuits behoren te zijn.
Belangrijke factoren die een belemmerende rol spelen in de samenwerking kunnen zich bevinden op sociaalpsychologisch, praktisch, juridisch en/of structureel vlak. Deze belemmeringen zijn in het ASES-model (zie par. 5.4) te plaatsen. Belemmeringen op het sociaalpsychologisch vlak zullen vaker aan de 'voorkant' van het model (bij attitude en intentie) te vinden zijn, terwijl de praktische, juridische en structurele belemmeringen vaker aan de achterkant van het model (tussen intentie en gedrag (als barrière)) te vinden zullen zijn. Samenwerkingspartners zullen vaak sterk geneigd zijn om juist de barrières aan te pakken, want als de praktische belemmeringen zijn opgelost, zal de samenwerking wel vanzelf tot stand komen. Beeldvorming, vertrouwen in elkaars domeinspecifieke kennis en vertrouwen in elkaar zijn echter zulke sterke factoren dat het opheffen van bijvoorbeeld een bereikbaarheidsprobleem geen garantie voor betere samenwerking is. Belangentegenstellingen en competentiekwesties zullen in deze casus een grote rol kunnen spelen, en die kunnen ontaarden in gebrek aan vertrouwen in elkaar (huisarts, masseur versus bedrijfsarts) en in een slechte beeldvorming van elkaar of elkaars professie. Een belemmerende factor kan ook zijn dat curatief werkende professionals die zich op het terrein van arbeid en gezondheid begeven, professionals tegenkomen die vooral verkeerde belasting in de arbeid willen uitsluiten of verminderen en niet de belastbaarheid van de werknemer willen vergroten.

Intermezzo Contact in de praktijk

Stel, je bent paramedicus en je wilt contact opnemen met de huisarts (de verwijzer) omdat je erachter bent gekomen dat werk een belangrijke factor is voor het voortduren van een bepaalde klacht bij je cliënt (bijv. rugpijn, stotteren, contactdermatitis, overgewicht door onregelmatige diensten en snackgedrag). Hoe doe je dit?

Tips
- Ga voor jezelf na wat het doel is om dit terug te koppelen (wat wil je ermee bereiken?).
- Hoe is je attitude ten opzichte van de huisarts?
- Wat is de mening van belangrijke derden (je praktijk, je collega's) over je contact met juist deze huisarts en in welke mate laat je je beïnvloeden door hun mening?
- Ben je in staat een goed verhaal te presenteren over deze cliënt in een taal die de huisarts begrijpt?
- Is je intentie overwegend positief?
- Hoe wil je gaan samenwerken: wil je persoonlijk contact of een goede brief schrijven?
- Toets naderhand of je bereikt hebt wat je wilde bereiken, door nogmaals contact op te nemen met de huisarts.

De werkgroep Stimuleringsprogramma Samenwerking van het Landelijk Overleg Versterking Eerste Lijn (LOVE) ontwikkelde een website, handreiking en wegwijzer over samenwerking in de eerste lijn, zie de website: www.samenwerkeneerstelijnszorg.nl. Het LOVE is opgericht in 2004 door eerstelijnsbrancheorganisaties, VWS, NPCF en ZN. Het LOVE jaagt initiatieven aan, agendeert nieuwe onderwerpen, monitort wat er in het veld gebeurt, brengt partijen bijeen en bundelt initiatieven. Het LOVE is geen organisatie in strikte zin, maar een netwerk van partners en werkgroepen. In de regio's Midden-Holland en Zuid-Holland-Zuid is een overzicht gemaakt van samenwerkingsverbanden en -projecten in de eerste lijn (zie www.samenwerkenindeeerstelijnszorg.nl). Een zorgverzekeraar helpt daar bij het opzetten, organiseren, coördineren en uitvoeren van zorgprojecten. De dienstverlening is gericht op de samenwerking tussen de eerstelijnsdiciplines.

Samenwerking verbeteren

In tabel 4.2 worden, aan de hand van het ASES-model, keuzes voor verbeteringen in samenwerking tussen professies onderbouwd. De elementen uit het ASES-model worden uitgewerkt in belemmeringen voor samenwerking. Zoals eerder in dit hoofdstuk opgemerkt, zijn de sociaalpsychologische belemmeringen vooral aan de ‘voorkant’ te vinden, bij de attitude en de sociale invloed. De structurele, praktische en juridische belemmeringen zitten vooral aan de ‘achterkant’, bij de eigen effectiviteit en de subjectieve ruimte. Wanneer een professional in de praktijk de onderdelen van het ASES-model in de concrete samenwerkingssituatie herkent, kan hij komen tot een doeltreffende verbeterstrategie.

Tabel 4.2 Strategieën voor verbetering van samenwerking, op basis van elementen uit het ASES-model en de bijbehorende belemmeringen in de samenwerking

element uit ASES-model	belemmering[1]	referenties	strategie[2]
attitude	1 (gebrek aan) kennis over ander persoon	Van Amstel & Buijs, 1997; Baart, 1999; Nauta et al., 1999	• bijwonen van gemeenschappelijke na- en bijscholingsbijeenkomsten (1, 2, 3, 4, 6, 7, 8) • lezen over het beroep van de samenwerkingspartner in hún literatuur, websites enz. (2, 7) • creëren van een cultuur waarin kritisch gereflecteerd kan worden op de huidige praktijk (1, 2, 3) • deelnemen aan interprofessionele refereerbijeenkomsten (1, 2, 3, 4, 7, 8) • aangaan van persoonlijke contacten, die bevorderen vertrouwen (4, 6, 7)
	2 (gebrek aan) kennis over andere beroepsgroep	A-Tjak, 2001; Disseldorp & Kemps, 1999	
	3 beeldvorming		
	4 vertrouwen in ander	Baart, 1999; Hento & Kaaij, 2000	
	5 afhankelijkheid	A-Tjak, 2001; Baart, 1999; Crul, 1996; Disseldorp & Kemps, 1999; Groothoff, 1981	
	6 statusverschil	Baart, 1999	
	7 beeldvorming andere beroepsgroep: (gevoelde) belangentegenstellingen en competentiekwesties	Baart, 1999; Bakker et al., 2001	
	8 samenwerken wordt niet nodig gevonden	Hulshof et al., 2002	
sociale invloed	1 druk vanuit eigen praktijk om wel of niet samen te werken 2 ver- of wantrouwen, ingegeven door belangrijke derden	Baart, 1999; Hento & Kaaij, 2000	• bijwonen van gemeenschappelijke bij- en/of nascholingen (1, 2) • aangaan van persoonlijke contacten (1, 2) • ‘de ander’ uitnodigen in intervisie / IOF / Hagro / multidisciplinair team (1, 2)

element uit ASES-model	belemmering[1]	referenties	strategie[2]
(perceptie van) eigen effectiviteit	1 mist competentie om met andere beroepsgroep te communiceren 2 mist competentie om logistiek samenwerking te faciliteren 3 mist competentie in eigen vakinhoudelijkheid		• bijwonen van scholing of training om kennis en vaardigheden te vergroten (1, 2, 3)
subjectieve ruimte	1 tijdgebrek	Van Amstel & Buijs, 1997; Bakker, 2002; Engels et al., 2003; Hento & Kaaij, 2000; Hulshof et al., 2002	• blijf dicht bij de bestaande praktijkvoering (1) • expliciteer het doel en kies een efficiënte samenwerkingsvorm (1) • stem op elkaars richtlijnen af (1, 2)
	2 prioriteitsgebrek	Bakker, 2002; Hulshof et al., 2002	
objectieve ruimte: kennis en vaardigheden, belemmeringen en hulpbronnen	1 gebrek aan kennis over elkaars professie	Van Amstel & Buijs, 1997; Baart, 1999; Groothoff, 1981	• lezen van elkaars literatuur, websites e.d. (1, 2) • afstemmen van samenwerkingsprotocollen op 'hoger' niveau (4, 5, 6, 8) • maken van praktische hulpmiddelen voor bereikbaarheid (6) • bijwonen van bij- en nascholingsbijeenkomsten (7) • bijwonen van multidisciplinaire bijscholing over wet- en regelgeving (9)
	2 rolonduidelijkheid diverse professionals	Baart, 1999; Bakker et al., 2001	
	3 (geen) vergoeding voor onderlinge contacten	Disseldorp & Kemps, 1999; Hento & Kaaij, 2000	
	4 overdracht met informed consent	Nauta, 2004a	
	5 ontbreken van open communicatie	Nauta, 2004a	
	6 bereikbaarheid	Van Amstel & Buijs, 1997; Bakker, 2002	
	7 elkaar niet persoonlijk kennen	Bakker, 2002	
	8 ontbreken van richtlijnen	Bakker, 2002	
	9 wet- en regelgeving	Van Amstel & Buijs, 1997; Hento & Kaaij, 2000	

element uit ASES-model	belemmering[1]	referenties	strategie[2]
gedrag	1 samenwerking als gedrag is een middel en geen doel op zich 2 onduidelijkheid over de vorm van samenwerking (rapporteren is ook een vorm van samenwerken) 3 er bestaan nog geen routines	Bakker, 2002; Engels et al., 2003; Hulshof et al., 2002	• expliciteren van het doel (1) • definieer samenwerking niet te nauw (2) • werk samen met hogescholen en universiteiten (3)
subjectieve gevolgen	1 vertrouwensrelatie met cliënt is ondermijnd 2 de cliënt luistert minder naar mij 3 geen nut voor zichzelf zien	nog niet onderzocht; belemmeringen uit opiniërende literatuur bijv. Nauta et al., 2004; Heideman et al., 2002	• houd communicatie met de cliënt open en helder (1) • check in hoeverre je mening anders is dan die van andere hulpverleners, of bedoel je hetzelfde en zeg je het alleen maar anders (2) • werk pas samen als je het nut er wél van inziet (3)
objectieve gevolgen	1 er is geen doel voor samenwerking geformuleerd 2 niemand voelt zich meer verantwoordelijk in een langdurig traject van verzuim 3 iederéén voelt zich verantwoordelijk in een langdurig traject van verzuim 4 de vertrouwensrelatie met de cliënt is ondermijnd 5 door wel samen te werken loopt een re-integratietraject erg uit 6 het levert niet de beoogde (zorg)kwaliteit op	nog niet onderzocht	• expliciteer voor jezelf én de ander het doel van de samenwerking, indien niet helder (1) • bespreek elkaars rol in een re-integratietraject (2, 3) • pas reflectie, intervisie of supervisie toe met als thema rolafbakening rondom arbeid en gezondheid (2, 3)

1 Bij de nog niet onderzochte gevolgen gaat het om veronderstelde en mogelijke belemmeringen.
2 De cijfers verwijzen naar de nummers van de belemmeringen bij het desbetreffende element.

Een van de belangrijkste gegevens in de gezondheidsvoorlichting en -opvoeding, waar ook het ASES-model oorspronkelijk van afkomstig is, is dat het jammer is om energie te besteden aan zaken waarvan duidelijk is dat die moeilijk te beïnvloeden of te beheersen zijn. Indien de samenwerking niet vlekkeloos verloopt, is het voor de voortrekker van de samenwerking gemakkelijker om zich in eerste instantie te richten op succesrijke factoren. Van deze – wellicht slechts kleine – overwinningen kan een positieve 'olievlekwerking' uitgaan.

Intermezzo Tips om beter met andere professionals samen te werken

- Probeer pas verworven kennis over samenwerking uit bij professionals bij wie je je al goed voelde en met wie de samenwerking eigenlijk al goed was.
- Definieer wat volgens jou de factoren zijn die aan deze goede samenwerking bijdragen.
- Pas de nieuwe kennis toe op contacten die wat stroever verlopen.
- Geef niet snel op. Vertrouwen opbouwen kan soms langer duren dan je verwachtte.
- Het gaat altijd om de cliënt!

Moeilijk beheersbaar zijn zaken die met de logistiek te maken hebben en die juridisch van aard zijn; die doorkruisen in vele gevallen elke samenwerking. Een assistente zou – in haar spaarzame vrije momenten – een bereikbaarheidslijst van (mogelijke) samenwerkingspartners in de regio kunnen opstellen. Niet elke professional mag echter per e-mail of telefoon informatie over een cliënt verstrekken. Het is noodzakelijk te weten welk kanaal gebruikt kan worden voor 'informeel contact' en welk voor 'formeel contact'.
Moeilijk beïnvloedbaar is de beeldvorming. Het is lastig om de andere partij ervan te overtuigen dat je een goede oefentherapeut bent, of een goede A&O'er. Vertrouwen en respect moeten gewonnen worden en dat duurt vaak enige tijd. Persoonlijk contact en handelen vanuit de eigen beroepsintegriteit met respect voor de samenwerkingspartner zullen op den duur hun vruchten afwerpen. Om negatieve beeldvorming te voorkomen is ook het taalgebruik cruciaal: elkaars taal leren verstaan en spreken is cruciaal in het contact met andere professionals. Als een huisarts zegt 'zie je wel', als reactie op een rapport van een fysiotherapeut die te uitgebreid bij een spierfunctie stilstaat en te weinig bij de mogelijkheden van (arbeids)participatie van de cliënt, neemt hij/zij in de toekomst dit negatieve beeld over deze en andere fysiotherapeuten mee. Het kost geduld en tijd om juist deze beeldvorming te veranderen. Hier kunnen interprofessionele bij- en nascholingsbijeenkomsten omtrent de beroepsprofielen en vakbekwaamheden uitkomst bieden.

Intermezzo Een nascholingsbijeenkomst met verschillende beroepsgroepen

1 Op de naamkaartjes worden gekleurde stickers geplakt zodat al meteen zichtbaar is van welke professie iemand is.
2 Om de wederzijdse beelden naar boven te krijgen wordt in monoprofessionele groepen aan de hand van de letters van het alfabet geassocieerd over wat ze van de andere professies vinden.
3 Hierover wordt doorgepraat met een panel van vertegenwoordigers van de professies. Kloppen de beelden? Waarom wel of niet?
4 In multiprofessionele groepjes wordt een casus besproken, waarbij de professionals elkaar moeten bevragen over hun werkwijze.
5 Plenair worden overeenkomsten en verschillen tussen de professies nabesproken, evenals de zin van contact met elkaar. Wat zijn verbeterpunten voor het leggen van contact?

Bron: Opzet van bijeenkomsten in o.a. de regio's Rijnmond en Twente, samenwerking tussen de NVAB-kring en Medwerk.

Juist positieve (subjectieve en objectieve) gevolgen zijn belangrijk voor de samenwerking. Als bij een eerste samenwerkingsmoment een (gevoeld) positief resultaat is behaald, wordt het vervolg van de samenwerking vergemakkelijkt. Positieve gevolgen zijn bijvoorbeeld een beter integraal beeld van een cliënt, een cliënt kan hulpverleners niet meer (bewust of onbewust) tegen elkaar uitspelen, het wordt drukker of juist minder druk in de eigen praktijk, er is een betere afstemming van de zorg, er worden geen tegenstrijdige adviezen meer gegeven, medicalisering van de cliënt kan worden tegengaan en, natuurlijk, het is mogelijk om een zieke werknemer sneller terug te leiden naar de arbeid.
In Nederland staat arbocuratieve samenwerking sinds 1997 in de belangstelling, doordat er toen een landelijke impuls is gegeven om samenwerking tussen met name de bedrijfsarts en de huisarts te verbeteren. Uit de afgeronde projecten is veel informatie naar voren gekomen. Knelpunten van zowel juridische, praktische als sociale aard konden worden vastgesteld (Bakker, 2002; Engels et al., 2003; Heideman et al., 2002; Nauta, 2004b; Nauta et al., 2004). Het is opmerkelijk dat bij de samenwerking tussen heel verschillende professionals dezelfde problemen zichtbaar worden. Een voordeel is dat er veel te leren is van

de bestaande processen. In tabel 4.2 wordt dat duidelijk door de verwijzingen bij de meeste belemmeringen; die zijn in eerdere projecten of eerder onderzoek herkend.
Kennis over elkaars professie lijkt van essentieel belang om beeldvorming te beïnvloeden en rolonduidelijkheid uit de weg te helpen. Kennisvergaring is op verschillende manieren mogelijk, bijvoorbeeld via websites van verenigingen, tijdschriften voor bepaalde groepen professionals, andere vormen van literatuur over een professie enzovoort. Bij- en nascholingen kunnen nuttig zijn om elkaar in leersituaties tegen te komen. Verscheidene instituten bieden bij- en nascholingen op het vlak van interprofessionele samenwerking aan. Verder is het mogelijk om een onderwerp in een gemeenschappelijk overleg te bespreken en zelfs om daar een partner bij uit te nodigen met wie frequent moet worden samengewerkt. Zo nam het Intercollegiaal Overleg Fysiotherapie (IOF) in Rotterdam het initiatief voor een gemeenschappelijk overleg met een intercollegiale bedrijfsartsengroep (Stam, 2005).

Intermezzo Leidraad

Samenwerking tussen bedrijfsartsen en huisartsen en tussen bedrijfsartsen en medisch specialisten verloopt meestal volgens geijkte verwijslijnen. De communicatie tussen de beroepsgroepen is vaak beperkt, terwijl enige kennis van elkaars standpunt rondom de behandeling van een cliënt wenselijk is. Sinds 1 januari 2004 heeft de bedrijfsarts de mogelijkheid om direct te verwijzen naar de specialist. Om dat in goede banen te leiden heeft de Nederlandse Vereniging voor Arbeids- en Bedrijfsgeneeskunde (NVAB) een leidraad ontwikkeld om de verwijzing te faciliteren. Hierbij horen communicatie- en overdrachtsformulieren, die bijvoorbeeld door de specialist kunnen worden ingevuld, maar waardoor ook de huisarts op de hoogte blijft van de handelingen van de bedrijfsarts. Een dergelijke leidraad vergemakkelijkt de samenwerking: het schept duidelijkheid, onder andere over de informatie die de ene professional van de andere wenst te ontvangen om de behandeling van een cliënt te optimaliseren. De leidraad is te vinden op de website http://nvab.artsennet.nl/Richtlijnen.htm.

Samenwerking is natuurlijk een kwestie van doen (Nauta & Faber, 2002). Helaas is het wel zo dat het bij een eerste 'falen' lang kan duren voordat er met dezelfde partners opnieuw kan worden samengewerkt. Intenties en doelen uitspreken is daarom belangrijk. Ze hoeven niet voor elke partner dezelfde te zijn, als ze maar bekend zijn. Dit uitspreken van doelen en intenties kan op verschillende wijzen gebeuren. Net zoals bij intercultureel samenwerken is het belangrijk te melden wanneer iemand 'op je tenen staat'. Het is immers onmogelijk om alle gevoeligheden van een ander en zijn/haar professie te kennen. Onthullen (de ander op de hoogte brengen van specifieke opvattingen van jou, je professie of je gemoedstoestand op dat moment) kan een prima hulpmiddel zijn om aan vertrouwen en begrip te werken.

(Positieve) feedback geven is een vorm van respect voor de ander en zijn/haar professie. Bijvoorbeeld door te zeggen: Ik zie/hoor dat jij ... Ik vind daar ... van. Ik zou graag willen dat je het de volgende keer op dezelfde wijze of juist anders en wel ... zou doen. Deze wijze van feedback geven geeft de ander inzicht in hoe er over zijn/haar handelen gedacht wordt en onthult tegelijkertijd de eigen intenties. Met deze vorm van communicatie laat iemand zien dat hij de ander serieus neemt; het is een vorm van respect. Door vragen ter verduidelijking te stellen, vergroot een professional zijn inzicht in de specifieke visie, kennis en overwegingen van de anderen in het licht van hun professie. Ten slotte is het mogelijk de ander uit te nodigen feedback te geven. Het kan belangrijk zijn om in een verduidelijking een onderscheid te maken tussen wetenschappelijke, professionele en persoonlijke overwegingen. Door daar helder over te zijn weet de ander hoe hij/zij de opmerking moet duiden.

4.4 Dilemma's

Casus Re-integratiebedrijf, interprofessioneel

Wim de Groot (53 jaar) was vrachtwagenchauffeur in het internationaal transport en werkte voor een grote multinational. Sinds drie jaar is hij ziek en sinds een jaar zit hij volledig in de WIA. Rugklachten waren de reden dat hij drie jaar terug begon te kwakkelen, maar nu zit hij met een burn-out thuis. Bedrijfsartsen, huisartsen, psychologen, fysiotherapeuten en zelfs een psychiater hebben rapporten vol over hem geschreven. Het mocht niet baten. Met zijn rugklachten is hij bij de huisarts geweest. Die kon niets vinden, maar hij kon zich wel indenken dat de klachten met het beroep van Wim te maken hadden. Hij schreef gedoseerde rust voor, pijnstillers en hij raadde Wim aan 30 kg af te vallen. Dat laatste was ook wel nodig, want Wim is 1,80 meter groot en weegt 110 kg. De huisarts verwees hem door naar een diëtist, en

de bedrijfsarts had hem doorverwezen naar een rugcentrum. De rugklachten werden geleidelijk beter en hij raakte tien kilo kwijt, dankzij goede begeleiding.
Toen ging zijn oude baas failliet. Gelukkig bood een ander transportbedrijf hem een nieuwe baan aan. De voorwaarden waren voor Wim slechter: hij moest, ondanks gemaakte afspraken, meerdaagse ritten rijden. Dat betekent over het algemeen slapen in de autocabine en langs de snelweg eten. Zijn rugpijn keerde in alle hevigheid terug en in een jaar tijd kreeg Wim er 15 kilo bij. De relatie met zijn baas werd steeds slechter en Wim raakte ook nog overspannen van het zware werk dat hij moest doen en waar zijn gezinsleven bij inschoot. Na een ongeluk op de Duitse autobaan, waarbij ook een tegenligger gewond raakte, bleef hij na zijn fysieke herstel thuis en meldde hij zich niet beter. De bedrijfsarts oefende pressie op hem uit om zo snel mogelijk weer aan het werk te gaan, volgens hem de beste strategie na een traumatische ervaring. De bedrijfspsycholoog en de bedrijfsmaatschappelijk werker spraken dit tegen: volgens hen moest Wim het even rustig aan doen. Dat deed Wim, in overleg met zijn huisarts.
Na een jaar is het onduidelijk of Wim nu vanwege een arbeidsconflict, een burn-out of lagerugklachten thuis zit. Zijn re-integratiedossier puilt ondertussen uit en hij heeft er anderhalf jaar ziekteverlof op zitten. Een verzekeringsarts gaat bekijken in hoeverre Wim arbeidsgeschikt is. Een arbeidsdeskundige bepaalt daarna zijn belastbaarheid en tracht samen met hem en zijn werkgever een re-integratietraject uit te zetten. Wederom wordt gesproken over de aanpak van leefstijlelementen, samen met het vergroten van Wims mentale belastbaarheid. Wim wordt 80 procent arbeidsgeschikt verklaard. De arbeidsdeskundige zoekt een re-integratiebureau voor hem om een traject voor terugkeer naar het werk uit te zetten.

Korte bespreking

Deze casus is vanuit verschillende perspectieven te bekijken: die van de werknemer, de werkgever en de diverse hulpverleners. De werknemer vindt zichzelf ziek en wijt dat aan de arbeidsomstandigheden en aan het ongeluk dat hij heeft meegemaakt. Nu aan het werk gaan zou hem zieker kunnen maken (schaden). Hij vindt wellicht ook dat zijn werkgever niets te maken heeft met zijn persoonlijke leefstijl (respect voor autonomie). Zijn werkgever meent dat de arbeidsgeschiktheid van

Wim wel degelijk te maken heeft met zijn leefstijl en meent daarom dat er wel wat druk mag worden uitgeoefend. Immers: waarom zou hij doorbetalen terwijl de werknemer zelf nauwelijks bijdraagt aan het eigen herstel (rechtvaardigheid)? De diverse hulpverleners weten niet of ze druk moeten uitoefenen (met kans op functieherstel, maar ook risico op schade aan gezondheid) en of ze Wim met enige dwang een zetje moeten geven (respect voor autonomie). Een gesprek tussen verschillende partijen waarin de verschillende waarden aan bod komen, zou verhelderend kunnen zijn. Elke keuze heeft namelijk goede en minder goede kanten, het kenmerk van een dilemma. Het kunnen begrijpen van elkaars perspectieven kan de samenwerking ten goede komen.

Modellen en terminologie 5

Yvonne Heerkens, Chris Kuiper en Marcel Balm

Kernpunten

- **Modellen zijn een schematische of vereenvoudigde voorstelling van een deel van de werkelijkheid.**
- **Veranderen van het gedrag van mensen vereist – ook in arbeidssituaties – een gestructureerde aanpak, net als het implementeren van veranderingen in een organisatie.**
- **Verzuimoorzaken zijn te vinden in de vier domeinen die een organisatie kenmerken: (1) organisatiestrategie, -structuur en -cultuur, (2) medewerker, (3) de vier A's en (4) personeelszorg, personeelsbeheer en HRM.**
- **De ICF-terminologie kan worden gebruikt om items te beschrijven uit modellen die in de arbozorg veel worden gehanteerd.**
- **Items uit modellen die in de arbozorg veel worden gehanteerd, kunnen worden gebruikt om het ICF-schema verder uit te werken waarmee de relatie tussen werk en problemen in het functioneren (incl. participatie in werk) zichtbaar kunnen worden gemaakt.**
- **Gezamenlijke modellen en terminologie dragen bij aan een betere communicatie tussen werkers in de curatieve zorg en de arbozorg.**

In dit hoofdstuk worden voor de arbozorg belangrijke modellen en terminologie besproken. Modellen worden meestal gemaakt om meer inzicht te geven in complexe zaken of om ingewikkelde zaken tot hanteerbare eenheden terug te brengen. Het manipuleren van een modelvliegtuig in een windtunnel bij aerodynamisch onderzoek is eenvoudiger dan het plaatsen van een Boeing 307 in een windtunnel. Een model is – in zijn essentie – een vereenvoudigde weergave van een deel van de werkelijkheid. Het niveau – de schaal – van de modellen

varieert: je kunt een model maken van het heelal, maar ook van DNA-moleculen. Je kunt modellen maken van de structuur van een object (bijv. een motor), maar ook van een proces (bijv. de citroenzuurcyclus of het implementatieproces van een richtlijn).
Terminologie is het geheel van termen, woorden en uitdrukkingen die in een bepaald vakgebied gebruikelijk zijn. Een terminologiestelsel is een geordende verzameling concepten, waarbij elk concept is benoemd door termen, woorden en/of uitdrukkingen. De volgende 'terminologiestelsels' worden onderscheiden (NEN, 2010a).

- Codestelsels: een codestelsel is een geordend geheel van een codeerschema, een gecodeerde verzameling en een codeverzameling.
- Classificaties: een classificatie is een uitputtende verzameling van wederzijds uitsluitende categorieën om gegevens op een voorgedefinieerd specialisatieniveau te kunnen aggregeren voor een specifiek doel.
- Nomenclaturen: een nomenclatuur is een verzameling van volgens voorgedefinieerde regels samengestelde termen of concepten).
- Vocabulaires: een vocabulaire is een verzameling van begrippen die zijn voorzien van een definitie.
- Thesauri: een thesaurus is een lijst van termen die zijn geordend, bijvoorbeeld alfabetisch of systematisch, en waarin begrippen kunnen worden beschreven door meer dan een (synonieme) term.

In het kader van dit boek is vooral de ICF, de *International Classification of Functioning, Disability and Health*, relevant. In de gezondheidszorg zijn daarnaast ook andere terminologiestelsels in gebruik (zie kader 5.1).

Kader 5.1 Belangrijke terminologiestelsels

Classificaties voor ziekten / aandoeningen / syndromen

- CAS: Classificaties voor Arbo en SV, classificatie van klachten, ziekten en oorzaken voor bedrijfs- en verzekeringsartsen (UWV, 2002)
- ICD-10: International Statistical Classification of Diseases and related health problems (WHO, 1992); in het Nederlands: Internationale Statistische Classificatie van Ziekten en met Gezondheid verband houdende Problemen (CSIZ, 1997)
- ICPC-2-nl: International Classification of Primary Care; de classificatie voor de huisartsgeneeskunde; is veel beknopter

dan de ICD-10 en bevat – naast ziekten – mogelijke redenen voor contact en verrichtingen van de huisarts (NHG, 2000)
- DSM-IV: Diagnostic and Statistical Manual of Mental Disorders, fourth edition (APA, 1994); een classificatie van psychiatrische ziektebeelden

Classificaties voor het beschrijven van het functioneren
- ICF: International Classification of Functioning, Disability and Health (WHO, 2001; RIVM, 2002)
- ICF-CY: ICF for Children & Youth (WHO, 2007; RIVM, 2008); een afgeleide versie van de ICF voor kinderen en jeugdigen

Classificaties voor hulpmiddelen
- ISO 9999: Assistive products for persons with disability – Classification and terminology, 2007 (ISO, 2007) / Hulpmiddelen voor mensen met functioneringsproblemen – Classificatie en terminologie (NEN, 2009) (NB In de zomer van 2011 komt een nieuwe versie beschikbaar.)

Classificaties voor verrichtingen
- ICPM: International Classification of Procedures in Medicine (WHO, 1978); wordt niet meer onderhouden en zal worden vervangen door de ICHI
- ICHI: International Classification of Health Interventions; hiervan is een testversie beschikbaar
- CMSV: Classificatie Medisch Specialistische Verrichtingen (CBV, 2005); bevat zowel diagnostische verrichtingen als therapeutische en preventieve verrichtingen
- CVPB: Classificatie Verrichtingen Paramedische Beroepen; hiervan zijn verschillende versies beschikbaar

Nomenclatuur
- SNOMED CT: Systematized Nomenclature of Medicine – Clinical Terms. SNOMED CT is een medisch terminologiestelsel en bestaat uit een verzameling standaardtermen met hun synoniemen die in de directe patiëntenzorg gebruikt worden voor het vastleggen van klachten, symptomen, omstandigheden, ziekteprocessen, interventies, diagnosen, resultaten en de besluitvorming. SNOMED CT wordt wereldwijd beschouwd als de meest veelomvattende, meertalige klinische terminologie voor de gezondheidszorg; voor meer informatie zie: http://www.nictiz.nl

Uitgaande van de opbouw in dit boek wordt de volgende indeling gehanteerd:
- modellen voor het beschrijven van de invloed van arbeid (par. 5.1);
- een model voor het ontstaan van verzuim, het 4D-model (par. 5.2);
- een model voor individuele gedragsverandering (par. 5.3);
- het ASE- of ASES-model: attitude, sociale invloed, (perceptie van) eigen effectiviteit, subjectieve ruimte (par. 5.4);
- de ICF, de International Classification of Functioning, Disability and Health (par. 5.5);
- kwaliteitszorgsystemen (par. 5.6).

In paragraaf 5.7 wordt de implementatie van modellen en terminologiestelsels besproken.

5.1 Modellen voor het beschrijven van de invloed van arbeid op de gezondheid van werknemers

5.1.1 MODEL VAN VAN DIJK

Het proces waarbij blootstelling aan werk leidt tot bepaalde responsen in het menselijk organisme is in vele modellen beschreven. Een veelgebruikt model in Nederland is dat van Van Dijk en collega's (1990), waarvan een iets uitgebreidere versie is weergegeven in figuur 5.1. In dit model wordt de werksituatie gekarakteriseerd door belastende factoren in het werk en de regelmogelijkheden. De belastende factoren kunnen worden onderverdeeld in de vier A's: arbeidsinhoud, arbeidsomstandigheden, arbeidsvoorwaarden en arbeidsverhoudingen. Met 'regelmogelijkheden' worden bedoeld de mogelijkheden voor de taakuitvoerder om zelf veranderingen aan te brengen in de belastende factoren. Onder het 'verwerkingsvermogen' wordt verstaan het geheel van lichamelijke en cognitieve kwalificaties van de taakuitvoerder op een bepaald moment. Het gaat daarbij niet alleen om wat iemand kan, maar ook om wat iemand wil. Het verwerkingsvermogen omvat behalve de lichamelijke belastbaarheid ook kennis, vaardigheden, motivatie en attitudes.
Terwijl in de literatuur over arbozorg veel aandacht wordt besteed aan de beschrijving van taakeisen, is de beschrijving van het verwerkingsvermogen en van korte- en langetermijneffecten op de gezondheid beperkt. In paragraaf 5.5 wordt duidelijk gemaakt dat de ICF-terminologie gebruikt kan worden om deze items in het model van Van Dijk te beschrijven, terwijl het model van Van Dijk gebruikt kan worden om het ICF-schema verder uit te werken.

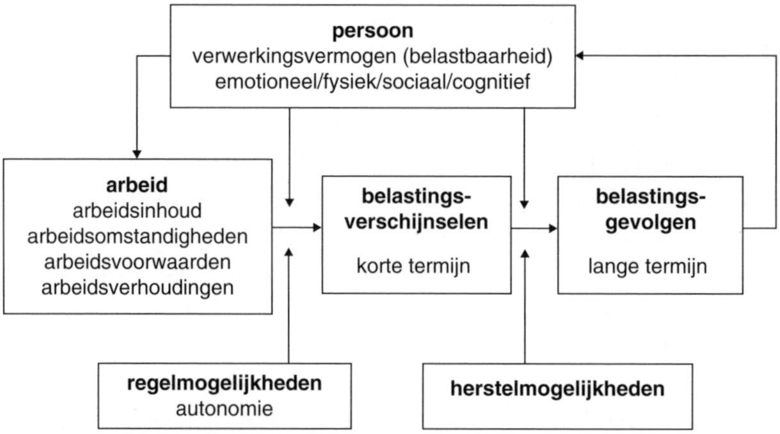

Figuur 5.1 *Het model arbeidsbelasting (Van Dijk et al., 1990).*

5.1.2 DEMAND-CONTROL-MODEL

Het zogenoemde Demand-Control-model van Karasek (1979) is veruit het bekendste model over werkdruk en werkstress.[4] Dit model benadrukt twee aspecten van het werk; de hoogte van de taakeisen en de eigen ruimte voor sturingsmogelijkheden. De taakeisen omvatten de eisen die worden gesteld aan het werk, zoals het werktempo, en de kwaliteitseisen. De sturingsmogelijkheden hebben betrekking op de vrijheid die iemand heeft om het eigen werk te sturen en te organiseren, bijvoorbeeld door een pauze te nemen, door zelf te plannen of door inspraak te hebben in besluiten die invloed hebben op het werk. Taakeisen en sturingsmogelijkheden kunnen laag of hoog zijn.

Combinaties van taakeisen en sturingsmogelijkheden

Karasek verwacht dat werkstress alleen ontstaat bij bepaalde combinaties van taakeisen en sturingsmogelijkheden. Dat is weergegeven in figuur 5.2. Werkstress ontstaat volgens dit model vooral wanneer iemand hoge taakeisen ervaart én weinig ruimte heeft om zijn eigen werk te sturen (kwadrant 1). Een werknemer staat bijvoorbeeld aan de lopende band en moet handelingen uitvoeren op alles wat voorbij rolt. De band heeft een vaste snelheid (lage sturingsmogelijkheden). Wanneer de handelingen ingewikkeld zijn (hoge taakeisen) zal de werknemer meer stress ervaren. De band blijft immers doorgaan. De oplossing zit volgens het model in het vergroten van de sturingsmogelijkheden. Het zou bijvoorbeeld helpen als de werknemer de snelheid

4 De tekst van paragraaf 5.1.2 is grotendeels ontleend aan http://www.arboportaal.nl/onderwerpen/psychosociale-belasting/werkdruk.html.

van de band aan kan passen of de band geheel kan stoppen als dat nodig is. Daardoor ervaart hij minder stress.
Andere uitkomsten zijn ook mogelijk. Wanneer iemand veel vrijheid heeft (hoge sturingsmogelijkheden) en eenvoudig werk doet (lage taakeisen), dan ervaart hij weliswaar weinig stress, maar raakt wel eerder verveeld (kwadrant 2). Doet iemand simpel werk en heeft hij weinig mogelijkheden tot sturing, dan wordt hij meer afwachtend en passief (kwadrant 3). De laatste mogelijkheid (kwadrant 4) is het meest opvallend. Karasek benadrukt dat hoge taakeisen niet noodzakelijk slecht zijn, zoals vaak wel wordt aangenomen. Wanneer dit namelijk wordt gecombineerd met veel sturingsmogelijkheden, dan leidt dit tot een situatie waarin iemand een uitdaging in zijn werk ervaart die hij (met enige moeite) aankan. Dit schept ruimte voor ontwikkeling, groei en uitdaging.

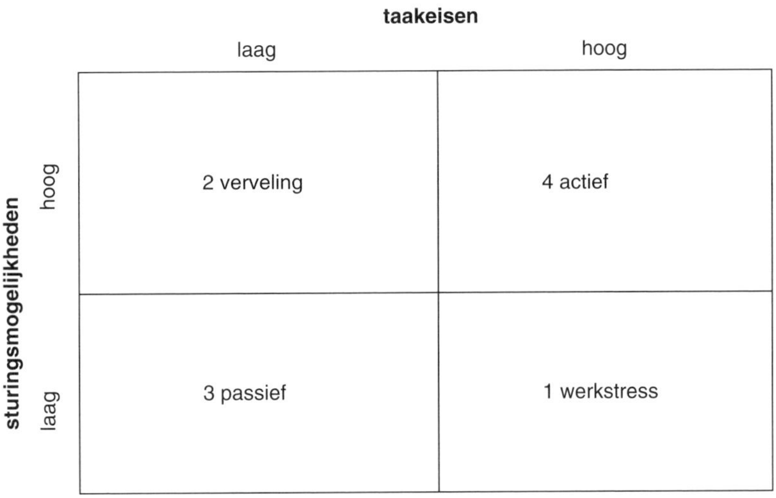

Figuur 5.2 *Demand-Control-model (http://www.arboportaal.nl).*

5.1.3 JOB DEMANDS-RESOURCES-MODEL

Het Job Demands-Resources-model (JD-R) (figuur 5.3) maakt onderscheid tussen twee vormen van werkkenmerken, namelijk werkeisen en energiebronnen.[5] Werkeisen zijn fysieke, sociale of organisatorische aspecten van het werk die aanhoudend fysieke of psychologische (cognitieve en emotionele) inspanning of vaardigheden vereisen en daarom geassocieerd zijn met bepaalde fysiologische en psychologi-

5 De tekst van paragraaf 5.1.3 is grotendeels ontleend aan: http://wikifysio.nl/index.php/Job_Demands-Resources_%28JD-R%29_Model.

sche nadelen. Voorbeelden van werkeisen zijn een hoge werkdruk, een ongunstige fysieke omgeving en emotionele interacties met cliënten. Energiebronnen zijn fysieke, psychologische, sociale of organisatorische aspecten van het werk die functioneel zijn voor het bereiken van werkdoelen, die de werkeisen en daarmee geassocieerde psychologische nadelen verminderen en die persoonlijk groei, leren en ontwikkeling stimuleren (Demerouti et al., 2001). Voorbeelden van energiebronnen zijn autonomie op het werk, participatie in de besluitvorming en sociale steun van collega's. Deze werkkenmerken dragen bij aan de ontwikkeling van twee relatief onafhankelijke psychologische processen. In het 'energetisch proces' leiden chronische werkeisen tot uitbuiting van de fysieke en mentale bronnen van de werknemers, waardoor uitputting en gezondheidsproblemen ontstaan. In het 'motivationele proces' heeft een gebrek aan energiebronnen tot gevolg dat werknemers niet effectief om kunnen gaan met hoge werkeisen, waardoor terugtrekgedrag en gebrek aan toewijding ontstaan (Schaufeli & Bakker, 2004).

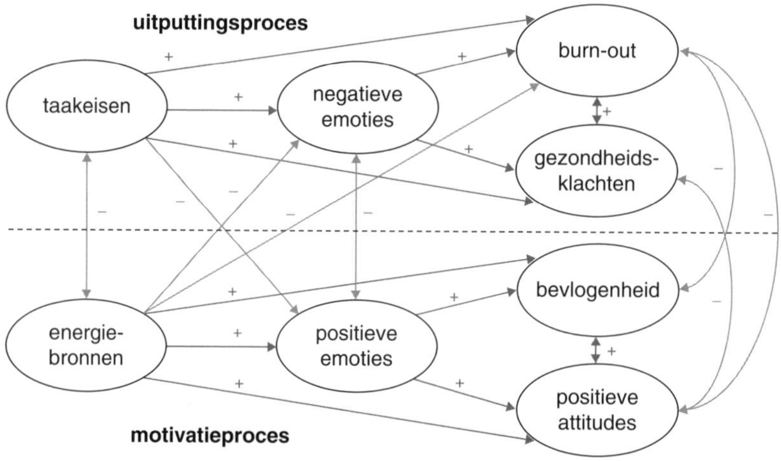

Figuur 5.3 *Job Demands-Resources-model (http://wikifysio.nl/index.php/Job_Demands-Resources_%28JD-R%29_Model).*

Geconcludeerd kan worden dat langdurige blootstelling aan werkeisen gerelateerd is aan burn-out, en de aanwezigheid van energiebronnen samen kan hangen met bevlogenheid. Naast deze twee hoofdeffecten veronderstelt het JD-R-model dat er sprake is van interactie tussen energiebronnen en werkeisen, een interactie die belangrijk is voor het ontwikkelen van burn-out. Deze interactie bestaat uit een modererend effect van energiebronnen op de relatie tussen werkeisen en burn-out.

Dit betekent dat energiebronnen de invloed van werkeisen op burn-out kunnen bufferen (Bakker et al., 2003). Wanneer een werknemer blootstaat aan hoge werkeisen, maar wel veel energiebronnen tot zijn beschikking heeft, is het risico op het ontwikkelen van een burn-out dus kleiner.

5.1.4 BELASTING-BELASTBAARHEIDSMODEL

Het belasting-belastbaarheidsmodel (figuur 5.4) gaat uit van een gewenst evenwicht tussen de arbeidsbelasting (zowel fysiek als mentaal) en de belastbaarheid van de werknemer. Als deze verhouding niet in evenwicht is, ontstaan gezondheidsklachten. Deze leiden al dan niet tot verzuim, en wel op basis van bijvoorbeeld de ‘verzuimgelegenheid’. Bij de hervatting na verzuim spelen deze factoren, evenals de sociaal-medische begeleiding, opnieuw een rol. Voor een beschrijving van de verschillende vormen van belasting wordt verwezen naar hoofdstuk 3 en hoofdstuk 7. De belastbaarheid van de werknemer staat beschreven in hoofdstuk 9.

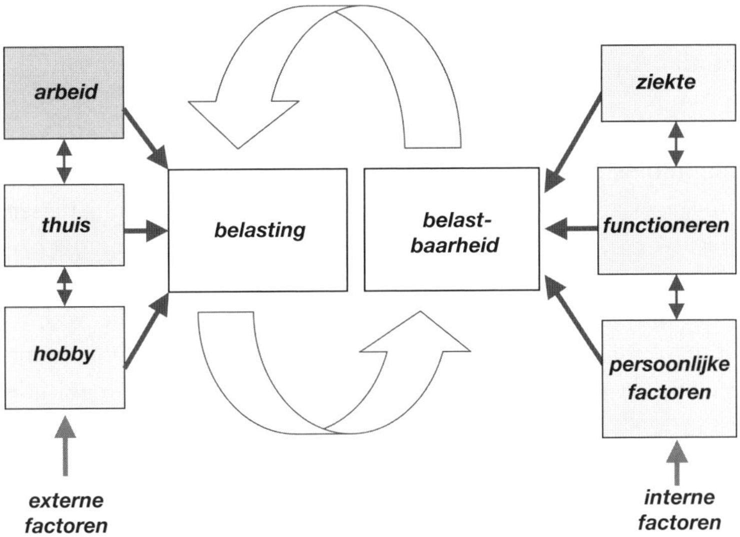

Figuur 5.4 *Het belasting-belastbaarheidsmodel.*

5.2 Een model voor het ontstaan van verzuim

Verzuim en arbeidsomstandigheden hangen nauw met elkaar samen.[6] Het inzicht in de relatie tussen beide is de laatste jaren aanzienlijk toe-

6 Paragraaf 5.2 is grotendeels overgenomen uit Berk, 2004.

genomen. Onderzoeken naar (de beleving van) de gezondheid in relatie tot de arbeidsomstandigheden en onderzoeken naar de relatie tussen de individuele belasting van werkenden en hun belastbaarheid hebben bijgedragen aan het vergroten van kennis en kunde over het onderwerp. Ter bestudering van deze relatie zijn diverse modellen ontwikkeld, zoals het beslissingsmodel van Philipsen, het belevingsmodel van Grosfeld, het model van Van Dijk (zie par. 5.1.1), het verzuimmodel van Veerman en het verzuimmodel van Verbaan (Berk, 2004).
In navolging van Berk (2004) wordt er in dit boek van uitgegaan dat verzuimoorzaken vooral te vinden zijn in vier domeinen die een organisatie kenmerken, te weten:

I organisatiestrategie, -structuur en -cultuur;
II de medewerkers;
III arbeidsvoorwaarden, arbeidsinhoud, arbeidsverhoudingen en arbeidsomstandigheden, kortweg de vier A's genoemd (of arbeidsomstandigheden in brede zin);
IV personeelszorg, -beheer en strategisch personeelsbeleid, ofwel HRM-beleid.

Dit wordt het 4D-model genoemd (figuur 5.5). De figuur dient van links naar rechts gelezen te worden. De as 'dynamisch evenwicht' is een tijdsas. In de figuur worden de organisatiestrategie, -structuur en -cultuur (domein I) en de medewerkers (domein II) voorgesteld als hét dynamisch evenwicht in een organisatie. Een juiste afstemming tussen beide levert evenwicht op, een evenwicht dat dynamisch is doordat beide elkaar beïnvloeden. Immers, in beide domeinen kan van alles aan de hand zijn. In kleine, weinig complexe organisaties komt het voor dat deze twee domeinen goed op elkaar zijn afgestemd. Verzuim komt dan nauwelijks voor. De gedachte is dat hoe complexer een organisatie is, des te noodzakelijker het is de vier domeinen op elkaar af te stemmen, met als dominante factor het (wankele) dynamische evenwicht tussen de domeinen I en II. In termen van de arbozorg is het noodzakelijk te komen tot een balans tussen belasting en belastbaarheid.

Domein I

Het topmanagement van de organisatie bepaalt de visie en de missie van de organisatie en vertaalt die naar de strategie van de organisatie. De strategie van de organisatie wordt meer concreet gemaakt door het stellen van doelen. Daarom moet de organisatie zo gestructureerd worden dat de doelen zo doeltreffend en doelmatig mogelijk worden behaald. In de bedachte structuur dienen mensen samen te werken aan het realiseren van die doelen, en waar mensen samenwerken ontstaat cultuur. De bedachte structuur en samenwerkingsverbanden kunnen in de loop van de tijd door veranderingen in markt en inzichten, techniek en informatietechnologie belemmerend werken op het realiseren van de doelen.

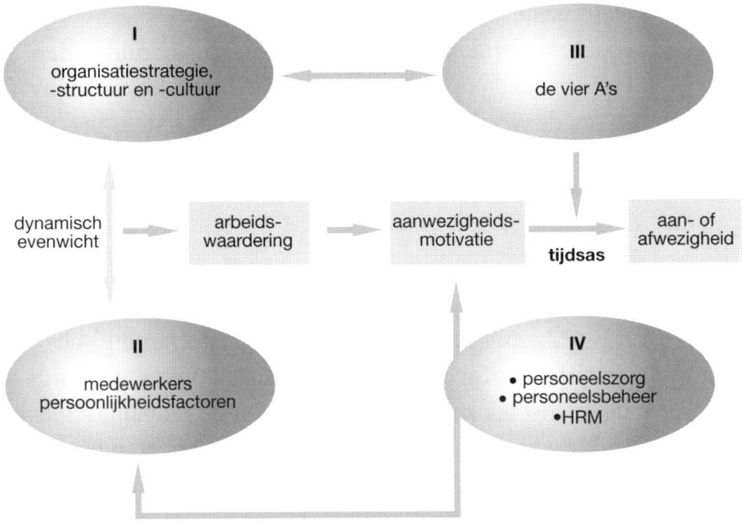

Figuur 5.5 *Schematische voorstelling van het 4D-model (Berk, 2004).*

Domein II

De medewerkers worden ingehuurd om de doelen te helpen realiseren. Als beloning ontvangen zij een salaris. Organisaties huren tegenwoordig niet alleen handen in, maar ook het hoofd en het hart. Zeker in de dienstverlening, het onderwijs en de zorg is de werknemer mede aangewezen op zijn intellectuele kunnen en zijn emotionele intelligentie. Werknemers kunnen in levensfasen of situaties komen waarin werken niet zo vanzelfsprekend is. Zowel persoonlijke factoren (karakter, leeftijd, opleidingsniveau) als factoren gekoppeld aan de privésituatie, de maatschappelijke situatie en factoren buiten de persoon, hebben invloed op de mate waarin die persoon de doelen helpt realiseren.

Domein III

Domein III bestaat uit de vier A's: arbeidsvoorwaarden, arbeidsinhoud, arbeidsverhoudingen en arbeidsomstandigheden. De arbeidsvoorwaarden zijn vaak geregeld in een collectieve arbeidsovereenkomst (CAO). In toenemende mate worden arbocatalogi per branche opgesteld, bijvoorbeeld met betrekking tot psychosociale arbeidsbelasting (PSA), lichamelijke belasting, agressie en geweld, en andere maatrege-

len om uitval te voorkomen. De arbeidsinhoud en arbeidsverhoudingen betreffen de aard en inhoud van de werkzaamheden en de wijze waarop leiding gegeven wordt. Ook de onderlinge verhoudingen tussen het personeel gelden als aandachtsgebied van de arbeidsverhoudingen. De arbeidsomstandigheden betreffen de chemische, biologische, fysieke en fysische arbeidsomstandigheden.
Verwarrend is dat er gesproken wordt over 'arbeidsomstandigheden' om de vier A's tezamen aan te duiden, terwijl met 'arbeidsomstandigheden' ook een van de vier A's kan zijn bedoeld. Dat laatste is in dit model het geval.

Domein IV
Tot domein IV behoren zowel personeelszorg en -beheer als het human resource management (HRM). HRM is personeelsbeleid dat veel uitdrukkelijker betrokken is bij de ontwikkeling en het strategisch beleid van de organisatie. Tot de kritische succesfactoren van de organisatie wordt het menselijk kapitaal gerekend. Dit uitgangspunt maakt dat sociaal beleid tevens als correctiemiddel dient wanneer in het dynamische evenwicht tussen organisatiestrategie, -structuur en -cultuur enerzijds en de medewerkers anderzijds een disbalans dreigt te ontstaan. Mocht herziening van het sociaal beleid er niet toe leiden dat het dynamische evenwicht wordt hersteld, dan kan verzuim volgen.

5.3 Modelmatige beschrijving voor individuele gedragsverandering

5.3.1 FASERING
De mens is de maat van alle dingen.[7] Daarom is een goed begrip van individuele gedragsverandering zo belangrijk. Er zijn diverse faseringen van gedragsveranderingsprocessen beschreven. De modellen hebben met elkaar een basisfasering van Lewin (1947) gemeen.
- Fase 1, *unfreezing*: mensen dienen zich bewust te worden en los te komen van ongewenste gewoonten.
- Fase 2, *moving*: mensen dienen zich vereiste kennis, attitudes en vaardigheden eigen te maken.
- Fase 3, *freezing*: het gewenste gedrag moet niet eenmalig worden uitgevoerd, maar moet een vast onderdeel worden en blijven van het dagelijkse doen en laten.

7 De tekst van paragraaf 5.3 is ontleend aan Balm & Horsten, 2010.

In fase 1 wordt gestreefd naar een overgang van onbewust fout handelen naar bewust fout handelen, in fase 2 naar een overgang van bewust fout naar bewust goed handelen en in fase 3 ten slotte van bewust goed handelen naar onbewust goed handelen.
In dit hoofdstuk wordt een individueel gedragsveranderingsproces beschreven aan de hand van een zesstappenmodel (figuur 5.6): openstaan, begrijpen, willen, kunnen, doen en blijven doen. In elke fase van het veranderingsproces kan de gedragsverandering stagneren. Het model kan helpen op deze stagnaties te anticiperen of er adequaat op te reageren.

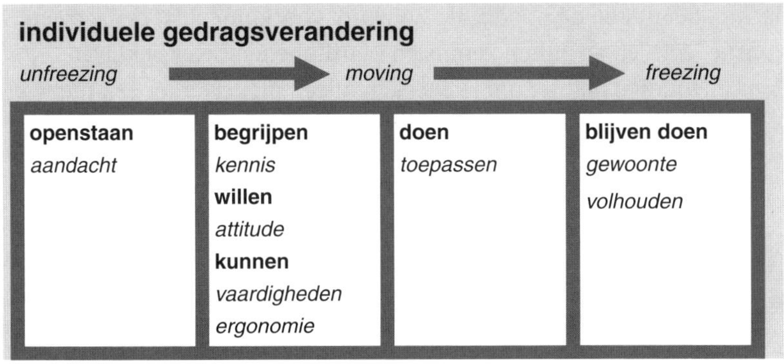

Figuur 5.6 *Zesstappenmodel voor gedragsverandering (Balm & Horsten, 2010).*

Openstaan

Het doel van de eerste fase is dat de medewerkers zich bewust worden van hun huidige manier van werken en eventuele gezondheidsrisico's en zich bovendien openstellen voor een meer doelmatige, veilige en/of gezonde werkwijze. Het gaat erom de interesse van medewerkers te wekken. Door medewerkers op een positieve manier te prikkelen en nieuwsgierig te maken, ontstaat belangstelling en wordt een basis gelegd voor de volgende fasen. Natuurlijk is stap 1 dat de medewerker wordt blootgesteld aan de informatie en dus letterlijk wordt bereikt.

Voorbeeld

In het personeelsblad van een productiebedrijf met circa zevenhonderd medewerkers, verdeeld over zeventien locaties, wordt de inhoud en opzet van een voorlichtingscampagne, Veilig en gezond werken, uiteengezet. Deze campagne gaat binnen enkele weken van start. Alle medewerkers ontvangen bovendien op hun huisadres een brief van de algemeen directeur die aandacht vraagt voor de campagne en een korte toelichting geeft op de aanleiding en het doel.

Begrijpen

Het doel van deze fase is dat de medewerkers kennis hebben van de kenmerken van de nieuwe werkwijze en goed geïnformeerd zijn over de achtergronden. De medewerker heeft dus niet alleen inzicht in de nieuwe werkwijze, maar is ook op de hoogte van de achterliggende gedachte, het nut en de noodzaak. Zo wordt voorkomen dat de 'aap een kunstje leert' en zo zullen kennis en vaardigheden beter beklijven. Een eenvoudige manier om te checken of een medewerker een nieuwe werkwijze begrijpt, is hem te vragen de werkwijze zelf onder woorden te brengen.

Voorbeeld

Voorafgaande aan een interactieve beeldschermvoorlichting vult een medewerker een vragenlijst in over verschillende aspecten van gezond beeldschermwerk. Zo bepaalt de medewerker van tevoren zijn persoonlijke risicoprofiel op basis waarvan hij tijdens de bijeenkomst gerichte vragen kan stellen aan de trainer. Daardoor begrijpen de medewerkers beter wat gezond beeldschermwerk voor hen inhoudt.

Willen

Het is de bedoeling dat medewerkers zich aan het eind van deze fase akkoord verklaren met de nieuwe werkwijze, gemotiveerd zijn en hoge prioriteit geven aan toepassing in de praktijk. Acceptatie van de nieuwe werkwijze vraagt een attitude- of mentaliteitsverandering. Het gaat om een afwegingsproces, waarbij de medewerkers de voordelen en de nadelen van het nieuwe gedrag (onbewust) afwegen. Complicerend is daarbij dat abstracte voordelen op de lange termijn vaak worden afgewogen tegen concrete nadelen op de korte termijn.

Voorbeeld

Een medewerker weegt het met enige regelmaat nemen van een pauze (ervaren als een concreet kortetermijnnadeel) af tegen de afname van de kans op gezondheidsklachten (abstract langetermijnvoordeel).

Ook de sociale omgeving speelt een belangrijke rol, in positieve zin als medewerkers bijvoorbeeld sociale steun ervaren van de leidinggevende, en in negatieve zin als zij bijvoorbeeld sociale druk ervaren van collega's om het nieuwe gedrag achterwege te laten.

Voorbeeld
In sommige bedrijven ben je eigenlijk geen goede medewerker als je helemaal geen lichamelijke klachten hebt. Je zult je dan wel drukken. Medewerkers vertellen met een soort heroïsch glimlachje welke gewrichten inmiddels 'versleten' zijn. Dat hoort er nu eenmaal bij.

Kunnen
De medewerkers moeten niet alleen gemotiveerd zijn voor het nieuwe gedrag, zij moeten het ook kúnnen uitvoeren. Ten eerste moeten alle noodzakelijke technische en organisatorische aanpassingen zijn doorgevoerd. Met andere woorden: nieuw gedrag wordt eerder toegepast als de ergonomische omstandigheden optimaal zijn.

Voorbeeld
In een snoepfabriek is op een afdeling waar handmatig vanaf een pallet retourstromen worden gestort, een palletpositioner aangeschaft (een schaartafel met een draaiplatform dat 360° kan ronddraaien). Hierdoor wordt het aantal tilhandelingen sterk gereduceerd en hoeft er minder ver te worden gereikt. Het betreft een zeer gebruikersvriendelijk apparaat dat de medewerkers op de afdeling in staat stelt een stuk gezonder te gaan werken.

Ten tweede dienen de medewerkers over de vereiste capaciteiten en vaardigheden te beschikken. Voor medewerkers die niet het vereiste opleidingsniveau hebben of fysiek of mentaal beperkt zijn in hun doen en laten, moet aangepast werk worden overwogen. Medewerkers die aanleg hebben, passen de nieuwe werkwijze toe zonder noemenswaardige training. Sommige medewerkers blijken niet geschikt te zijn voor de aangepaste taakuitvoering, andere medewerkers zijn wel geschikt maar moeten eerst de vereiste vaardigheden leren in een training.

Voorbeeld
In de eerste weken na het in gebruik nemen van een nieuwe logistieke lijn in een distributiecentrum blijkt dat sommige medewerkers op een zeer handige wijze de nieuwe taken uitvoeren. Hun werkwijze wordt op video gezet en als voorbeeld getoond, besproken en praktisch geoefend met de medewerkers die er meer moeite mee hebben.

Doen

De veronderstelling is dat medewerkers de nieuwe werkwijze (gedrag) toepassen, mits zij de nieuwe werkwijze begrijpen, ervoor gemotiveerd zijn (willen) en in staat zijn de werkwijze uit te voeren (kunnen). Een aanvullende voorwaarde is dat de medewerkers adequaat kunnen inspelen op onvoorziene praktische problemen of dat zij bij praktische problemen de vereiste technische of collegiale ondersteuning krijgen om ze op korte termijn te verhelpen.

Blijven doen

De kans op gedragsbehoud neemt toe als de getroffen technische en organisatorische maatregelen van voldoende kwaliteit zijn. Verder is het belangrijk dat medewerkers kunnen anticiperen op risicosituaties. Als medewerkers een drukke periode op het werk zien aankomen en zich ervan bewust zijn dat zij daardoor eerder terugvallen in oude gewoonten, dan kunnen zij extra moeite doen om de nieuwe werkwijze vol te houden. Een andere factor is de wijze waarop medewerkers een tijdelijke terugval in oude gewoonten percipiëren. Als medewerkers realistisch kunnen vaststellen wat de oorzaak is voor het falen, dan kunnen zij dit corrigeren en pakken zij gemakkelijker de nieuwe werkwijze weer op. Medewerkers die geen adequate foutenanalyse maken, lopen veel meer risico definitief terug te vallen in oude gewoonten.

Voorbeeld
Enkele maanden geleden heeft Henk Post, een medewerker van een woningcorporatie, een individueel werkplekadvies gekregen. Meteen daarna is de werkplek ergonomisch goed ingericht

en let hij zelf voortdurend op een ontspannen werktechniek. De introductie van een nieuw softwaresysteem vroeg de afgelopen week zoveel aandacht en energie dat hij is teruggevallen in oude gewoonten. Hij is zich hier echter van bewust, hij realiseert zich dat dit tijdelijk is. Een week later lukt het hem weer de gegeven adviezen op te volgen.

Kader 5.2 Aspecten gedragsveranderingsproces individuele medewerkers

Openstaan
- blootstelling aan informatie
- aandacht hebben voor ...
- bewust worden van ...
- interesse wekken voor ...
- oog hebben voor ...

Begrijpen
- weten
- kennis en inzicht
- kunnen reproduceren
- beschikken over achtergrondinformatie
- feiten/gegevens

Willen
- motivatie (intrinsiek/extrinsiek)
- afweging (voor- en nadelen)
- mentaliteitsverandering
- prioriteit geven aan ...
- acceptatie van ...
- attitudeverandering
- intentieverandering
- bereid zijn tot ...
- persoonlijke effectiviteit/zelfvertrouwen
- sociale omgeving (positieve steun/negatieve druk):
  - leidinggevende
  - arboteam/bedrijfsarts/aandachtsfunctionaris/tilcoördinator/ergocoach/RSI-consulent
  - collega

Kunnen
- ergonomie (techniek en organisatie)
- vaardigheden
- capaciteiten/mogelijkheden
- opleidingsniveau
- fysieke/mentale beperkingen

Doen
- adequaat inspelen op praktische problemen

Blijven doen
- gedragsbehoud
- terugvalpreventie
- gewoontevorming
- adequate (individuele) foutenanalyse en bijsturen
- anticiperen op lastige (individuele) situaties
- sociale omgeving (positieve steun/negatieve druk):
  - leidinggevende
  - arboteam/bedrijfsarts/aandachtsfunctionaris/tilcoördinator/ergocoach/RSI-consulent
  - collega

5.3.2 THEORETISCHE ONDERBOUWING MODEL INDIVIDUELE GEDRAGSVERANDERING

Aan het zesstappenmodel van gedragsverandering ligt in belangrijke mate het zogenoemde ASE-model ten grondslag. Daarin wordt een groot aantal gedragsdeterminanten in samenhang gepresenteerd. In het ASE-model worden als de drie voornaamste determinanten van gedrag onderscheiden: de attitude van een persoon jegens het gedrag (A), de sociale invloed die de persoon ervaart, met andere woorden: de invloed die andere mensen op de persoon uitoefenen (S) en de inschatting van de eigen effectiviteit ofwel het vertrouwen in eigen kunnen van de persoon (E). Volgens het model bepalen de vaardigheden van de persoon en (praktische) barrières mede of een voornemen wordt omgezet in concreet gedrag. Dit model wordt uitgebreid beschreven in paragraaf 5.4.

Niet alleen het ASE-model vormt een belangrijke pijler voor het model van gedragsverandering, ook de theorie van Marlatt en Gordon (1985) over het terugvallen in oude gewoonten is belangrijk voor de theoretische onderbouwing. In hun *relapse-prevention*-theorie maken zij een onderscheid tussen het incidenteel niet-nakomen van afspraken over nieuw gedrag en een structurele terugval in oude gewoonten. Van een structurele terugval (*relapse*) is sprake als een persoon nieuw verworven gedrag helemaal niet meer kan volhouden en volledig terugvalt in oude gedragspatronen. Als een persoon zich eenmalig niet aan afspraken houdt, wordt dit niet benoemd als een terugval. Bij het gedragsveranderingsproces is het immers gebruikelijk dat de persoon af en toe de fout ingaat (*lapse*). Het verschil wordt geïllustreerd aan de hand van een voorbeeld.

Voorbeeld
De therapeut heeft een halfjaar geleden met Marianne afgesproken dat zij bij haar sportbeoefening voortaan een warming-up en een cooling-down inbouwt. Na enige tijd is zij hierin geslaagd en het lukt haar dit klachtverminderend gedrag maar liefst vier maanden vol te houden. Natuurlijk schiet de warming-up of de cooling-down er een enkele keer bij in, maar door de bank genomen gaat het goed. Tijdens een herhalingsbehandeling laat Marianne weten dat zij de afgelopen maand weer als vanouds zonder warming-up aan de wedstrijd begonnen is. Na de wedstrijd duikt zij net als vroeger meteen onder de douche, zonder eerst de afgesproken cooling-down te doen. De therapeut concludeert dat Marianne is teruggevallen in haar oude gewoonten.

Het incidenteel niet-nakomen van afspraken over klachtverminderend gedrag kan een voorbode zijn van een structurele terugval in oud gedrag. Bij terugvalpreventie is het daarom belangrijk dat de persoon wordt geleerd adequaat om te gaan met incidentele fouten. Het is vooral van belang dat de persoon op een redelijke wijze oorzaken voor de incidentele 'overtreding' van de afspraken in kaart kan brengen. De persoon dient met andere woorden geleerd te worden realistisch te attribueren.

Voorbeeld
De therapeut vraagt Marianne waarom zij de warming-up en cooling-down niet heeft kunnen volhouden. Aan de manier waarop ze reageert, merkt de therapeut direct dat zij de schuld helemaal bij zichzelf zoekt. Marianne zegt dat dit het zoveelste bewijs is dat

zij over weinig zelfdiscipline beschikt. Pas na zorgvuldig doorvragen komt de therapeut erachter dat ook externe factoren een rol spelen, met name vervelende opmerkingen van teamgenoten.

Mensen die zich nieuwe gewoonten eigen maken, maken niet alleen afspraken over het nieuwe gedrag met de therapeut, maar vooral met zichzelf. Zoals naar voren komt in het ASE-model, legt de persoon zichzelf iets op (intentie) en handelt daar in principe naar.
In de theorie van Marlatt en Gordon wordt ook beschreven wat er gebeurt als de persoon het nieuwe gedrag moet vertonen in een risicosituatie (Gerards, 1998).

Voorbeeld
De therapeut heeft Robbert, een cliënt met lagerugklachten, geadviseerd zichzelf in acht te nemen tijdens het tuinieren. Komend weekend gaat hij samen met zijn buurman de bomen in hun tuinen snoeien. Helaas betaalt hij de laatste jaren een behoorlijke tol voor het snoeiwerk: de volgende ochtend komt hij zijn bed niet meer uit van de pijn. Vorig jaar moest hij zich op maandag zelfs ziek melden. Op een of andere manier weet zijn buurman hem elk jaar weer te verleiden tot overbelasting van zijn rug. De therapeut legt de persoon uit dat het snoeiwerk voor hem een risicosituatie is.

In een risicosituatie zijn er twee opties: de persoon beschikt wel of de persoon beschikt niet over een adequate copingrespons. Een copingrespons is een concrete gedraging om met een risicosituatie om te gaan.

Voorbeeld
Robbert is er dit jaar in geslaagd zijn buurman tot bedaren te brengen. De buurman ging akkoord met het voorstel het snoeiwerk over twee weekenden te verdelen en tijdens het snoeien wat vaker een pauze in te lassen. Daardoor lag het werktempo een stuk lager.

De wijze waarop een persoon met een risicosituatie omgaat, beïnvloedt de eigen effectiviteitsverwachting van de persoon in positieve of negatieve zin. Het zelfvertrouwen van de persoon neemt toe bij een adequate copingrespons, terwijl de persoonlijke effectiviteit juist afneemt bij het ontbreken van een copingrespons. De persoon kan het gevoel krijgen de risicosituatie niet aan te kunnen. Als de persoon daarentegen adequaat inspeelt op lastige situaties, krijgt hij/zij steeds meer het gevoel met lastige situaties te kunnen omgaan en ook in risicosituaties het klachtverminderende gedrag vol te kunnen houden. Dit verlaagt de kans op incidentele overtredingen en structurele terugval. Het risico dat voornemens van de persoon niet in daden worden omgezet, is volgens de theorie van Marlatt en Gordon groot in situaties waarin de zelfcontrole van de persoon wordt bedreigd. De zelfcontrole kan in gevaar worden gebracht door negatieve emoties zoals woede, boosheid, verveling en zwaarmoedigheid, door interpersoonlijke conflicten zoals ruzies en meningsverschillen en door negatieve sociale druk.

Voorbeeld
Toen Marianne zich pas had voorgenomen altijd een warming-up en cooling-down te doen, ging het af en toe al mis. Een keer ging zij in de fout door de tegenstanders. Ze had zich tijdens de wedstrijd zo opgewonden over de onsportiviteit van de tegenstanders dat zij meteen na de wedstrijd kwaad onder de douche was gestapt en zich niet bekommerd had om haar cooling-down.

5.4 Het ASE(S)-model

Het ASE-model is ontwikkeld als een model voor het verklaren van beredeneerd gedrag en gedragsbehoud. De *founding fathers* van het ASE-model zijn Fishbein en Ajzen (1975), met hun theorie voor beredeneerd gedrag. Volgens het ASE-model zijn er stadia die mensen doorlopen voordat er sprake is van zichtbaar gedrag, te verdelen in drie componenten: de A staat voor attitude (de houding van een persoon jegens het gedrag), de S voor sociale invloed (de invloed die belangrijke anderen op een persoon uitoefenen) en de E voor eigen effectiviteit (het vertrouwen van de persoon in het eigen kunnen m.b.t. het gedrag). Het ASE-model wordt ook wel het ASE-determinantenmodel genoemd omdat de attitude, de sociale invloed en de eigen effectiviteit de belangrijkste determinanten zijn voor de gedragsintentie en de gedragsintentie de beste voorspeller van het uit te voeren gedrag is. Een simpele vorm van het ASE-model staat in figuur 5.7.

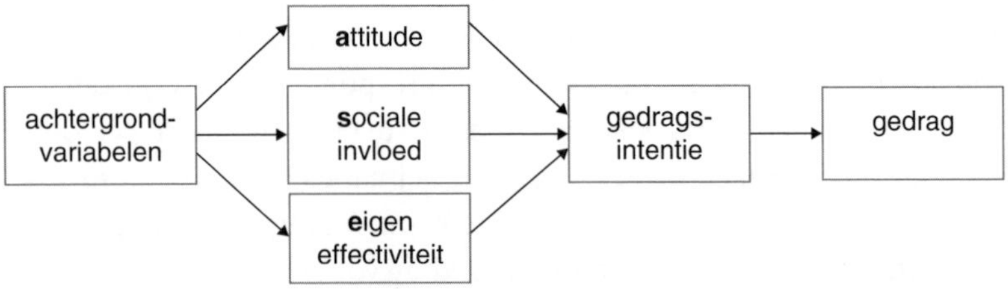

Figuur 5.7 *Model ter voorspelling van gedrag (ASE-model) (naar Segaar & Willemsen, 2003).*

Het ASE-model is veel toegepast om (individuele) gedragsverandering op het terrein van leefstijl te bestuderen. In de literatuur zijn verschillende varianten van het model te vinden. In een artikel van Heideman en collega's (2002) wordt het model toegepast op het gebied van arbocuratieve samenwerking (figuur 5.8). Daarbij wordt de term 'gedragsbehoud' niet meer gebruikt, maar is gekozen voor de begrippen 'objectieve gevolgen' en 'subjectieve gevolgen'. Bij de objectieve gevolgen van arbocuratieve samenwerking (het gedrag) kan onder andere worden gedacht aan een daling van de WIA-instroom (macroniveau), de daling van het verzuim in een specifiek bedrijf (mesoniveau) en de terugkeer naar het werk van de heer Jansen (microniveau). Tot de subjectieve gevolgen behoren het aspect van verwachting (zal het lukken?) en dat van waardering voor de beoogde effecten van gedragsverandering (acht ik het van belang?). De feitelijke randvoorwaarden waarbinnen een professional werkt, is aan het model toegevoegd als 'objectieve ruimte'. De objectieve ruimte is van invloed op het proces waarbij een intentie wordt omgezet in concreet gedrag. De perceptie van deze randvoorwaarden wordt de subjectieve ruimte genoemd. De subjectieve ruimte is in het model toegevoegd als extra determinant. Het model wordt door Heideman en collega's dan ook het ASES-model genoemd, waarbij de tweede S slaat op de subjectieve ruimte. In vergelijking met het eenvoudige ASE-model in figuur 5.7 is aan het ASES-model een groot aantal pijlen toegevoegd om aan te geven dat er sprake is van feedback: zo zijn de objectieve en subjectieve gevolgen van gedrag weer van invloed op de determinanten.

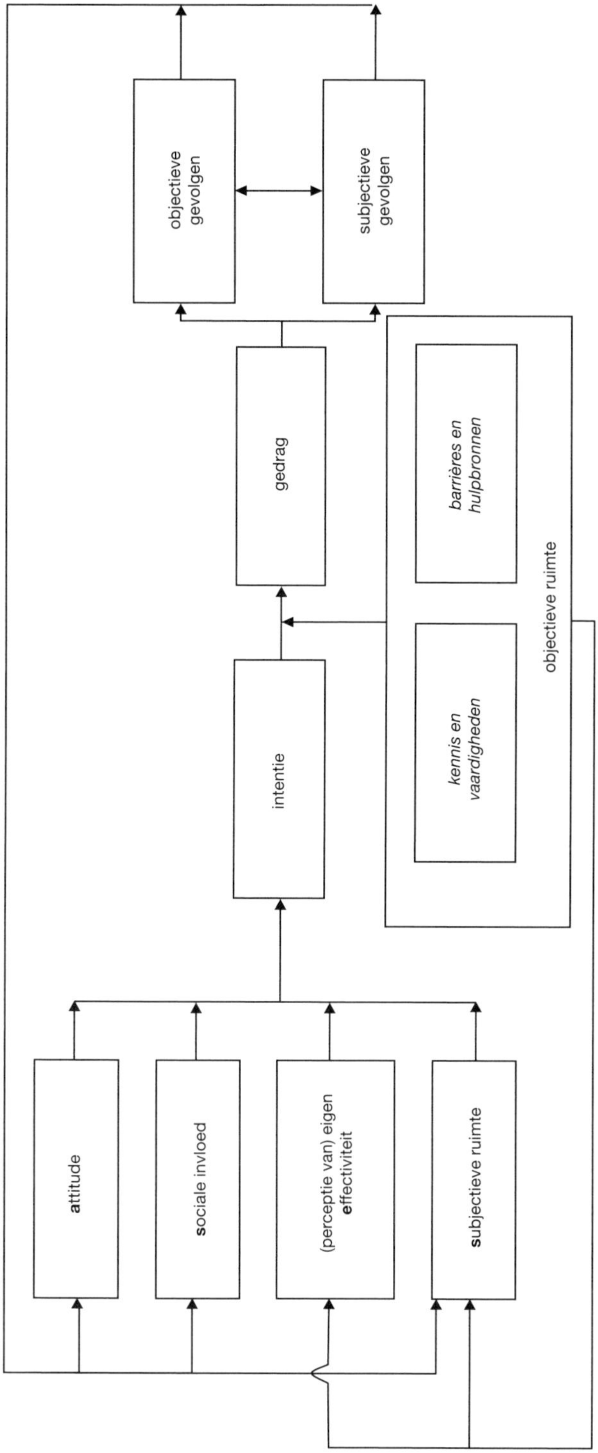

Figuur 5.8 *Het ASES-model in het kader van arbocuratieve samenwerking (naar Heideman et al., 2002).*

5.5 De ICF

In 2001 heeft de de Wereldgezondheidsorganisatie (WHO) de International Classification of Functioning, Disability and Health (ICF) gepubliceerd; de Nederlandse versie verscheen in 2002 (RIVM, 2002).[8] De voorloper van de ICF was de ICIDH (International Classification of Impairments, Disabilities and Handicaps, in het Nederlands: Internationale Classificatie van Stoornissen, Beperkingen en Handicaps) (WHO, 1980, 1993; TNO, 1981). De ICF is een aanvulling op de ICD-10 (zie kader 5.1).
De ICF wordt toegepast in werkvelden zoals de revalidatie, fysiotherapie, zorg voor verstandelijk gehandicapten en psychiatrie, en voor verschillende doelen (zoals statistiek, de ontwikkeling van (elektronische) verslagleggingssystemen, richtlijnen en onderzoek). Voorbeelden van het gebruik door verpleegkundigen en paramedici zijn (Heerkens et al., 2003a):

- (elektronische) verslagleggingssystemen;
- anamneseformulieren;
- communicatie-instrumenten;
- richtlijnen en protocollen;
- productdefiniëring: beschrijven van de doelgroep en het beoogde resultaat;
- landelijke databases en epidemiologisch onderzoek;
- *clinical trials*: formuleren van prognostische factoren en maten voor *outcome*;
- indeling en keuze van meetinstrumenten (zie hoofdstuk 6);
- beroeps- en functieprofielen;
- onderwijsmateriaal;
- trefwoorden voor het ontsluiten van literatuur.

Daarnaast wordt de ICF gebruikt bij het maken van wet- en regelgeving (bijv. de indicatiestelling voor hulpmiddelen en voorzieningen) en beleid. Een voorbeeld is de Basisrichtlijn Hulpmiddelenzorg die in 2010 is gepubliceerd en waarin de ICF is gebruikt om een aantal relevante gegevens in het proces van hulpmiddelenzorg te coderen (CG-Raad, 2010).
De ontwikkeling van de ICF weerspiegelt een verschuiving in het denken: van een classificatie van de gevolgen van een ziekte naar een classificatie van gezondheidscomponenten (figuur 5.9). De ICF omvat 'functioneren' als universele menselijke ervaring die kan worden ge-

8 Paragraaf 5.5 is gebaseerd op Heerkens et al., 2004.

conceptualiseerd en geklasseerd vanuit verschillende perspectieven: het perspectief van het organisme (functies en anatomische eigenschappen) en het perspectief van het individu en de maatschappij (activiteiten en participatie) (de grijze blokken in figuur 5.9). In de Engelse titel, *International Classification of Functioning, Disability and Health*, is *functioning* de overkoepelende term voor functies, anatomische eigenschappen, activiteiten en participatie. *Disability* is de overkoepelende term voor stoornissen, beperkingen en participatieproblemen (de negatieve pendanten van functies en anatomische eigenschappen, activiteiten en participatie) (De Kleijn-de Vrankrijker, 2003). In het Nederlands is *disability* niet goed te vertalen, vandaar dat wordt gesproken over problemen in het functioneren of functioneringsproblemen (RIVM, 2002).

Op het niveau van activiteiten en participatie wordt onderscheid gemaakt tussen vermogen (*capacity*) en uitvoering (*performance*) om onderscheid te maken tussen dat wat een individu kan in een ideale situatie en dat wat hij/zij in het concrete dagelijks leven doet. Hiervoor worden *qualifiers* gebruikt, typeringen met behulp van extra cijfers achter de code waarmee de desbetreffende activiteit of participatie wordt aangeduid.

Het functioneren van een individu kan worden beïnvloed door een ziekte of aandoening, maar ook door externe factoren (de omgeving) en door persoonlijke factoren (ook gevisualiseerd in figuur 5.9). De invloed op het functioneren kan negatief zijn (belemmert het functioneren), maar ook positief (stimuleert het functioneren). Een voorbeeld van een positieve externe factor op het werk is een positieve houding van collega's waardoor iemand ondanks problemen toch aan het werk kan blijven. Een negatieve externe factor kan bestaan uit ongunstige werktijden, te geringe autonomie of een weinig uitdagende taakinhoud.

De termen 'gezondheid' en 'gezondheidstoestand' worden gebruikt om zowel de (dreigende) ziekte of aandoening als het functioneren van de persoon te beschrijven. Dit is in overeenstemming met de brede definitie van gezondheid van de WHO: '*Health is a state of complete physical, mental, and social well-being and not merely the absence of disease or infirmity.*'

De ICF bevat:

- een inleiding, met het genoemde schema (figuur 5.9);
- de 'echte' classificaties:
  - een classificatie voor functies;
  - een classificatie voor anatomische eigenschappen;
  - een gecombineerde classificatie voor activiteiten en participatie;

- een lijst met externe factoren;
- een aantal bijlagen, onder meer met aanwijzingen over het gebruik.

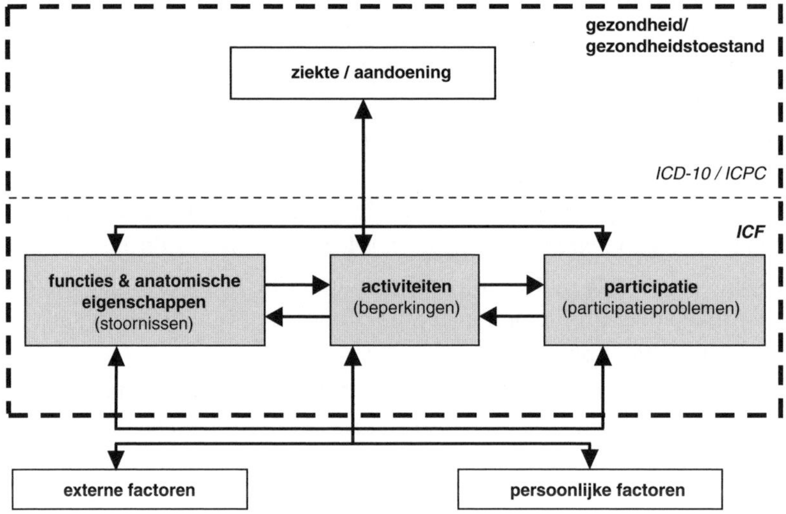

Figuur 5.9 *Schema ontleend aan de ICF (RIVM, 2002). De ziekte of aandoening is te klasseren met de ICD-10 (International Statistical Classification of Diseases and Related Health Problems) of de ICPC (International Classification of Primary Care). De drie niveaus van functioneren en de externe factoren zijn te beschrijven met behulp van de ICF.*

Grijs = (problemen met) functioneren.

De ICF bevat geen lijst met persoonlijke factoren omdat er internationaal geen consensus haalbaar bleek te zijn tijdens het revisieproces.

Het gebruik van de ICF in de arbozorg is gestimuleerd door het rapport *Beoordelen, behandelen en begeleiden: Medisch handelen bij verzuim en arbeidsongeschiktheid* van de Gezondheidsraad (2005), over de raakvlakken tussen curatieve sector en arbozorg (Heerkens et al., 2006). In dit rapport wordt bepleit om de ICF meer nadrukkelijk als uitgangspunt te nemen in de behandeling en begeleiding van zieke werknemers. Vanwege de biopsychosociale kijk op ziek-zijn die aan de ICF ten grondslag ligt, wordt verschuiving van een medische beoordeling naar een bredere biopsychosociale evaluatie bevorderd.

5.5.1 ITEMS IN DE ICF DIE SAMENHANGEN MET ARBEID

Participatie in arbeid en het uitvoeren van aan arbeid gerelateerde activiteiten kunnen in ICF-termen worden beschreven door gebruik te maken van de gecombineerde classificatie activiteiten en participatie (beroep en werk, d840-d859). Het soort werk dat een persoon uitvoert, kan gedeeltelijk worden beschreven met behulp van de activiteiten die voor dat werk nodig zijn. Daarbij gaat het om algemene activiteiten, zoals het oplossen van problemen (d175), besluiten nemen (d177), het ondernemen van meervoudige taken (d220), en meer specifieke taken, zoals besturen (d475) (voor een buschauffeur) en het bereiden van maaltijden (d630) (voor iemand die in de keuken van een ziekenhuis werkt).

Intermezzo Indeling van het blok *Beroep en werk* (d840-d859) uit de ICF

- d840 Werkend leren
- d845 Verwerven, behouden en beëindigen van werk
  - d8450 Zoeken van werk
  - d8451 Behouden van werk
  - d8452 Beëindigen van werk
  - d8458 Verwerven, behouden en beëindigen van werk, anders gespecificeerd
  - d8459 Verwerven, behouden en beëindigen van werk, niet gespecificeerd
- d850 Betaald werk
  - d8500 Zelfstandig ondernemer
  - d8501 Deeltijdwerk
  - d8502 Voltijdswerk
  - d8508 Betaald werk, anders gespecificeerd
  - d8509 Betaald werk, niet gespecificeerd
- d855 Onbetaald werk
- d859 Beroep en werk, anders gespecificeerd en niet gespecificeerd

Werk is een externe factor. Net als andere externe factoren is werk van invloed op het functioneren van een individu en op persoonlijke factoren. Werk kan het functioneren op alle drie de niveaus beïnvloeden: functies en anatomische eigenschappen, activiteiten en participatie. Werk kan het functioneren positief beïnvloeden, bijvoorbeeld steun

van een leidinggevende kan de productiviteit verhogen en de beschikbaarheid van aangepast meubilair kan leiden tot een lagere incidentie van lagerugklachten. Maar de invloed kan ook negatief zijn: te veel lawaai kan tot gehoorstoornissen leiden, bewegingen van de romp in geroteerde stand kunnen uiteindelijk leiden tot lagerugpijn en er kan een relatie zijn tussen luchtverontreiniging en het uitvoeren van activiteiten of tussen strubbelingen op de werkvloer en participatieproblemen in het werk (zoals verzuim). Een verminderd functioneren als gevolg van negatieve invloeden van het werk kan uiteindelijk leiden tot ziekte van de betrokkene. Op basis van veranderingen (stoornissen) op cellulair en weefselniveau, waaronder weefseladaptatie, kunnen mensen uiteindelijk daadwerkelijk ziek worden van hun werk.
Werk, als externe factor, kan persoonlijke factoren positief beïnvloeden. Zo kan steun van collega's de werksatisfactie behoorlijk verhogen en kan een re-integratieprogramma – aangeboden aan iemand die weer terug wil in het arbeidsproces – leiden tot een verandering in copinggedrag en tot een toename van de arbeidsmotivatie. Werk kan echter ook een negatieve invloed hebben op persoonlijke factoren, bijvoorbeeld slechte werkomstandigheden kunnen resulteren in demotivatie en ontevredenheid.
Omgekeerd kunnen persoonlijke factoren ook van invloed zijn op het werk. Een positieve en gemotiveerde werknemer kan de sociale verhoudingen op het werk veranderen.

5.5.2 UITGEWERKT ICF-SCHEMA

Door de blokken 'externe factoren' en 'persoonlijke factoren' van figuur 5.9 verder uit te werken wordt duidelijk dat participatie in werk beïnvloed wordt door veel verschillende externe en persoonlijke factoren. Dit wordt weergegeven in figuur 5.10. In dit schema staat centraal dat er een balans moet zijn tussen de (fysieke en mentale) belasting veroorzaakt door externe factoren (werkgerelateerde en niet aan werk gerelateerde factoren) en de (fysieke en mentale) belastbaarheid van het individu, om te voorkomen dat er problemen in het functioneren ontstaan en dat ziekten zich ontwikkelen.
Zoals duidelijk uit het schema naar voren komt, is het feit dat iemand werkt, klachten heeft of verzuimt, het resultaat van een groot aantal elkaar beïnvloedende factoren. Hoewel in artikelen over de verzekeringsgeneeskunde de ICIDH al jaren wordt genoemd (o.a. Croon et al., 2001) en al in 2002 de consequenties van de overgang van de ICIDH naar de ICF voor claimbeoordeling zijn beschreven (Verhoeven, 2002), is het gebruik van ICF-termen in het domein arbeid en gezondheid nog redelijk nieuw maar begint het snel in belang toe te nemen. Een

belangrijke factor daarin is geweest het al eerder genoemde rapport *Beoordelen, behandelen en begeleiden* van de Gezondheidsraad (2005). In dat rapport wordt geadviseerd om de ICF te gebruiken om in het kader van verzuim en arbeidsongeschiktheid de medische blik van de patiënt in de spreekkamer te verruimen naar de patiënt in zijn sociale context. Belangrijke delen van het schema zijn:

- werkgerelateerde determinanten op macroniveau;
- werkgerelateerde determinanten op meso- en microniveau;
- andere externe factoren (barrières en stimulatoren);
- belastbaarheid;
- persoonlijke factoren.

Werkgerelateerde determinanten op macroniveau

Tot de determinanten op macroniveau behoren bijvoorbeeld wetgeving, technologische en economische ontwikkelingen en de arbeidsmarkt. Zo is in 2002 de Wet verbetering poortwachter (WVP) gepubliceerd. Verzuimende werknemers blijven in plaats van één jaar gedurende twee jaar op de loonlijst staan van de werkgever. Werkgever en werknemer moeten samenwerken om de terugkeer naar het werk te bevorderen. De in de jaren daarop intredende daling van het verzuim en van het aantal nieuwe arbeidsongeschiktheidsverzekeringen is mede beïnvloed door deze wetgeving. De economische crisis die in 2008 losbarstte, is een andere macrodeterminant; ook deze leidde tot een afname van het verzuim (in tijden van crisis zijn werknemers bang hun baan te verliezen), maar ook tot een groei van het aantal werklozen. De determinanten op macroniveau zijn beschreven in hoofdstuk 3.

Werkgerelateerde determinanten op meso- en microniveau

Determinanten op mesoniveau zijn gerelateerd aan het betrokken bedrijf en determinanten op microniveau aan de specifieke baan van het individu. Op mesoniveau spelen de typische bedrijfskenmerken (zoals grootte en sector) een rol. Verder kunnen als kapstok de vier domeinen uit het 4D-model worden gebruikt, waaronder de vier A's. De vier A's komen ook op microniveau aan de orde, maar dan gaat het om de concrete invulling van een bepaalde baan.
Ieder blokje in het schema kan weer verder worden onderverdeeld. Zo bestaat het blokje 'de vier A's' uit arbeidsomstandigheden, arbeidsvoorwaarden, arbeidsverhoudingen en arbeidsinhoud, die ieder op zich ook weer verder kunnen worden uitgewerkt. Zo omvat 'arbeidsomstandigheden' fysische aspecten (vibratie, geluid, luchtkwaliteit, straling), biologische en chemische agentia, fysieke en/of ergonomische aspecten (meubilair, computerscherm, muis), gevaar, hygiëne en

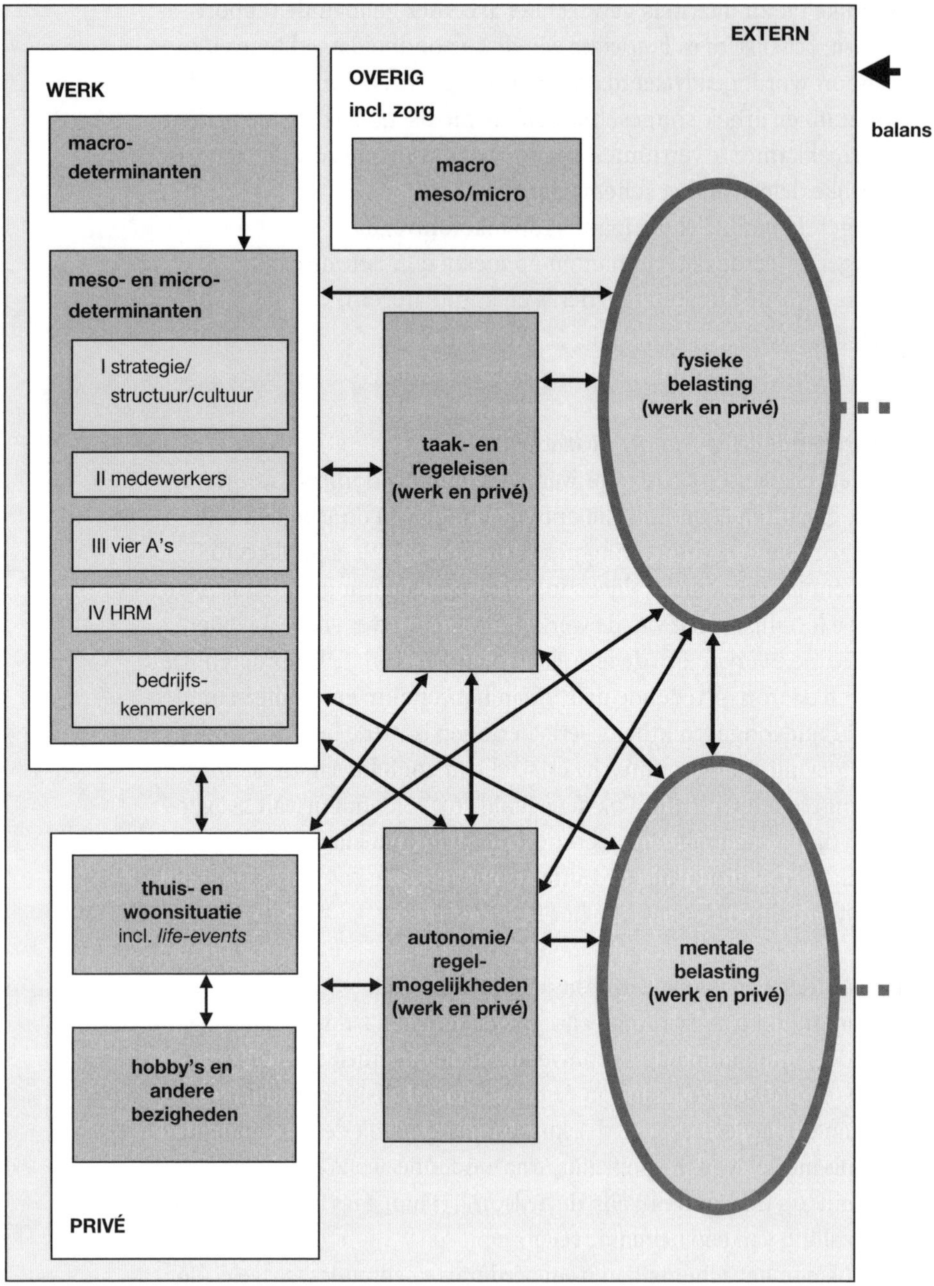
EXTERN
balans
WERK
macro-
determinanten
meso- en micro-
determinanten
I strategie/
structuur/cultuur
II medewerkers
III vier A's
IV HRM
bedrijfs-
kenmerken
OVERIG
incl. zorg
macro
meso/micro
taak- en
regeleisen
(werk en privé)
fysieke
belasting
(werk en privé)
thuis- en
woonsituatie
incl. *life-events*
hobby's en
andere
bezigheden
PRIVÉ
autonomie/
regel-
mogelijkheden
(werk en privé)
mentale
belasting
(werk en privé)

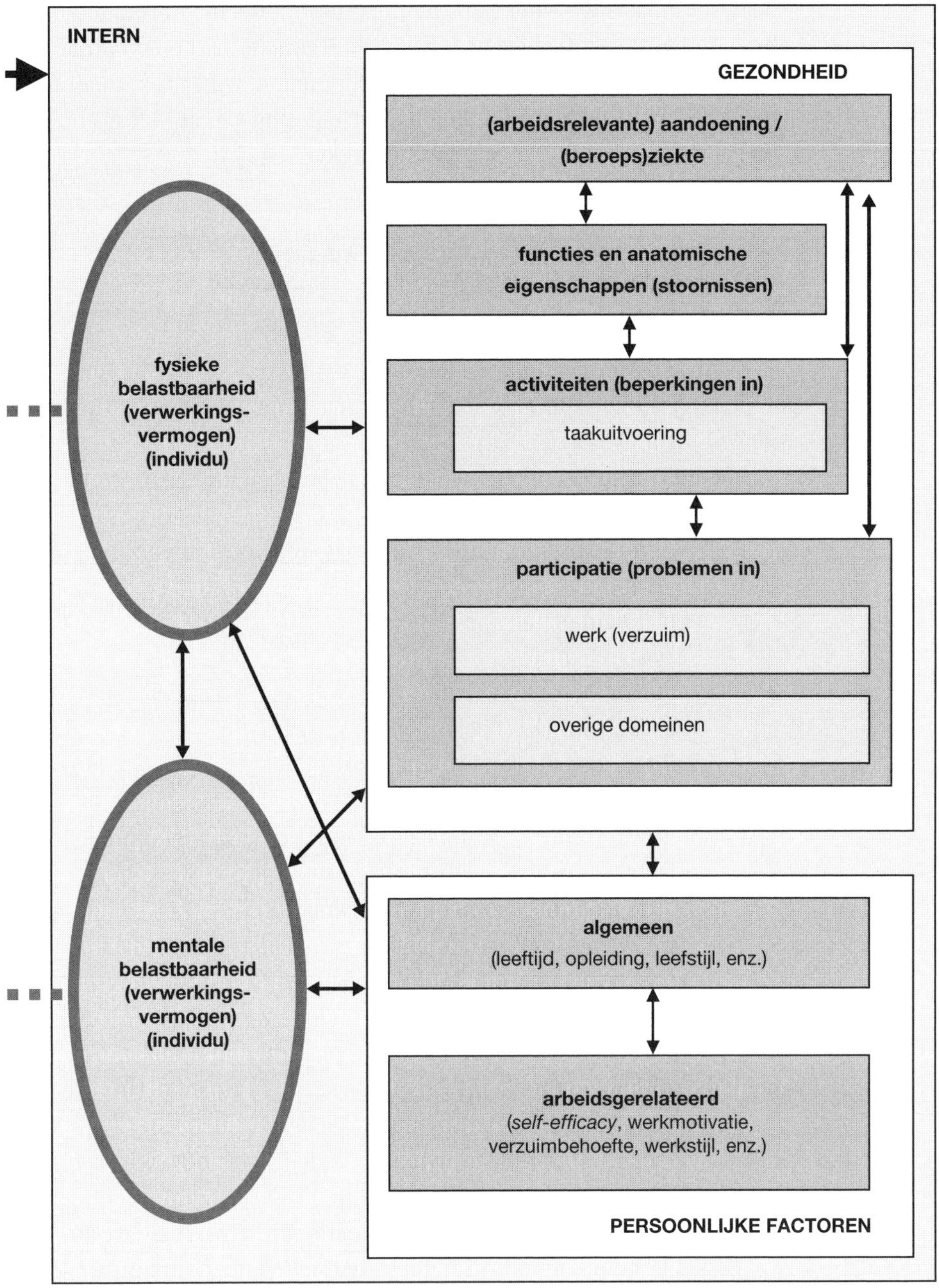

Figuur 5.10 *Het ICF-schema uitgewerkt voor arbeidsgerelateerde factoren. (Naar: Heerkens et al., 2003b.)*

Bij macrodeterminanten kan gedacht worden aan wet- en regelgeving, technologische en economische ontwikkelingen en de arbeidsmarkt; mesodeterminanten zijn gekoppeld aan het bedrijf en microdeterminanten aan de specifieke baan. Het schema pretendeert niet volledig te zijn, maar geeft wel een indruk van de factoren die van invloed kunnen zijn op (dreigend) verzuim en op re-integratie. De cijfers I t/m IV refereren aan de vier domeinen uit het 4D-model (Berk, 2004).

de beschikbaarheid van beschermingshulpmiddelen. 'Arbeidsinhoud' bevat bijvoorbeeld fysieke taakeisen (duur, intensiteit) en mentale taakeisen (complexiteit, verantwoordelijkheden, werkdruk, regelmogelijkheden en autonomie). Een nadere indeling van de vier A's op meso- en microniveau is opgenomen in kader 5.3.

Kader 5.3 De vier A's op meso- en microniveau

De vier A's op mesoniveau, gekoppeld aan een bedrijf

- Arbeidsomstandigheden in het bedrijf:
  - fysische aspecten, zoals trillingen, lawaai, klimaat (hitte en kou), straling, stof;
  - biologische en chemische agentiën, incl. luchtverontreiniging;
  - fysieke aspecten, zoals ergonomie werkplek, meubilair, toetsenbord, muis en scherm, toegankelijkheid en doorgankelijkheid gebouw, en *design and construction*;
  - gevaar;
  - hygiëne;
  - beschermingsmiddelen: beschikbaarheid.
- Arbeidsverhoudingen in het bedrijf:
  - relaties met boven- en ondergeschikten en met collega's (sociale ondersteuning in het werk van leidinggevende(n) en van collega's);
  - stijl van leiding geven of managementstijl;
  - overlegvormen: beslissingsruimte, participatie.
- Arbeidsvoorwaarden in het bedrijf:
  - salaris- of beloningsstructuur in de organisatie;
  - functieomschrijvingen in de organisatie;
  - promotiemogelijkheden;
  - beschikbare contractvormen;
  - secundaire arbeidsvoorwaarden, zoals kantinefaciliteiten, kinderopvang, verlofregelingen;
  - werktijden, zoals arbeids- en rusttijden, ploegendiensten, onregelmatige werktijden, mogelijkheden om in deeltijd te werken en vakantieplanning.
- Arbeidsinhoud in het bedrijf in het algemeen:
  - organisatie van het werk;
  - fysieke taakeisen;
  - mentale taakeisen.

De vier A's op microniveau, gekoppeld aan een individuele baan of individuele werknemer

- Arbeidsomstandigheden waarin de individuele werknemer moet werken:
  - fysische aspecten, zoals trillingen, lawaai, klimaat (hitte en kou), straling, stof;
  - biologische en chemische agentiën, incl. luchtverontreiniging;
  - fysieke aspecten, zoals ergonomie van de eigen werkplek, meubilair, toetsenbord, muis en scherm;
  - gevaar waaraan de betrokkene blootstaat;
  - hygiënische omstandigheden;
  - beschermingsmiddelen: beschikbaarheid en daadwerkelijk gebruik door werknemer.
- Arbeidsverhoudingen, geldend voor deze werknemer:
  - positie in het bedrijf en relaties met boven- en ondergeschikten en met collega's;
  - eigen stijl van leidinggeven of managementstijl en stijl van leiding geven van de bovengeschikte;
  - overlegvormen waaraan wordt deelgenomen.
- Arbeidsvoorwaarden afgesproken voor deze werknemer
  - salarisschaal;
  - afgesproken / potentiële promotiemogelijkheden;
  - contractvorm;
  - secundaire arbeidsvoorwaarden waarvan gebruik wordt gemaakt, zoals ouderschapsverlof en kinderopvang;
  - afgesproken werktijden, zoals het werken in deeltijd, arbeids- en rusttijden, deelname aan ploegendienst en onregelmatige werktijden.
- Arbeidsinhoud van de baan van de individuele werknemer
  - fysieke taakeisen in de eigen baan, waaronder:
    - vereiste kracht (hoogte en duur);
    - vereiste houding: naar aard (zoals zitten, staan, gebukte houding, nekflexie) en duur (zoals aantal uren, percentage van de werktijd);
    - vereiste beweging of activiteit: naar aard (zoals mate van rotatie, mate van reiken, tillen), duur, frequentie en tempo(wisseling).
  - mentale taakeisen van de eigen baan, waaronder:
    - complexiteit van de baan;
    - autonomie;

- verantwoordelijkheden en bevoegdheden;
- regelmogelijkheden;
- werkdruk (incl. deadlines);
- monotonie of taakvariatie.

Andere externe factoren (barrières en stimulatoren)

Niet alleen het werk beïnvloedt de participatie in werk, er zijn ook andere relevante externe factoren zoals de mate waarin de partner bijdraagt aan het huishouden, de zorg voor jonge kinderen of andere familieleden, vrijetijdsbesteding en sociale steun. Bij interferentie tussen werk en thuis gaat het niet alleen om de mate waarin het werk de situatie thuis beïnvloedt, maar ook om hoe de situatie thuis het werk beïnvloedt (Donders et al., 2003).

Belastbaarheid

Of er al dan niet problemen ontstaan, hangt niet alleen af van de belasting (werkgerelateerd en niet-werkgerelateerd) maar ook van de eigenschappen van de persoon. De mate waarin een persoon in staat is belasting te dragen, is belangrijk. Om te voorkomen dat er problemen in arbeidsparticipatie ontstaan, moet er sprake zijn van een evenwicht tussen de van buiten komende belasting en de belastbaarheid van het individu (Hagenaars et al., 2002). Het schema sluit aan bij het idee dat er sprake is van een multifactoriële relatie tussen belasting en belastbaarheid op het niveau van cellen, weefsels, organen, het individu en de maatschappij. Evidentie voor dat idee wordt geleverd doordat psychosociale factoren van grote invloed blijken te zijn op de adaptatie van weefsels (Mueller & Maluf, 2002). Het feit dat er relaties bestaan tussen belasting en belastbaarheid op de verschillende niveaus wordt in het schema niet weergegeven omdat dit het schema onnodig ingewikkeld maakt. De relatie tussen belasting en belastbaarheid op weefsel- en orgaanniveau, inclusief het adaptief vermogen op weefsel- en orgaanniveau, maakt deel uit van het blokje 'functies en anatomische eigenschappen'.

Persoonlijke factoren

De belastbaarheid van het individu wordt beïnvloed door een groot aantal persoonlijke factoren:

- algemene persoonlijke factoren, verdeeld in:

  - algemene persoonsgegevens, zoals leeftijd, sociaaleconomische status, geslacht en opleiding;
  - leefstijl, zoals roken, voedings- en drinkgewoonten;
  - algemene persoonlijke eigenschappen, zoals temperament, eigen effectiviteit, copingstijl, *illness beliefs* en *illness cognitions*;
- werkgerelateerde persoonlijke factoren, zoals werkmotivatie, werkervaring, bereidheid tot inspanning, *occupational* stijl en wijze van omgaan met regelmogelijkheden.

Mentale factoren (ook wel persoonlijkheidskenmerken genoemd) zijn de diverse psychologische kenmerken van een persoon, bijvoorbeeld of iemand pessimistisch of optimistisch is en hoe iemand omgaat met stressfactoren (copinggedrag). In de ICF worden deze eigenschappen voor een deel geschaard onder mentale functies en voor een ander deel onder persoonlijke factoren (en hier ondergebracht bij de algemene persoonlijke eigenschappen). Optimisme valt onder de mentale functies, copinggedrag onder de algemene persoonlijke eigenschappen. Mentale factoren worden meestal bekeken in relatie tot specifieke belastende omstandigheden. Ze zijn vooral van invloed op de psychische gezondheid. Psychische (on)gezondheid is het gevolg van de complexe relatie tussen verschillende mentale factoren en andere psychobiologische factoren (waaronder genetische en somatische factoren en algemene persoonsgegevens zoals leeftijd). Daarnaast spelen ook externe factoren (zowel sociale als fysieke factoren en de wisselwerking daartussen) een belangrijke rol bij het risico op ongezondheid. Het is daarom moeilijk te bepalen wat de invloed is van één bepaald kenmerk.
De complexe samenhang tussen mentale factoren onderling en tussen mentale factoren en gezondheid maakt preventie moeilijk (naar Van Leent-Loenen, 2001). Primaire preventie is onder andere gericht op algemene maatschappelijke voorzieningen die (indirect) de mentale weerbaarheid bevorderen. Een voorbeeld hiervan is persoonlijke vorming in het onderwijs. Een meer expliciete vorm zijn de preventieprogramma's voor specifieke risicogroepen, bijvoorbeeld intervisie voor startende docenten of werkbegeleiding na outplacement. Ook deze persoonlijke factoren blijken mede richting te geven aan behandel- en re-integratietrajecten.
Er zijn veel verschillende arbeidsgerelateerde persoonlijke factoren denkbaar. Vooralsnog wordt in de tekst en in kader 5.4 volstaan met een beperkte lijst. De verwachting is dat er de komende jaren meer zicht zal komen op de invloed van arbeidsgerelateerde persoonlijke factoren op het verkrijgen en behouden van werk en op het succes van (re)integratietrajecten.

Kader 5.4 Persoonlijke factoren

Algemene persoonlijke factoren

- Algemene persoonsgegevens
  - leeftijd;
  - geslacht;
  - sociaaleconomische status;
  - opleiding;
  - culturele achtergrond.
- Leefstijl
  - voedingsgewoonten;
  - roken;
  - gebruik alcohol, drugs;
  - bewegingsgewoonten.
- Algemene persoonlijke eigenschappen
  - copingstijl;
  - eigen effectiviteit;
  - leerstijl;
  - illness beliefs en illness cognitions.

Werkgerelateerde persoonlijke factoren

- verzuimbehoefte;
- binding aan het bedrijf;
- intrinsieke werkmotivatie of intentie om te werken;
- werkervaring of arbeidsverleden;
- verzuimgeschiedenis;
- occupational stijl: arbeidsethos (bereidheid je in te spannen) en karakteristieke werkwijze (omgang met werkgerelateerde externe factoren);
- subjectief ervaren taak (taken) met arbeidsidentiteit en arbeidscompetentie;
- arbeidssatisfactie;
- interne attributies aangaande het vinden van werk;
- houding ten aanzien van re-integratie en/of belang dat aan terugkeer naar werk wordt gehecht.

5.5.3 DISCUSSIE ICF-SCHEMA

Figuur 5.10 en de kaders 5.3 en 5.4 hebben niet de pretentie volledig te zijn, ze geven een indruk van de factoren die arbeidsparticipatie, de preventie van verzuim en het succes van re-integratieprogramma's kunnen beïnvloeden. Hierna worden enkele discussiepunten beschreven.

Veranderingen in de tijd

Met het uitgebreide schema is het mogelijk om de situatie van een individu op een bepaald moment in de tijd te beschrijven. De beschrijving kan plaatsvinden vanuit het perspectief van het individu zelf (hoe vindt hij/zij zelf dat hij/zij functioneert, hoe hoog is de belasting door werk en andere externe factoren en hoe hoog is de eigen belastbaarheid op dat moment) en vanuit het perspectief van de professional (wat zijn zijn/haar conclusies op basis van anamnese, lichamelijk onderzoek en onderzoek van de werkplek). Bovendien kan het schema worden gebruikt om de gewenste situatie te beschrijven (participatieniveau, hoogte van taakeisen) na afloop van een interventie (de interventiedoelen).
Het ICF-schema bevat geen tijdsfactor zoals het model van Van Dijk (gezondheidseffecten op korte en lange termijn, resp. belastingsverschijnselen en belastingsgevolgen). Om te kunnen vaststellen of er veranderingen hebben plaatsgevonden moeten de elementen uit het model op verschillende momenten in kaart worden gebracht. Tijdelijke en blijvende veranderingen kunnen worden geconstateerd op basis van metingen op verschillende momenten (bijv. van de belasting en belastbaarheid, maar ook van de arbeidsparticipatie of het verzuim en de eventuele functioneringsproblemen). Tijdelijke of blijvende veranderingen in het functioneren als gevolg van veranderingen in het werk – bijvoorbeeld veranderingen in werkinhoud of werkomstandigheden – maar ook van monoprofessionele curatieve behandeling of multi- en interprofessionele re-integratieprogramma's kunnen op deze wijze worden geëvalueerd. Deze evaluatie kan plaatsvinden bij individuele werknemers of bij groepen werknemers. Voorbeelden van te evalueren maatregelen of programma's zijn de verschillende re-integratieprogramma's, rugscholen, lunchwandelen, fietsen naar het werk en stressmanagementprogramma's.

Gebruik van het schema

Het schema is te gebruiken door zowel professionals werkzaam in de arbozorg als professionals werkzaam in de curatieve sector. Daarbij zullen de verschillende onderdelen van het schema niet voor alle professionals even belangrijk zijn. De arbeidshygiënist is waarschijnlijk met name geïnteresseerd in arbeidsomstandigheden (licht, geluid, trillingen enz.), de arbeidspsycholoog in arbeidsverhoudingen en in de mentale functies en de persoonlijke factoren van de werknemers.

De arts is geïnteresseerd in de aanwezige ziekte of aandoening en de bedrijfsarts ook nog in de met de ziekte of aandoening gepaard gaande functioneringsproblemen, zoals problemen met arbeidsparticipatie (incl. verzuim). De ergotherapeut ten slotte wil iets weten over de bij de werknemer optredende klachten (in termen van beperkingen en participatieproblemen), hulpmiddelen (onderdeel van de externe factoren) en persoonlijke factoren. Met andere woorden: ongeacht of de persoon of het werk de invalshoek is, het schema is bruikbaar om de aangrijpingspunten voor het handelen en de factoren die daarop van invloed zijn in kaart te brengen. Doordat alle professionals hetzelfde schema gebruiken en dus dezelfde terminologie, wordt de communicatie makkelijker, niet alleen in een beroepsgroep maar vooral ook tussen beroepsgroepen. Overigens betekent gebruikmaken van hetzelfde schema en dezelfde taal niet dat automatisch voor een geïntegreerde aanpak van het probleem van de werknemer wordt gekozen. Het is slechts een hulpmiddel bij de communicatie over het probleem van de werknemer.

Volledigheid van het schema

Het schema geeft niet alle factoren weer die van invloed zijn op de balans tussen belasting en belastbaarheid. Wel zijn de grootste groepen in beeld gebracht en kunnen ontbrekende factoren daar worden ingebracht. Zo past het financieel management van de organisatie in het blokje 'meso- en microdeterminanten' en is de betekenis van arbeid voor het individu (Kuiper, 2003) onder te brengen in het blokje 'arbeidsgerelateerde persoonlijke factoren'.

Conclusie

Het schema is niet perfect, maar goed bruikbaar om de factoren die een rol spelen bij het ontstaan en in stand houden van problemen met het functioneren van het individu in kaart te brengen. De uitwerking van de arbeidsgerelateerde externe factoren met behulp van termen uit het model van Van Dijk maakt het mogelijk de werkgerelateerde factoren onder te verdelen in min of meer eenduidige groepen. Omgekeerd kunnen ICF-termen worden gebruikt om de verschillende items uit het schema van Van Dijk nader te omschrijven. Dit is te zien in figuur 5.11. Het is de verwachting dat figuur 5.10 en figuur 5.11 samen kunnen worden gebruikt om de kloof te overbruggen die nu nog bestaat tussen de terminologie gebruikt door professionals werkzaam in de (curatieve) gezondheidszorg en de terminologie gebruikt door arboprofessionals.

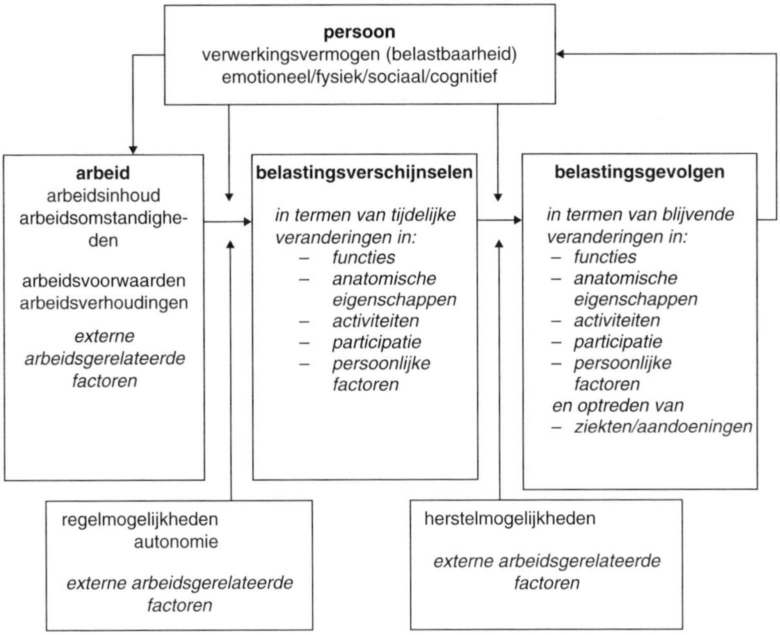

Figuur 5.11 *Het model arbeidsbelasting (Van Dijk et al., 1990) uitgebreid met ICF-termen (cursief).*

5.6 Kwaliteitszorgsystemen

Een managementsysteem is een geheel van activiteiten en voorzieningen in een bedrijf of organisatie waarmee de zorg binnen een bepaald thema structureel, samenhangend en systematisch vorm wordt gegeven. Te onderscheiden zijn onder andere arbozorgsystemen, veiligheidszorgsystemen en kwaliteitszorgsystemen. In deze paragraaf worden de volgende kwaliteitszorgsystemen besproken: de ISO 9000-serie (normen), en het EFQM- en INK-model.

5.6.1 ISO 9000-SERIE

De ISO 9000-serie betreft interne kwaliteitszorg, dat wil zeggen: de kwaliteitszorg in een organisatie. ISO 9001 stelt een aantal minimumeisen aan de interne kwaliteitszorg van een bedrijf en de wijze waarop de onderneming omgaat met haar kwaliteitsbeleid. Een bedrijf kan zich via een externe audit laten toetsen. Als het aan de eisen voldoet, krijgt het bedrijf een certificaat (ISO-gecertificeerd). Zo'n certificaat is het bewijs voor de onderneming en de klanten dat de organisatie op een gestructureerde manier aan kwaliteitsmanagement doet.
Er zijn nogal wat eisen en kosten verbonden aan het verkrijgen van een ISO-certificaat. Om die reden zijn er in de loop van de tijd eigen certifi-

catie- of erkenningsregelingen ontwikkeld door brancheorganisaties. Een voorbeeld is de Landelijke Erkenningsregeling Fitness (LERF). In het kader van die regeling wordt een fitnessbedrijf beoordeeld op aspecten zoals accommodatie, hygiëne, veiligheid, deskundigheid van het personeel en de apparatuur. Op basis daarvan zijn twee keurmerken te verwerven: Keurmerk Fitness Basis en Keurmerk Fitness Totaal (extra eisen).

5.6.2 EFQM- EN INK-MODEL

Deze zelfevaluatiemodellen in het kader van kwaliteitszorg zijn ontstaan uit de vraag van veertien presidenten van grote Europese multinationals wat succesvol ondernemen is vanuit mondiaal perspectief. Het resultaat van dat initiatief was het EFQM Excellence Model (van de European Foundation for Quality Management) en daarvan afgeleid het INK-managementmodel (van het Instituut Nederlandse Kwaliteit). Het doel van het INK-model is het verhogen van de kwaliteit van de bedrijfsvoering. Het INK-model (figuur 5.12) kende aanvankelijk negen velden of aandachtsgebieden.

- Vijf organisatiegebieden:
  - leiderschap;
  - beleid en strategie;
  - personeelsmanagement;
  - middelenmanagement;
  - management van processen.
- Vier resultaatgebieden:
  - waardering door klanten;
  - waardering door personeel;
  - waardering door maatschappij;
  - ondernemingsresultaten.

Daaraan is een tiende aandachtsgebied toegevoegd, namelijk 'verbeteren en vernieuwen'. Dit is ingebracht om het geheel een zekere dynamiek te geven. Daarbij wordt gesproken over twee complementaire 'veranderwielen' (figuur 5.13):

- inspireren, mobiliseren, waarderen en reflecteren (IMWR-cirkel);
- PDCA-cyclus (plan-do-check-act).

Het INK-model heeft vijf fundamentele kenmerken:

- inspirerend leiderschap;
- resultaatgerichtheid;
- regelkring;
- bouwen op vertrouwen;
- samenwerking.

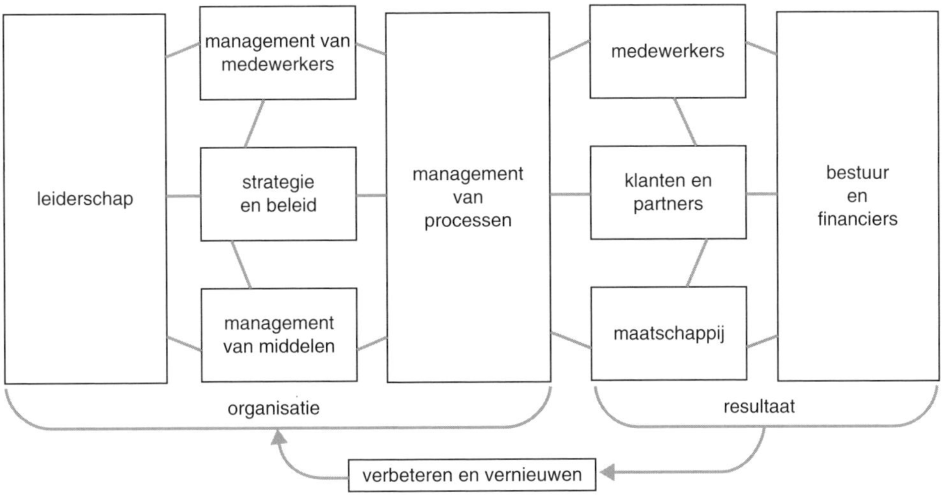

Figuur 5.12 *INK-model (http://www.ink.nl/nl/p4bd80e5bc3a81/de-ink-filosofie.html).*

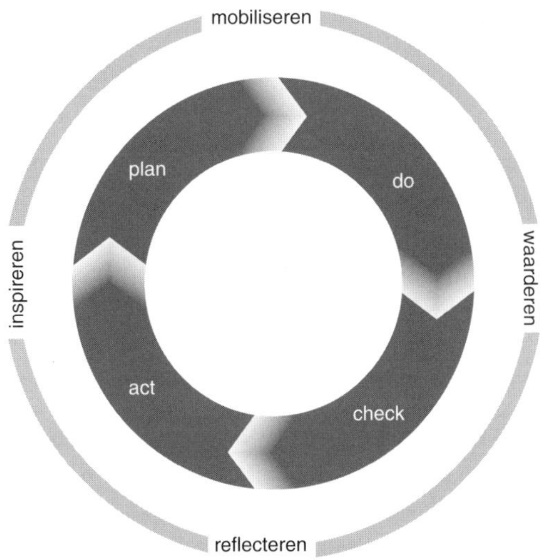

Figuur 5.13 *De twee veranderwielen van het INK-model.*

Er wordt op strategische niveau gekeken naar vier verschillende niveaus in de organisatie: activiteit, proces, organisatie als geheel en keten. Het model gaat dus van micro (de individuele zorg of het individuele product), via meso (de hele organisatie) naar macro (over organisaties heen).

5.7 Implementatie van veranderingen in een organisatie

Het implementeren of aanscherpen van maatregelen op het gebied van gezondheidsbevordering, veiligheid, arbo, verzuim en re-integratie vraagt om veranderingen op het niveau van de organisatie, het team, de afdeling en de werknemer of zelfstandige. Deze niveaus zijn meestal aan elkaar gerelateerd. Zo zijn bij de implementatie van een tilprotocol op een afdeling in een ziekenhuis vaak niet alleen de verpleegkundigen en de artsen betrokken, maar vaak ook verschillende paramedici, het management en soms zelfs ondersteunende diensten. Onder het implementeren van een verandering wordt verstaan: een procesmatige en planmatige invoering van deze (*evidence-based*) verandering met als doel dat deze een structurele plaats krijgt in het (beroepsmatig) handelen, in het functioneren van (een) organisatie(s) of in de cultuur en structuur van de sector (naar: De Louw et al., 2004). Het succesvol aanpakken van vraagstukken op het gebied van preventie, behandeling en re-integratie vraagt om betrokkenheid, begrip en een ondersteunende omgeving, met de herkenning van de noodzaak voor verandering. Iedereen zal een bepaalde verantwoordelijkheid dienen te nemen, hoewel de mate van actie kan variëren (Bury & Mead, 2001). De implementatie van veranderingen zoals een nieuw verzuimbeleid of een niet-rokenbeleid is niet eenvoudig. In het verleden is regelmatig onderzoek gedaan naar de verschillende benaderingen om de individuele en organisatorische praktijk te veranderen (Grol & Wensing, 2001). In paragraaf 5.3 is een model van gedragsverandering van het individu beschreven. In deze paragraaf worden aspecten van de verandering op organisatieniveau aangereikt.

5.7.1 IMPLEMENTATIE VAN VERANDERINGEN OP ORGANISATIENIVEAU

Volgens De Louw en collega's (2004) zijn de ontwerpbenadering en de ontwikkelbenadering de twee belangrijkste benaderingen om de organisatorische praktijk te veranderen. Traditioneel wordt implementatie van een verandering beschreven als een eendimensionaal, lineair en logisch proces, dat verloopt van de creatie van *evidence* (bewijs voor de effectiviteit van de verandering), via diffusie en disseminatie tot de uiteindelijke toepassing ervan. Deze benadering van implementeren wordt de ontwerpbenadering genoemd. Bij de ontwikkelbenadering kan aan het begin nog niet precies worden beschreven wat de uitkomst zal zijn, maar wordt de richting van verandering alvast bepaald en de implementatie ingezet. Denken en doen vinden hierbij afwisselend plaats. De ontwikkeling is een continu proces van verbetering, gericht

op toenemende effectiviteit via het faciliteren van deelnemers om de cultuur en de context te transformeren (McCormack et al., 1999).
Bij het implementeren worden drie elementen onderscheiden, te weten: de kenmerken, de context en de facilitering van de verandering (Kitson et al., 1998; Rycroft-Malone et al., 2002a, 2002b). Werkman en collega's (2001) stellen dat problemen met veranderingen niet zozeer gezocht moeten worden in de bestaande (organisatorische) context, maar vooral in de afstemming van de facilitering (aanpak van het veranderingsproces en het handelen van (verander)managers) op de context en op de kenmerken van de verandering.
Implementatie van veranderingen heeft waarschijnlijk meer succes als:

- de verandering relatief voordelig, passend, eenvoudig, probeerbaar en zichtbaar is;
- de context waarin de beoogde verandering wordt geïmplementeerd, wordt gekarakteriseerd door onder andere duidelijkheid in veranderrollen, gedecentraliseerde besluitvorming, transformationeel leiderschap en een groot verandervermogen;
- de mechanismen voor facilitering passend zijn voor de situatie.

Kenmerken van de verandering

Kenmerken van innovaties die de invoering kunnen belemmeren of bevorderen staan in kader 5.5 (Grol & Wensing, 2001; Rogers, 1983, 1995). Sommige innovaties zijn namelijk goed onderbouwd, goed geformuleerd, geloofwaardig, aangepast aan de behoeften van de praktijk, passen goed bij bestaande normen en waarden en leiden tot een eenvoudiger invoering. Inzicht in de kenmerken van de verandering is essentieel voor de keuze van facilitering van het veranderingsproces.

Kader 5.5 Kenmerken van veranderingen die de implementatie kunnen belemmeren of bevorderen

- Relatief voordeel (*relative advantage*): de mate waarin een innovatie als een verbetering van de bestaande praktijk wordt gezien.
- Passendheid (*compatibility*): de mate waarin de vernieuwing past bij bestaande opvattingen, behoeften, waarden en normen en routines.
- Complexiteit (*complexity*): de mate waarin een richtlijn of nieuwe werkwijze wordt gezien als eenvoudig te begrijpen en te gebruiken.

- Probeerbaarheid (*triability*): de mate waarin de vernieuwing (op kleine schaal) te proberen is, zonder meteen vast te zitten aan allerlei gevolgen die niet meer terug te draaien zijn.
- Zichtbaarheid (*observability*): de mate waarin de resultaten van een nieuwe werkwijze zichtbaar zijn.

Naar: Grol & Wensing, 2001.

In de jaren 1970 ontdekten studenten veranderkunde dat de te implementeren dienst of het te implementeren product vaak significant veranderde tijdens de implementatie. Het blijkt dat een innovatie bijna nooit ingevoerd wordt zoals die ontwikkeld is. Tijdens het proces wordt de innovatie aangepast, soms door nieuwe inzichten, maar vaak omdat de professional of organisatie er een eigen 'geur' aan wil geven. Het is dus niet noodzakelijk dat een innovatie precies zo wordt ingevoerd als deze aanvankelijk bedacht is (naar Rogers, 1995).

Voorbeeld

Een groot ziekenhuis zocht nieuwe stoelen voor het transport van patiënten die niet in staat zijn grotere afstanden te lopen (opnamestoelen). De oude waren slecht te duwen, vergden veel onderhoud en zaten bovendien erg slecht. Allerlei bestaande opnamestoelen werden op zicht gevraagd. Geen van die stoelen voldeed geheel aan de lange lijst van gebruikerswensen van de ergotherapie, de technische dienst, de afdeling inkoop en de gastvrouwen. In overleg met de producent werd een variatie op het voorkeursmodel ontwikkeld met een aangepaste rem, een muntslot, antilekbanden en onderhoudsvrije lagers, het geheel gespoten in de huiskleur van het ziekenhuis. Deze innovatie is nu te vinden (al dan niet met kleine aanpassingen) in vele gezondheidsinstellingen, maar ook in musea. Opvallend genoeg hebben de nieuwe gebruikers de kleur nooit veranderd.

Kenmerken van de omgeving

Inzicht in de volgende kenmerken van de context is essentieel voor de keuze van facilitering van de implementatie (Grol & Wensing, 2001; Kitson et al., 1998; McCormack et al., 1999; Rycroft-Malone, 2002a, 2002b; Tordoff, 1998):

- de huidige werkwijze;
- kenmerken van de betrokkenen;
- de belemmerende en bevorderende factoren op verschillende niveaus.

Kenmerken van de facilitering

Kitson en collega's (1998) benadrukken de noodzaak van de juiste facilitering voor een succesvolle implementatie. Facilitering refereert aan het proces van het makkelijker maken, promoten en ondersteunen van de implementatie van een bewezen verbetering of bewezen effectieve interventie in de praktijk. Wanneer het oogmerk van de facilitering het bereiken van een specifiek, taakgedreven doel is, zijn er andere vaardigheden en kwaliteiten belangrijk dan wanneer er ontwikkelingsdoelen voor de langere termijn worden gesteld. In de eerste situatie zijn met name projectmanagement, marketing en inhoudsdeskundigheid belangrijk, terwijl in de tweede situatie met name coaching en kritische reflectie belangrijk zijn (Harvey et al., 2002).

5.7.2 HET VERANDERPROCES

Het veranderproces wordt beschreven aan de hand van een strategie en daarbij passende interventies. 'Strategie' is kortweg te omschrijven als de wegen waarlangs, de wijze waarop en de middelen waarmee de organisatie de geformuleerde doelen of resultaten wil behalen. Een strategie voor implementatie bestaat uit één of meer interventies die volgens een bepaald plan worden uitgevoerd. Interventies worden wel gecategoriseerd in educatieve, financiële, organisatorische en wettelijke interventies (Van Splunteren, 2000).
Grol en Grimshaw (1999) hebben op basis van 51 onderzoeken uitspraken gedaan over de effectiviteit van interventies (die zij 'strategieen' noemen), voornamelijk educatieve interventies. Passieve educatieve interventies zoals lessen en schriftelijke informatie bleken ineffectief. Interventies gebaseerd op het behaviorisme, zoals *audit* en feedback en het gebruik van *opinion leaders* en *modeling*, lieten verschillende effecten zien. Interactieve educatieve interventies en het gebruik van een mix aan interventies bleken vaak effectief.

Kader 5.6 Elementen van effectieve implementatie volgens de literatuur

- Een systematische aanpak en goede planning van de implementatieactiviteiten.
- Aandacht voor de innovatie: is het een 'goed product'?

- Implementeren betekent voor de doelgroep het doorlopen van een stapsgewijs proces.
- Subgroepen uit de doelgroep kunnen in verschillende fasen van dat proces zitten en verschillende behoeften hebben: rekening houden met segmenten in de doelgroep.
- Diagnostische analyse van doelgroep en setting voor de start van de implementatie.
- De doelgroep betrekken bij de ontwikkeling en aanpassing van de innovatie en bij het plannen van de implementatie.
- Keuze van implementatieactiviteiten koppelen aan bevindingen van de diagnostische analyse.
- Meestal is een enkelvoudige methode of maatregel onvoldoende: zoeken naar een kosteneffectieve mix van methoden.
- Onderscheid maken in fasen van implementatie (verspreiden, implementeren, integreren): verschillende maatregelen en strategieën zijn effectief in verschillende fasen.
- Juiste maatregelen nemen op verschillende niveaus: landelijk, lokaal, team, werknemer of zelfstandige.
- Continue evaluatie van het implementatieproces en het resultaat ervan.
- Implementatie inbouwen in bestaande structuren.

Bron: Grol & Wensing, 2001.

5.7.3 PRAKTIJKVOORBEELD

Als voorbeeld van een verandering wordt hierna de implementatie van een preventieprogramma voor burn-out onder studenten beschreven. Het is een illustratie van de ontwikkelbenadering, aan de hand van zeven facetten (Pater et al., 2002). 'Ontwerpen en inrichten' vormt de kern van de strategie. Er moet veel gedacht, bedacht en gemaakt worden.

Voorbeeld Je gezondheid de baas: burn-outpreventie voor studenten

Naar aanleiding van een onderzoek onder studenten (studenten blijken een hoog burn-outrisico te hebben) werd besloten binnen de kaders van de hogeschool aandacht te besteden aan preventie van burn-out bij studenten. Tijd en middelen waren beperkt, maar niet volledig vastgesteld.

Resultaten
Vanaf de start van het project was duidelijk dat er in het keuzeonderwijs een aanbod voor studenten zou moeten komen dat door middel van onderzoek van studenten geëvalueerd zou worden.

Plannen en sturen
Passend bij de organisatie ligt de verantwoordelijkheid voor ontwerp en uitvoering bij twee docenten. De kaders voor het onderwijs zijn de mogelijkheden van de hogeschool (projectonderwijs, afstudeeropdrachten en keuzeonderwijs). Deze kaders bepalen gezien de strakke onderwijsplanning voor een groot deel ook de planning van het project.

Ontwerpen en inrichten
In deze strategie is ontwerpen en inrichten het cruciale punt. Het ontwerpen van het onderwijs geeft veel actie en brengt enthousiasme. Het grote gevaar is te ver van de organisatie vandaan raken of te diep in de inhoud duiken en het contact met de organisatie verliezen. Ook op het technische vlak (afstemming met de mediatheek en ICT) was het zaak in het enthousiasme niet verder te reiken dan wat verantwoord georganiseerd kon worden. De verandering was relatief klein en een *pilot* lag dan ook voor de hand.

Communiceren
Het accent ligt op inhoudelijke communicatie en reductie van onzekerheid. De communicatie was gericht op het afstemmen van inhoud en vormgeving met medewerkers van de kenniskring van het lectoraat Arbeid & gezondheid. Communicatie met studenten en docenten was noodzakelijk voor het verkrijgen van aandacht en betrokkenheid. De gebruikte middelen waren publicaties in het hogeschoolblad, op de website van de kenniskring, in lessen, de koffiekamer, op de site van het keuzeonderwijs en een congres.

Opleiden en trainen
In het project is gaandeweg expertise opgebouwd. Door middel van scholing wordt deze kennis ook verspreid onder (aanstaande) docenten.

Verankeren en verbeteren
Formele overdracht van het project is belangrijk. Op dit moment wordt gewerkt aan het verankeren in de routines van de opleiding

(eisen m.b.t. onderwijsontwikkeling en -uitvoering) en in het aanbod van de opleidingen.

Afsluiten en evalueren
Wellicht is dit punt het meest ingewikkeld. Bij de vormgevingsstrategie is het belangrijk een punt te zetten achter het project. Het grootste gevaar is dat er maar doorontwikkeld wordt en nooit formeel geconstateerd wordt dat de implementatie van de verandering beschouwd wordt als afgerond. De projectgroep heeft ervoor gekozen afsluitend een onderzoek te doen waarin het burn-outrisico van studenten voor en na het aanbod vergeleken wordt met het burn-outrisico van een vergelijkbare groep studenten op twee momenten.

6 Meetinstrumenten

Yvonne Heerkens, Wietske Kuijer, Harriët Wittink en André Bieleman

Kernpunten

- **In het kader van arbeid en gezondheid zijn voor een deel specifiek op de arbozorg gerichte meetinstrumenten nodig, voor een ander deel kan worden gebruikgemaakt van meetinstrumenten die ook in de reguliere zorg worden gebruikt.**
- **Er zijn zowel meetinstrumenten nodig voor diagnostiek als voor het evalueren van het effect van de interventies.**
- **Diagnostiek en interventies kunnen betrekking hebben op de arbeidsomstandigheden in brede zin en op de werknemer.**

In het domein arbeid en gezondheid is een groot aantal meetinstrumenten beschikbaar. Toch is het gebruik ervan in de praktijk nog beperkt. In dit hoofdstuk wordt besproken waarop professionals werkzaam in het domein arbeid en gezondheid moeten letten als zij een geschikt meetinstrument willen gaan gebruiken (par. 6.1) en waar interessante meetinstrumenten zijn te vinden (par. 6.2).
Meetinstrumenten worden gebruikt ter ondersteuning van de diagnostiek en de prognostiek, om de transparantie van de zorg te vergroten en om meer inzicht te krijgen in de effectiviteit van de geboden zorg. In het domein arbeid en gezondheid gaat het om een breed scala aan meetinstrumenten, zowel voor de fysieke en mentale belasting door het werk als voor de fysieke en mentale belastbaarheid van het individu. Als overwogen wordt meetinstrumenten te gebruiken, moet goed worden stilgestaan bij de keuze van het juiste meetinstrument: bij wie wordt er wat gemeten, hoe valide en betrouwbaar zijn de meetresultaten, wat zeggen de meetresultaten over omstandigheden of over de cli-

ent of groep cliënten, wat is de meerwaarde voor de cliënt en hoe ziet de kosten-batenanalyse eruit?

6.1 Meetinstrumenten kiezen

Voor het maken van een onderbouwde keuze van meetinstrumenten in het domein arbeid en gezondheid wordt in dit hoofdstuk gebruikgemaakt van het stappenplan uit het boek *Meten in de praktijk* (Beurskens et al., 2008), maar dan enigszins aangepast. In dit hoofdstuk zijn er tien stappen (bij Beurskens acht) die als leidraad worden gebruikt om te komen tot de keuze van het beste meetinstrument.

Stap 1: *Aan wie of wat wordt gemeten?*
Bij deze stap gaat het erom helder te krijgen bij welke persoon (of groep personen) of aan welk object (machine, meubelstuk) of omgeving (werkplek, arbeidsorganisatie) er gemeten gaat worden.

Stap 2: *Welke kenmerken worden gemeten?*
Samenhangend met de keuze gemaakt bij stap 1, kunnen er meetinstrumenten nodig zijn om de arbeidsomstandigheden in brede zin te meten, of meetinstrumenten die geschikt zijn om variabelen te meten bij de werknemer.
Ten aanzien van de arbeidsomstandigheden in brede zin gaat het in ICF-termen om externe arbeidsrelevante factoren, zoals die in paragraaf 5.5.2 zijn benoemd:
- arbeidsvoorwaarden;
- arbeidsinhoud;
- arbeidsverhoudingen;
- arbeidsomstandigheden.

Ten aanzien van de werknemer gaat het om meetinstrumenten die gebruikt kunnen worden voor het in kaart brengen van:
- (ernst van de) ziekte of aandoening, zoals de Utrechtse Burnout Schaal (UBOS) voor het meten van burn-out (zie intermezzo);
- klachten van de cliënt of werknemer (in termen van (stoornissen in) functies en anatomische eigenschappen, (beperkingen in) activiteiten (zoals het bedienen van een apparaat, beperkingen in communicatie, problemen in mobiliteit), en participatie(problemen) (zoals arbeidsproductiviteit, uitgedrukt in onder meer verzuim (absenteïsme) en presenteïsme, werkvermogen en duurzame inzetbaarheid);
- persoonlijke factoren, zoals copingstijl, leefstijl en positieve psychologische factoren zoals flow, vitaliteit, bevlogenheid en passie.

Er is in het kader van arbeid en gezondheid dan ook een grote diversiteit van meetinstrumenten beschikbaar, variërend van meetinstrumenten die vooral naar het werk zelf kijken (de vier A's), zoals de Vragenlijst Bewegingsapparaat (VBA) waarvan een klein stukje in kader 6.1 staat, tot vragenlijsten die focussen op de leefstijl van de werknemer, zie als voorbeeld in kader 6.2 een webpagina met enkele vragen over ontspanning uit een BRAVO Lifestyle Check voor bankmedewerkers (Koenders et al., 2008).

Intermezzo UBOS

De Utrechtse Burnout Schaal (UBOS) meet burn-out. Er bestaan aparte uitgaven voor contactuele beroepen (UBOS-C), voor leerkrachten (UBOS-L) en voor algemeen gebruik (UBOS-A).
Voorbeelden van zaken die aan de orde komen:

- ik voel me mentaal uitgeput door mijn werk;
- ik twijfel aan het nut van mijn werk;
- als ik op mijn werk iets afrond dan vrolijkt me dat op;
- ik ben cynischer geworden over de effecten van mijn werk.

Bron: http://www.arboportaal.nl/beroepsziekten/psychisch/overspannenheid-burn-out.

Tabel 6.1 Enkele vragen uit de Vragenlijst Bewegingsapparaat (VBA) over autonomie op het werk (http://www.tno.nl/content.cfm?context=markten&content=case&laag1=189&item_id=378).

Kunt u zelf bepalen hoe u het werk uitvoert/doet?	ja □	nee □
Kunt u in het werk meestal beschikken over voldoende hulpmiddelen (denk aan apparatuur, gereedschap, informatie, communicatie- en transportmiddelen)?	ja □	nee □
Bepaalt u zelf de volgorde van uw werkzaamheden?	ja □	nee □
Kunt u de instelling van uw werkplek zelf regelen (denk aan de hoogte van uw tafel, stoel)?	ja □	nee □
Beslist u zelf wanneer u een taak uitvoert?	ja □	nee □
Kunt u gemakkelijk even weg van de plaats waar u werkt?	ja □	nee □
Kunt u uw werk, als u dat nodig vindt, zelf onderbreken?	ja □	nee □
Kunt u zelf uw werktempo regelen?	ja □	nee □

Tabel 6.2 Enkele vragen over ontspanning uit de BRAVO Lifestyle Check voor bankmedewerkers (Koenders et al., 2008)

	altijd	vaak	soms	nooit
Als ik van mijn werk naar huis ga heb ik nog veel energie.	□	□	□	□
Eenmaal thuisgekomen van mijn werk lukt het mij om iets van mijn avond te maken.	□	□	□	□
Na een werkdag onderneem ik nog allerlei activiteiten.	□	□	□	□
Na het avondeten voel ik me nog vrij fit.	□	□	□	□
Op mijn vrije dagen heb ik voldoende energie voor allerlei activiteiten.	□	□	□	□

Het linken van meetinstrumenten aan de ICF

Een van de problemen bij het gebruik van meetinstrumenten is dat het niet altijd duidelijk is wat een instrument nu precies meet. De laatste tijd verschijnen steeds meer artikelen in de literatuur waarin van bestaande meetinstrumenten aan de hand van *linking rules* wordt beschreven wat de verschillende items van het meetinstrument nu precies in ICF-termen meten. Op die manier ontstaat meer inzicht in wat een meetinstrument meet en wordt de keuze van (een set) meetinstrumenten eenvoudiger.

Intermezzo Linking rules

Zogenoemde linking rules worden gebruikt om in kaart te brengen wat een instrument meet in ICF-termen (Cieza et al., 2005). In de literatuur zijn er artikelen waarin veelgebruikte meetinstrumenten, zoals de DASH (Disabilities of Arm, Shoulder and Hand) (Drummond et al., 2007) en instrumenten om de kwaliteit van leven te meten (Geyh et al., 2007) worden gekoppeld aan ICF-terminologie.

Centraal in het linkingproces staat het formuleren van *meaningful concepts*: betekenisvolle stukjes tekst uit de items van het desbetreffende meetinstrument (meaningful concepts voor het item 'ik heb pijn bij het lopen van lange afstanden' zijn 'pijn' en 'lopen van lange afstanden') en het koppelen van deze meaningful concepts aan ICF-klassen (in dit geval b280 pijngewaarwording en d4501 lopen van lange afstanden).

In 2009 hebben Escorpizo en collega's achttien arbeidsproductiviteitsvragenlijsten die worden gebruikt in onderzoek bij artritis en andere aandoeningen van het bewegingsapparaat, gelinked aan de ICF. Het doel van het project was meer inzicht krijgen in de inhoud van de verschillende vragenlijsten, zodat de keuze van een geschikt instrument voor een bepaalde vraag beter mogelijk is. Van de in totaal 262 items in die vragenlijsten bleven er na verwijdering van vragen over onder andere demografische factoren 245 over. Hieruit werden 519 meaningful concepts gehaald die zijn gelinked aan 64 unieke ICF-codes op het tweede niveau (letter + drie cijfers). Hiervan hoorden er dertien (21%) tot functies, één (2%) tot anatomische eigenschappen, veertig (63%) tot activiteiten en participatie, tien (16%) tot externe factoren, veertien (22%) tot persoonlijke factoren. Twintig concepten (31%) konden niet worden gelinked aan de ICF. Niet onverwacht bevatten alle vragenlijsten items waaruit meaningful concepts zijn af te leiden die konden worden gekoppeld aan ICF-code d850 betaald werk (Escorpizo et al., 2009).

Stap 3: Wat is het doel van de meting?

Wat gemeten wordt, hangt ook in het domein arbeid en gezondheid samen met de doelstelling van het meten. Op basis daarvan worden drie[9] typen meetinstrumenten onderscheiden: diagnostische, prognostische en evaluavatieve instrumenten.

Diagnostische instrumenten

Met een diagnostisch instrument wordt de huidige situatie in beeld gebracht. Professionals die zich met name richten op de arbeidsrisico's zullen meetinstrumenten gebruiken die deze risico's in beeld brengen. Deze instrumenten worden in hoofdstuk 7 besproken. Paramedische professionals zullen in het diagnostisch proces veel ruimte geven aan het in kaart brengen van de belastbaarheid van de werknemer in relatie tot de belasting door het werk (eventueel aangevuld met de belasting door de thuissituatie).

Een veelgebruikt instrument om de belastbaarheid van de werknemer te bepalen te bepalen is de FCE (Functional Capacity Evaluation), een samengestelde fysieke test om de capaciteit voor de uitvoering van ar-

9 Soms wordt als vierde type 'inventariserende' instrumenten genoemd; deze instrumenten zijn niet gericht op beïnvloedbare variabelen, maar op variabelen die van invloed kunnen zijn op het proces en die noodzakelijk zijn om de interventie af te stemmen op de individuele cliënt; vanwege de overlap met diagnostische instrumenten worden ze hier niet apart beschreven.

beidsgerelateerde activiteiten te meten in een gestandaardiseerde omgeving. Er is de afgelopen jaren veel onderzoek gedaan naar de FCE. Zo verschenen er recent verschillende proefschriften: Wind (2007) beschrijft het gebruik van de FCE door verzekeringsartsen, Soer (2009) richt zich op het onderzoeken en verbeteren van de meeteigenschappen en op normaalwaarden voor de FCE, Kuijer (2006) onderzocht de FCE op validiteit bij cliënten met chronische lagerugpijn, en Bieleman (2010) bekeek het gebruik van de FCE bij werknemers met beginnende heup- en knieartrose en vond dat zij een lagere capaciteit hebben dan gezonde werkende mensen van dezelfde leeftijd. De FCE heeft als groot voordeel dat zij de fysieke belastbaarheid van de werknemer door middel van gestandaardiseerde tests in kaart brengt en een voldoende tot goede betrouwbaarheid heeft. Minder goed scoren de bruikbaarheid (o.a. lange afnametijd) en de validiteit.
Voor het meten van klachten is een groot aantal (generieke) instrumenten beschikbaar, waaronder:

- de 4DKL (vierdimensionale klachtenlijst), een vragenlijst voor het meten van distress, depressie, angst en somatisatie (Terluin, 1996);
- de SCL-90 (Symptom Checklist), een zelfbeoordelingsschaal die lichamelijke en psychische klachten meet ten behoeve van de screening van psychopathologie (Arrindell & Ettema, 2003).

Voor het bepalen van (zelfgerapporteerd) productiviteitsverlies noemt het RIVM (Eysink et al., 2010) de volgende meetinstrumenten.

- De HLQ (Health and Labor Questionnaire) of de Vragenlijst over Ziekte en Werk is een Nederlandse vragenlijst (Hakkaart-van Roijen & Essink-Bot, 1999; Meerding et al., 2005). Een voorbeeldvraag is: ‘Ik was wel op mijn werk, maar als gevolg van gezondheidsproblemen had ik concentratiestoornissen; moest ik in een langzamer tempo werken; moest ik mij afzonderen; had ik meer problemen om beslissingen te nemen; moest ik werk uitstellen; moest ik werk laten overnemen door anderen; had ik andere problemen, namelijk ...’ De antwoordcategorieën voor deze vraag zijn: (bijna) nooit, soms, vaak en (bijna) altijd.
- De PRODISQ (Productivity and Disease Questionnaire), een Nederlandse modulair opgebouwde vragenlijst (Alavinia et al., 2009; Koopmanschap et al., 2004; Meerding et al., 2005). Twee modules kunnen worden ingevuld door het management.
- De HPQ (Health and Work Performance Questionnaire) is ook in het Nederlands vertaald: HPQ-nl (Kessler et al., 2007).
- De WLQ (Work Limitations Questionnaire) is in Amerika ontwikkeld (Lerner et al., 2001) en in 2006 in het Nederlands vertaald als:

Vragenlijst beperkingen werk. Met de WLQ kan de impact van een chronische aandoening op productiviteit worden bepaald (Tufts Medical Center, 1998).

Een relatief nieuw instrument is de AWP (Assessment of Work Performance), waarvan ook een Nederlandse versie beschikbaar is: AWP-NL-1 (Sandqvist & Enthoven, 2009). Dit is een instrument waarmee door observatie de arbeidsgerelateerde vaardigheden van een individu kunnen worden beoordeeld.
Op dit moment wordt, zeker in het kader van onderzoek, veel gebruik gemaakt van de WAI (Work Ability Index) (Tuomi et al., 1998), waarmee het arbeidsvermogen van werknemers kan worden vastgesteld (zie intermezzo). Het werkvermogen is 'de mate waarin een werknemer zowel lichamelijk als geestelijk (psychisch) in staat is zijn huidige werk uit te voeren' (NEN, 2010b).

Intermezzo De WAI (Work Ability Index)

De Work Ability Index (WAI) is een korte vragenlijst waarmee het werkvermogen van werknemers eenvoudig en snel in kaart gebracht kan worden. Werkvermogen vormt een van de basisvoorwaarden voor het welbevinden van medewerkers en de productiviteit van arbeidsorganisaties.
Aan het gebruik van de WAI zijn de volgende doelstellingen verbonden.

1 Duurzame inzetbaarheid van de medewerkers verbeteren en faciliteren, met als subdoelen de gezondheid en het langer doorwerken stimuleren, waardoor medewerkers langer en gezonder behouden blijven voor de hogescholen.
2 Bevorderen van de mobiliteit van medewerkers met als subdoel de medewerker stimuleren en faciliteren om in elke levensfase en omstandigheid de meest passende arbeidsplaats- en omstandigheden te vinden.
3 Verbeteren van het bewustzijn over het eigen arbeidsvermogen van de medewerkers met als subdoelstelling de inzetbaarheid te verbeteren in alle levensfasen.

Tekst ontleend aan de folder Stimuleringsregeling duurzaam vitaal werken *(Zestor, 2008).*

Instrumenten om 'positieve' persoonlijke factoren te bepalen, zijn bijvoorbeeld de volgende.

- Met vitaliteitsscans of -vragenlijsten wordt de vitaliteit van medewerkers gemeten, waarbij onder vitaliteit wordt verstaan: '*levenskracht, energie en bezieling, of, in relatie tot arbeidsomgeving, motivatie en initiatief van de medewerker*' (NEN, 2010b). Het nadeel van veel van deze scans en vragenlijsten is dat ze alleen toegankelijk zijn nadat de werkgever heeft betaald voor het gebruik ervan (TNO, 2009a).
- De Utrechtse Bevlogenheidschaal (UBES) (Schaufeli & Bakker, 2003) meet de bevlogenheid van medewerkers. Items zijn bijvoorbeeld: Op mijn werk bruis ik van energie; Als ik werk voel ik me fit en sterk; Ik ben trots op het werk dat ik doe; Ik ga helemaal op in mijn werk.

Prognostische instrumenten

Een prognostisch instrument wordt gebruikt om te bepalen of er een verhoogd risico is op het ontwikkelen van chroniciteit of op vertraagd herstel en om de terugkeer naar werk te voorspellen. Puur prognostische instrumenten zijn in de arbozorg niet bekend, maar voor een deel kunnen de hiervoor genoemde diagnostische instrumenten ook worden gebruikt om de prognose in te schatten. Zo mag bij de aanwezigheid van bepaalde belemmerende persoonlijke factoren (zoals een gebrek aan betrokkenheid of een passieve copingstijl) of bepaalde externe factoren (zoals ruzie met de leidinggevende) verwacht worden dat de kans op herstel of terugkeer naar werk minder groot is.

Evaluatieve instrumenten

Een evaluatief instrument wordt gebruikt om het effect van een interventie in beeld te brengen. Het kan gaan om instrumenten die de effecten van interventies gericht op de arbeidsomstandigheden vastleggen (zie hoofdstuk 9) of om instrumenten die de effectiviteit van interventies gericht op de verhoging van de belastbaarheid bepalen, inclusief interventies gericht op gedragsveranderingen (zie hoofdstuk 10). Belangrijk is dat het bij het bepalen van de effecten van interventies gericht op individuen kan gaan om instrumenten die de effecten meten bij een individu, maar ook om instrumenten die de effectiviteit van een interventie meten op groepsniveau.

Er is overlap tussen deze categorieën: om een instrument evaluatief te gebruiken moet er ook aan het begin en aan het einde van de interventie gemeten worden om zicht te krijgen op de verandering die plaatsvindt. De beginmeting kan vaak ook diagnostisch worden gebruikt.

Stap 4: Met welk soort instrument wordt gemeten?

Bij deze stap gaat het om de vraag welke type meetinstrument gebruikt moet worden. In samenhang met wat gemeten moet worden (stap 1) en waarvoor de gegevens gebruikt worden (stap 2) wordt een keuze gemaakt in:

- door de werknemer of cliënt of de zorgverlener in te vullen vragenlijsten;
- door de zorgverlener in te vullen of af te nemen observatielijsten en *performance tests*;
- instrumentele (of technische) meetinstrumenten, dit zijn meetinstrumenten om bijvoorbeeld de uitgeoefende kracht (dynamometers) of de hoeveelheid geluid vast te leggen; tot deze groep horen ook stappentellers en meer geavanceerde draagbare apparatuur om inzicht te krijgen in het beweeggedrag van mensen.

Deze verschillende manieren van meten leveren niet altijd dezelfde resultaten op. Het is ook niet zo dat het ene type beter is dan het andere, eerder leveren ze aanvullende informatie op die gebruikt kan worden om tot een goed oordeel te komen. Op deze manier wordt het probleem geanalyseerd vanuit verschillende perspectieven.
Behalve de hier genoemde instrumenten waarvan de resultaten door de arboprofessional meegenomen worden in het zorgproces, zijn er ook instrumenten die alleen bedoeld zijn voor de werknemer. Zo zijn er op het internet tal van scoringslijstjes te vinden over werkdruk en bevlogenheid. Op http://developer.med.vu.nl/ziekterisico is een instrument te vinden waarmee de cliënt zelf met slechts een gering aantal gegevens zijn risico op verzuim kan bepalen (Heymans et al., 2008).

Stap 5: Hoe specifiek moet het instrument zijn?

Naast het type meetinstrument is ook de vraag belangrijk of gebruikgemaakt kan worden van een algemeen (generiek) meetinstrument of dat de werknemer behoort tot een specifieke doelgroep waarvoor aparte (ziektespecifieke) meetinstrumenten beschikbaar zijn. Daarbij kan het gaan om specifieke cliëntgroepen (zoals cliënten met lagerugklachten, depressieve klachten, migraine of COPD) of om specifieke beroepsgroepen (zoals kappers, chauffeurs, bouwvakkers of managers).
Ziektespecifieke vragenlijsten zijn bijvoorbeeld:

- de Angina-related Limitations at work Questionnaire (Lerner et al., 1998);
- de Migraine Work and Productivity Loss Questionnaire (Lerner et al., 1999).

Voorbeelden van vragenlijsten gericht op een bepaalde beroepsgroep zijn:
- de Vragenlijst Stress in het Beroepsgoederenvervoer (De Croon et al., 2000);
- MBI-NL-Le: Maslach Burnout Inventory (MBI) , Nederlandse versie voor leerkrachten (Schaufeli & Horn, 1995).

Stap 6: *Waar zijn instrumenten te vinden?*
Er zijn verschillende plaatsen waar meetinstrumenten te vinden zijn, waaronder databanken, artikelen, handboeken of rapporten, richtlijnen en websites. De vindplaatsen staan in paragraaf 6.2.

Stap 7: *Wat is de hanteerbaarheid van het instrument?*
De hanteerbaarheid van een instrument moet worden beoordeeld in het kader van het gebruik van het instrument en de gebruiker.

Gebruik

Een lang en complex instrument kan in het kader van wetenschappelijk onderzoek nodig zijn, maar zal in de dagelijkse praktijk vanwege de benodigde tijdsinvestering niet snel worden gebruikt. Er moet altijd een afweging worden gemaakt tussen het belang van de gegevens die met het instrument worden verzameld en de inspanning (in tijd en geld) die het kost om die gegevens boven tafel te krijgen.

Gebruiker

In het boek *Meten in de praktijk* (Beurskens et al., 2008) wordt onderscheid gemaakt tussen hanteerbaarheid voor de cliënt (in de arbozorg kan het gaan om de werknemer, de werkloze, de arbeidsongeschikte of de werkzoekende) en hanteerbaarheid voor de zorgverlener (in de arbozorg kunnen dat alle professionals zijn die in hoofdstuk 4 zijn benoemd).
Voor de cliënt gaat het bij bruikbaarheid om vier aspecten:
- leesbaarheid (bij vragenlijsten);
- aard van de vragen;
- afnametijd en frequentie van afname;
- fysieke en cognitieve belasting.

Bij de professional gaat het om:
- benodigde ervaring om het instrument te kunnen gebruiken (incl. eventueel benodigde opleiding);

- geldende voorwaarden, in termen van beschikbaarheid en verkrijgbaarheid van het instrument, kosten, benodigdheden, afnametijd en tijd voor het evalueren en interpreteren van de resultaten;
- interpretatie van de verkregen resultaten.

Stap 8: *Wat is de methodologische kwaliteit van het instrument?*

In kader 6.1 staan de omschrijvingen van de meest gangbare klinimetrische[10] eigenschappen, waaronder validiteit, betrouwbaarheid en responsiviteit. Voor een omschrijving van de klinimetrische eigenschappen van instrumenten, kan de lezer – behalve bij het boek van Beurskens et al. (2008) – ook terecht bij basisboeken over klinimetrie, zoals: *Health measurement scales: a practical guide to their development and use* (Streiner & Norman, 2008) en *Onderwijs in wetenschap* (Ostelo, 2006).

Kader 6.1 Klinimetrische eigenschappen

- Validiteit: afwezigheid van systematische fouten (Offringa et al., 2000). De mate waarin een meetistrument meet wat het moet meten.
- Reproduceerbaarheid: nauwkeurigheid (in de zin van herhaalbaarheid) van meting(en) of meetinstrument(en) (Slotboom, 1987). Een meetinstrument is betrouwbaar als verschillende onderzoekers onafhankelijk van elkaar (= interbeoordelaarsbetrouwbaarheid) of dezelfde onderzoeker op verschillende momenten (= intrabeoordelaarsbetrouwbaarheid) met dit meetinstrument vrijwel dezelfde uitkomsten kunnen verkrijgen. Dit wordt ook wel reproduceerbaarheid genoemd (Offringa et al., 2000).
- Sensitiviteit: de fractie terecht-positieven onder de zieken die met het meetinstrument wordt gevonden.
- Specificiteit: de fractie terecht-negatieven onder de niet-zieken die met het meetinstrument wordt gevonden.

Grotendeels ontleend aan Kuiper et al., 2008.

Stap 9: *Wat zijn de voorwaarden voor het gebruik van het meetinstrument?*

Soms moet een specifieke training of instructie worden gevolgd om de deskundigheid te verwerven die nodig is om een meetinstrument toe te kunnen passen. Afgezien van de kosten van de training, kun-

10 Klinimetrie is het meten van klinische verschijnselen.

nen er kosten verbonden zijn aan het gebruik van een meetinstrument, bijvoorbeeld een bepaald bedrag per jaar, en aan het bestellen van registratieformulieren. Soms zijn er specifieke materialen nodig om de test te kunnen afnemen (bijv. gewichten, pylonen of stopwatches). Voor technische meetinstrumenten (zoals dynamometers of stappentellers) geldt natuurlijk de aanschafprijs plus de kosten voor onderhoud. Voor het achterhalen van dergelijke kosten is het aan te bevelen contact op te nemen met de leverancier of ontwikkelaar van het instrument.

Stap 10: *Hoe worden de gegevens geanalyseerd, geïnterpreteerd en gerapporteerd?*
De wijze waarop de gegevens worden geanalyseerd, geïnterpreteerd en gerapporteerd verschillen per instrument en worden waar relevant besproken in de hoofdstukken 7 tot en met 10.

6.2 Vindplaatsen van meetinstrumenten

6.2.1 DATABANKEN

In het kader van het domein arbeid en gezondheid zijn de volgende databanken relevant.

- De databank meetinstrumenten in de zorg van de Hogeschool Zuyd. In deze databank wordt onderscheid gemaakt tussen algemene meetinstrumenten en technische meetinstrumenten. In de categorie 'opleiding, beroep/werk, economisch level' zijn acht algemene meetinstrumenten te vinden (http://www.meetinstrumenteninde-zorg.nl, geraadpleegd 31/07/2010). Tot de technische meetinstrumenten worden gerekend: meetinstrumenten voor ecg-monitoring, drukmetingen, bloeddrukmetingen, gehooronderzoek, activiteitenmeting, maximale inspanningstests en longfunctietests.
- De databank meetinstrumenten van het Nederlands Paramedisch Instituut (NPi). In deze databank zijn met de zoekstring 'werk OR arbeid OR work OR employment OR job' 47 meetinstrumenten te vinden (http://www.paramedisch.org, geraadpleegd 02/08/2010). Dit bestand is alleen toegankelijk voor mensen met een 'servicekaart' van het NPi; veel hogescholen hebben een collectieve servicekaart waardoor alle studenten en medewerkers toegang hebben tot de databanken van het NPi.
- De databank van het Centre for Evidence-Based Physiotherapy (CEBP) van de Universiteit Maastricht (http://www.cebp.nl), waarin vooral Engelstalige instrumenten zijn opgenomen. De meetinstrumenten staan in alfabetische volgorde. Er is geen mogelijkheid in

het bestand te zoeken met zoektermen. Het aantal voor arbeid relevante instrumenten is niet groot.

- De Engelstalige databank van de Chartered Society of Physiotherapy (http://www.csp.org.uk), waarin ruim 220 meetinstrumenten zijn opgenomen. De databank bevat slechts weinig instrumenten die zijn gerelateerd aan arbeid.
- De Patient-Reported Outcome and Quality of Life Instruments Database (PROQoLID) (http://www.proqolid.org) is een initiatief van het Franse Mapi Research Institute. In deze databank zijn bijna zevenhonderd instrumenten opgenomen, waarvan er zo'n tien betrekking hebben op arbeid. Informatie ophalen over de opgenomen meetinstrumenten kan alleen na inschrijving (en betaling).

Verder zijn er op een bepaalde aandoening gerichte databanken, zoals Elevate, een databank met (gevalideerde) vragenlijsten om luchtwegsymptomen of de kwaliteit van leven te meten bij cliënten met COPD (http://www.research.astmafonds.nl). Op de website http://www.psychischenwerk.nl/pw/index.php zijn instrumenten te vinden die relevant zijn in het kader van psychische problemen en werk.

In de meeste databanken is behalve de naam van het meetinstrument ook een aantal algemene gegevens van de opgenomen instrumenten te vinden, waaronder klinimetrische maten (zie stap 8), normtabellen en een toelichting op het gebruik. Sommige instrumenten kunnen gedownload worden, soms met een handleiding, bij andere instrumenten staat waar ze te vinden zijn. In *Meten in de praktijk* (Beurskens et al., 2008) wordt een overzicht gegeven van belangrijke databanken met hun inhoud en toegankelijkheid.
Heel veel voor werk belangrijke meetinstrumenten ontbreken in de zojuist genoemde Nederlandse databases. Voor zover bekend zijn er in Nederland geen databanken die specifiek gericht zijn op meetinstrumenten die gebruikt kunnen worden in het kader van arbeid, maar in het buitenland zijn die er wel, zie bijvoorbeeld: http://www.cdc.gov/niosh/topics/workorg/tools/search.html, een databank van het National Institute for Occupational Safety and Health (NIOSH).

6.2.2 ARTIKELEN, HANDBOEKEN EN RAPPORTEN

In de reguliere zorg is een groot aantal overzichten beschikbaar van voor bepaalde aandoeningen of domeinen geschikte meetinstrumenten. Voorbeelden zijn overzichten van meetinstrumenten bij beroerte (Koolstra et al., 2004), Parkinson (Van Wegen et al., 2005), pijn (Köke et al., 1999) en voor de revalidatiegeneeskunde (http://www.revalidatie-epd.nl/klinimetrie). De afgelopen jaren verschijnen er ook meer overzichten van meetinstrumenten die relevant zijn in het kader van werk. Hier volgen enkele voorbeelden.

- In 2004 verscheen een review van de klinimetrische eigenschappen van vragenlijsten voor het in kaart brengen van arbeidsproductiviteit gerelateerd aan gezondheid (Prasad et al., 2004). Van de twaalf beschreven instrumenten zijn er slechts enkele (WLQ en HLQ, zie par. 6.1, stap 3) in het Nederlands beschikbaar.
- In 2007 werd een systematische review gepubliceerd over de klinimetrische eigenschappen van uitkomstmaten voor participatieproblemen in werk (*work disability*) (Williams et al., 2007). In deze review bleken uiteindelijk maar zes instrumenten te voldoen aan de gestelde eisen (en geen enkele aan alle eisen). Daarvan is alleen de WLQ in het Nederlands vertaald (zie par. 6.1, stap 3).
- Eveneens uit 2007 dateert een overzicht van de methoden om verminderde productiviteit ten gevolge van gezondheidsproblemen te meten (Mattke et al., 2007). Daarbij gaat het zowel om absenteïsme (verzuimen) als presenteïsme (wel aanwezig zijn op het werk maar minder productief zijn, ook wel 'grijs verzuim' genoemd). Mattke en collega's halen (al wat ouder) onderzoek aan (Employers Health Coalition Inc, 1999) waaruit is gebleken dat het aantal dagen dat verloren gaat door presenteïsme zo'n 7,5 maal zo hoog is als het aantal dagen dat verloren gaat door absenteïsme (Mattke et al., 2007).
- Al eerder in het hoofdstuk genoemd, is het overzicht van het RIVM van vragenlijsten waarmee zelfgerapporteerd productiviteitsverlies kan worden gemeten (Eysink et al., 2010).
- In 2008 verscheen de BIMRA-catalogus (http://www.bimra.nl). BIMRA staat voor: beoordelen van interventies en meetinstrumenten bij re-integratie naar arbeid. Het betreft een project van het Universitair Medisch Centrum Groningen (UMCG) dat met financiering van het UWV is uitgevoerd en in april 2008 is afgerond. Het project had tot doel een bijdrage te leveren aan de re-integratie van mensen met tijdelijk of permanent beperkte functionele mogelijkheden om te participeren in het arbeidsproces en er is een catalogus ontwikkeld met meetinstrumenten en interventies die kunnen worden ingezet bij re-integratietrajecten (zie intermezzo).
- In 2010 verscheen een systematische review over observationele methoden om biomechanische belasting in het werk te evalueren (Takala et al., 2010). In totaal zijn dertig observationele methoden gevonden en in het artikel worden de eigenschappen daarvan be-

schreven. Een aantal van deze methoden wordt besproken in hoofdstuk 7.

Intermezzo BIMRA-catalogus

De catalogus bevat een overzicht van instrumentarium – hieronder worden meetinstrumenten en interventies verstaan – dat in Nederland kan worden ingezet bij de re-integratie van werknemers met tijdelijk of permanent beperkte functionele mogelijkheden (gedeeltelijk arbeidsgeschikt). Het gaat daarbij om instrumentarium dat gericht is op het vaststellen, herstellen en/of stimuleren van het arbeidsvermogen van deze groep werknemers. Behalve een overzicht van het instrumentarium bevat de catalogus tevens een kwaliteitsoordeel over de door betrokken bedrijven gebruikte meetinstrumenten en interventies.

Om aan te sluiten bij de ontwikkelingen in de praktijk is bij de samenstelling van deze catalogus uitgegaan van de ICF-termen. In de catalogus worden de instrumenten en interventies op een zodanige manier omschreven dat ze in het raamwerk van de ICF passen.

Bron: http://www.bimra.nl.

6.2.3 ZORGINHOUDELIJKE RICHTLIJNEN

In veel zorginhoudelijke richtlijnen staat een overzicht van relevante meetinstrumenten. In de *Richtlijn Chronisch Obstructieve Longziekten* (KNGF, 2008) staan per ICF-categorie de relevante meetinstrumenten. In kader 6.2 zijn als voorbeeld de instrumenten genoemd voor verminderde inspanningstolerantie en voor verminderde kwaliteit van leven. In de richtlijn *Handelen van de bedrijfsarts bij Astma en COPD* worden de volgende meetmethoden genoemd: piekstroommetingen, inhalatieprovocatietest en ergometrie (NVAB, 2003).

Kader 6.2 Instrumenten voor het meten van verminderde inspanningstolerantie en kwaliteit van leven bij patiënten met COPD

Meetinstrumenten voor verminderde inspanningstolerantie

- diagnostische maximale inspanningstest
- functionele inspanningstests: 6-minutenwandeltest (6MWT), *shuttle walk test* (SWT)

Meetinstrumenten voor kwaliteit van leven
- anamnese
- vragenlijsten (Nederlandse versie beschikbaar)
  - Clinical COPD Questionnaire (CCQ)
  - Chronic Respiratory Disease Questionnaire (CRQ)
  - St George's respiratory questionnaire (SGRQ)
  - Quality of life for respiratory illness questionnaire (QoLRIQ)

Bron: KNGF, 2008.

Hoewel arbeid in zorginhoudelijke richtlijnen niet centraal staat, wordt dit wel steeds vaker expliciet meegenomen als onderwerp. In 2008 is de *Blauwdruk Participeren en Functioneren: leidraad voor het effectief opnemen van 'participeren en functioneren in werk' in richtlijnen* gepubliceerd (VGI/NVAB/CBO, 2008) waarmee het mogelijk is om het thema arbeid te verankeren in zorginhoudelijke richtlijnen. Deze ontwikkeling hangt samen met een grotere aandacht voor werk bij zorgverleners in de curatieve sector. Heel relevante bronnen voor het vinden van meetinstrumenten geschikt voor arbeid zijn de richtlijnen die specifiek voor arboprofessionals zijn ontwikkeld, zoals de richtlijnen van de NVAB voor bedrijfsartsen. Het merendeel van deze richtlijnen is rechtstreeks te downloaden van de website http://nvab.artsennet.nl/richtlijnen.htm. Overigens wordt 'arbeid' in steeds meer richtlijnen opgenomen. Een voorbeeld is de PAAHR-richtlijn (Psychiatrische en Arbeidsgerelateerde Aspecten van HartRevalidatie) die eind 2010 gepubliceerd is (http://www.nvvc.nl/richtlijnen/bestaande-richtlijnen). Behalve (multiprofessionele) richtlijnen worden er ook steeds vaker minder uitgebreide 'handreikingen' ontwikkeld, onder de naam LESA (Landelijke Eerstelijns Samenwerkingsafspraken), *evidence-based* statements, leidraden, werkwijzers en blauwdrukken. De laatste twee termen worden ook gebruikt om procesmatige richtlijnen aan te duiden. Voorbeelden van leidraden zijn de *Leidraad aanpak verzuim om psychische redenen* (CPA, 2001) en de *Preventie Leidraad* van TNO (Franck & Wiezer, 2004). STECR (voorheen het platform re-integratie, nu het expertisecentrum participatie) heeft een aantal werkwijzers ontwikkeld voor arboprofessionals. In de werkwijzers staat beschreven welke stappen

genomen moeten worden. De werkwijzers zijn niet evidence-based, maar wel praktisch. De volgende werkwijzers zijn verschenen:[11]
- ABBE-RSI (herzien 2007)*;
- Arbeidsconflicten (herzien 2010);
- Arbeidstherapie (2007);
- Aanpak Problematisch Verzuim (APV) (herzien 2004)*;
- Lage Rugklachten en Arbeidsomstandigheden (herzien 2004)*;
- Levensfasebeleid, PMO-levensloop (2006)*;
- Modern Werknemerschap (2010);
- Somatisatie (herzien 2006)*;
- Werkaanpassing (2006)*;
- Reductie van Werkstress in Onderwijs en Zorg (2003)*.

6.2.4 WEBSITES

Op de websites http://www.tno.nl/arbeid en http://www.arboportaal.nl zijn specifieke meetinstrumenten voor arbeid te vinden. Voor het meten van werkdruk, stress en psychologische belasting op het werk verwijzen Beurskens en collega's (2008) naar de website van Arbobondgenoten (http://www.arbobondgenoten.nl/arbothem/werkdruk/meten.htm#instrumenten). Op de website worden verschillende methoden en instrumenten beschreven, waaronder de Vragenlijst Beleving en Beoordeling van de Arbeid (VBBA), een methode die met name wordt gebruikt door arbodiensten en vaak (maar beslist niet noodzakelijkerwijs) gekoppeld is aan het preventief medisch onderzoek (PMO), voorheen het periodiek arbeidsgezondheidskundig onderzoek (PAGO), dat arbodiensten regelmatig houden onder werknemers.
De VBBA bestaat uit een kernmodule en kan naar believen uitgebreid worden met modules uit de zogenoemde VBBA-RI&E en de VBBA-Uitgebreid. Verder is het mogelijk diverse vragenlijsten over gezondheid en arbeidsomstandigheden, evenals eigen vragen toe te voegen. Omdat de VBBA door veel arbodiensten gebruikt wordt, is er een zeer groot referentiebestand met gegevens van inmiddels meer dan 300.000 werknemers. De kernmodule van de VBBA heeft veertien schalen met in totaal 108 vragen. De VBBA-uitgebreid bestaat uit 201 vragen verdeeld over 27 schalen, plus 42 losse vragen. In figuur 6.1 staat welke onderwerpen met de VBBA-schalen kunnen worden onderzocht.
De Commissie het Werkend Perspectief, het werkgeversforum en het programma Psychische Vermoeidheid in de Arbeidssituatie hebben

11 De werkwijzers met een * zijn direct te downloaden van de website http://www.stecr.nl.

eveneens informatie verzameld over meetinstrumenten op het terrein van psychische klachten en arbeid. Zie: http://www.kroonophetwerk.nl en http://www.psychischenwerk.nl.
Op de Duitse website http://www.gefaehrdungsbeurteilung.de/de zijn instrumenten te vinden voor het meten van arbeidsrisico's.
Door 'slim' zoeken op het internet (waarbij gebruikgemaakt kan worden van boekjes zoals dat van Aufdemkampe et al., 2007) zijn er natuurlijk bij allerlei organisaties prachtige, bejubelde en veelbelovende instrumenten te vinden. Het is belangrijk om ook altijd – ondanks de positieve verhalen op internet – de stappen 5 tot en met 10 (zie par. 6.1) te doorlopen vóór het toepassen van een meetinstrument.

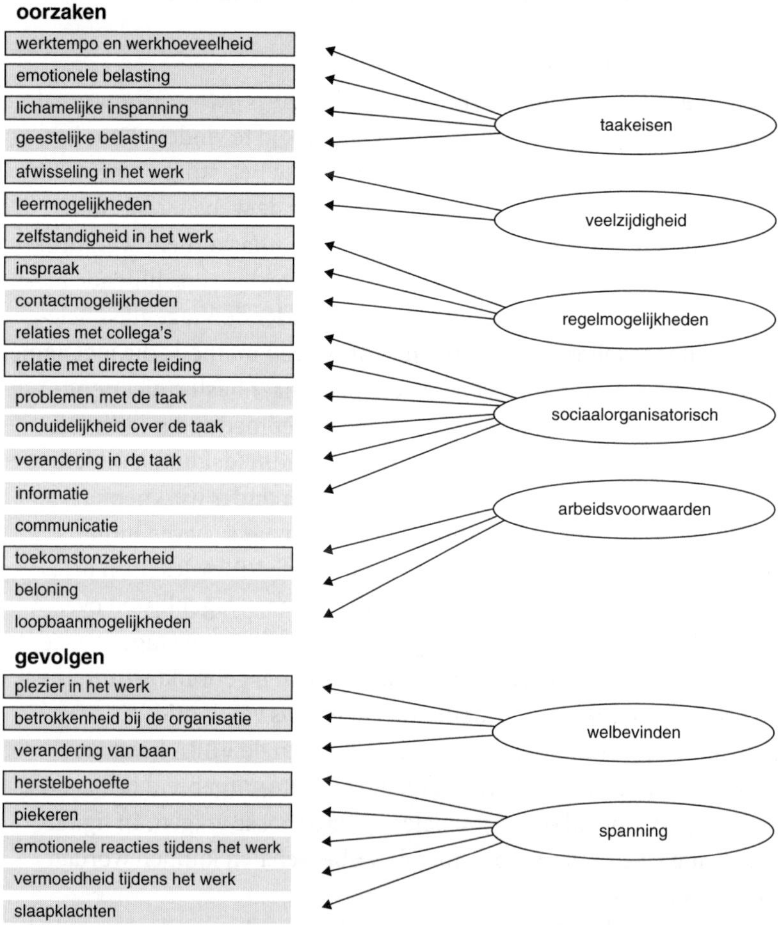

Figuur 6.1 *Links staan de schalen van de VBBA en rechts de onderwerpen die met de VBBA kunnen worden onderzocht. De donker omlijnde schalen maken deel uit van de kernmodule van de VBBA (bron: http://www.arbobondgenoten.nl/arbothem/werkdruk/schalenschemaVBBA.pdf).*

6.3 Dilemma's

Dat in de dagelijkse praktijk het gebruik van meetinstrumenten nog steeds beperkt is en dat ook de meetinstrumenten die worden aanbevolen in richtlijnen nog niet op grote schaal worden toegepast, heeft een aantal redenen. Ten eerste kost het gebruik van meetinstrumenten tijd (en dus geld). Verder weten professionals vaak niet zo goed hoe ze een keuze moeten maken tussen de beschikbare meetinstrumenten, hoe ze de gegevens moeten interpreteren en wat de klinimetrische eigenschappen van het instrument (zoals betrouwbaarheid en validiteit) betekenen voor het gebruik van een instrument in de praktijk. Het zoeken en vinden van meetinstrumenten en vervolgens het beoordelen van de klinimetrische eigenschappen en de hanteerbaarheid is niet makkelijk en vraagt enige ervaring. Er zijn wel wat vuistregels; maak vooral niet zelf een instrument, er zijn er genoeg. Het vertalen van een instrument moet op wetenschappelijk verantwoorde wijze gebeuren omdat anders de klinimetrische eigenschappen verloren kunnen gaan. Wanneer een instrument op Google nauwelijks hits oplevert, dan komt dat omdat niemand anders dit instrument gebruikt en waarschijnlijk terecht. Maak altijd een afweging tussen de benodigde investering en de tijd, het budget en de kwaliteit die een (arbo)professional wil leveren of zichtbaar wil maken. Wellicht is het grootste dilemma: behoor je als arboprofessionals evidence-based te werken, terwijl er nog een tekort aan evidence bestaat? Wordt de werknemer, patiënt, cliënt of werknemer er beter van als de arboprofessional kiest voor een evidence-based instrument?

Deel II
Professioneel handelen in de praktijk

7 Arbeidsbelasting en arbeidsrisico's

Kees Peereboom

Kernpunten

- **Arbeidsrisico's worden steeds beschreven vanuit het perspectief van blootstelling van de werkende mens in een arbeidssituatie.**
- **Het perspectief op kwaliteit van de arbeid staat centraal. Er wordt gewerkt met een onderverdeling: arbeidsomstandigheden, arbeidsinhoud, arbeidsvoorwaarden en arbeidsverhoudingen (de vier A's). Arbeidsrisico's hebben een directe relatie met arbeidsomstandigheden en arbeidsinhoud. Arbeidsrisico's hebben een meer indirecte relatie met arbeidsverhoudingen en een relatief beperkte relatie met arbeidsvoorwaarden.**
- **In dit hoofdstuk zijn arbeidsrisico's onderverdeeld in vier risicocategorieën: arbeidsveiligheid (par. 7.3), fysieke belasting (par. 7.4), mentale belasting (par. 7.5) inclusief ongewenste omgangsvormen, en omgevingsfactoren (par. 7.6).**
- **Wat betreft belasting versus belastbaarheid ligt in dit hoofdstuk de nadruk op de belastbaarheid op groepsniveau.**
- **Op hoofdlijnen wordt per arbeidsrisico aangegeven wanneer sprake is van overschrijding van gezondheidskundige risico's en wanneer sprake is van overschrijding van op basis van wet- en regelgeving of normen vastgestelde grenswaarden.**

Casus

In een machinefabriek konden werknemers elkaar niet verstaan terwijl ze op normale spreektoon op een meter afstand met elkaar stonden te praten. Op basis hiervan was duidelijk dat de wettelijk toegestane grens van 80 dB(A) waarschijnlijk werd overschreden. Dit werd nagemeten met een geluidsmeting op oorhoogte. De voornaamste geluidsbron was een freesbank. Aanpak van de bron was niet mogelijk, de machine moest blijven staan. Vermindering van het arbeidsrisico was ook niet mogelijk, want omkasten van de machine was te duur. Vermindering van de blootstelling lukte wel door om beurten bij deze machine te werken. Verbetering van gedrag is gerealiseerd door toe te zien op het gebruik van gehoorbescherming.

De in dit hoofdstuk gehanteerde indeling van arbeidsrisico's is gekozen vanwege de sterke inhoudelijke samenhang van de deelonderwerpen. Dit betreft zowel de oorzakelijke aspecten als de gevolgen. Voor informatie over de deskundigen in het werkveld wordt verwezen naar hoofdstuk 4.

Arbeidsveiligheid

Arbeidsveiligheid is een duidelijk af te bakenen werkterrein. Deskundigen op dit werkterrein zijn de veiligheidskundigen (zie par. 4.1). Bij de arbeidsveiligheid staat de formule risico = gevolg × kans centraal. Het gaat niet zozeer om een bepaalde mate van blootstelling, maar veel meer om het risico op incidenten en de ernst van de gevolgen van deze incidenten. Er zijn twee deelonderwerpen:

- arbeidsplaatsen en werkplekken;
- arbeidsmiddelen.

Uiteraard heeft ook de organisatie van het werk invloed op de arbeidsveiligheid. Dit is een onderwerp dat verband houdt met organisatieontwerp en het ontwerpen van taken en functies; dit wordt in dit hoofdstuk buiten beschouwing gelaten. Meer informatie hierover is te vinden in het *Handboek Ergonomie* (Voskamp et al., 2010).

Fysieke belasting

Fysieke belasting is een werkterrein waar vaak discussie bestaat over de breedte van het onderwerp. Dan weer zijn trillingen inbegrepen, dan weer niet. Dan weer is energetische belasting inbegrepen, dan weer niet. Deskundigen op dit terrein zijn met name bewegingswetenschappers, bedrijfsfysiotherapeuten en ergonomen. In dit hoofdstuk is de volledige breedte van het onderwerp opgenomen. Dit betreft de volgende zeven deelonderwerpen:

- tillen;
- dragen;

- duwen en trekken;
- trillen en schokken;
- statische werkhoudingen;
- repeterende bewegingen;
- energetische belasting.

Mentale belasting tijdens arbeid

Bij mentale belasting wordt een onderscheid gemaakt in:
- werkdruk;
- vermoeidheid en capaciteit om informatie te verwerken;
- werkstress.

Er is een aparte paragraaf gewijd aan agressie en geweld. Dit is een onderwerp dat in onze huidige maatschappij (helaas) steeds meer op de voorgrond komt te staan.
Op het gebied van mentale belasting zijn vele soorten deskundigen werkzaam, bijvoorbeeld psychologen en bedrijfsmaatschappelijk werkers. Bij de arbodiensten zijn het vooral de A&O-deskundigen die dit werkterrein bestrijken.

Arbeidsrisico's in de directe omgeving van werknemers

Dit betreft een breed scala aan risico's. Afhankelijk van de gehanteerde definitie kan dit gaan van de bureaulamp (verlichting) tot en met radar, nucleaire straling en nachtarbeid. In paragraaf 7.6 beperken we ons tot de risico's waar professionals in de eerste lijn het vaakst mee te maken hebben, namelijk:
- hinderlijk en schadelijk geluid;
- klimaat;
- verlichting;
- gevaarlijke stoffen.

Daarbij wordt ingegaan op de aspecten die gerelateerd zijn aan arbeidsinhoud en arbeidsomstandigheden. Onderwerpen zoals werktijden en nachtarbeid zijn gekoppeld aan arbeidsvoorwaarden; die worden in dit hoofdstuk niet nader uitgewerkt. Omgevingsgebonden risicofactoren zoals straling, biologische en chemische agentia, stof- en rookbelasting zijn onderwerpen voor specialisten in de tweede lijn; ook die worden in dit hoofdstuk niet behandeld. Meer informatie hierover is te vinden in het *Handboek Ergonomie* (Voskamp et al., 2010).
Bij de beschrijving van de verschillende arbeidsrisico's wordt aandacht besteed aan de verhouding tussen belasting en belastbaarheid van werknemers. De gedachte over het evenwicht tussen belasting en be-

lastbaarheid hangt feitelijk sterk samen met de gezondheidskundige grenswaarden. De gezondheidskundige grenswaarde geeft aan wanneer op middellange termijn sprake is van een risico op gezondheidsschade. Als vuistregel geldt dat iemand bij de huidige geconstateerde blootstelling ook na tien tot vijftien jaar geen klachten mag ontwikkelen. Als de gezondheidskundige grenswaarde overschreden wordt, raakt ook de verhouding tussen belasting en belastbaarheid uit balans. De wettelijk gehanteerde grenswaarden zijn meestal een resultaat van een (politiek) onderhandelingstraject. Ook zijn wettelijke grenswaarden soms direct gerelateerd aan beschikbare methoden om blootstelling vast te stellen. Zo is de uitkomst van een tilbeoordeling met de NIOSH-methode (zie verderop) meteen de door de Arbeidsinspectie gehanteerde grenswaarde.
Als vastgesteld is welke arbeidsrisico's bestaan, dan moeten er ook oplossingen worden geïmplementeerd om de risico's op te heffen. Hier wordt bij voorkeur het principe van de bronaanpak toegepast. Het implementeren van de aanpak kent vier niveaus. Aan de hand van de casus over geluidsoverlast in de machinefabriek aan het begin van dit hoofdstuk kan dit eenvoudig toegelicht worden. Als de machine in een andere ruimte geplaatst wordt of geheel omkast kan worden, is het probleem van de geluidsoverlast opgelost. Er is sprake van een bronaanpak (eerste voorkeur). Als een andere machine gekocht wordt die minder lawaai maakt, is er sprake van vermindering van het arbeidsrisico (tweede voorkeur). Als taakroulatie wordt gerealiseerd waarbij medewerkers maximaal twee uur per dag aan de desbetreffende machine werken, is er sprake van vermindering van het arbeidsrisico (derde voorkeur). Door ervoor te zorgen dat medewerkers consequent gehoorbescherming dragen, is er sprake van gedragsverbetering (vierde voorkeur).

Valkuilen voor paramedici

Paramedici hebben vanuit hun opleiding en werkervaring een geheel eigen manier van kijken naar bewegende en werkende mensen. In de arbopraktijk valt daarbij op dat vooral het anatomische perspectief op de voorgrond staat. Vaak ligt de focus op een bepaalde houding, een bepaald gewricht of een bepaalde spier. Dit is echter niet wezenlijk bij het aanpakken van arbeidsrisico's. Het doelgericht in kaart brengen van arbeidsrisico's dient altijd gepaard te gaan met een arbeidsanalyse. In de arbeidsanalyse staat de taakanalyse centraal, dat wil zeggen: het onderverdelen van de werkzaamheden in een bepaalde functie in taken.

Voorbeeld Taakanalyse van de functie medewerker toneelhuis in een theater

- Inhangen decors in trekken, losmaken van trekken van lampen, dimmers en boxen.
- Laden en lossen bij laadperron.
- Handmatig intern transport.
- Staand decor en/of rekwisieten opbouwen en afbreken.
- Afbelasten trekken met contragewichten.
- Vloerdecor opbouwen en afbreken.
- Geluidswerk in de zaal.
- Bedienen trekkenwand.
- Coördinatie, kantoorwerk, trekken indelen, overleggen en administreren.
- Overige.

Bron: Peereboom & De Langen, 2008.

Vervolgens kan per taak bekeken worden in welke mate deze activiteit bijdraagt aan een mogelijk arbeidsrisico. Het is van groot belang tijdens de taakanalyse niet te denken aan of iets nu wel of niet belastend is. Het gaat puur om het in kaart brengen van wat iemand doet. Bijvoorbeeld als een werknemer tijdens de werkzaamheden twee uur op een stoel zit, heeft dat een effect op de energetische belasting. Door het zitten kan wellicht het mogelijk negatieve effect van te veel traplopen gecompenseerd worden. Veel mensen hebben de neiging de niet-belastende taken weg te laten. Dit is een onjuiste aanpak. Als de taakanalyse gereed is, kan bekeken worden in welke mate bij bepaalde taken sprake is van arbeidsrisico's.
Het is van belang steeds te beseffen dat de in dit hoofdstuk geschetste methoden qua risicomodel altijd uitgaan van een populatie en nooit van individuen. Dit betekent dat de methoden geschikt zijn voor analyse op groepsniveau en veel minder voor het doen van uitspraken over individuen.

Intermezzo De NIOSH-methode is niet altijd geschikt
Een paramedicus die werkzaam is bij een arbodienst, wil een tilsituatie beoordelen. De tilsituatie betreft het in een magazijn vanuit de stellingen op pallets stapelen van dozen van 15 kg. Hiervoor heeft de paramedicus de NIOSH-methode ter beschikking (zie par.7.4.1).

Er zijn twee medewerkers die dit werk uitvoeren. Een medewerker is vrouw, 160 cm lang en matig in conditie. De andere medewerker is een 195 cm lange, zeer gespierde man die in zijn vrije tijd aan *powerlifting* doet. Beiden voeren de activiteit een uur per dag uit. Uit de met de NIOSH-methode uitgevoerde berekening volgt dat mensen bij dit werk maximaal 10 kg mogen tillen. Maar de NIOSH-methode is van toepassing op 90 procent van de vrouwen en 75 procent van de mannen (Peereboom & Jansen, 2004). Geen van beide werknemers past echter in de omschrijving! De conclusie is dat de methode uitspraken doet over de mate waarin werkzaamheden geschikt zijn voor het overgrote deel van alle werknemers in Nederland. De methode is niet geschikt om uitspraken over individuen te doen.

7.1 Positieve effecten van arbeid op gezondheid

Traditioneel wordt bij arbeid gelet op het voorkomen van (over)-belasting. Een recente ontwikkeling is dat ook gelet wordt op het voorkomen van onderbelasting. Indien mensen structureel onderbelast worden, neemt namelijk hun belastbaarheid af. Deze relatie wordt beschreven in het model van Van Dijk (zie par. 5.1.1) en in het belasting-belastbaarheidsmodel (par. 5.1.4). Fysieke onderbelasting ontstaat bijvoorbeeld bij vrijwel uitsluitend zittend werken. Daarom is een goede regel: maximaal 2 uur achter elkaar en maximaal 5 uur per dag zittend werk doen. Mentale onderbelasting ontstaat bijvoorbeeld door verregaande automatisering, waardoor taken eenzijdig en eentonig worden en mensen onvoldoende uitdaging en regelmogelijkheden in het werk hebben.

Onderzoek heeft uitgewezen dat bewegen een positief effect heeft op het voorkómen van chronische ziekten zoals hartfalen, diabetes, osteoporose en bepaalde vormen van kanker. Tevens zijn er sterke aanwijzingen dat een vroegtijdige dood, CVA's, artrose en depressie minder vaak voorkomen bij mensen die regelmatig – dus ook in het werk – bewegen. Er zijn echter ook factoren aanwijsbaar die negatief werken, daarbij kan gedacht worden aan slechte arbeidsomstandigheden, maar ook bijvoorbeeld aan het werken in ploegendiensten en het steeds werken in verschillende tijdzones (denk bijvoorbeeld aan piloten).

Wanneer mensen door ziekte uitgeschakeld zijn, kan arbeid heilzaam zijn. Er wordt niet voor niets gesproken van 'arbeidstherapie'. De algemene aanname is dat het op zich nemen van een andere rol dan die van 'patiënt', het bijdragen aan iets, een positief effect op het zelfbeeld heeft. Daar komt bij dat deelname aan het arbeidsproces – mits succesvol – tot positieve reacties van de omgeving leidt. In de meeste onderzoeken wordt een duidelijke relatie gevonden tussen het hebben van succes en het bereiken van in het werk gestelde doelen als een positief gezondheidseffect. Het niet hebben van succes en het niet bereiken van in het werk gestelde doelen worden daarentegen als stresserend gezien. In algemene zin kan gesteld worden dat het hebben van een baan bijdraagt aan de gezondheid, terwijl werkloosheid juist tot depressie en ziekte kan leiden. Veel onderzoekers beschrijven daarnaast positieve gevolgen van arbeid, zoals lichamelijke conditieverbetering, vergroting van de eigen vaardigheden en kennisvermeerdering. Bovendien wordt het aangaan van contacten via het werk en het opgenomen worden in een sociaal netwerk eveneens als gezondheidsbevorderend beschouwd. Dit laatste is van toepassing zolang er geen sprake is van stressvolle situaties zoals dissatisfactie en arbeidsconflicten. Essentieel is dat de juiste balans gevonden wordt tussen belasting en belastbaarheid. Bij een juiste balans heeft arbeid een positieve invloed op de gezondheid.

7.2 Arbeidsrisico's en de wet

De regelgeving in Nederland die betrekking heeft op arbeidsrisico's, heeft zowel te maken met preventie als met de re-integratie van medewerkers met klachten. Preventie is onderdeel van het beleidsterrein arbeidsomstandigheden en is terug te vinden in de arboregelgeving en het Besluit Machines. Nieuw zijn in dit kader de concrete afspraken die in bepaalde bedrijfstakken gemaakt zijn. Dit betreft de zogenoemde arboconvenanten. Sinds 1999 zijn in totaal 69 arboconvenanten opgesteld waarin de overheid, werkgevers en werknemers specifieke afspraken gemaakt hebben aangaande de bestrijding van branchespecifieke arbeidsrisico's. Hierover is meer informatie te vinden via: http://www.arboportaal.nl. Concrete afspraken per sector zijn terug te vinden via: http://www.arboportaal.nl/onderwerpen/arbowet-en-regelgeving/arbowet/overige-regelgeving/archief-arboconvenanten.html.
In de regelgeving over verzuim en re-integratie van gehandicapten zijn vraagstukken over re-integratie te vinden, vooral in de REA-wetgeving. Werknemers kunnen via het civiele recht (Burgerlijk Wetboek) een claim indienen bij de werkgever als ze van mening zijn dat een aandoening als gevolg van arbeidsrisico's door onzorgvuldigheid van de werkgever is ontstaan.

De regelgeving die betrekking heeft op de arbeidsomstandigheden is de arboregelgeving. Vanuit het oogpunt van arbeidsrisico's zijn de belangrijkste onderdelen:

- artikel 3 van de Arbowet;
- arbobeleidsverplichtingen;
- Arbobesluit en Arboregeling;
- beleidsregels.

Deze onderdelen worden in de rest van deze paragraaf op hoofdlijnen toegelicht.

Artikel 3 van de Arbowet

Alleen in algemene zin is in artikel 3 van de Arbowet opgenomen dat de werkgever ervoor moet zorgen dat de gezondheid van de werknemer niet geschaad wordt door het te verrichten werk. Ook moet de werkgever ervoor zorgen dat werkplekken aangepast zijn aan de werknemer en dat er geen monotoon werk verricht wordt. Op basis van dit artikel wordt niet actief en direct strafrechtelijk opgetreden door de arbeidsinspectie. Artikel 3 is een artikel waarin de algemene doelstelling van de Arbowet is beschreven.

Intermezzo Artikel 3 Arbobeleid

1 De werkgever zorgt voor de veiligheid en de gezondheid van de werknemers inzake alle met de arbeid verbonden aspecten en voert daartoe een beleid dat is gericht op zo goed mogelijke arbeidsomstandigheden, waarbij hij, gelet op de stand van de wetenschap en professionele dienstverlening, het volgende in acht neemt:

   a tenzij dit redelijkerwijs niet kan worden gevergd organiseert de werkgever de arbeid zodanig dat daarvan geen nadelige invloed uitgaat op de veiligheid en de gezondheid van de werknemer;

   b tenzij dit redelijkerwijs niet kan worden gevergd worden de gevaren en risico's voor de veiligheid of de gezondheid van de werknemer zoveel mogelijk in eerste aanleg bij de bron daarvan voorkomen of beperkt; naar de mate waarin dergelijke gevaren en risico's niet bij de bron kunnen worden voorkomen of beperkt, worden daartoe andere doeltreffende maatregelen getroffen waarbij maatregelen gericht op collectieve bescherming voorrang hebben boven maatregelen gericht op individuele bescherming; slechts indien redelijkerwijs niet kan worden gevergd dat maatregelen worden getroffen die zijn gericht op individuele bescherming, worden doeltreffende en passende persoonlijke beschermingsmiddelen aan de werknemer ter beschikking gesteld;

c de inrichting van de arbeidsplaatsen, de werkmethoden en de bij de arbeid gebruikte arbeidsmiddelen alsmede de arbeidsinhoud worden zoveel als redelijkerwijs kan worden gevergd aan de persoonlijke eigenschappen van werknemers aangepast;

d monotone en tempogebonden arbeid wordt, zoveel als redelijkerwijs kan worden gevergd, vermeden dan wel, indien dat niet mogelijk is, beperkt;

e doeltreffende maatregelen worden getroffen op het gebied van de eerste hulp bij ongevallen, de brandbestrijding en de evacuatie van werknemers en andere aanwezige personen, en doeltreffende verbindingen worden onderhouden met de desbetreffende externe hulpverleningsorganisaties;

f elke werknemer moet bij ernstig en onmiddellijk gevaar voor zijn eigen veiligheid of die van anderen, rekening houdend met zijn technische kennis en middelen, de nodige passende maatregelen kunnen nemen om de gevolgen van een dergelijk gevaar te voorkomen, waarbij artikel 29, eerste lid, derde zin, van overeenkomstige toepassing is.

2 De werkgever voert, binnen het algemeen arbeidsomstandighedenbeleid, een beleid gericht op voorkoming en indien dat niet mogelijk is beperking van psychosociale arbeidsbelasting.

3 Ter uitvoering van het eerste lid draagt de werkgever zorg voor een goede verdeling van bevoegdheden en verantwoordelijkheden tussen de bij de werkgever werkzame personen, waarbij hij rekening houdt met de bekwaamheden van de werknemers.

4 De werkgever toetst het arbeidsomstandighedenbeleid regelmatig aan de ervaringen die daarmee zijn opgedaan en past de maatregelen aan zo dikwijls als de daarmee opgedane ervaring daartoe aanleiding geeft.

Arbobeleidsverplichtingen

Het grote aantal algemene verplichtingen uit de Arbowet verplicht sinds 1998 ieder bedrijf om een arbobeleid te voeren. Ieder bedrijf is in dit kader (op het moment van schrijven van dit hoofdstuk) verplicht zich aan te sluiten bij een gecertificeerde arbodienst[12] voor de afname van ten minste de volgende diensten (basispakket).

- Controle op de volledigheid, betrouwbaarheid en actualiteit van de risico-inventarisatie en -evaluatie (RI&E).
- Begeleiding van verzuimende werknemers.
- Het verzorgen van het vrijwillig preventief medisch onderzoek (PMO), inclusief oogonderzoek voor beeldschermwerkers. Het PMO (voorheen PAGO) bestaat meestal uit een deel vragenlijstonderzoek waarmee risico's opgespoord kunnen worden. De werkgever moet dit aanbieden, de werknemer hoeft hier echter geen gebruik van te maken. Een ander deel van het PMO is het medisch onderzoek, dit laatste wordt vaak uitgevoerd als het vragenlijstdeel daar aanleiding toe geeft.

Een heel belangrijk onderdeel van het arbobeleid is de risico-inventarisatie en -evaluatie (RI&E). Die houdt in dat het bedrijf voor alle arboonderwerpen een RI&E op schrift moet stellen. De RI&E moet bij grote bedrijven worden goedgekeurd door een gecertificeerde arbodienst. In het Arbobesluit zijn richtlijnen opgenomen voor de manier waarop de RI&E moet plaatsvinden. Concreet betekent dit dat elk bedrijf over een RI&E moet beschikken en dat alle in het bedrijf voorkomende specifieke arbeidsrisico's daarin aan de orde moeten komen. De RI&E moet worden aangepast als ervaringen, gewijzigde werkmethoden of technische en wetenschappelijke inzichten daartoe aanleiding geven. De RI&E moet ook gemaakt worden voorafgaand aan investeringen in en wijzigingen van de werksituatie (andere taken, andere werkwijze en dergelijke). Ten slotte moet de RI&E behalve een beschrijving van de arbeidsrisico's ook een plan van aanpak bevatten waarin is beschreven welke maatregelen de werkgever van plan is te nemen om (effecten van) arbeidsrisico's te verminderen. De arbeidsrisico's en maatregelen moeten voorzien zijn van een prioriteitsstelling. De werkgever rapporteert bovendien jaarlijks schriftelijk over de uitvoering van dit plan van aanpak. In de praktijk blijkt de Arbeidsinspectie vooral via de RI&E te controleren of een bedrijf voldoende maatregelen neemt om arbeidsrisico's te beperken. Daarbij wordt vooral naar de volgende zaken gekeken.

- Zijn de werkzaamheden met een verhoogd arbeidsrisico omschreven?
- Is in het plan van aanpak als onderdeel van de RI&E per risico beschreven welke maatregelen zullen worden genomen?

12 Zie paragraaf 4.2 voor een toelichting op de maatwerkregeling.

Beroepsziekten
Beroepsziekten en vermoedens van beroepsziekten zullen door de arbodienst gemeld moeten worden. Een beroepsziekte is gedefinieerd als: een ziekte of aandoening als gevolg van een belasting die in overwegende mate tijdens arbeid of de arbeidsomstandigheden heeft plaatsgevonden (zie par. 2.3). De melding moet al gedaan worden bij een vermoeden, ook als er nog niet verzuimd is als gevolg van de ziekte of aandoening. In de Arboregeling is een modelformulier opgenomen dat gebruikt kan worden voor melding bij de arbeidsinspectie. Ook dient de werkgever voorlichting te geven aan zijn werknemers bij beroepen en werkzaamheden waar arbeidsrisico's aanwezig zijn. Hierbij kan de werkgever de risico's bekendmaken en de genomen maatregelen toelichten.

Arbobesluit en Arboregeling
Het Arbobesluit en de Arboregeling bevatten vele nadere uitwerkingen en verplichtingen op het gebied van de arbeidsomstandigheden. Over het algemeen betreft dit meer algemene uitwerkingen. Voor beeldschermwerk zijn deze uitwerkingen wel specifiek uitgewerkt, maar gezien het aantal en de omvang van de beschrijvingen worden die hier niet weergegeven. Op http://www.arbeidsinspectie.nl is informatie te vinden over alle wettelijke plichten en rechten op het terrein van arbeidsomstandigheden.

Beleidsregels
Veel van de algemene regels uit de Arbowet, het Arbobesluit en de Arboregeling zijn door de Arbeidsinspectie concreet uitgewerkt in beleidsregels. Met beleidsregels wordt de regelgeving verduidelijkt doordat hierin met maat en getal de normen gegeven zijn die de Arbeidsinspectie hanteert bij de beoordeling of er wel of niet aan de regels wordt voldaan. Daarnaast geeft Sdu Uitgevers (http://www.sdu.nl) diverse arboinformatiebladen (AI-bladen) uit. In deze AI-bladen staan voorbeelden van hoe in de praktijk invulling gegeven kan worden aan de regelgeving.
De meeste beleidsregels zijn per 1 januari 2011 vervallen. De directe aanleiding hiertoe is dat veel branches een arbocatalogus opgesteld hebben. Hiermee hebben deze branches zelf afspraken gemaakt over arbeidsomstandigheden. Aangezien ruim 70 procent van de Nederlandse werknemers onder de werkingssfeer van een arbocatalogus vallen en de overheid wil dat branches meer zaken zelf regelen (deregulering), is overgegaan tot deze maatregel. Alleen een aantal specifieke beleidsregels, bijvoorbeeld met betrekking tot werken met gevaarlijke

stoffen en zwangerschap, en beleidsregels waarvoor nog geen branchenormering is opgesteld, worden tot 1 januari 2012 aangehouden.

7.3 Arbeidsveiligheid

In Nederland vinden volgens de opgave van de Arbeidsinspectie jaarlijks ruim 200.000 ongevallen op de werkplek plaats. Het aantal ongevallen met dodelijke afloop schommelt tussen de 80 en 100 per jaar, waarvan gemiddeld ongeveer de helft plaatsvindt in de bouw. Veel ongevallen hebben een relatie met:
- vallen van hoogte;
- vrijkomen van gevaarlijke stoffen;
- knel- en pletgevaar door machines;
- vallen van objecten bij intern transport;
- snij- en verwondingsgevaar bij het werken met gereedschappen en hulpmiddelen.

Verder kan over de achterliggende oorzaken op hoofdlijnen gesteld worden dat:
- 87 procent van de ongevallen ontstaat door menselijk falen;
- 9 procent van de ongevallen ontstaat door gebreken aan machines en dergelijke;
- 4 procent van de ongevallen ontstaat door natuurgeweld.

Uiteraard kunnen hier de nodige nuances aangebracht worden. Hoe weet je bijvoorbeeld of een ongeval echt door een falende machine ontstaan is of misschien toch het gevolg is van gebrekkig onderhoud? Duidelijk is wel dat de factor 'mens' in het overgrote deel van de ongevallen grote invloed heeft.

Arbeidsveiligheid is een zeer uitgebreid onderwerp. Meestal worden drie deelterreinen onderscheiden, te weten:
- mechanische risico's;
- elektrische risico's;
- thermische risico's.

Voor de beoordeling van ongevalrisico's is in paragraaf 7.3.1 een methode beschreven. In deze paragraaf wordt hoofdzakelijk ingegaan op de risico's die optreden in relatie tot gebouwen, werkplekken en machines.

Intermezzo Artikel 5 Arbowet

1. Bij het voeren van het arbeidsomstandighedenbeleid legt de werkgever in een inventarisatie en evaluatie schriftelijk vast welke risico's de arbeid voor de werknemers met zich brengt. Deze risico-inventarisatie en -evaluatie bevat tevens een beschrijving van de gevaren en de risicobeperkende maatregelen en de risico's voor bijzondere categorieën van werknemers.
2. In de risico-inventarisatie en -evaluatie wordt aandacht besteed aan de toegang van werknemers tot een deskundige werknemer of persoon, bedoeld in de artikelen 13 en 14, of de arbodienst.
3. Een plan van aanpak, waarin is aangegeven welke maatregelen zullen worden genomen in verband met de bedoelde risico's en de samenhang daartussen, een en ander overeenkomstig artikel 3, maakt deel uit van de risico-inventarisatie en -evaluatie. In het plan van aanpak wordt tevens aangegeven binnen welke termijn deze maatregelen zullen worden genomen.
4. De risico-inventarisatie en -evaluatie wordt aangepast zo dikwijls als de daarmee opgedane ervaring, gewijzigde werkmethoden of werkomstandigheden of de stand van de wetenschap en professionele dienstverlening daartoe aanleiding geven.
5. Indien de werkgever arbeid doet verrichten door een werknemer die hem ter beschikking wordt gesteld, verstrekt de werkgever tijdig voor de aanvang van de werkzaamheden aan degene die de werknemer ter beschikking stelt, de beschrijving uit de risico-inventarisatie en -evaluatie van de gevaren en risicobeperkende maatregelen en van de risico's voor de werknemer op de in te nemen arbeidsplaats, opdat diegene deze beschrijving verstrekt aan de betrokken werknemer.

7.3.1 METHODEN

Het soort methoden dat geschikt is voor het inschatten van veiligheidsrisico's zijn de zogenoemde *relative ranking*-methoden. De meest basale toepassing hiervan is de volgende formule.

risico = gevolg × kans

Anders gezegd: (1) Wat kan er gebeuren of misgaan? (2) Tot welk gevolg leidt dat? (3) Wat is de kans dat dit gebeurt? Bij verdere differentiatie wordt het kansaspect gesplitst in twee factoren, te weten blootstellingsfrequentie en de waarschijnlijkheid dat de gebeurtenis plaatsvindt. De blootstellingsfrequentie geeft aan hoe vaak een bepaalde gevaarlijke situatie voorkomt. De waarschijnlijkheid geeft aan hoe groot de kans is dat gegeven het gevaar in de desbetreffende situatie een bepaald effect optreedt. De gedifferentieerde formule ziet er dan als volgt uit.

risico = gevolg × kans (= blootstellingsfrequentie × waarschijnlijkheid)

In de praktijk blijken de blootstellingsfrequentie en de waarschijnlijkheid vaak moeilijk te kwantificeren. Dit soort modellen wordt daarom vaak aangevuld met specifieke evaluaties of wegingen.

Methode van Henstra

Een bruikbare methode is in de praktijk ontwikkeld door Henstra (1992) en wordt hier in vereenvoudigde vorm weergegeven. Deze aanpak gaat uit van de volgende formule.

risico = W × B × E

De waarschijnlijkheid (W) geeft aan hoe groot de kans is, gegeven de situatie, dat een effect optreedt. De blootstellingsfrequentie (B) geeft aan hoe vaak een bepaalde gevaarlijke situatie zich kan voordoen. Dat kan zowel een actieve handeling betreffen als iets zijn dat iemand overkomt (passief). De E staat voor het effect. In de tabellen 7.1 tot en met 7.3 is de informatie die nodig is voor het gebruiken van de methode weergegeven. In tabel 7.4 staan de risicoscores die daarvan het resultaat zijn, met de bijbehorende acties.
Henstra (1992) voegt nog een vierde parameter toe: gevaarsafwending (G). Indien een van de omschrijvingen in tabel 7.5 aanwezig is, mag de risicoklasse met één eenheid worden verlaagd. Klasse 4 bijvoorbeeld wordt in dat geval klasse 3.

Tabel 7.1 Categorieën voor de factor waarschijnlijkheid

categorie	waarschijnlijkheid (W)	omschrijving
1	0,1	bijna niet denkbaar
2	0,2	praktisch onmogelijk
3	0,5	denkbaar maar onwaarschijnlijk
4	1,0	onwaarschijnlijk maar mogelijk in grensgeval
5	3,0	ongewoon
6	6,0	zeer wel mogelijk
7	10	te verwachten

Tabel 7.2 Categorieën voor de factor blootstelling

categorie	blootstelling (B)	omschrijving
1	0,5	zeer zelden (eenmaal per jaar)
2	1,0	zelden (jaarlijks)
3	2,0	soms (maandelijks)
4	3,0	af en toe (wekelijks)
5	6,0	regelmatig (dagelijks)
6	10	voortdurend

Tabel 7.3 Categorieën voor de factor effect

categorie	effect (E)	omschrijving
1	1	gering, letsel zonder verzuim of hinder
2	3	belangrijk, letsel en verzuim
3	7	ernstig, irreversibel effect (invaliditeit)
4	15	zeer ernstig, een dode (acuut of op termijn)
5	40	ramp, enkele doden (acuut of op termijn)

Tabel 7.4 Risicoscore

klasse	risicoscore (R)	omschrijving	actie
1	< 20	aanvaardbaar risico	geen
2	20-70	mogelijk risico	aandacht vereist
3	70-200	belangrijk risico	maatregelen vereist
4	200-400	hoog risico	directe verbetering vereist
5	> 400	zeer hoog risico	werkzaamheden stoppen

Tabel 7.5 Gevaarsafwending		
categorie	omschrijving	risicoklasse
1	gevaarsafwending daadwerkelijk mogelijk	R-klasse – 1
2	gevaar herkenbaar zonder technische hulpmiddelen of diepgaande kennis	R-klasse – 1
3	langzaam verloop van het ontstaan van gevaar	R-klasse – 1

Voorbeeld

Tabel 7.voorbeeld	Veiligheidsanalyse in een garage	
onderwerp	omschrijving	toelichting
werkzaamheden	brug wordt niet jaarlijks geïnspecteerd	oude brug uit 1979; niet CE-gemarkeerd
situatie	doorzakbeveiliging heeft vorige week niet gefunctioneerd	wel gesignaleerd, nog niets gedaan
beschouwd risico	medewerker raakt bekneld	
waarschijnlijkheid	zeer wel mogelijk	score 6
blootstelling	dagelijks	score 6
effect	blijvend letsel	score 7
risicoscore	hoog risico (klasse 4), direct verbetering vereist; gevaarsafwending niet mogelijk	risico = W × B × E = 252

7.3.2 WERKRUIMTE EN WERKPLEKKEN

Er zijn enkele kenmerken die van belang zijn voor het kunnen werken op een veilige werkplek.

Werkruimte

De eisen voor afmetingen van werkruimten zijn vastgelegd in het Bouwbesluit. De volgende aspecten zijn van belang betreffende de werkruimte.

- De vloer moet slipvrij zijn en vrij van gevaarlijke oneffenheden en hellingbanen. Geen gaten in de vloer, behalve voor waterafvoer (maximaal 8 × 8 cm).
- Als er in een werkruimte een hoogteverschil van meer dan 1,5 meter is, dan is een hek of balustrade van minstens 0,9 meter hoogte verplicht.

- Een werkruimte moet minimaal 2,1 meter hoog zijn en bij nieuwbouw 2,4 meter.
- Een werkruimte moet minimaal 1,8 meter breed zijn en het minimale vloeroppervlak is 10 m^2.
- Looproutes zijn minimaal 1,2 meter breed en bij een ingang moeten deze minimaal 1,5 meter breed zijn.
- Voor het kunnen verlaten van een werkplek is een doorgangsbreedte van minimaal 60 cm vereist; als mensen elkaar moeten kunnen passeren is dit 90 cm.
- Vluchtroutes, vluchtdeuren inclusief signalering en noodverlichting zijn verplicht.

Dit is een opsomming op hoofdlijnen. Vraagstukken over veiligheid worden bij voorkeur overgelaten aan ter zake deskundigen; er komt veel bij kijken.

Werkplekken

Om veilig en gezond werken te garanderen, is het van belang dat werkplekken aan een aantal elementaire eisen voldoen. Gezien het grote aantal verschillende soorten werkplekken wordt hier volstaan met een lijst van algemene punten waarop gelet dient te worden.
- Keuze voor zittend werken, staand werken of werken met stasteun.
- Juiste werkstoel.
- Werkvlak of werkblad dat op de juiste hoogte in- of verstelbaar is.
- Voldoende beenruimte.
- Voldoende ruimte rondom de werkplek.
- Werkzaamheden kunnen uitvoeren in het centrale blikveld.

In de al genoemde reeks AI-bladen zijn voor een aantal werkplekken specifieke eisen opgenomen. Daarbij kan gedacht worden aan de laboratoriumwerkplek, werken in een meldkamer, de beeldschermwerkplek en werkplekken aan kassa of balie. Een compleet overzicht is te vinden op http://www.sdu.nl.

7.3.3 ARBEIDSMIDDELEN

Arbeidsmiddelen is een verzamelnaam voor alle soorten machines waarmee gewerkt wordt. Er is een enorm scala aan verschillende machines en toepassingen. Een groot voordeel is dat alle machines die in Nederland gebruikt worden, voorzien moeten zijn van een zogenoemde CE-markering (figuur 7.1). Van computermuis tot hijskraan, van printer tot drilboor: de CE-markering moet altijd zichtbaar aangebracht zijn. In deze paragraaf komt de CE-markering zoals deze gebruikt wordt voor arbeidsmiddelen aan de orde. De CE-markering is ook van toepassing op consumentenproducten.

Figuur 7.1 CE-markering.

De CE-markering is een merkteken dat aangebracht moet zijn op machines. Met het teken geeft de fabrikant of de importeur (bij invoer van buiten de Europese Unie) aan dat het product voldoet aan de essentiële vereisten op het gebied van veiligheid, gezondheid en milieu. De fabrikant of importeur brengt de markering dus zelf aan en neemt daarmee de productaansprakelijkheid op zich. Dit is van belang; noem de CE-markering daarom ook nooit een keurmerk! Bij heel kritische producten wordt de markering door een aangewezen keuringsinstantie verleend. Belangrijk is dat duidelijk is wat wel en wat geen machine is. Zo valt een handpallettruck wel onder deze regel (die kun je immers oppompen), maar een rolcontainer niet (er zit geen enkele bewegende, op enigerlei manier aangedreven overbrenging in). Een CE-markering maakt de zaak dus een stuk makkelijker. Behalve naar de markering moet er ook gekeken worden naar het juiste gebruik en het onderhoud. Met een accuboormachine timmeren is uiteraard niet veilig. Als een trillend apparaat nooit gekalibreerd of geijkt wordt, is ook dat onveilig. Dit dekt de CE-markering niet af.
Deze aanpak dateert van begin jaren 1980. Voor die tijd stelde de Europese Gemeenschap richtlijnen op voor specifieke producten, met daarin tot in detail de producteisen. Dat kostte veel tijd omdat steeds overeenstemming nodig was tussen een groot aantal landen. De Europese Commissie geeft over de CE-markering en het ontstaan daarvan een toelichting op de website: http://europa.eu.int/comm/enterprise/newapproach/legislation/guide/legislation.htm. Een snel en praktisch inzicht is te vinden op: http://www.europa-nu.nl/id/vig2g7wryezc/nieuws/uitleg_over_ce_markering?ctx=vg9pk7ho53zu.

Voorbeeld Goedkoop of duurkoop?
Een importeur van transportmiddelen wil een in Taiwan gemaakt type heftruck in Nederland op de markt brengen. Hij denkt: de heftruck is in Taiwan al uitgebreid uitontwikkeld en getest, dus die CE-markering lukt makkelijk. Bij het langslopen van de eisen voor deze productgroep blijkt echter dat de cabine te klein is (Ta-

wainezen zijn veel kleiner dan Nederlanders) en dat het gebruik van bedieningsmiddelen in Taiwan anders geregeld is (een knopje naar rechts draaien geeft niet het effect dat een Nederlander verwacht). De importeur zal met de fabriek in Taiwan op basis van de CE-lijst een aangepast model moeten ontwikkelen dat wel voldoet. Gelukkig is deze heftruck in de huidige uitvoering in Nederland niet te koop.

7.4 Fysieke belasting

Bij fysieke belasting worden zes vormen onderscheiden (kader 7.1).

Kader 7.1 Overzicht vormen van fysieke belasting

- Tillen en dragen:
  - met de handen verticaal voorwerpen verplaatsen;
  - met de handen lopend horizontaal voorwerpen verplaatsen.
- Duwen en trekken:
  - met het hele lichaam (bijv. karren, rolcontainers of een pallet verschuiven) en/of duwen en trekken met de armen of benen (bijv. hendels en voetpedalen).
- Trillen en schokken:
  - met het hele lichaam (bijv. via de zitting of vloer in een rijdende terreinkar of heftruck) en/of trillen en schokken met de armen bij het werken met trillende apparaten (bijv. kettingzaag of trilplaat).
- Statische werkhoudingen:
  - een houding (bukken, knielen, staan, zitten, reiken) die langer dan vier aaneengesloten seconden volgehouden wordt.
- Repeterende bewegingen:
  - meer dan twee uur per dag of een uur achter elkaar steeds dezelfde of bijna dezelfde bewegingen maken.
- Energetische belasting:
  - heel erg moe worden van het werk.

De eerste vijf genoemde vormen zijn mechanisch van aard. Belasting betreft het uitoefenen van mechanische druk op onderdelen van het bewegingsapparaat (spieren incl. pezen, banden en gewrichten). Energetische belasting betreft het belasten van het energiesysteem van het lichaam (hart en longen, bloedsomloop en leverfuncties). In deze paragraaf worden alle vormen nader toegelicht. Daarbij ligt de nadruk op de methoden voor tillen en repeterende bewegingen omdat deze in de arbopraktijk het meest toegepast worden.

7.4.1 TILLEN EN DRAGEN

Tillen

De NIOSH-formule is de wereldwijd geaccepteerde methode voor het beoordelen van tilsituaties (Visser & Van Dieën, 2004). NIOSH staat voor National Institute for Occupational Safety and Health. Dit is een Amerikaanse federale instelling. Alles over NIOSH is te vinden op: http://www.cdc.gov/niosh/homepage.html. Bij het opstellen van de NIOSH-formule is uitgegaan van een ideale tilsituatie. In die situatie is de gewichtslimiet voor het te tillen object 23 kg. Voor minder ideale tilsituaties wordt de gewichtslimiet (RWL = *recommended weight limit*) bepaald door 23 kg te vermenigvuldigen met zes (reductie)factoren. De formule luidt als volgt.

$$RWL = 23 \times Hf \times Vf \times Df \times Ff \times Af \times Cf$$

De reductiefactoren zijn af te leiden uit de grafische weergaven. Ook kan een berekeningsmethode gebruikt worden die de FNV gratis ter beschikking stelt op http://www.arbobondgenoten.nl/arbothem/lichblst/lift.htm.

De horizontale factor (Hf) wordt bepaald door de afstand tussen de handen en het lichaam. De horizontale afstand H (cm) is de horizontale afstand tussen de handen die de last vasthouden en het midden van een denkbeeldige lijn tussen de enkels. Deze afstand dient zowel bij aanvang als bij het einde van de tilhandeling vastgesteld te worden. Indien de horizontale afstand kleiner is dan 25 cm, wordt Hf op 1 gesteld, met andere woorden: een afstand van 25 cm of kleiner is ideaal. Indien de horizontale afstand groter is dan 63 cm, is het niet zinvol om de NIOSH-formule toe te passen omdat al duidelijk is dat de tilsituatie beoordeeld wordt als zeer risicovol. Alle andere waarden kunnen uit figuur 7.3 afgeleid worden (tussen 0 en 1). De relatie tussen H en Hf is grafisch weergegeven in figuur 7.3.

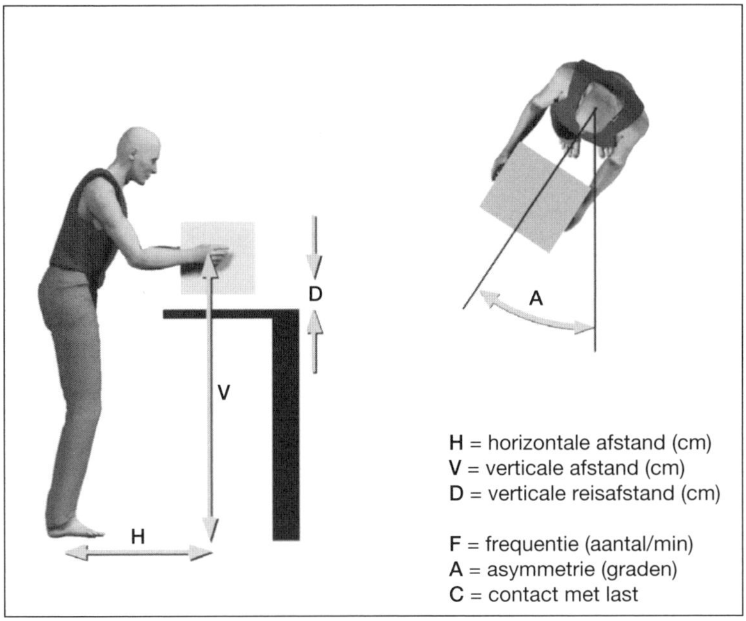

Figuur 7.2 *De factoren van de NIOSH-formule.*

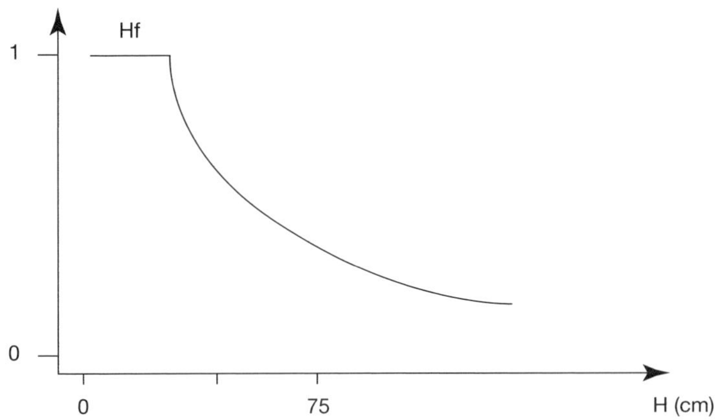

Figuur 7.3 *De horizontale factor Hf.*

De verticale factor (Vf) wordt bepaald door de verticale afstand (V) tussen de handen en de vloer. V wordt vastgesteld bij het begin en bij het einde van de tilsituatie. Indien de verticale afstand V groter is dan 175 cm, is het niet zinvol om de NIOSH-formule toe te passen omdat reeds duidelijk is dat de tilsituatie beoordeeld wordt als zeer risicovol. De relatie tussen V en Vf is grafisch weergegeven in figuur 7.4.

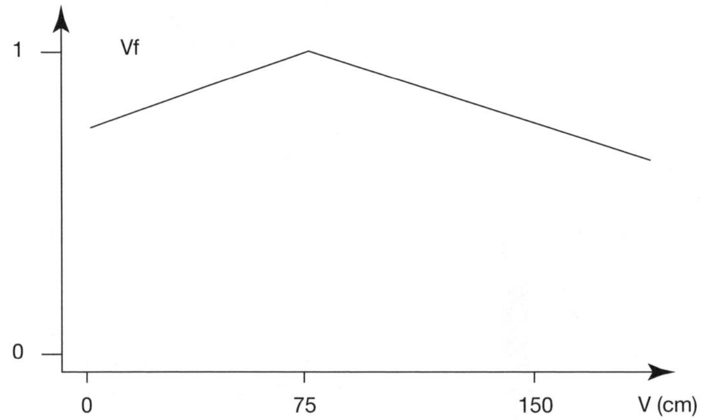

Figuur 7.4 *De verticale factor Vf.*

De verplaatsingsfactor (*distance factor*, Df) wordt bepaald door de afstand (D) die de last in verticale richting aflegt tussen het begin en het einde van de tilhandeling. Indien de verticale verplaatsing kleiner is dan 25 cm, wordt Df op 1 gesteld, met andere woorden: een afstand van 25 cm of kleiner is ideaal. De relatie tussen D en Df is grafisch weergegeven in figuur 7.5.

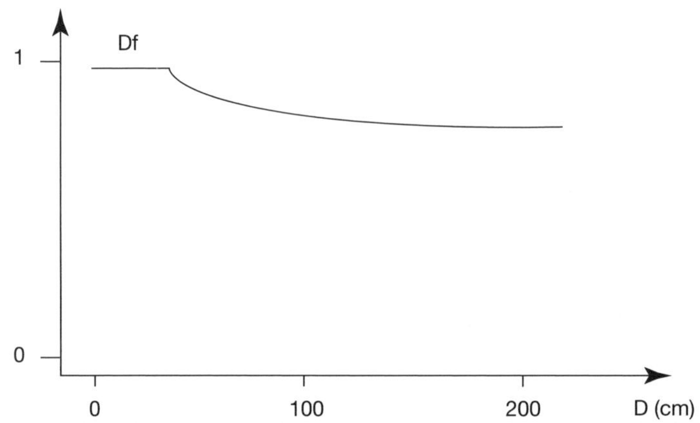

Figuur 7.5 *De verplaatsingsfactor Df.*

De frequentiefactor (Ff) wordt bepaald door in combinatie de duur van de werkzaamheden, de duur van de rust en de frequentie van tillen te beschouwen. Tevens dient in ogenschouw genomen te worden op welke hoogte het tillen voorkomt. De frequentiefactor is opgenomen in tabel 7.6 (weergegeven in sterk vereenvoudigde vorm, voor tussenliggende waarden dient geïnterpoleerd te worden). Daarin is te zien dat de frequentiefactor ook 0 kan worden. In die situatie is het niet zinvol om de overige factoren te bepalen omdat al duidelijk is dat de tilsituatie beoordeeld wordt als zeer risicovol.

Tabel 7.6 De frequentiefactor Ff.

	duur van de werkzaamheden		
	≤ 1 uur	≤ 2 uur	≤ 8 uur
tilhandelingen per minuut	correctiefactor		
0,2	0,95	0,90	0,85
1	0,92	0,81	0,75
5	0,70	0,46	0,35
10	0,35	0,13	0,13
15	0,00	0,00	0,00
> 15	0,00	0,00	0,00

De asymmetriefactor (Af) wordt bepaald door de hoek (A) waaronder wordt getild (rompdraaiing). A is de hoek in graden ten opzichte van het sagittale vlak (het vlak in voor-achterwaartse richting, dat het lichaam in een linker- en rechterhelft verdeelt). A wordt vastgesteld bij de aanvang en het einde van de tilsituatie. Indien de hoek A groter is dan 135 graden, is het niet zinvol om de NIOSH-formule toe te passen omdat reeds duidelijk is dat de tilsituatie beoordeeld wordt als zeer risicovol. De relatie tussen A en Af is grafisch weergegeven in figuur 7.6.

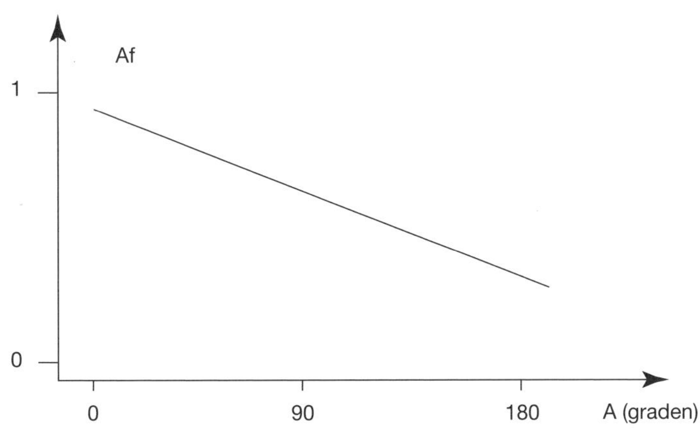

Figuur 7.6 *De asymmetriefactor Af.*

De kwaliteit van de grip (*coupling factor*, Cf) wordt in drie categorieën ingedeeld:
- goed: als het object zonder extreme polsstanden beetgepakt kan worden aan comfortabele handvatten, uitsparingen of het object zelf;
- gewoon: als het object handvatten of uitsparingen heeft die niet aan het criterium 'goed' voldoen of wanneer het vastpakken mogelijk is met de vingers 90° gebogen om het object;
- slecht: als aan de criteria 'goed' en 'gewoon' niet wordt voldaan.

De gripfactor komt tot stand afhankelijk van deze categorieën en de hoogte waarop wordt getild. De Cf is opgenomen in tabel 7.7.

Tabel 7.7 De gripfactor Cf.

contact	V < 75 cm	V ≥ 75 cm
goed	1,00	1,00
gewoon	1,95	1,00
slecht	0,95	0,90

Als alle factoren bepaald zijn, kan de aanbevolen gewichtslimiet RWL worden berekend. Deze berekening kan worden uitgevoerd voor het begin en het einde van de tilhandeling. De RWL aan het begin en de RWL aan het eind worden verkregen uit de volgende vergelijkingen.

$$RWL_{begin} = 23 \times Hf_{begin} \times Vf_{begin} \times Df \times Ff \times Af_{begin} \times Cf$$

$$RWL_{eind} = 23 \times Hf_{eind} \times Vf_{eind} \times Df \times Ff \times Af_{eind} \times Cf$$

Om in te schatten of er sprake is van een gezondheidsrisico door tillen wordt het gehanteerde gewicht (G) gerelateerd aan de laagste waarde van de berekende RWL-waarden. Het risico voor het optreden van gezondheidsschade wordt uitgedrukt in de tilindex (TI). De TI wordt verkregen uit de volgende vergelijking.

$$TI = G : RWL$$

Een TI-waarde kleiner dan 1 geeft aan dat de tilsituatie veilig genoemd kan worden (indien er geen verzwarende omstandigheden zijn). Hoe groter de TI-waarde, hoe groter het risico op gezondheidsschade.

Dragen

Voor het beoordelen van draagsituaties worden bij voorkeur de normen van Ayoub en Mital (1989) en de richtlijnen van Mital en collega's (1997) als uitgangspunt genomen (Visser & Van Dieën, 2004). De normstelling is hoofdzakelijk gebaseerd op de biomechanische belasting van de rug. Verder zijn er criteria met betrekking tot energetische belasting en psychofysische gegevens gebruikt. Het dragen van schoudertassen en dergelijke valt niet onder het bereik van de hier gepresenteerde methode.

De methode gaat uit van een basisgewicht dat in optimale situaties gedragen mag worden, afhankelijk van de draagafstand en de draagfrequentie. Vervolgens wordt dit basisgewicht vermenigvuldigd met factoren voor diverse werkomstandigheden. Om de zwaarte van til- en draagsituaties te bepalen worden vijf werkomstandigheden beoordeeld, te weten:

- werkduur;
- asymmetrisch dragen;
- grip op het object;
- warmtebelasting tijdens de werkzaamheden;
- (beperkte) hoofdruimte.

De gewichtslimiet in een bepaalde situatie wordt verkregen door acceptabele draaggewichten (tabel 7.8) te vermenigvuldigen met factor C. De factor C is op zijn beurt het product van de volgende factoren met betrekking tot de werkomstandigheid.

C = duurfactor × asymmetriefactor × gripfactor × warmtefactor × ruimtefactor

De elementen van factor C worden hierna toegelicht. Voor het uitvoeren van berekeningen met factor C wordt verwezen naar Peereboom en Jansen (2004).

Toelichting correctiefactoren

De duurfactor staat voor het aantal uren per dag dat tillen en dragen voorkomt in het werk. Als dit werk meer dan acht uur per dag

Tabel 7.8 Indicatie van acceptabele draaggewichten

draagafstand (m)	draaghoogte (cm) man / vrouw	frequentie	arbeidsrisico indien:
tweehandig dragen			
2,1	111 / 105	10/min	> 16 × C
		0,2/min	> 20 × C
	79 / 72	10/min	> 19 × C
		0,2/min	> 20 × C
4,3	111 / 105	6/min	> 14 × C
		0,2/min	> 20 × C
	79 / 72	6/min	> 15 × C
		1/min	> 20 × C
		0,2/min	> 20 × C
8,5	111 / 105	3,3/min	> 15 × C
		1/min	> 20 × C
		0,2/min	> 20 × C
	79 / 72	3,3/min	> 17 × C
		0,2/min	> 20 × C
eenhandig dragen			
30		incidenteel	> 10,5
		frequent	> 7,4
60		incidenteel	> 9,5
		frequent	> 6,7
90		incidenteel	> 9,0
		frequent	> 6,3

Voor tussenliggende waarden voor draagafstand en frequentie kan worden geïnterpoleerd.
C = een factor waarmee de basisgetallen worden vermenigvuldigd om de grenswaarden aan te passen aan de werkomstandigheden.

gedaan wordt, leidt dit tot neerwaarts bijstellen van het aanbevolen draaggewicht.

Lasten worden niet altijd recht voor het lichaam gedragen. Bijvoorbeeld bij het dragen van grote voorwerpen in een smalle gang moet het voorwerp vaak enigszins naast het lichaam worden gehouden. Bij symmetrisch dragen staan de schouders loodrecht op de looprichting.

Uit de rotatie van de schouders ten opzichte van de looprichting kan de draaiingshoek worden afgeleid. Regelmatig dragen met een rotatie van meer dan 30° leidt tot neerwaarts bijstellen van het aanbevolen draaggewicht.
De gripfactor is voor dragen hetzelfde als voor tillen.
De belasting door dragen wordt mede bepaald door de temperatuur waaronder de werkzaamheden worden uitgevoerd. (Voor bijzondere klimaatomstandigheden geldt dat specifieke bepaling van warmtebelasting gewenst is). Temperaturen van meer dan 27° C leiden tot neerwaarts bijstellen van het aanbevolen draaggewicht.
Indien er onvoldoende ruimte is om rechtop te lopen, neemt de belasting (sterk) toe. Bij minder dan 95 procent van rechtop lopen ligt het kritische punt. Hoe meer gebogen de houding, hoe meer het aanbevolen draaggewicht neerwaarts bijgesteld dient te worden.

7.4.2 DUWEN EN TREKKEN

Er moet onderscheid worden gemaakt tussen twee vormen van duwen en trekken:
- duwen en trekken waarbij het lichaam stil blijft, zoals in een staande of zittende werkhouding;
- duwen en trekken waarbij het gehele lichaam in beweging komt en meebeweegt in dezelfde richting, zoals bij het duwen of trekken van een kar.

Verder kan ook gedacht worden aan het duwen met de benen en voeten. In deze paragraaf wordt hier geen aandacht aan besteed.
In kader 7.2 staan richtlijnen voor de maximaal uit te oefenen krachten bij duwen en/of trekken. Deze richtlijnen betreffen incidenteel uit te oefenen krachten. Er zijn vele normen en richtlijnen; dit overzicht is door de auteur samengesteld.
Indien meer kracht uitgeoefend wordt dan de richtlijn aangeeft, is er sprake van gezondheidsrisico's. Vrijwel zonder uitzondering blijkt dat vooral bij het op gang brengen of aanzetten de meeste kracht geleverd wordt.

Kader 7.2 Richtlijnen voor maximaal uit te oefenen krachten bij duwen en/of trekken

Maximaal aanbevolen uit te oefenen kracht in een staande of zittende werkhouding in kg
- Duwen:

- man: 16
- vrouw: 11
- Trekken:
  - man: 15
  - vrouw: 10

Maximaal aanbevolen uit te oefenen kracht waarbij het hele lichaam in beweging komt in kg

- Duwen en trekken:
  - man: 50
  - vrouw: 35

In tabel 7.9 wordt een eenvoudige methode aangereikt om voor het uitoefenen van kracht waarbij het hele lichaam in beweging komt, vast te stellen of er sprake is van arbeidsrisico's. Door het invullen van het gewicht (G) van de belading, inclusief het gewicht van de kar of rolcontainer, kan op het moment dat de rolcontainer in gang wordt gezet (aanzetwaarde) of tijdens het in gang houden van de rolcontainer (volhoudwaarde) een globale inschatting worden gemaakt van de geleverde kracht (N), afhankelijk van of er sprake is van duwen of trekken, de aangrijphoogte (heup- of schouderhoogte) en het gebruik van een of twee handen. Hiertoe dient de uitkomst van de berekening in tabel 7.9 vergeleken te worden met de richtlijnen in kader 7.2.

Tabel 7.9 Inschatting van de te leveren kracht bij bekend gewicht en houding

			geleverde kracht (N)
duwen	heuphoogte	2 handen	$73 + 0{,}94 \times G$
		1 hand	$51 + 0{,}94 \times G$
	schouderhoogte	2 handen	$77 + 0{,}94 \times G$
		1 hand	$54 + 0{,}94 \times G$
trekken	heuphoogte	2 handen	$118 + 0{,}94 \times G$
		1 hand	$96 + 0{,}94 \times G$
	schouderhoogte	2 handen	$89 + 0{,}94 \times G$
		1 hand	$66 + 0{,}94 \times G$

Bij het kracht uitoefenen met alleen de armen of benen worden vele vormen onderscheiden (zittend, staand, ondersteund of niet, wel of niet met inzet van het lichaamsgewicht enz.). Voor het nader inschatten van risico's voor deze vormen wordt verwezen naar Peereboom en Jansen (2004).

7.4.3 TRILLEN EN SCHOKKEN

Blootstelling aan trillingen – ook wel trillen en schokken genoemd – komt veel voor. Dit is een vorm van fysieke belasting die vaak onderbelicht blijft. Er wordt onderscheid gemaakt tussen trillingen van het hele lichaam en hand-armtrillingen. Volgens de *Arbobalans 2009* staat in Nederland 10 procent van de werknemers regelmatig aan een van of beide vormen van trillingsbelasting bloot (Klein Hesselink et al., 2010).

Lichaamstrillingen komen het lichaam binnen via een steunvlak (voeten of zitvlak). Het lichaam staat bloot aan lichaamstrillingen bijvoorbeeld tijdens het rijden in een heftruck, het werken op een schip op zee of tijdens het lopen in een rijdende trein. Hand-armtrillingen ontstaan door met de handen vastgehouden apparaten. Gedacht kan worden aan boormachines, kettingzagen of trilplaten voor het verdichten van zojuist aangebrachte bestrating. Vooral de wijze van aandrijven leidt tot grote verschillen in trillingsbelasting. Zo is een hydraulisch aangedreven systeem over het algemeen trillingsarm en een slagmoersysteem trillingrijk. Het hydraulische systeem kent een geleidelijke aandrijving onder oliedruk, het slagmoersysteem werkt doordat er steeds een metalen pen heen en weer slaat.

Effect

Het effect van trillingen wordt bepaald door drie factoren, te weten:
- de gemiddelde effectieve versnelling uitgedrukt in m/s^2;
- de verplaatsing (ook wel amplitude genaamd);
- de frequentie uitgedrukt in Hertz (Hz).

Tussen deze factoren bestaat het volgende verband: bij een gegeven amplitude is de gemiddelde effectieve versnelling groter naarmate de frequentie hoger is. Het deinen van een schip brengt een relatief grote amplitude mee (iedereen die ooit zeeziek geweest is begrijpt dit), maar dit gaat gepaard met een lage frequentie en een lage gemiddelde effectieve versnelling. Bij één deining per twee seconden is sprake van een frequentie van 0,5 Hertz.

Met name de effecten op de handen en armen kunnen op lange termijn ernstig zijn. Bekend is het zogenoemde *vibration induced white vinger syndrome*. Door langdurige blootstelling aan hand-armtrillingen raken zenuwweefsel en bloedvaatjes beschadigd, hetgeen op den duur leidt tot dystrofische verschijnselen.

Richtlijnen

Vanaf juli 2005 is een Europese richtlijn voor trillingen van kracht in Nederland. De richtlijn onderscheidt voor lichaamstrillingen en hand-armtrillingen een actiegrens en een grenswaarde voor dagelijkse blootstelling (tabel 7.10).

Tabel 7.10 Actiegrens en blootstellingsgrens voor trillingsbelasting

	lichaamstrillingen	hand-armtrillingen
actiegrens	0,5 m/s^2	2,5 m/s^2
blootstellingsgrens	1,15 m/s^2	5 m/s^2

Wanneer de actiewaarde wordt overschreden, moet de werkgever een programma van technische en/of organisatorische maatregelen opstellen en uitvoeren om de blootstelling aan trillingen en de daarmee gepaard gaande risico's tot een minimum te beperken. De grenswaarden voor dagelijkse blootstelling mogen in geen geval worden overschreden. Mocht dat onverhoopt toch gebeuren, dan moet de werkgever onmiddellijk maatregelen nemen om de blootstelling tot beneden deze grenswaarde terug te dringen. Bovendien moet de werkgever nagaan hoe het kon gebeuren dat de blootstellingsgrens is overschreden en is de werkgever verplicht maatregelen te nemen om te voorkomen dat zoiets in de toekomst nog eens gebeurt.
Bij het bepalen van het risico dat werken met machines en apparaten meebrengt biedt de regeling van de CE-markering veel perspectief (zie par. 7.3.3). Hierin is opgenomen dat fabrikanten en leveranciers verplicht zijn om (in de technische handleiding) aan te geven tot welke trillingsbelasting het gebruik van een bepaalde machine leidt. In combinatie met aandacht voor de gebruiksomstandigheden en de onderhoudstoestand is er sprake van een basis om arbeidsrisico's door trillingen te beheersen. Het meten van trillingsbelasting wordt hier niet toegelicht; dit is een klus voor specialisten.

7.4.4 STATISCHE WERKHOUDINGEN

Iedereen neemt gedurende de gehele dag (werk)houdingen in. Zitten, staan, lopen, bukken, reiken: de dag bestaat feitelijk uit een langgerekte keten van houdingen. Er is echter lang niet altijd sprake van arbeidsrisico's. Bij het beoordelen van de mate van belasting van werkhoudingen spelen ook de uitgeoefende kracht, de totale tijd gedurende welke de houding wordt aangenomen en de afwisseling met andere houdingen een belangrijke rol. Bij werk waarin met één of meer lichaamsdelen vier seconden of langer dezelfde houding wordt aangenomen, is sprake van statische werkhoudingen. Dit komt bijvoorbeeld voor tijdens lassen, microchirurgie en beeldschermwerk. Statische werkhoudingen worden vaak bepaald door langdurig staan of zitten en het lang in een gebogen houding werken, maar ook door het ingedrukt houden van een knop of pedaal. Er zijn Europese richtlijnen waarin voor elk lichaamsdeel nauwkeurig aangegeven wordt wanneer sprake is van arbeidsrisico's (NEN 1005-4, in Peereboom & Jansen, 2004). In kader 7.3 staat een eenvoudige classificatie, waarbij alleen perioden waarin de beschreven houdingen langer dan vier seconden aaneengesloten ingenomen worden, dienen te worden meegeteld.

Kader 7.3 Arbeidsrisico's door statische werkhoudingen

Arbeidsrisico's ontstaan in de volgende gevallen:

- de rug, meer dan 20° gedraaid en/of 20° gebogen: meer dan 8 minuten per uur;
- armen, handen op of boven schouderhoogte: meer dan 8 minuten per uur;
- het hoofd, meer dan 20° gedraaid en/of 20° gebogen: meer dan 8 minuten per uur;
- benen, knieën gebogen, knielen en op één been staan: meer dan 8 minuten per uur;
- staan: meer dan 4 uur per dag en/of langer dan 1 uur onafgebroken;
- zitten: meer dan 7 uur per dag en/of langer dan 2 uur onafgebroken.

7.4.5 REPETERENDE BEWEGINGEN

Repeterende bewegingen omvatten een scala van alle houdingen die korter dan vier seconden aaneengesloten ingenomen worden tot en met het op maximale frequentie uitvoeren van bewegingen. Als in het werk tijdens repeterend bewegen gewichten zwaarder dan 3 kg gehanteerd worden, is het raadzaam eerst te kijken of sprake is van tilproblematiek.

Vooral indien in het werk (statische) deelhoudingen en tegelijkertijd veel bewegingen gecombineerd voorkomen, leidt dit tot arbeidsrisico's. Een schoolvoorbeeld hiervan is de datatypiste: haar vingers bewegen razendsnel over het toetsenbord, maar haar nek, schouders en bovenarmen bewegen juist helemaal niet. De consequentie van langdurig blootstaan aan dit arbeidsrisico wordt vaak CANS genoemd.

Definitie CANS

CANS (voorheen RSI genoemd) is door de Gezondheidsraad (2000) gedefinieerd als een tot beperkingen of participatieproblemen leidend multifactorieel klachtensyndroom aan nek, schouder, bovenrug, boven- of onderarm, elleboog, pols of hand of een combinatie hiervan, gekenmerkt door een verstoring van de balans tussen belasting en belastbaarheid, voorafgegaan door activiteiten met herhaalde bewegingen of een statische houding van één of meer van de genoemde lichaamsdelen als een van de veronderstelde ontstaansfactoren.

Het grootste deel van de CANS-klachten is aspecifiek van oorsprong. Een klein deel van de aandoeningen is specifiek, zoals het carpaletunnelsyndroom, de tenniselleboog (epicondylitis lateralis) en peesontstekingen van de pezen in het polsgebied. De specifieke aandoeningen kennen dezelfde oorzakelijke factoren als aspecifieke CANS. Op internet bieden bijvoorbeeld http://www.rsi.startpagina.nl en http://www.rsi-vereniging.nl veel mogelijkheden om meer informatie te vinden. Het arbeidsrisico van repeterende bewegingen is aanwezig bij ongeveer drie kwart van de werkenden in Nederland. Behalve de 55 procent van de werkende Nederlanders die meer dan twee uur per dag beeldschermwerk verricht, betreft dit ook bijvoorbeeld stukadoors, visfileerders, lopendebandmedewerkers, schoonmakers en metselaars. Uit wetenschappelijk onderzoek blijkt dat het risico op CANS bij repeterend werk vooral wordt bepaald door de volgende factoren.

- De kracht die tijdens het werk moet worden gezet.
- De houding van vooral de nek en schouders tijdens het werk.
- De frequentie waarmee de bewegingen worden uitgevoerd.
- De totale tijdsduur dat de werkzaamheden worden uitgevoerd en de mogelijkheden om de belasting te doorbreken (d.m.v. pauzes).

In 2008 gaf bijna 80 procent van de werknemers in Nederland aan minimaal 1 uur per dag beeldschermwerk te verrichten. Gemiddeld verricht de Nederlandse werknemer 3,8 uur per dag beeldschermwerk en dat is vergeleken met 2003 bijna een halfuur per dag meer. Voor de werknemers die minstens 1 uur per dag beeldschermwerk verrichten, komt het gemiddelde aantal uren beeldschermwerk per dag uit op 4,8. Onderzoek van Blatter en collega's (2004) wijst uit dat bij meer dan 6 uur beeldschermwerk per dag een verhoogd risico ontstaat op klachten aan het bewegingsapparaat. Het zijn met name werknemers in administratieve beroepen, dus boekhouders, typisten, statistici en dergelijke, bij wie dat naar eigen zeggen het geval is. Het percentage werknemers dat meer dan 6 uur per dag beeldschermwerk verricht, neemt de laatste jaren gestaag toe.

Risicofactoren repeterend werk

Bij het in kaart brengen van de arbeidsrisico's (kader 7.4), kan onderscheid gemaakt worden tussen beeldschermwerk en meer industrieel georiënteerd werk. Bij een ongunstige situatie neemt het arbeidsrisico toe.

Kader 7.4 Arbeidsrisico's repeterend werk

Risico's primair gerelateerd aan arbeidsinhoud

- Werktaken
  - Functie bestaat alleen uit uitvoerend werk.
  - Functie bevat geen werkvoorbereiding, ondersteuning, organiserende taken of controletaken.
  - Er is geen mix van mentaal makkelijke en moeilijke taken.
  - Geen afwisseling tussen typen en muiswerk of soorten bewegingen.
  - Bij problemen kan in onvoldoende mate hulp ingeroepen worden.
- Werkwijze
  - Steunt de (onder)armen niet af.
  - Neemt geen of weinig pauzes (2-30 minuten).
  - Neemt geen of weinig micropauzes (0-2 minuten).
  - Voert geen oefeningen uit tussen het werk door.
  - Werkt langer dan een uur achter elkaar in min of meer dezelfde houding.
  - Draait vaak de polsen of positioneert ze in een uiterste stand.
  - Combinatie van repeterend bewegen en veel kracht zetten komt regelmatig voor.
  - Onderbreekt het beeldschermwerk of repeterend werk niet minstens iedere vijf minuten met twintig seconden andere activiteiten.

Risico's primair gerelateerd aan arbeidsvoorwaarden

- Werktijden
  - Meer dan zes uur per dag beeldschermwerk of productiewerk verrichten.

- Meer dan twee uur onafgebroken beeldschermwerk of meer dan twee uur onafgebroken repeterende bewegingen uitvoeren.
- Neemt of krijgt geen pauzes van minstens tien minuten.
- Werkt vaker dan eens per week over.
- Heeft geen werkinstructie ontvangen.

Risico's primair gerelateerd aan arbeidsverhoudingen

- Werkdruk
  - De machine of lopende band bepaalt het werktempo.
  - Moet wekelijks zeer hard werken om het werk op tijd af te krijgen.
  - Krijgt wekelijks werk niet af.
  - Het komt regelmatig voor dat de hoeveelheid werk of krappe deadlines een aanslag doen op de kwaliteit van het werk.
  - Onvoldoende invloed op de planning van de eigen werkzaamheden.
  - Weinig overlegmogelijkheden met collega's over eigen werkzaamheden.
  - Geen feedback over kwaliteit en resultaat uitgevoerde werkzaamheden.
  - Werk steeds onderbreken om andere taken te doen (telefoontjes, mensen die wat vragen, enz.).

Risico's primair gerelateerd aan arbeidsomstandigheden

- Werkplek beeldschermwerk
  - Niet recht voor het beeldscherm zitten.
  - Bovenrand van beeldscherm is te laag of te hoog (richtpunt: op of iets onder ooghoogte).
  - Onderarmen zijn niet goed ondersteund op de armsteunen van de kantoorstoel of op het werkblad.
  - Armsteunen van kantoorstoel beletten aanschuiven aan het bureau.
  - Dikte van het bureaublad (incl. de balk/rand daaronder) is groter dan vijf centimeter.
  - Onvoldoende vrije been- en voetruimte aanwezig (60 cm breed en 80 cm diep ter hoogte van de voeten).
  - Geen documenthouder beschikbaar voor iemand die regelmatig vanaf papier werkt.
  - Bureau niet in hoogte verstelbaar en geen goede voetensteun beschikbaar.

  - Bij regelmatig langer dan twee uur thuis werken geen beschikking over een goede beeldschermwerkplek.
  - Werkt meer dan twee uur per dag achter een laptop zonder losse muis, los toetsenbord en laptopstandaard.
- Werkplek repeterend werk
  - Vaker dan zestigmaal per uur reiken op de werkplek.
  - Op de werkplek meer dan 45 cm reiken bij handelingen die regelmatig uitgevoerd worden.
  - Op de werkplek meer dan 30 cm reiken bij handelingen die zeer vaak uitgevoerd worden.
  - Op de werkplek handen meer dan 10 cm omhoog brengen bij handelingen die regelmatig uitgevoerd worden.

7.4.6 ENERGETISCHE BELASTING

Energetische belasting is een aspect van fysiologische belasting. Fysiologische belasting wordt gedefinieerd als de belasting van de bloedsomloop, de ademhaling en de stofwisseling ten gevolge van het leveren van arbeid. Energetische belasting treedt vooral op wanneer er dynamische arbeid met grote spiergroepen wordt verricht, vooral de combinatie van been- en armspieren. Dit gaat gepaard met een hoog energieverbruik. Energetisch zwaar werk komt voor bij arbeid waarbij minimaal een derde van de totale spiermassa ingezet wordt. Dit ter onderscheiding van mechanische belasting, waarbij het houdings- en bewegingsapparaat (spieren, pezen, banden, gewrichten enz.) ten gevolge van het uitoefenen van krachten lokaal wordt belast, hetgeen zich kan uiten in lokale spiervermoeidheid. De hoogte van de energetische belasting wordt bepaald door de arbeidsvorm (dynamische arbeid), de intensiteit en duur ervan, en de arbeidsomstandigheden waaronder de arbeid plaatsvindt. Bij dit laatste kan gedacht worden aan werk onder hete klimaatomstandigheden. Vooral wanneer het eigen lichaamsgewicht verplaatst moet worden (bijv. bij traplopen) wordt de belasting tevens bepaald door dit gewicht.

Richtlijnen

Energetische belasting is lastig op groepsniveau te bepalen. Factoren zoals leeftijd, geslacht, mate van getraindheid en eigen gewicht zijn zeer bepalend voor de energetische belastbaarheid van mensen.

Intermezzo Effect van leeftijd en geslacht op de belastbaarheid
Het effect van leeftijd en geslacht op de belastbaarheid is grofweg als volgt. Het maximaal zuurstofopnamevermogen in liters per minuut is het hoogst op een leeftijd van 18 tot 20 jaar: voor mannen gemiddeld 3 à 3,5 l/min. Daarna neemt het af, zodanig dat de waarde bij een 65-jarige circa 70 procent van dat van een 25-jarige is. Vrouwen hebben een maximaal zuurstofopnamevermogen dat 70 à 75 procent van dat van mannen is.
Bron: Åstrand & Rodahl, 2003.

Richtlijnen voor de toelaatbaarheid van energetische belasting behoren daarom in eerste instantie op het individu te zijn gericht. Voor een 8-urige belasting wordt als vuistregel aangehouden dat deze niet meer dan 35 procent van de belastbaarheid mag bedragen. Dat betekent dat de zuurstofopname tijdens arbeid niet meer dan 35 procent van het maximale zuurstofopnamevermogen (VO_{2max}) mag bedragen. Het gaat daarbij om de verhouding tussen het maximale aantal op te nemen liters zuurstof per minuut en de daaruit te destilleren hoeveelheid energie in kilojoule. Grofweg gesteld kunnen mannen ongeveer 17 kilojoule per minuut energie leveren en vrouwen 12 kilojoule per minuut.

Vaststellen van arbeidsrisico's

Het is niet eenvoudig om op een valide manier de zuurstofopname te meten; dit kan alleen in een laboratoriumsetting. Hoe kan dan in de praktijk bepaald worden of er sprake is van een hoge energetische belasting? Er zijn in principe drie meetniveaus, met een afnemende nauwkeurigheid maar een toenemend gemak van toepassing (Peereboom & De Langen, 2008):
- meting van de zuurstofopname;
- meting van de hartslagfrequentie;
- gebruik van tabellen voor energieverbruik van houding en beweging en type arbeid;
- gebruik van tabellen voor energieverbruik van beroepen en activiteiten.

De eerste methode, meting van de zuurstofopname, is ingewikkeld en duur.
De tweede methode is gebaseerd op de relatie tussen hartslagfrequentie en zuurstofopname. Deze relatie is sterk individueel bepaald. Voor een individu moet daarom eveneens in het laboratorium, onder

vergelijkbare omstandigheden als in de praktijk, de relatie tussen hartslagfrequentie en zuurstofopname bepaald worden. Vervolgens wordt tijdens het werk continu de hartslagfrequentie gemeten met een hartslagfrequentiemeter. Een in de praktijk hanteerbare richtlijn is ontwikkeld door Wu en Wang (2001 en 2002). Deze richtlijn gaat ervan uit dat op basis van hartslagmeting een goede voorspelling gedaan kan worden van de mate waarin arbeid vermoeiend is. De richtlijn werkt als volgt: allereerst wordt de maximale hartfrequentie vastgesteld op 220 slagen per minuut, vervolgens wordt de leeftijd daarvan afgetrokken (bijv. 50 jaar). Tot slot wordt de hartslag in rust gemeten (bijv. 70 slagen per minuut). De formule is:

220 – leeftijd – rusthartslag = hartslagreserve

In het voorbeeld is dit: 220 – 50 – 70 = 100. Dit betekent dat de hartslagreserve (HRR = *heart rate reserve*) 100 is. Nu kan de hartslag tijdens arbeid gemeten worden met behulp van een hartslagmeter. Afhankelijk van het deel hartslagreserve dat aangewend wordt kan bepaald worden hoe lang de arbeid verricht kan worden zonder verhoogd risico op gezondheidsschade. Dit wordt de acceptabele werktijd of *maximum allowed working time* (MAWT) genoemd. Uit figuur 7.7 kan worden afgeleid dat bij een gemiddelde hartslag van 95 slagen per minuut 25 procent van de reservecapaciteit gebruikt wordt (nl. 25 slagen van de 100 boven op de rusthartslag). Dit komt overeen met een acceptabele werkduur van acht uur. Om een uitspraak op groepsniveau te kunnen doen dienen ten minste tien proefpersonen gemeten te worden.

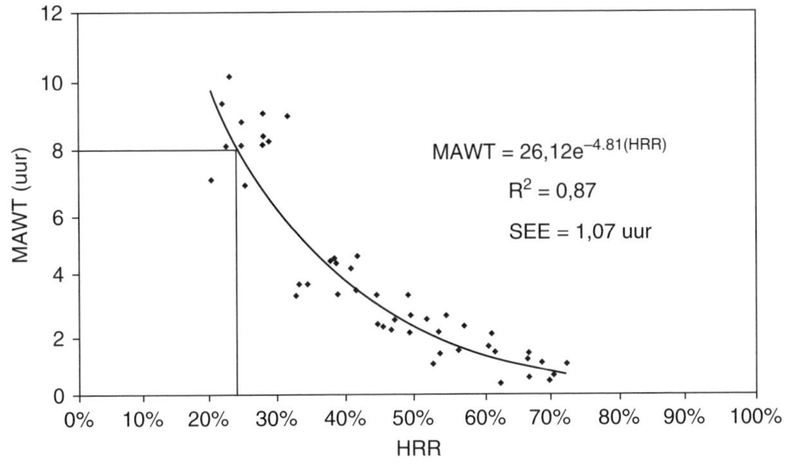

Figuur 7.7 *Relatie gebruik hartslagreserve (HRR) en acceptabele werktijd (MAWT).*

Als er geen hartslagfrequentiemeter beschikbaar is, kan met tabellen gewerkt worden. De derde methode, het gebruik van tabellen voor energieverbruik van houding en beweging en type arbeid, is redelijk eenvoudig toepasbaar. Een taak of handeling wordt hierbij ontleed in een werkhouding of -beweging en een type arbeid. Uit tabellen is het bijbehorende energieverbruik af te lezen. Door dit bij het energieverbruik in rust op te tellen, wordt een indicatie – en ook niet meer dan een indicatie! – van het totale energieverbruik verkregen.
De laatste methode laat het gemiddelde energieverbruik voor verschillende beroepen en activiteiten zien. Aangezien de tijdsduur, de intensiteit, de precieze invulling met deeltaken enzovoort hierin niet zijn meegenomen, is dit slechts een grove indicatie. Deze werkwijze is te grofmazig om voor individuen of kleine groepen mensen conclusies te kunnen trekken.

Voorbeeld Brieven bestellen topsport?
Een postbode brengt op de fiets poststukken rond. Bovendien loopt hij veel om de poststukken in de brievenbussen te deponeren. Dit betreft de helft van zijn werkdag. 's Middags verricht hij beeldschermwerk op kantoor. Een ergonoom wil onderzoeken of de energetische belasting over de werkdag bezien te hoog is. De ergonoom gaat enkele dagen mee tijdens de bezorgronden. Hij maakt daarbij gebruik van tabellen voor energieverbruik van houding en beweging en type arbeid. Hij stelt vast dat de bezorger gemiddeld twee uur per dag fietst (arbeid met het hele lichaam: energieverbruik 30 kJ/min) en twee uur loopt om post te bezorgen (middelzware arbeid met lopen: 14 kJ/min). Daarbij telt hij 5 kJ/min op voor het basaalmetabolisme. Immers, de orgaanwerking en dergelijke vragen ook energie. Gemiddeld wordt 27 kJ/min aan energie verbruikt. Uit het model voor belasting en belastbaarheid blijkt dat hier sprake is van een arbeidsrisico. Maar, de ergonoom kijkt ook naar het beeldschermwerk dat 's middags uitgevoerd wordt. Daarbij is het energieverbruik gemiddeld 7 kJ/min. Over de gehele werkdag van acht uur is het energieverbruik dus gemiddeld 17 kJ/min. De energetische belasting blijkt mee te vallen.

7.5 Mentale belasting tijdens arbeid

Mentale werkbelasting is een veelomvattend deskundigheidsterrein. Mentale werkbelasting kan gedefinieerd worden als de mate waarin een werknemer zich tijdens het werk moet concentreren, moeilijke problemen moet oplossen of voortdurend moet inspelen op nieuwe situaties. Tegenwoordig wordt de term psychosociale arbeidsbelasting (PSA) gebruikt. Dit betreft alle oorzakelijke factoren (stressoren) in de arbeidssituatie die langs psychologische en/of sociale weg een impact hebben. Psychosociale arbeidsbelasting is aldus een breder begrip. Al met al betreft dit een deskundigheidsterrein waar steeds meer belangstelling naar uitgaat.

Arbeid is de laatste honderd jaar sterk veranderd: spierkracht staat steeds minder op de voorgrond, cognitieve processen steeds meer. In de laatste vijfentwintig jaar is dit effect door de introductie van de computer versterkt. In 1980 bijvoorbeeld werkte geen enkele student achter een computer. En intussen is iedereen gewend geraakt aan het gemak van internet.

Een andere ontwikkeling, die in de jaren 1970 haar intrede gedaan heeft en die tot ver in de jaren 1990 doorgewerkt heeft, is de toenemende belangstelling voor wat 'welzijn bij de arbeid' genoemd wordt. Het blijkt bijvoorbeeld dat wanneer het welzijnsniveau laag is, de mentale belasting toeneemt. De datatypiste die geen uitdaging in haar werk ziet, weinig contact met collega's heeft en op wier creativiteit geen beroep gedaan wordt, ervaart een hoge mentale werkbelasting. Een adequate, hardwerkende organisatieadviseur deelt zelf zijn werk in, heeft veel speelruimte en neemt zelfstandig beslissingen. Hij werkt wel hard, maar heeft niet het gevoel dat zijn mentale werkbelasting hoog is.

Verder blijkt regelmatig dat wanneer de mentale belasting niet optimaal op de persoon afgestemd is, er meer en eerder fouten gemaakt worden. Zo kan het grote consequenties hebben als een datatypiste een bankrekeningnummer fout intikt. Dit soort consequenties heeft niet alleen een relatie met een te hoge mentale werkbelasting, maar ook met een niet goed uitgebalanceerde taakindeling van het werk. Het is van belang dat op het juiste moment een beroep wordt gedaan op de juiste cognitieve mogelijkheden. Ook werving en selectie is hier van groot belang. Een optimaal afgestemd takenpakket bestaat uit taken van verschillende niveaus. Voor een medewerker van de meldkamer zijn dat bijvoorbeeld:

- *rule-based* taken, bijvoorbeeld: indien lamp op rood > stop, indien lamp op groen > ga door;

- *skill-based* taken, bijvoorbeeld fietsen doe je zonder erbij na te denken, het is een *skill*;
- *knowledge-based* taken, bijvoorbeeld een kruiswoordraadsel oplossen; hierbij moet iemand zich cognitief behoorlijk inspannen.

Intermezzo Controleren dom werk of mentale belasting?
Als in de controlekamer van een fabriek de medewerker die nachtdienst heeft, eenmaal per uur een machine moet bedienen op basis van een rule-based instructie (lampje rood of groen = bepaald knopje indrukken), kan zijn aandacht verslappen. Het is nacht (biologische klok) en hij kan toch weinig fout doen. Als zich dan onverwacht een probleem voordoet dat vraagt om een scherpe waarneming en een knowledge-based oplossing, is de kans groot dat er een fout gemaakt wordt. Het is dus van groot belang dat de taken qua niveau zodanig afgewisseld worden dat er sprake is van een minimale foutenkans. Dit zijn elementen die bij taak- en functieontwerp meegenomen moeten worden.

In deze paragraaf wordt ingegaan op vijf deelaspecten van mentale belasting, te weten:
- welzijn;
- werkdruk;
- werkstress;
- vermoeidheid
- agressie en geweld.

Via http://www.arboportaal.nl is veel informatie te vinden over PSA.

7.5.1 WELZIJN
Voor welzijnsgerichte aspecten van functies kan de in Nederland veel toegepaste Weba-methode (welzijn bij de arbeid) gebruikt worden (Vaas et al., 1995). Deze methode kijkt met betrekking tot zeven onderwerpen of een functie volledig en volwaardig is.
- Bestaat de functie uit een logisch samenhangend geheel van voorbereidende, uitvoerende en ondersteunende taken?
- Bevat de functie voldoende niet-kortcyclische taken? (Meer dan 50% van de werktijd moet besteed worden aan handelingen die niet binnen 90 seconden herhaald worden.)
- Bevat de functie een evenwichtige verdeling van moeilijke en makkelijke taken? (Zie het voorbeeld van de controlekamer hiervoor.)

- Bevat de functie voldoende autonomie? (Vooral voldoende regelmogelijkheden om het werk in te delen en zelf problemen kunnen oplossen zijn van belang.)
- Bevat de functie voldoende contactmogelijkheden? (Is de werkplek niet geïsoleerd, is er voldoende mogelijkheid om met collega's te overleggen?)
- Bevat de functie voldoende organiserende taken?
- Worden de werknemers voldoende geïnformeerd op werkplekniveau en organisatieniveau?

Als voor een functie in een bedrijf geen knelpunten met betrekking tot de Weba-methodiek vastgesteld worden, dan is er waarschijnlijk geen sprake van een hoge werkdruk, CANS-problematiek of een hoog verzuim. Dit blijkt ook uit de praktijk.

7.5.2 WERKDRUK

Werkdruk kan gedefinieerd worden als de toestand die ontstaat wanneer één of meer medewerkers gedurende een langere periode de taak niet binnen de gestelde tijd of volgens de gestelde normen kunnen uitvoeren. Een te hoge werkdruk leidt vooral tot klachten als werknemers (bij een gegeven bezetting) niets kunnen of mogen veranderen aan de gehanteerde werkwijze en organisatie van het werk, de problemen of storingen die daarachter zitten, de gestelde normen of de bezetting. Voor het in kaart brengen van werkdruk op individueel niveau kunnen dezelfde checkpunten gebruikt worden als voor arbeidsorganisatie (werktaken, werktijden en werkdruk) zoals vermeld bij repeterende bewegingen in paragraaf 7.4.5. Op de website van FNV Bondgenoten wordt informatie gegeven over werkdruk. Hier is ook de Quick Scan werkdruk van de FNV en een interactieve test voor het bepalen van werkdruk in te vullen. Zie: http://www.arbobondgenoten.nl/arbothem/werkdruk/qsw2ann.htm. In tabel 7.11 staat een overzicht met oorzaken en oplossingen van werkdruk.

7.5.3 WERKSTRESS

Een korte omschrijving van het begrip werkstress is: een te hoge werkdruk leidt op een gegeven moment tot klachten. Op het moment dat er sprake is van klachten, wordt van werkstress gesproken. Daarmee wordt duidelijk dat werkstress het gevolg is van werkdruk. Als iemand langere tijd onder een (te) hoge werkdruk moet werken, resulteert dat in een algemeen syndroom met (aspecten van) lichamelijke, motivationele, emotionele en gedragsmatige aspecten die een reactie zijn op (psychische) overbelasting. Ook een burn-out is een gevolg van

Tabel 7.11 Oorzaken en oplossingen van werkdruk (bron: http://www.arboportaal.nl)

oorzaken werkdruk	oplossingen
Er is gewoon te veel werk.	• Werk verdelen over verschillende collega's. • Samen prioriteiten aangeven.
Er zijn pieken en dalen in het werk.	• Regel dat collega's over en weer bij elkaar kunnen inspringen wanneer het druk is. Dat is ook handig bij ziekte of vakantie van een werknemer. • Werk met een vaste bezetting, die bij pieken kan worden uitgebreid met flexibele krachten (uitzendkrachten).
Er is te weinig ondersteuning.	• Maak in het team en met collega's een analyse van de knelpunten en bedenk daar oplossingen voor.
Een werknemer slaagt er niet in het werk goed te plannen.	• Zorg voor begeleiding door een ervaren collega. • Bied een cursus timemanagement aan.
Een werknemer heeft te weinig vakinhoudelijke kennis en vaardigheden of te weinig sociale vaardigheden.	• Geef de werknemer bijscholing of een training. • Zorg voor begeleiding door een ervaren collega.
Werknemers doen te veel dingen die niet per se gedaan hoeven te worden.	• Maak heel goed duidelijk wat mensen wel en niet hoeven te doen. Schrijf het op. Bespreek het in het werkoverleg.
Een werknemer kan geen nee zeggen.	• Leer de werknemer onderhandelen. • Scherp de planningsprocedure aan. • Bied een assertiviteitstraining aan.
Een werknemer is perfectionistisch, onzeker, angstig over het oordeel van anderen of heeft een zeer hoog verantwoordelijkheidsgevoel voor het werk.	• Geef aan wanneer het werk goed genoeg is. Stel hiervoor kwaliteitsnormen. • Geef niet in één keer een moeilijke klus, maar voer de moeilijkheid geleidelijk op zodat zelfvertrouwen ontstaat. • Bied een training stressbestendigheid aan.
Er zijn problemen in de privésfeer of met de gezondheid waardoor een werknemer (tijdelijk) minder belastbaar is	• Pas werk of werktijden aan. • Ken een calamiteitenverlof toe. • Houd de werknemer even uit de wind.

langdurig aan een te hoge stress blootstaan. Vaak gaat het dan niet om werk alleen, maar betreft dit eveneens privéomstandigheden. Burnout gaat samen met een gevoel van 'opgebrand' zijn en een blijvende (langdurige) overspannenheid.

De beste indicatie voor werkstress is de zogenoemde herstelbehoefte. Werkstress is een serieus risico als:

- medewerkers 's avonds thuis niet voldoende (kunnen) ontspannen;
- medewerkers niet goed slapen;
- medewerkers na het weekend of een korte vakantie niet uitgerust zijn.

7.5.4 VERMOEIDHEID

Systematisch werk doen dat mentaal eigenlijk te vermoeiend is, leidt uiteindelijk tot werkstress. In toenemende mate is mentale vermoeidheid een issue. Dit betekent niet direct dat mensen gezondheidseffecten ondervinden, maar vaak wordt vermoeidheid gekoppeld aan de kwaliteit van het uitvoeren van de taken en het werk. Door vermoeidheid neemt het vermogen af om informatie op te nemen, die te verwerken en op basis daarvan de juiste beslissingen te nemen. Dit leidt tot fouten en daardoor neemt ook het risico op ongevallen toe. Bovendien zullen mensen eerder procedures en regels omzeilen als ze vermoeid zijn.

Om vermoeidheid vast te stellen zijn bijvoorbeeld de volgende methoden toepasbaar.

- Responstijd meten, bijvoorbeeld door oogreflexmetingen uit te voeren met een lampje: bij vermoeidheid neemt de reactietijd toe.
- Fouten vaststellen en meten, bijvoorbeeld door aan een lopende band een controle uit te voeren bij de inpakkers: hoe meer fouten bij langere werkduur, hoe hoger de vermoeidheid.
- Zelfrapportage van energie, bijvoorbeeld door elk halfuur een checklist in te vullen.
- Hormoonsamenstelling meten, bijvoorbeeld door met een wattenstaafje slijm af te nemen uit het wangvlies en dit te laten checken. (Dit is tegenwoordig heel toegankelijk: het wattenstaafje kan in een buisje in een brievenbus gestopt worden en ligt de volgende dag in het lab.)
- Hersenactiviteit meten (eeg). Dergelijke metingen vinden plaats in een laboratorium.

7.5.5 AGRESSIE EN GEWELD

Agressie en geweld veroorzaken een negatieve en onveilige werksfeer in een bedrijf. Ook kunnen agressie en geweld ertoe leiden dat werknemers zich ziek melden en dat de bedrijfsresultaten dalen. Het is dus zowel voor de werkgever als voor de werknemers belangrijk dat er maatregelen worden genomen tegen agressie en geweld.

Agressie en geweld, seksuele intimidatie en pesten op het werk vormen een aanzienlijk probleem. Uit onderzoek blijkt dat het verzuim onder slachtoffers van seksuele intimidatie, en agressie en geweld respectievelijk 7 en 9 procent bedraagt; dat is meer dan het landelijke gemiddelde. Het verzuim onder gepeste werknemers is nog hoger, namelijk 22 procent. De gevolgen van deze ongewenste omgangsvormen hebben ook hun uitwerking op familieleden, maar uiteraard ook op collega's en op de organisatie. De financiële consequenties voor werk-

gevers kunnen omvangrijk zijn. Deze ongewenste omgangsvormen komen met name voor in dienstverlenende sectoren, waar werknemers direct in contact komen met het publiek en met klanten. Te denken valt aan sectoren zoals handel, horeca, vervoer, zakelijke dienstverlening, onderwijs, gezondheidszorg en maatschappelijke dienstverlening, overheid en overige dienstverlening.
Ongeveer een derde van de werknemers in Nederland wordt wel eens geconfronteerd met agressie en geweld. Agressie en geweld op het werk zijn in de loop van de jaren 1980 en in het begin van de jaren 1990 aanzienlijk toegenomen. Dit is uit onderzoek gebleken. Daarom heeft het ministerie van SZW besloten de Arbeidsomstandighedenwet (Arbowet) uit te breiden. De wet bepaalt dat de werkgever aantoonbaar een beleid moet voeren om werknemers te beschermen tegen seksuele intimidatie en agressie en geweld.
Agressie en geweld zijn uit te splitsen in drie hoofdvormen, te weten:
- verbale agressie (schelden, schreeuwen, treiteren);
- fysieke agressie (slaan, vastgrijpen, duwen, stompen, bespugen, schoppen en met een voorwerp bekogelen);
- psychische agressie (dreigen, chanteren, achtervolgen, bedreigen van de thuissituatie).

Deze hoofdvormen kunnen in subvormen nader uitgewerkt worden, zoals:
- gewelddadige vormen (gijzeling, bommelding, bedreiging met wapens);
- seksuele intimidatie (nafluiten, onaangename opmerkingen, aanranding);
- discriminatie (naar geslacht, leeftijd, huidskleur, seksuele geaardheid, handicap);
- vormen van pestgedrag (sociaal isoleren, het werken onmogelijk maken, bespotten, roddelen of geruchten verspreiden, dreigementen).

De mate waarin de confrontatie met agressie en/of geweld medewerkers beïnvloedt, wordt emotionele belasting genoemd.

Naar de verdeling van de incidenten over de verschillende vormen heeft de ABVAKABO FNV (2006) in 2010 onder de leden een onderzoek laten uitvoeren. Hieruit bleek dat in 72 procent van de gevallen sprake is van schelden, in 66 procent van de gevallen van bedreiging of intimidatie, in 15 procent van de gevallen van fysiek geweld (slaan/schoppen) en in 6 procent van de gevallen van spugen. Onderzoek

onder werknemers met een publieke taak (politie, brandweer, ambulance, stadswacht, conducteurs, chauffeurs) in 2009 toonde aan dat in deze groep maar liefst 66 procent van de werknemers te maken heeft met vormen van agressie en geweld (BZK, 2010).
In de arbocatalogus *Agressie en geweld* van de sector Gemeenten is een handig inventarisatie-instrument (kader 7.5) opgenomen dat per functiegroep ingezet kan worden.

Kader 7.5 Inventarisatie-instrument Agressie en geweld
Functiegroep of functie: ________________
Aantal medewerkers: ________________

Met welke vormen van agressie en geweld zijn medewerkers de afgelopen twee jaar geconfronteerd?

	vormen van agressie			niet voorgekomen	wel voorgekomen. aantal malen afgelopen twee jaar	effecten van confrontatie met agressie: • gezondheidsklachten en/of posttraumatische klachten • letsel • verminderd plezier in het werk • verminderd functioneren • verzuim • verminderde inzetbaarheid
I	(non-) verbale agressie	• beledigen • vernederen • smaad • treiteren • discriminatie • seksuele intimidatie	schelden; beledigen; middelvinger geven; dreigende opmerkingen maken (niet op de persoon gericht); kwetsen; aanhoudend grieven; krenken; aanhoudend kleineren; zwart maken; aantasten in goede naam of eer; aanhoudend plagen, pesten of sarren; discriminatie naar herkomst, seksuele geaardheid, religie of fysieke kenmerken; ongewenste seksuele aandacht N.B. ook uitingen via telefoon, weblog, blog, brief, fax of e-mail vallen hieronder			

II	persoonsgerichte bedreiging	• dreigen door houding, gebaar of andersoortig gedrag • bemoeilijken, onmogelijk maken of juist dwingen • lokaalvredebreuk • schennis van de eerbaarheid • pogingen tot schoppen, slaan of verwonden • stalken	op de persoon (of directe naasten) gerichte bedreiging waarbij het aannemelijk is dat de dreiging zal worden uitgevoerd; het openlijk dragen van een wapen (pistool, mes, gevaarlijke hond e.d.); dwingen tot uitvoeren of juist nalaten van ambtstaken; opzettelijk bemoeilijken en/of onmogelijk maken van uitvoeren van taken; huisvredebreuk gepleegd aan een voor openbare dienst bestemd gebouw (toegang verschaffen, zonder toestemming); schennis van de goede zeden; dreigen met schoppen, slaan en stompen; stelselmatig hinderen; stelselmatig volgen; stelselmatig bedreigen N.B. ook schriftelijke dreigingen, via brief, telefoon, weblog, blog, brief, e-mail en fax vallen onder deze definitie
III	fysieke agressie	• mishandeling • verwonden, pijn veroorzaken • aanranden • beetpakken, duwen, trekken, slaan, gericht gooien, spugen • wapengebruik • vernielen	mishandeling; verwonden; schoppen; aanranden; beetpakken; duwen; trekken; slaan of stompen; een kopstoot geven; spugen; gericht gooien met voorwerpen; bijten of krabben; ongewenst aanklampen; seksuele handtastelijkheden; het vernielen van meubels; het gooien van objecten; fysiek verhinderen dat iemand een vertrek verlaat; fysiek verhinderen van werkzaamheden

Toelichting

Arbeidsrisico's zijn vast te stellen door te kijken naar de blootstelling van medewerkers aan het risico, de frequentie van de blootstelling en het effect van de blootstelling op de gezondheid. Informatiebronnen zijn bijvoorbeeld het agressieregistratiesysteem, de bedrijfsarts, bedrijfsmaatschappelijk werk, leidinggevenden,

resultaten uit enquêtes, interviews met leidinggevenden en medewerkers. Dit onderdeel kan ook in het werkoverleg worden besproken. Indien geen exacte gegevens beschikbaar zijn, probeer dan een schatting te maken op basis van interviews.
Bron: arbocatalogus Agressie en Geweld Sector Gemeenten en http://www.aeno.nl.http://www.aeno.nl.

Voorbeeld De veilige balie
Bij de Sociale Dienst van een grote gemeente heeft het baliepersoneel vaak last van agressie en geweld van het publiek. Het probleem oplossen blijkt lastig. Er wordt gekozen voor een meersporenaanpak. Het personeel wordt getraind in de omgang met lastige klanten, er wordt meer in duo's gewerkt, ieder personeelslid heeft een senior als coach en de eisen in de werving en selectie worden aangepast. Tot slot wordt een ergonoom ingehuurd om de balieomgeving te herontwerpen.
De ergonoom maakt een ontwerp, met de volgende elementen.

- Iedere werkplek heeft twee vluchtroutes.
- Er komt een nieuwe balie waarbij er altijd minimaal 90 cm afstand tot de klant is.
- Boven de balie hangt een lichtarmatuur waardoor een klant niet over de balie kan klimmen en ook niet kan slaan.
- Achter de balie wordt een vlonder aangebracht waardoor de medewerker altijd minimaal op ooghoogte staat of zit met de klant. Omhoog kijken komt niet meer voor.
- Tussen de ontvangstbalies worden doorkijkramen van veiligheidsglas ingebouwd. Zo werkt iedere medewerker altijd in het zicht van minimaal twee of drie collega's.
- Er wordt gekozen voor een lichtgroene wandkleur; wetenschappelijk onderzoek heeft aangetoond dat dit een rustiger beeld geeft.

Zo kan vanuit de ergonomie een bijdrage geleverd worden aan het oplossen van dit probleem.

7.6 Omgevingsfactoren

7.6.1 HINDERLIJK EN SCHADELIJK GELUID

Op veel werkplekken is geluid een probleem. Vanwege de hinder die mensen ervan kunnen ondervinden, maar vooral omdat langdurig ver-

blijf in hoge geluidsniveaus schade aan het gehoor kan veroorzaken. Lawaaislechthorendheid is een ernstige aantasting van de gezondheid die niet te genezen is. Daarom is het van groot belang te voorkomen dat werknemers aan te veel lawaai worden blootgesteld. Dat kan op vele manieren, maar bestrijding van het lawaai aan de bron is het meest effectief en verdient daarom de voorkeur.
Sinds 1996 wordt schadelijk geluid op de arbeidsplaats in Nederland in kaart gebracht via het arbomonitoronderzoek. Daaruit is gebleken dat meer dan 500.000 werknemers in Nederland regelmatig werken in geluid dat hun gehoor kan beschadigen. Tevens is uit het onderzoek naar voren gekomen dat slechts 30 procent van deze risicogroep consequent gebruikmaakt van gehoorbeschermers om schade aan het gehoor te voorkomen. Naar schatting lopen daardoor alleen al in Nederland per jaar 2200 mensen een ernstige gehoorbeschadiging op.
Geluid is een golfverschijnsel in lucht dat met het gehoororgaan kan worden waargenomen. Geluid ontstaat wanneer een geluidsbron direct of indirect kleine luchtdrukvariaties opwekt. Geluidsgolven planten zich in alle richtingen voort met een snelheid van ongeveer 340 m/s. De geluidsenergie verspreidt zich daarbij over een steeds groter oppervlak, zodat het geluid steeds zwakker wordt.

Frequentie en sterkte

De snelheid waarmee de drukwisselingen elkaar opvolgen, bepaalt de frequentie of toonhoogte van het geluid. Geluid met een lage frequentie klinkt als gebrom of gebulder, hoogfrequent geluid klinkt als gepiep of gesis. De frequentie wordt uitgedrukt in het aantal drukwisselingen per seconde. De daarvoor gebruikte eenheid is hertz (Hz). Een frequentie van 1000 Hz wil dus zeggen dat er duizend drukwisselingen per seconde zijn. Het menselijk gehoor omvat het frequentiegebied van zo'n 20 Hz tot ongeveer 16.000 Hz. Bij het ouder worden vermindert vooral de gevoeligheid voor hoogfrequent geluid.
De grootte van de drukwisselingen bepaalt de geluidssterkte. Hoe groter de drukwisselingen, hoe 'harder' of 'luider' het geluid klinkt. De sterkte van een geluid laat zich dus uitdrukken in de grootte van de drukwisselingen, of beter gezegd: in de grootte van de effectieve geluidsdruk. Bij een verdubbeling van de geluidsdruk ervaren mensen het geluid echter niet als tweemaal zo hard. De fysische werkelijkheid klopt dus niet met de waarneming. Om die reden en om het gehele gehoorgebied te kunnen onderbrengen in een hanteerbare schaal, wordt voor de geluidssterkte een afgeleide grootheid gebruikt: het geluids(druk)niveau. Dit niveau wordt uitgedrukt in decibel (dB).
Het geluidsdrukniveau in decibel wordt bepaald door de heersende

geluidsdruk te vergelijken met een overeengekomen nulwaarde, de gehoordrempel. Het geluidsdrukniveau bij de gehoordrempel bedraagt volgens afspraak 0 dB. Bij een geluidsdrukniveau van 140 dB wordt de pijngrens bereikt. Op de werkplek mogen machines geen geluid maken dat meer dan 85 dB(A) groot is. De A is een correctiefactor waarbij voor alle frequenties één maat gemaakt is waaraan de gevoeligheid van het oor gerelateerd kan worden. Een handige vuistregel is: als een met luide stem sprekende persoon op een meter afstand niet te verstaan is, is het geluidsniveau waarschijnlijk ongeveer 80 dB(A).

Schadegrens

De grens waarboven geluid op de werkplek gehoorschade kan veroorzaken, ligt bij 80 dB(A). Deze grens geldt voor een wekelijkse blootstelling van veertig uur. Boven 80 dB(A) neemt het risico op gehoorschade snel toe. Dat komt doordat elke 3 dB(A) niveaustijging een verdubbeling betekent van de geluidsenergie, zodat de veilige blootstellingsduur halveert. Op een achturige werkdag bedraagt de veilige blootstellingsduur bij 83 dB(A) nog maar vier uur, bij 86 dB(A) twee uur en bij 89 dB(A) één uur.
Schadelijk geluid wordt gemakkelijk onderschat. Dat komt doordat de geluidsenergie weliswaar verdubbelt met elke 3 dB niveaustijging, maar dat de mens dat niet als een verdubbeling van de geluidssterkte ervaart. Mensen vinden geluid pas tweemaal zo sterk als het niveau toeneemt met 10 dB. Er is dus sprake van een grote kloof tussen waarneming en fysische werkelijkheid. In de voorlichting moet hieraan nadrukkelijk aandacht worden besteed.
Bij mensen die veertig jaar hebben gewerkt in een niveau van 85 dB(A) komen 5 tot 6 procent meer gevallen van ernstig gehoorverlies voor dan bij mensen die niet in lawaai hebben gewerkt. En bij 90 dB(A) is het aantal mensen met ernstig gehoorverlies al 50 procent hoger dan onder niet aan lawaai blootgestelden.

Gehoorbeschermers

Als ondanks alle maatregelen ter vermindering van de geluidsproductie en ter beperking van de geluidsoverdracht het geluidsniveau op de werkplek niet tot beneden de risicogrens van 80 dB(A) is teruggebracht, kan het gevaar voor gehoorschade alleen nog worden afgewend door gebruik te maken van passende gehoorbeschermers. Dit moet echter worden gezien als een noodoplossing. Toepassing van gehoorbeschermingsmiddelen kan nooit de oplossing voor een lawaaiprobleem zijn, maar dient slechts om te voorkomen dat mensen gehoorschade oplopen door blootstelling aan te veel lawaai.

Hinderlijk geluid

Hinderlijk geluid is geluid dat niet leidt tot gehoorschade, maar wel een bron van irritatie is. Voorbeelden zijn:

- geluid blijft onder de schadegrens van 80 dB(A), maar is wel zo luid dat alarmsignalen niet (goed) gehoord kunnen worden;
- harde, galmende ruimten leiden tot een nagalmeffect, wat vaak als vervelend ervaren wordt;
- geluid draagt ver in een ruimte, hierdoor kunnen anderen soms ongewild en ongewenst gesprekken horen;
- de hele dag het gezoem en geruis van een ventilator van een computer of een printer horen.

Hinderlijk geluid kan de kans op fouten vergroten, tot concentratiestoornissen leiden, de kans op onderlinge irritaties vergroten (radio aan of uit?) en de spraakverstaanbaarheid verminderen (bij geluidsniveaus boven de 60 dB(A)).

Voorbeeld Goede akoestiek!?

In de hal van een groot kantoorgebouw heerst een harde akoestiek. Overal in de ruimte is letterlijk te verstaan wat de receptioniste aan de telefoon zegt. Een ergonoom voert een onderzoek uit. In het *Handboek Ergonomie* (Voskamp et al., 2010) zoekt hij op welke randvoorwaarden van toepassing zijn bij het verbeteren van akoestiek. Dit zijn:

- er is sprake van een akoestisch 'harde' ruimte met een relatief lange nagalmtijd;
- de afstand tussen de voornaamste geluidsbron(nen) en de ontvanger is relatief groot;
- in de directe omgeving van de ontvanger bevinden zich geen andere lawaaibronnen.

De ergonoom geeft de volgende adviezen.

- Breng een plank aan langs het plafond boven de balie (geluid verplaatst zich vooral langs het plafond).
- Plaats een paar grote planten rondom de balie (dit geeft een betere geluidsabsorptie).
- Plaats een fontein (zacht klaterend water wordt ook wel witte ruis genoemd, dit is een vorm van tegengeluid).
- Hang wat wandkleden of objecten in de hal (dit zorgt voor meer absorptie).
- Bekleed de directe werkomgeving in de balie met geluidsabsorberende beplating (gaatjesplaten).

7.6.2 KLIMAAT

Als warmbloedig wezen is de mens voor het optimaal functioneren van zijn levensprocessen afhankelijk van een constante interne lichaamstemperatuur van ongeveer 37° C. Het thermoregulatieproces dat zorgt voor het regelen van de lichaamstemperatuur verloopt autonoom. Dat wil zeggen dat het proces niet wordt beïnvloed door de menselijke wil. Wel wordt de mens zijn thermische toestand gewaar. Een onbehaaglijk gevoel waarschuwt de mens ervoor dat hij/zij te warm of te koud dreigt te worden. Dit warmtegewaarwordingssysteem bestaat uit een groot aantal uiterst gevoelige temperatuursensoren waarvan de meeste direct onder de huid liggen. Doordat de sensoren op die plaats liggen, wordt de mens niet rechtstreeks de temperatuur van de omgeving gewaar, maar de temperatuur van de huid. De temperatuur van de huid wordt beïnvloed door de warmte-uitwisseling tussen de huid en de omgeving en tussen de huid en het lichaam zelf. De klimaatgrootheden die de warmte-uitwisseling (door convectie, straling en verdamping of condensatie) tussen het lichaam en de omgeving bepalen, vormen samen de combinatie die als 'thermisch klimaat' wordt aangeduid.

Stofwisseling (metabolisme)

Om op temperatuur te blijven heeft het lichaam warmte nodig. Verder heeft het lichaam energie nodig voor zijn eigen (orgaan)functies en voor het verrichten van uitwendige arbeid. De benodigde warmte en energie worden ontwikkeld door middel van stofwisseling (metabolisme). De stofwisseling verloopt via een gecompliceerd proces waarbij in een groot aantal stappen en tussenstapjes voedingsstoffen (vetten, koolhydraten en eiwitten) worden verbrand. De voedingsstoffen worden daarbij met behulp van enzymen gebonden aan zuurstof. Het overschot aan warmte, dat wil zeggen: de warmte die overblijft bij het op temperatuur houden van de kern van het lichaam (de organen en spieren), moet naar de omgeving worden afgevoerd.

Warmte-uitwisseling tussen huid en omgeving

De warmte-uitwisseling tussen huid en omgeving vindt op de volgende manieren plaats:

- convectie en straling;
- zweetverdamping;
- ademhaling;
- geleiding.

Relevante klimaatgrootheden

Het lichaam reageert op blootstelling aan koude met vasoconstrictie (bloedvatvernauwing) en spierspanning, kippenvel en bibberen. Het lichaam reageert op blootstelling aan warmte met vasodilatatie (bloedvatverwijding) en zweten. Het is aan te bevelen om in ruimten waar gewerkt wordt het lichaam niet te veel te belasten met koude of juist warmte, maar zoveel mogelijk binnen als comfortabel ervaren waarden te blijven. In tabel 7.12 worden uiterste waarden gegeven.

Tabel 7.12 Maximaal toelaatbare temperatuur in gebouwen (bron: Voskamp et al., 2010)

type dag	buitentemperatuur	maximaal toelaatbare temperatuur in natuurlijk geventileerde gebouwen
gewone dag	< 25° C	25,5° C
zomerse dag	> 25° C	26,5° C
tropische dag	> 25° C	27,5° C
		maximaal toelaatbare temperatuur in gebouwen met airconditioning
gewone dag	< 25° C	24° C
zomerse dag	> 25° C	24,5° C
tropische dag	> 25° C	25° C

Op koude kunnen mensen zich over het algemeen kleden. Bij extreem lage temperaturen is speciale aandacht voor handen en voeten vereist. Voor ventilatie geldt dat minimaal 25 m^3 verse lucht per uur per persoon vereist is. Bij inspannend werk kan deze waarde oplopen tot 60 m^3 verse lucht per persoon per uur. De luchtsnelheid mag in de zomer maximaal 2,5 m/s bedragen en in de winter maximaal 1,5 m/s. Als deze waarden overschreden worden, is er sprake van tocht.
De relatieve luchtvochtigheid dient altijd tussen 30 en 70 procent te zijn. Het optimum is 50 procent relatieve luchtvochtigheid.

Intermezzo Koud kunstje
Mariniers oefenen regelmatig in Noorwegen onder winterse omstandigheden. Soms raakt er wel eens een marinier onderkoeld. Een klassieke fout in deze situatie is om na terugkeer in het kamp meteen in een heet bad gaan liggen. Op deze wijze gaat het koude-effect namelijk centraal het lichaam in en dit dient voorkomen te worden. Langzaam opwarmen, bijvoorbeeld binnen onder een deken gaan zitten, is de beste methode. Het verdient altijd aanbeveling het lichaam langzaam aan temperatuurwisselingen te laten wennen.

7.6.3 VERLICHTING

Licht is dat deel van het spectrum elektromagnetische straling dat door het oog waargenomen kan worden. Dit betreft het deel tussen de 400 en 700 nanometer. Aan de 'onderzijde' van het waarneembare gebied is sprake van ultraviolette straling en aan de 'bovenzijde' van het gebied van infraroodstraling. In deze paragraaf wordt ingegaan op het zichtbare gebied.
In deze paragraaf wordt alleen ingegaan op binnenverlichting.

Effecten van onvoldoende of te veel verlichting

Binnenverlichtingsomstandigheden leiden zelden tot het ontstaan van klachten of gezondheidsproblemen. Wel komt het voor dat door onvoldoende verlichting fouten gemaakt worden of de veiligheidsrisico's toenemen. Enkele (mogelijke) effecten van niet-optimale binnenverlichting zijn:

- bij onvoldoende verlichting meer fouten maken;
- licht beïnvloedt de biologische klok en daarmee de alertheid;
- te weinig licht leidt tot oogvermoeidheid;
- *discomfort* en afleiding door verblinding of te veel tegenlicht.

In de praktijk blijken dit soort problemen relatief weinig voor te komen. Veel vaker is er sprake van een slechte brilcorrectie.

Begrippen

Om de essentie van licht en verlichting te kunnen begrijpen is enig begrip van de volgende kernbegrippen onmisbaar.

- Lichtstroom: de hoeveelheid licht die door een bron in alle richtingen wordt uitgezonden.
- Lichtsterkte: begrip waarmee beschreven wordt hoeveel licht een lichtbron of een verlicht vlak in een bepaalde richting uitzendt. De gebruikte eenheid is candela. De term 'candela' betekent oorspronkelijk kaarslicht. Het licht van een kaars geeft direct licht bij de bron (vlam), maar kan ook via een vlak (bijv. witte muur) licht geven.
- Verlichtingssterkte: het lichteffect van een lichtstroom die op een bepaald oppervlak valt. Dit wordt uitgedrukt in lux.
- Standaardverlichtingssterkte: de verlichtingssterkte die tijdens het uitvoeren van een taak aanwezig moet zijn op het voor uitvoering van de taak relevante deel van het werkvlak.
- Praktijkverlichtingssterkte: de laagst toelaatbare waarde van de standaardverlichtingssterkte.

Er zijn nog tientallen andere begrippen, maar die worden hier niet behandeld. Hiervoor wordt verwezen naar het *Handboek Ergonomie* (Voskamp et al., 2010).

Praktijkverlichtingssterkte

Verlichting is een specialistisch onderwerp. Om toch aanwijzingen voor de praktijk te bieden, wordt in kader 7.6 weergegeven met welke praktijkverlichtingssterkte gewerkt kan worden.

Kader 7.6 Minimaal vereiste praktijkverlichtingssterkte

- 20-200 lux: voor ruimten waar kortdurend gewerkt wordt en waar visuele taken niet kritisch zijn.
- 200-750 lux: normale werkverlichting. Voor normale taken waarbij de prestaties slechts beperkt door het verlichtingsniveau beïnvloed kunnen worden. Als scherp contrast vereist is of als er relatief veel ouderen werkzaam zijn, wordt een hoog verlichtingsniveau in deze klasse aanbevolen.
- 750-1500 lux: speciale werkverlichting, vaak lokaal toegepast. Vooral wanneer effecten van glans of schaduw onwenselijk zijn.

Daglicht en uitzicht

In het Arbobesluit is de bepaling opgenomen dat werkruimten voorzien moeten zijn van lichtopeningen waardoor daglicht kan toetreden, eventueel via een inpandige ruimte (bijv. een atrium of serre). De opening waardoor daglicht kan toetreden, moet minimaal een twintigste van het vloeroppervlak van de werkruimte bedragen. Dit is alleen van toepassing als mensen meer dan twee uur achtereen in deze ruimte werken. Een bibliotheek in een kantoor kan dus vaak prima zonder daglicht. Uiteraard zijn er ook uitzonderingssituaties, zoals de volgende.

- Het beroep is niet combineerbaar met daglicht (bijv. werken in een bunker).
- De omvang van het gebouw laat daglichttoetreding niet toe (bijv. een parkeergarage, doka of overdekt winkelcentrum).
- Bij mobiel werk met veel klantencontacten (bijv. bij obers) wordt de bepaling minder streng toegepast.

Voorheen was het hebben van uitzicht verplicht. Deze eis is enkele jaren geleden vervallen.

Zonwering

Het Arbobesluit stelt eveneens dat direct zonlicht geweerd moet kunnen worden. Dit is niet alleen bedoeld om overdadige lichttoetreding te voorkomen, ook overmatige warmtetoetreding en visuele hinder dient zo voorkomen te worden. In tabel 7.13 staat voor alle soorten zonwering welke effecten dit heeft.

Tabel 7.13 Kwaliteiten van zonweringsystemen

zonweringssysteem	helderheids(licht)wering	warmtewe-ring	waarborg uit-zicht
zonnescherm	goed	goed	gedeeltelijk
horizontale jaloezieën (buiten)	goed	goed	slecht
horizontale jaloezieën (binnen)	goed	matig	slecht
verticale lamellen	afhankelijk van weefsel	slecht	matig
gordijnen	afhankelijk van weefsel	slecht	matig tot slecht
getint glas	slecht	goed	matig

Intermezzo Verlichtingsprobleem

Een klassiek voorbeeld van een lastig op te lossen verlichtingsprobleem is het als beeldschermwerkers in een kleine hoekkamer werken. Bijna altijd zitten in beide gevels van een gebouw ramen. Het risico op tegenlicht (tegen het licht in kijken) of reflectie (lichtbron zit achter en schijnt hinderlijk in het scherm) is groot. Ook is de warmtewerking groter (meer zon op buitenmuur en raampartijen). Een hoekkamer als spreekkamer of bibliotheek inrichten kan hier uitkomst bieden.

Vluchtweg- en noodverlichting

Bij calamiteiten is het belangrijk dat mensen snel een gebouw kunnen verlaten. Volgens het Arbobesluit zijn een vluchtwegverlichting en een noodverlichtingsinstallatie verplicht. Beide moeten aangesloten zijn op een noodstroomvoorziening die binnen 15 seconden na elektriciteitsuitval aangaat en dan minstens 60 minuten werkt met een lichtsterkte van ten minste 1 lux.

7.6.4 GEVAARLIJKE STOFFEN

Elke stof kan gevaarlijk zijn. Werken met stoffen kan risico's meebrengen. Zo kunnen stoffen bijvoorbeeld explosief, giftig of prikkelend voor de ogen zijn. Voor werkelijk elke stof geldt dat deze een risico op gezondheidsschade kent, afhankelijk van de blootstelling. Dat betekent dat de dosis en de blootstellingsduur of -frequentie aan de stof van belang zijn.

Soorten risico's

Gevaarlijke stoffen kunnen verdeeld worden naar fysische of chemische eigenschappen en naar verschijningsvorm (bijv. vaste stof, vloeistof of gas). De volgende soorten risico's kunnen ontstaan.

- Explosief: door schok, wrijving of andere ontstekingsoorzaken kunnen exploderen.
- Oxiderend: door contact met brandbaar materiaal gaan branden of exploderen.
- Licht ontvlambare stoffen.
- Giftige stoffen: effecten kunnen oraal, via de huid of door inademing optreden.
- Irriterende stoffen: stoffen die bij contact bijvoorbeeld jeuk of brandende ogen veroorzaken.
- Bijtende stoffen: stoffen die de gezonde huid aantasten.
- Sensibiliserende stoffen: stoffen die allergische reacties veroorzaken.
- Kankerverwekkende stoffen.
- Voor de voortplanting giftige stoffen, inclusief stoffen die het ongeboren kind schade kunnen berokkenen.
- Mutagene stoffen: stoffen die het erfelijke materiaal in cellen beïnvloeden.
- Milieugevaarlijke stoffen.

Intermezzo Roken tijdens zwangerschap

Door te roken tijdens de zwangerschap zijn er allerlei mogelijke risico's als gevolg van blootstelling aan gevaarlijke stoffen. Er is een relatie met giftige stoffen (nicotine), roken is kankerverwekkend, roken kan irriterend werken (branderige ogen) en tot slot kan roken het ongeboren kind schade berokkenen.

Risicovolle stoffen

In kader 7.7 staat op welke plaats in het lichaam verschillende stoffen schadelijke effecten kunnen hebben.

Kader 7.7 Mogelijk risicovolle stoffen per lichaamsdeel

- Luchtwegen, mond, keel en ogen: verbrandingsgassen, rook, stof, zuurdampen, asbest.
- Huid: schoonmaakmiddelen, oplosmiddelen, zuren en logen, metalen zoals nikkel, chroom, kobalt, glaswol.

- Nieren en blaas: zware metalen, kleurstoffen.
- Zenuwstelsel: oplosmiddelen, zware metalen, bestrijdingsmiddelen.
- Botten: zware metalen.
- Bloed: benzeen, zware metalen, bestrijdingsmiddelen, radioactieve stoffen.
- Maag, darm en lever: bestrijdingsmiddelen, etsende stoffen (bij inslikken), oplosmiddelen.
- Geslachtsorganen: zware metalen, radioactieve stoffen, hormonen, roetstoffen (PAK: polycyclische aromatische koolwaterstoffen).

Blootstelling meten

De waarde van het doen van metingen wordt vaak overschat. Van veel stoffen zijn nog geen betrouwbare maximale blootstellingsniveaus bekend. Bovendien hebben meetmethoden vaak een aanzienlijke spreiding, zodat de resultaten met een ruime marge moeten worden beoordeeld. Grofweg bestaan er twee groepen meetmethoden, namelijk:

- meten aan de werkplek;
- meten aan de mens.

MAC-waarden

Al geruime tijd worden met behulp van de zogenoemde MAC-waarden voor een beperkt aantal stoffen (enkele honderden) beperkende regels voor blootstelling gesteld. Het ministerie van Sociale Zaken en Werkgelegenheid (SZW) bepaalt wat de maximaal aanvaarde concentratie (MAC) van een stof op de werkplek is. Het uitgangspunt is dat blootstelling aan deze stoffen gedurende volle werkdagen, een arbeidzaam leven lang, de gezondheid van werknemers en hun nageslacht niet nadelig beïnvloedt. Een bijzondere individuele gevoeligheid (bijv. allergie, verminderde gezondheid, aanleg) wordt niet betrokken bij de afweging. Ook geldt de MAC-waarde vooral voor stoffen die via de luchtwegen worden opgenomen; huidopname wordt nauwelijks meegenomen. Evenmin wordt rekening gehouden met blootstelling buiten het werk, bijvoorbeeld bij privéactiviteiten.

Voor slechts enkele tientallen stoffen zijn de MAC-waarden tevens als wettelijke grenswaarden vastgesteld: de waarde mag op de werkplek niet overschreden worden en er zijn omschreven eisen aan de werkplek en de beperkende maatregelen gesteld. Voor niet-wettelijke grenswaarden is het uitgangspunt voor de Arbeidsinspectie dat een werkgever zoveel mogelijk beneden de MAC-waarden blijft. Is dat technisch niet mogelijk, dan moeten werknemers met persoonlijke beschermingsmiddelen worden beschermd.

Voor meer informatie over gevaarlijke stoffen wordt verwezen naar de *Praktijkgids arbeidsveiligheid* (Van den Berg et al., 2010).

7.7 Dilemma's

'Meten is weten' is een credo dat (para)medische deskundigen in de praktijk veelvuldig onderschrijven. Bij het beoordelen van een werksituatie, bijvoorbeeld handmatig kratjes met tomaten op een pallet tillen, kan met behulp van meetmethoden vastgesteld worden welke werkhoudingen toegepast worden, hoeveel er gedragen wordt en hoe er getild wordt. Dit type onderzoek is de afgelopen veertig jaar veelvuldig uitgevoerd. In de praktijk levert een vrij uitgebreid onderzoek echter vaak een rapport op met een uitgebreide methodebeschrijving, uitgebreid beschreven meetresultaten en slechts summiere oplossingen. Het is dus de vraag of al dat meten wel tot goede oplossingen leidt. 'Meten voor een beter advies' is daarom wellicht een beter uitgangspunt. Dan wordt er zoveel gemeten als nodig is om tot het beste advies of een herontwerp te komen. Een andere aanpak is: 'probeer met ongeveer'. Hierbij wordt er weinig gemeten. Op basis van deskundigheid wordt er snel een inschatting gemaakt en er wordt meteen gestart met het formuleren van oplossingen. Deze oplossingen worden uitgeprobeerd, en met meetmethoden getoetst. Dit is een verbetermethode volgens het principe *trial and error*. Terugkomend op het tillen van de kratjes met tomaten: waarom is het nodig om vooraf te weten hoe zwaar het werk precies is als al besloten is dat de arbeidssituatie moet worden verbeterd? In ieder geval is het zo dat meten vooraf de mogelijkheid biedt om de effectiviteit van de oplossing te toetsen. In dat laatste geval is de oorspronkelijke situatie te vergelijken met bijvoorbeeld het werken met een opstapbordes of het werken met een draaibare palletheftafel.
Het spanningsveld zit hem in het streven naar de juiste oplossing: meer meten zorgt voor reductie van de onzekerheid, maar is wellicht minder oplossingsgericht en zeker tijdsintensief. Oplossingsgericht werken (via trial and error) leidt mogelijk tot snelle oplossingen, maar daarbij bestaat het gevaar dat oplossingen suboptimaal blijven of zelfs helemaal niet tot stand komen.

8 Interventies met betrekking tot arbeidsbelasting en arbeidsrisico's

Marcel Balm, Ad van Genuchten en Kees Peereboom

Kernpunten

- **Aanpassing van de werkbelasting is in de meeste gevallen gericht op het verminderen van de belasting. Incidenteel zijn interventies noodzakelijk om de werkbelasting te verhogen.**
- **Werkbelasting kan worden aangepast met technische, organisatorische en gedragsmaatregelen.**
- **Ergonomen, veiligheidskundigen en arbeidshygiënisten adviseren over technische maatregelen. Paramedici vervullen op dit terrein een minder grote rol. De uitvoering van technische maatregelen ligt bij interne technische en/of facilitaire diensten in samenwerking met externe leveranciers en dienstverleners.**
- **Met name A&O-deskundigen en ergonomen adviseren over organisatorische maatregelen. Ook op dit gebied vervullen paramedici een beperkte rol. De implementatie van organisatorische maatregelen ligt bij HRM (human resources management) en interne beleidsmedewerkers i.s.m. met externe adviesbureaus, vakbonden en/of werkgeversorganisaties (brancheorganisaties, VNO, AWVN).**
- **Bij gedragsmaatregelen hebben paramedici dankzij hun mensgerichte aanpak veel toegevoegde waarde. De implementatie van gedragsmaatregelen ligt bij de leidinggevenden, met ondersteuning van HRM en interne beleidsmedewerkers i.s.m. met externe adviesbureaus, vakbonden en/of werkgeversorganisaties.**
- **Om veilig en gezond werken in bedrijven te bevorderen passen steeds meer organisaties gedrags- en cultuurinterventies toe.**

Casus

Richard Blok (32) werkt fulltime als consultant bij een dynamisch bedrijf. Zijn werk kent veel uitdaging en afwisseling en hij maakt lange dagen. Ook moet hij veel op reis en hij werkt 's avonds op zijn hotelkamer op zijn laptop. Sinds enige tijd ervaart hij klachten in zijn onderarm die ook in het weekend aanhouden. Hij vraagt zijn leidinggevende om een andere muis. Die stuurt de medewerker naar de bedrijfsarts. Op advies van de bedrijfsarts volgt een werkplekonderzoek door een arboprofessional. Die vertelt dat de balans tussen de belasting en de belastbaarheid zoek is. Samen met de fysiotherapeut werkt Richard al aan het vergroten van zijn belastbaarheid. Daarnaast moet gekeken worden naar de belasting van het werk en moeten adviezen opgevolgd worden die dit verminderen. Zo wordt de werkplek geoptimaliseerd, worden de benodigde laptophulpmiddelen verstrekt en wordt instructie gegeven hoe Richard herstelmomenten kan inbouwen tijdens zijn werk. Ook mag hij het maximaal toegestane aantal uren beeldschermwerk op een dag niet overschrijden en gezamenlijk wordt bekeken hoe hij dit kan bewaken. De arboprofessional vat de bevindingen samen in een rapport voor de leidinggevende die de adviezen met betrekking tot de laptophulpmiddelen uitvoert (commitment van het bedrijf). De bedrijfsarts krijgt een kopie van het rapport voor zijn dossier en heeft een follow-upconsult met Richard om het herstelproces te monitoren. Richard ontvangt een kopie van het rapport en kan dit eventueel meenemen naar de fysiotherapeut, zodat die kennis kan nemen van de adviezen en daar zijn behandeling beter op kan afstemmen (samenwerking met zorgverlener).

Paramedici kunnen werkgevers en werknemers ondersteunen bij het aanpassen van de werkbelasting. Rondlopen door het bedrijf, werkplekken bezoeken en met medewerkers en leidinggevenden praten over het werk geeft de paramedicus inzicht in belastende factoren op het werk. Soms volgt aanvullend onderzoek, bijvoorbeeld een geluidsmeting, trekkrachtmetingen of scoren van belastende werkhoudingen. In overleg met vertegenwoordigers van de organisatie (een leidinggevende, HRM'er, facilitaire zaken) wordt de juiste interventievorm gekozen en uitgevoerd.
Aanpassing van de werkbelasting kan plaatsvinden op het individuele, het groeps- en het organisatieniveau. Over het algemeen is de aanpak

gericht op groepen medewerkers (functiegroepen of afdelingen). Uiteraard gaan paramedici systematisch te werk. Logische stappen voor paramedici in de rol van extern adviseur zijn de volgende.

- Kennismaking met de organisatie.
- Rondgang door het bedrijf om een beeld te krijgen van de werkzaamheden en de opbouw van de organisatie (afdelingen).
- Nadere analyse van de werkbelasting.
- Terugkoppeling bevindingen aan opdrachtgever met advies voor aanpak. Op basis van de onderzoeksresultaten wordt een interventievorm gekozen.
- Uitvoering interventie.
- Effect- en procesevaluatie van de interventie.

Methodisch werken maakt het mogelijk op doeltreffende en efficiënte wijze onderzoek te verrichten naar de werkbelasting in de arbeidssituatie. Op grond van een systematische analyse kunnen gerichte interventies uitgevoerd worden en is het mogelijk het handelen te evalueren. Een dergelijke aanpak is van belang omdat arbeidssituaties over het algemeen zeer complex zijn. Vele factoren kunnen een rol spelen in het ontstaan en voortbestaan van de problematiek van het functioneren van de mens in relatie tot zichzelf en zijn omgeving. Uiteraard is de aanpak steeds onderhevig aan toetsing en waar nodig aan aanpassing.
Paramedici geven steeds meer adviezen met betrekking tot de werkplek en hulpmiddelen. Via een vervolgopleiding kunnen zij zich specialiseren tot arboprofessional. Voorbeelden hiervan zijn de bedrijfsfysiotherapeut en bedrijfsoefentherapeut. Daarnaast stappen bijvoorbeeld ook diëtisten en logopedisten over van de individuele praktijk naar adviesprojecten voor en in bedrijven. De arboprofessional werkt in bedrijven als freelancer, via een arbodienst of adviesbureau of als adviseur in vaste dienst van het bedrijf.
Veiligheidskundigen en arbeidshygiënisten, maar ook technisch ingestelde ergonomen, hebben vaak minder oog voor het gedrag van medewerkers. Omdat paramedici mensgericht werken, hebben zij juist bij gedragsmaatregelen veel toegevoegde waarde. Bovendien zijn paramedici vanuit de basisopleiding gewend voorlichting te geven.

8.1 Aanpassen arbeidsbelasting en reduceren arbeidsrisico's

In de Arbowet is vastgelegd dat werkgevers bij het aanpakken van gezondheids- en veiligheidsrisico's de arbeidshygiënische strategie moeten volgen. Behalve deze strategie wordt ook de systeem-ergonomische aanpak in deze paragraaf beschreven. Dit is een specifieke aanpak waarmee invulling kan worden gegegeven aan de arbeidshygiënische strategie.

8.1.1 ARBEIDSHYGIËNISCHE STRATEGIE

De arbeidshygiënische strategie (opgenomen in artikel 3 van de Arbowet) legt de voorkeursvolgorde van maatregelen vast. Dit houdt in dat de werkgever eerst probeert het risico bij de bron aan te pakken. Pas als blijkt dat dit niet lukt of niet voldoende is, kijkt de werkgever naar andere soorten maatregelen. De strategie bestaat uit vier niveaus van maatregelen. De werkgever moet steeds eerst kijken of een maatregel op het eerste niveau mogelijk is, dan op het tweede, enzovoort. Ook voor reductie van werkbelasting kan deze strategie uitkomst bieden. De volgorde van de te nemen maatregelen is:

- bronaanpak om het probleem te voorkomen;
- technische collectieve maatregelen om het probleem te verminderen;
- organisatorische maatregelen om ervoor te zorgen dat de medewerkers minder lang blootgesteld worden;
- persoonlijke beschermingsmiddelen om te voorkomen dat de medewerkers schade zullen oplopen.

Casus Foutje ...

Op de afdeling expeditie van een brouwerij worden pallets met blikjes bier voor de vrachtwagens klaargezet. Stefan rijdt voornamelijk op de heftruck. Tijdens een nachtdienst werkt hij met inleenkracht Frits. Frits is pas twee maanden aan het werk, jong en erg enthousiast. Door onstuimigheid valt de lading van zijn heftruck. Stefan wil Frits helpen de lading terug te plaatsen en loopt achter zijn heftruck langs. Op dat moment rijdt Frits onverwachts achteruit. Stefan wordt door de heftruck klem gereden, zijn linkerbeen raakt bekneld. In het ziekenhuis wordt een verbrijzeld linkerbovenbeen geconstateerd en een fractuur aan het linkeronderbeen. Hij wordt diverse malen geopereerd en moet minimaal een halfjaar revalideren, voordat hij weer zonder krukken kan lopen. Het bedrijf meldt het ongeval bij de Arbeidsinspectie en laat een veiligheidskundige een analyse doen. De veiligheidskundige draagt de volgende oplossingen aan om herhaling te voorkomen.

- Betere stabilisatie van de lasten. Daardoor wordt voorkomen dat de last van de heftruck kan vallen.

- Via belijning op de vloer worden de looppaden voor de medewerkers aangegeven.
- Voortaan mag alleen de heftruckchauffeur zelf de afgevallen lading opruimen. De chauffeur moet eerst de afgevallen lading afbakenen met paaltjes en linten.
- Cursus veilig werken voor alle medewerkers van de expeditie.

Bronaanpak (ontwerpmaatregelen)
Bronaanpak heeft altijd de voorkeur. Als de bron die het probleem veroorzaakt niet meer aanwezig is, is het probleem er immers ook niet meer. Een voorbeeld van bronaanpak bij geluidsoverlast is de machine die het storende geluid maakt vervangen door een machine die veel minder geluid produceert. Een ander voorbeeld is het ophalen van containers door vuilophalers. De bron van klachten aan rug en schouders bij de vuilnisophalers is het de stoep op-en-afrijden van de vuilcontainers om ze aan de vuilniswagen te koppelen. In een groot gedeelte van het land zijn er vuilniswagens die met een mechanische grijparm de container in de vrachtwagen leegt en zodoende het belastende werk vervangt.

Collectieve maatregelen (technisch)
Als de bronaanpak redelijkerwijs niet mogelijk is of niet het hele risico wegneemt, moet de werkgever maatregelen treffen die alle werknemers afschermen van het risico. Voorbeelden zijn het aanbrengen van geluidswerend materiaal rondom machines en het gebruik van karren om zware voorwerpen te verplaatsen.

Individuele maatregelen (organisatorisch)
Beperken ook collectieve maatregelen het risico niet voldoende, dan moet de werkgever het risico voor individuele werknemers beperken door de werkzaamheden anders te organiseren. Voorbeelden zijn taakroulatie om de tijd die in een lawaaierige ruimte gewerkt moet worden te beperken of het gewicht dat getild moet worden halveren.

Persoonlijke beschermingsmiddelen
Indien werknemers toch aan gevaar worden blootgesteld, moet worden gekozen voor individuele bescherming om schade te voorkomen. De bekendste voorbeelden zijn persoonlijke beschermingsmiddelen (PBM's) zoals gehoorbescherming, adembescherming of veiligheidsschoenen. De werkgever moet toezien op het gebruik ervan, zeker als

werknemers verplicht zijn om de beschermingsmiddelen te gebruiken. Voor medewerkers geldt altijd de verplichting om de instructies over PBM's op te volgen.

8.1.2 SYSTEEM-ERGONOMISCHE AANPAK

De arbeidshygiënische strategie beoogt de arbeidsrisico's te voorkomen of te verminderen. De systeem-ergonomische aanpak is een ontwerpaanpak met als doel optimalisatie van de functie en taken. Deze aanpak kan gekozen worden om invulling te geven aan de arbeidshygiënische strategie.

Door handelingen te analyseren die tijdens werkzaamheden uitgevoerd worden, wordt inzicht verkregen in de werkbelasting. Dit wordt met behulp van een functie- of taakanalyse gedaan. Door middel van observaties en gesprekken met leidinggevenden en medewerkers wordt geanalyseerd uit welke taken een functie bestaat. Daarna wordt met metingen geanalyseerd welke handelingen bij iedere functie worden uitgevoerd, hoe lang die duren, hoe frequent die worden uitgevoerd en hoe belastend die zijn.

Door taakallocatie, dat wil zeggen: door de belastende werkzaamheden over te laten nemen door een (technische) oplossing, wordt de werkbelasting verminderd of opgeheven. Een voorbeeld hiervan is een belastende tilsituatie waarin een medewerker zware dozen van een productielijn op een pallet moet zetten. Uit de functie- en taakanalyse komt dat het frequent tillen belastend is en dat het werktempo de medewerker door de productielijn wordt opgelegd. Door herinrichting van de werkplek en het plaatsen van een palletiseermachine wordt de zware tilhandeling overgenomen door de machine. De medewerker voert dan in plaats van de fysiek belastende handelingen minder belastende handelingen uit als operator van de machine.

Het verbeteren van werksituaties gebeurt vanuit drie invalshoeken.
- Organisatie: hoe is het werk georganiseerd en wat zijn de werkafspraken?
- Techniek: hoe is de werkplek afgestemd en welke hulpmiddelen zijn beschikbaar?
- Gedrag: hoe werkt de werknemer qua werktechniek en gedrag?

Deze drie oplossingsrichtingen (figuur 8.1) gezamenlijk verminderen de belasting en dragen bij aan gezond werken. In de volgende paragrafen worden de technische, organisatorische en gedragsmaatregelen verder uitgewerkt.

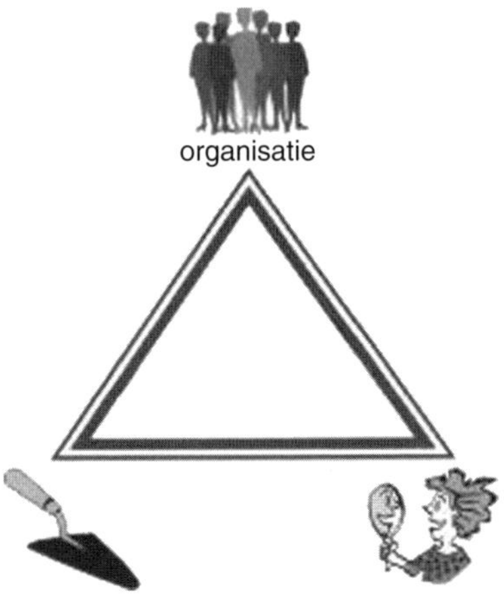

Figuur 8.1 *Drie oplossingsrichtingen.*

Intermezzo Totaalaanpak gezond beeldschermwerk

Vestia is een van de grootste woningcorporaties in Nederland. Het bedrijf heeft zeventien zelfstandige vestigingen in de regio's Den Haag en Rotterdam. Er werken circa zevenhonderd beeldschermwerkers. Het project *Gezond beeldschermwerk* is door paramedici en ergonomen uitgevoerd, voor elke vestiging op maat. Er is een totaalpakket beeldschermvoorlichting, bestaande uit vier onderdelen.

- Interactieve groepsvoorlichtingen voor kleine groepen van circa twaalf medewerkers. Tijdens de voorlichtingsbijeenkomst is ruimte voor uitwisseling van ervaringen en reeds zelf getroffen maatregelen.
- Direct aansluitend op de groepsvoorlichting voert de trainer bij de aanwezige deelnemers een individuele werkplekcheck uit. Daarbij optimaliseert de trainer samen met de medewerker de werkplek en noteert hij welke aanpassingen aan de werkplek en hulpmiddelen nog gerealiseerd dienen te worden.
- Na de voorlichting en de werkplekonderzoeken past de vestiging de inrichting van alle werkplekken aan. Omdat Vestia haar verantwoordelijkheid op dit gebied neemt, kan ook een sterker beroep worden gedaan op de eigen verantwoordelijkheid van de medewerkers. Ook kan zo een sterker beroep worden gedaan op de leidinggevenden om het onderwerp gezond beeldschermwerk blijvende aandacht te geven.
- Enkele weken na de aanpassing van de werkplekken kijkt de trainer tijdens terugkomdagen of de werkplekinrichting opti-

maal is. De medewerkers krijgen aanvullend advies over hun werktechniek (werkhouding, typetechniek en muistechniek). Er wordt teruggegrepen op informatie die tijdens de groepsvoorlichting is verstrekt en de tips die al tijdens het werkplekonderzoek zijn gegeven.

8.2 Interventies gericht op reductie arbeidsbelasting en arbeidsrisico's

Reductie van de werkbelasting en het terugdringen van gezondheids- en veiligheidsricio's kan dus worden bereikt met technische, organisatorische en gedragsmaatregelen. We werken de drie oplossingsrichtingen hieronder uit.

8.2.1 TECHNISCHE MAATREGELEN OM DE ARBEIDSBELASTING EN -RISICO'S TE REDUCEREN

Technische maatregelen om de werkbelasting terug te dringen zijn onder te verdelen in werkplekontwerp enerzijds (*first time right*) en het optimaliseren van de werkplek en de aanschaf van hulpmiddelen anderzijds. Nadat in deze paragraaf beide aanpakken zijn beschreven, komen de kenmerken van een programma van eisen aan de orde. Ten slotte wordt een participatieve aanpak van het treffen van maatregelen beschreven.

Werkplekontwerp (first time right)

Een goede werkplek biedt verschillende medewerkers de mogelijkheid productief, gezond, veilig en prettig te werken. De antropometrie, de leer van de afmetingen van het menselijk lichaam, vormt de basis van elk werkplekontwerp. Ook bij het ontwerpen van hulpmiddelen, gereedschappen en bedieningsmiddelen is antropometrische kennis vereist. Als in een ontwerp geen rekening wordt gehouden met de afmetingen van de gebruikers, dan kan dat ertoe leiden dat medewerkers voortdurend in een verkeerde houding moeten werken. Klachten en gezondheidsproblemen kunnen hiervan het gevolg zijn (Voskamp, 2010). Bij de plaatsing van instrumenten en bedieningsmiddelen kunnen onveilige situaties optreden indien geen rekening is gehouden met menselijke afmetingen.
Om overmatig reiken te voorkomen voor de medewerkers met kleinere lichaamsafmetingen dienen hulpmiddelen, zoals een telefoon, voldoende dichtbij geplaatst te worden. De medewerkers die grotere

lichaamsafmetingen hebben, kunnen er dan uiteraard ook bij. Om te voorkomen dat de langere medewerkers te veel in een gebogen houding moeten werken, moet het werkblad of de productielijn op de langere personen worden afgestemd. De kleinere personen kunnen op hoogte werken met behulp van een voetenbankje of bordes. Ideaal is het als een werkplek instelbaar is waardoor die voor elke medewerker op maat kan worden ingesteld.
Voor de afstemming van de werkplek op de menselijke afmetingen is inzicht nodig in de (statische) lichaamsmaten en dynamische maten zoals reikwijdte van armen en benen, en het gezichtsveld. Aangezien mensen wat hun lichaamsafmetingen betreft onderling verschillen, is het nodig om hierbij met statistische begrippen zoals gemiddelden, percentielen en spreiding te werken. Hiervoor zijn in de praktijk goed bruikbare tabellen met tekeningen gemaakt (Voskamp, 2010).
Bij een werkplekontwerp wordt eerst een grondige taakanalyse gemaakt, zodat de uiteindelijke werkplek afgestemd is op de verschillende taken van de werknemer(s).

Intermezzo Taakanalyse in meubelfabriek

Bij een meubelfabriek werken medewerkers met verschillende taken. Voor elke vaste werkplek kan op basis van een taakanalyse een keuze gemaakt worden tussen een zitwerkplek, een stawerkplek, een combinatie van een zit-stawerkplek of een sta-steunwerkplek. De keuze wordt gemaakt aan de hand van een beslisschema (figuur 8.2).

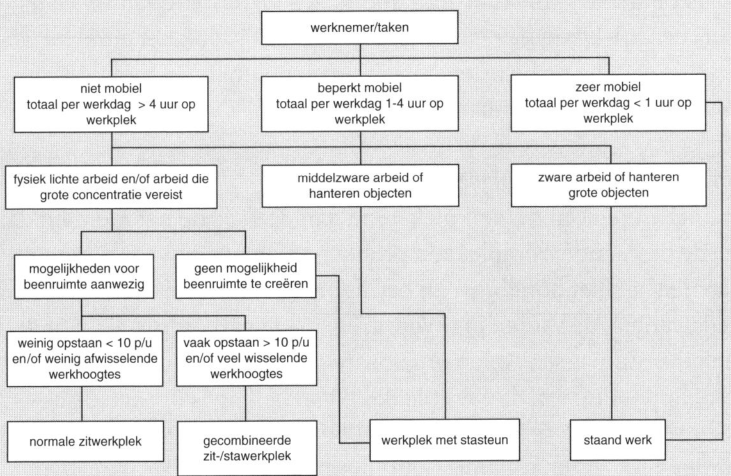

Figuur 8.2 Beslisschema (bron: Van Scheijndel & Peereboom, 2010).

Voordat een ontwerp in productie wordt genomen, is het raadzaam het ontwerp te testen met een *mock-up*. Een mock-up is een proefwerkplek, waar de medewerkers de nieuwe werkplek kunnen uitproberen. De adviseur kan door middel van observaties en metingen testen of de nieuwe werkplek geen problemen op gaat leveren.

Intermezzo Nieuwbouw en verbouw
Arboprofessionals worden gelukkig steeds vaker ingeschakeld bij nieuwbouw en verbouw. In een vroeg stadium kan dan bij het ontwerpen van een gebouw, een afdeling of een product worden meegedacht vanuit het perspectief van de gebruiker. Daar waar architecten vaak ontwerpen vanuit het grote geheel naar details, zullen arboprofessionals vanuit een ergonomische invalshoek vanuit details (de werknemer met zijn werktaak en werkplek) naar het grotere geheel ontwerpen. Zij kunnen een ergonomisch programma van eisen (PvE) inleveren dat de architect meeneemt in de bouwplannen en ontwerptekeningen (zie verderop in deze paragraaf). Belangrijk is dat de arboprofessionals bij de uitvoering van een ontwerp ook de toepassing van de ergonomische eisen bewaken.

Als er fysische aspecten van het werk in het geding zijn, zoals trillingen, lawaai, klimaat (hitte en kou), straling en stof, of als het gaat om biologische en chemische agentia, inclusief luchtverontreiniging, dan is bij het werkplekontwerp doorgaans de inbreng van specialisten, zoals een arbeidshygiënist, noodzakelijk. Dat is ook het geval bij werkplekken waarbij de belastende factoren samenhangen met gevaarlijk en/of onhygiënische situaties.

Optimaliseren van de werkplek en hulpmiddelen
Optimaliseren van de werkplek komt aan de orde op het moment dat aan de bestaande werkplekken problemen ontstaan. Vaak vormen klachten aan het houdings- en bewegingsapparaat bij een deel van de medewerkers de aanleiding. Vooral als medewerkers uitvallen of dreigen uit te vallen, schakelen organisaties externen in om advies te geven over aanpassing van de werkplekken. Van belang is om aan de bestaande werkplek te inventariseren of de werkzaamheden uitgevoerd worden binnen de geldende richtlijnen. De methode FysiBel, zoals beschreven in het *Handboek Fysieke belasting* (Peereboom & De Langen, 2008) is daar uitermate geschikt voor. Nadat is vastgesteld welke han-

delingen de richtlijnen overschrijden, wordt geïnventariseerd wat de onderliggende knelpunten zijn, bijvoorbeeld te hoog hangende bedieningsmiddelen of te lage werkbladen. Nadat de normoverschrijdende handelingen in kaart zijn gebracht en de achterliggende oorzaken bekend zijn, volgt de fase van bedenken van oplossingen. Vaak worden collectieve oplossingen bedacht die voor groepen medewerkers meerwaarde hebben.

Casus Wie niet sterk is ...
Op de inpakafdeling van een snoepfabriek is het verzuim 18 procent. Een ergonoom wordt uitgenodigd om de werkzaamheden te analyseren en oplossingen te bedenken. Opvallend is dat vooral kortcyclische werkzaamheden worden uitgevoerd met een door de machine opgelegd tempo. De medewerkers hebben tussen de werkzaamheden geen tijd om een micropauze te nemen. Ook worden zware tilhandelingen uitgevoerd. Bij het vullen van de zakkenvulmachines legen de medewerkers kratjes met snoep van 18 kg in de machine, tien keer per minuut. Bij het vullen van de dozen met zakken snoep moet in een hoog tempo aan een productielijn gereikt worden. Bij het palletiseren moeten medewerkers twintig keer per minuut dozen tot 20 kg van een lopende band op een pallet zetten. De ergonoom adviseert de volgende maatregelen.

- Vervang de kratjes door een grote stortbak die met een takel boven de invoeropening van de machine te plaatsen en te legen is.
- Plaats een carrousel bij het inpakken, zodat niet meer zak voor zak gepakt hoeft te worden, maar een aantal zakken bij elkaar in de doos gestort kan worden. Het aantal pakhandelingen neemt daardoor sterk af.
- Zet bij het palletiseren een tilhulpmiddel in waardoor vier dozen tegelijk gepakt kunnen worden en één palletlaag in één keer op de pallet gezet kan worden.

De werkzaamheden worden door de maatregelen een stuk lichter en de normen op het gebied van fysieke belasting worden niet meer overschreden. Het resultaat is een afname van het verzuim naar 8 procent. Bovendien kunnen alle medewerkers voortaan rouleren tussen de verschillende werkzaamheden.

Behalve collectieve maatregelen, kunnen ook individuele maatregelen worden getroffen, zie de volgende casus.

Casus Overbrugging

Jan Jansen is uitbener. Hij werkt voor zichzelf en laat zich inhuren door slachthuizen. Jan is 48 jaar en werkt vanaf zijn 16e jaar. Momenteel werkt hij in een slachthuis waar runderen geslacht en uitgebeend worden. Hij wordt betaald per door hem uitgebeende bout, dus hoe meer hij uitbeent, hoe meer hij verdient. Jan beent per minuut één bout uit. Daartoe moet hij een bout van circa 20 kg van een haak af tillen en circa 2 meter naar de uitbeentafel dragen. Hij laat bij de uitbeentafel de bout op de tafel vallen. De tafel heeft een vaste hoogte en is eigenlijk te laag voor hem. Tijdens het uitbenen moet hij met veel kracht het vlees van het bot afsnijden. Ook moet hij regelmatig, ook met veel kracht, botten uit het vlees breken. Tijdens het uitsnijden staat hij continu in een voorovergebogen houding. Tijdens het uitbreken kan hij wel rechtop staan. Door hard te werken heeft hij altijd een goed salaris verdiend. Jan heeft een goede conditie en let erop dat hij gezond leeft. Een halfjaar geleden heeft hij hardnekkige rugklachten gekregen. Vooral als hij in voorovergebogen houding werkt, heeft hij veel rugpijn. Ook straalt de pijn af en toe uit naar zijn benen.

De bedrijfsarts heeft een fysiotherapeut ingeschakeld om de klachten te behandelen en een ergonoom gevraagd om de werkplek te verbeteren. De ergonoom heeft na zijn werkplekanalyse het bedrijf geadviseerd om een productielijn te plaatsen waarin de runderbouten hangend aan haken worden uitgebeend. Dit is een investering die het hele proces beïnvloedt en pas over twee à drie jaar uitgevoerd kan worden als de huidige lijn afgeschreven is. Voor Jan worden in de tussentijd enkele individuele maatregelen genomen. Voor het tillen van bouten wordt een elektrotakel met een zwenkarm geïnstalleerd. Met de tafel kan Jan de bout op de werktafel leggen. Tillen is niet meer nodig. Verder wordt een tafel geplaatst met een hoger en een lager werkvlak (split-leveltafel). Jan begint met snijden op het hoogste niveau en schuift de bout naar beneden als de botten verwijderd moeten worden. Verder wordt er een stasteun geplaatst waar Jan op kan steunen tijdens het uitbeenwerk, ter vermindering van de rugbelasting. Tot slot zal Jan een werktempo moeten kiezen dat bij zijn belastbaarheid past. Hij zal als gevolg daarvan iets minder gaan verdienen. De werkgever is bereid de investeringen voor de hulpmiddelen te doen en ook om Jan gedeeltelijk te compenseren voor zijn inkomensverlies. De klachten verminderen aanzienlijk dankzij de combinatie van werkplekaanpassingen, werktempo en de fysiotherapeutische behandeling.

Aanpassing van beeldschermwerkplekken vraagt doorgaans geen grote investeringen, tenzij het gehele kantoormeubilair (bureau en bureaustoel) vervangen moet worden omdat deze niet aan de eisen voldoen. In een industriële omgeving daarentegen kunnen de investeringen snel oplopen. Opdrachtgevers zijn bereid te investeren in het verbeteren van werkplekken als daardoor ook de efficiëntie van de werkzaamheden toeneemt. Dat houdt in dat een medewerker aan een werkplek meer werkzaamheden kan uitvoeren of de werkzaamheden door minder medewerkers uitgevoerd kunnen worden.
Regelmatig vragen bedrijven extern advies over de aanschaf en gebruik van hulpmiddelen. Voorbeelden van ergonomische hulpmiddelen zijn tilliften in de gezondheidszorg, een heftafel in de industrie en een laptophouder met losse muis en los toetsenbord. Persoonlijke beschermingsmiddelen (PBM's) zoals isolatiekleding, gehoorbescherming en veiligheidsschoenen, vallen ook onder de hulpmiddelen.
Mede dankzij de arboconvenanten en arbocatalogi komen steeds meer (branchespecifieke) hulpmiddelen beschikbaar. Arbocatalogi bevatten doorgaans praktische oplossingen. Op de websites waar ze te vinden zijn, wordt een overzicht gegeven van oplossingen. De oplossingen zijn meestal onderverdeeld in organisatorische, technische en gedragsmatige oplossingen. Een goed 'oplossingenboek' is te vinden op het ergonomieplein op http://www.arbo-kinderopvang.nl. Nadere uitleg over de arbocatalogi volgt in paragraaf 8.4. Figuur 8.3 is een voorbeeld van een heftafel met een beschrijving (kader 8.1) uit de arbocatalogus *Gezonde Handel* (http://www.gezondehandel.nl).

Kader 8.1 Beschrijving heftafel in de arbocatalogus *Gezonde Handel*

Een heftafel heeft een in hoogte verstelbaar werkblad (meestal d.m.v. een schaarmechanisme) met een hydraulisch of elektrisch hefmechanisme. De bediening van de hoogteverstelling gaat via een paneel. De tafel kan uitgevoerd worden in een laagbouwversie; die kan zo laag bij de grond worden gebracht dat een pallet erop of erin gereden kan worden; de aandrijving bevindt zich dan naast de tafel. De heftafel kan verrijdbaar uitgevoerd worden. De heftafel kan kantelbaar uitgevoerd worden, zodat het werkblad onder een hoek staat. De heftafel kan uitgevoerd worden met een rollenbaan voor af- en aanvoer van materiaal. Er bestaat een uitgebreid assortiment van heftafels, geschikt voor uiteenlopende doeleinden.

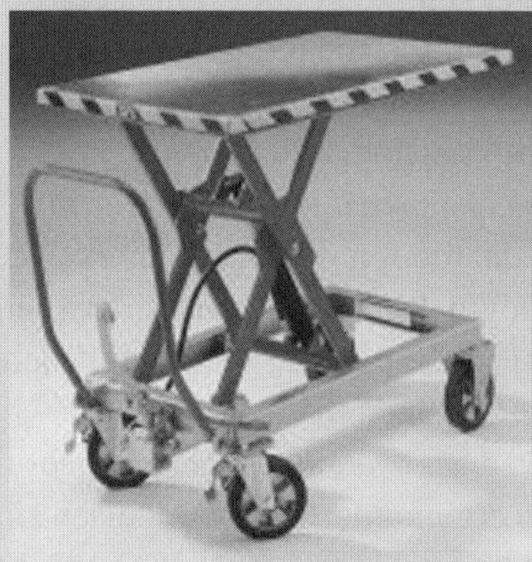

Figuur 8.3 *Voorbeeld heftafel.*

Oplossing voor ...

- Vermindering van fysieke belasting door een vermindering van: tillen, dragen en verplaatsen van lasten.
- Werken in betere werkhoudingen. De hoogte van een verstelbare werktafel kan optimaal afgestemd worden op de lichaamslengte van de medewerker en de taken van de medewerker. Wanneer de werktafel ingesteld kan worden voor zowel zittend als staand werken, kunnen werkhoudingen nog beter afgewisseld worden.

Ergonomie of veiligheidseffecten

- Vermindering van handmatige verticale (en eventueel horizontale) verplaatsingen.
- Betere werkhoudingen.
- Comfortabeler werken.

Specificaties

- Leverbaar in verschillende soorten en maten.
- Afmetingen werkblad: 1350 × 800 tot 2500 × 1300 mm.
- Hefhoogte: tot 2 meter.
- Draagcapaciteit tot ± 4000 kg.
- Eigen gewicht: vanaf 40 kg (bij max. hefvermogen van 150 kg).

- Er zijn ook modellen waarbij het bovenblad gedraaid kan worden (bijv. Bishamon), dat voorkomt reiken. Heftafels zijn ook verkrijgbaar in verrijdbare uitvoering (met wielen), en daardoor gemakkelijk verplaatsbaar.
- Optioneel: verrijdbare en/of kantelbare uitvoering.

Randvoorwaarden

- Omgeving:
  - veiligheidssteunen voor onderhoudsbeurt;
  - afscherming schaarmechanisme om beknelling te voorkomen;
  - zorg voor goede verlichting rondom de werkplek.
- Technisch:
  - let op draagcapaciteit van heftafel;
  - let op de minimale en maximale hoogte-instelling van de tafel.

Implementatie

- Aanschafkosten:
  - vanaf € 350,- (max. belasting 150 kg);
  - vanaf € 4000,- (max. belasting 1000 kg).
- Bijkomende kosten:
  - onderhoud.

Programma van eisen

Een (functioneel) programma van eisen (PvE) wordt opgesteld om aan te geven waaraan een (her)ontwerp of oplossing minimaal moet voldoen. Het PvE wordt samengesteld op basis van de taakanalyse. Het is aan te raden om de (toekomstige) gebruikers inbreng te geven in het PvE (zie participatieve aanpak). In het PvE wordt niet beschreven hoe aan de eisen voldaan moet worden, ofwel hoe het ontwerp of herontwerp er exact uit komt te zien. Voorbeelden van eisen zijn een minimale doorgangsruimte van 80 cm, een vaste werkhoogte voor een werkplek van 102 cm voor een zit-stawerkplek, een minimale verlichtingssterkte van 200 lux of een maximale geluidsbelasting van 80 dB(A). Een voorbeeld van een PvE voor een bureaustoel is te vinden in kader 8.2. Om een PvE te verduidelijken wordt er vaak een afbeelding gebruikt, bijvoorbeeld figuur 8.4.

Kader 8.2 Programma van Eisen (PvE) voor een bureaustoel

Een bureaustoel met de juiste instelmogelijkheden is geschikt voor een groot aantal medewerkers. Een goede bureaustoel ondersteunt het lichaam op de juiste plekken en heeft de volgende kenmerken.

- De zithoogte is verstelbaar van 41 tot 55 cm.
- De zitting is vlak, minimaal 40 cm breed en 44 cm diep en heeft een verstelbare hellingshoek van –7 tot +3 graden, vast te zetten op een hoek van –3 graden.
- De voor- en achterzijde van de zitting en de boven- en onderzijde van de rugleuning zijn afgerond.
- De zitdiepte is verstelbaar van 38 tot 48 cm.
- De voorzijde van de rugleuning is vloeiend, zonder knikken of hoeken met een horizontale straal van 40 cm of meer.
- De breedte van de rugleuning is minimaal 36 en maximaal 46 cm, de lengte minimaal 37 cm.
- De lendensteun is verstelbaar in hoogte: het middelpunt van de steun is ten minste verstelbaar tussen 17 en 23 cm boven de zitting.
- De armsteun heeft een verstelbare hoogte van 20 tot 30 cm en is minimaal 5 cm breed en 20 cm lang.
- De afstand tussen de armsteunen is instelbaar tussen 36 en 51 cm.
- De afstand van de voorzijde van de armsteun tot de voorzijde van de zitting is minimaal 20 cm.
- Het onderstel heeft vijf zwenkwielen en is draaibaar.
- De afstand tussen de draaias en de vloer is minimaal 2 cm.
- De stoel heeft een bewegingsmechanisme dat in te stellen is op gewicht en eenvoudig stil te zetten is.
- De stoel is veilig en stabiel en heeft geen scherpe of uitstekende delen.

Van belang is dat het PvE opgevolgd wordt door de architect in het geval van nieuw- of herbouw, door de meubelbouwer bij bijvoorbeeld een kassa- of balieontwerp of door de constructeur bij het maken van een hulpmiddel. Door de tekeningen van de bouwer te controleren op de punten in het PvE kan bewaakt worden dat het PvE daadwerkelijk gevolgd wordt.

Aanvullend op een PvE kan in een programma van wensen worden aangegeven wat wensen zijn om de omstandigheden nog verder te ver-

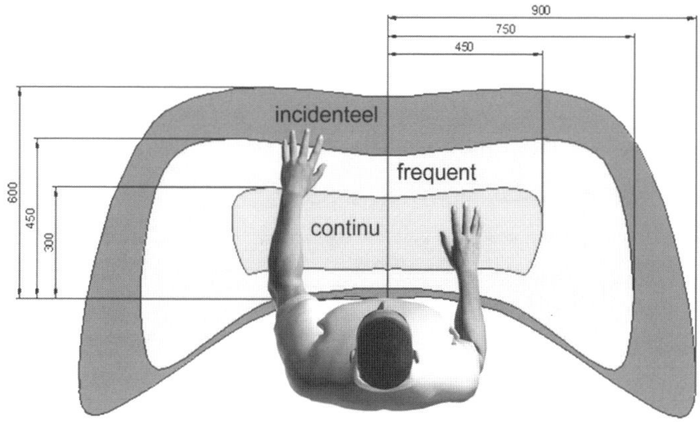

Figuur 8.4 *Reikafstanden in combinatie met de frequentie van de handelingen in een PvE.*

beteren. Als daaraan voldaan wordt, is dat een extra optimalisatie. Een voorbeeld van een wens is een elektrisch in hoogte verstelbare werktafel in plaats van een mecahnisch in hoogte instelbare werktafel.

Intermezzo Praatplaatjes
Als de knelpunten geanalyseerd zijn en er oplossingen bedacht worden om die te verminderen of geheel op te lossen, kunnen praatplaatjes gemaakt worden. In een praatplaatje wordt een nieuwe werkplek of het nieuwe hulpmiddel schetsmatig weergegeven. Het geeft de betrokkenen inzicht in de mogelijke oplossingen. Een praatplaatje kan handmatig of in een digitaal tekenprogramma zoals AutoCAD of SolidWorks geschetst worden. Praatplaatjes zijn geen maattekeningen voor de constructeur van de oplossing. Ze worden wordt slechts gebruikt om met betrokkenen ideeën te bespreken.

Participatieve aanpak
Het doel van een participatieve aanpak is dat de medewerkers betrokken zijn bij de verbeteringen, zodat er draagvlak is voor de maatregelen. Bij een participatieve aanpak is de aandacht voor gezond werken een continu proces. Het proces bestaat uit vier stappen, waarbij de me-

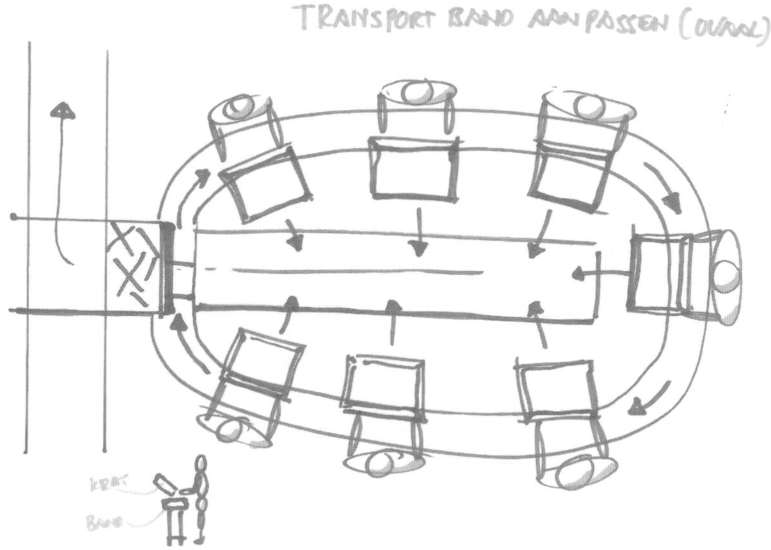

Figuur 8.5 *Voorbeeld van een handgetekend praatplaatje.*

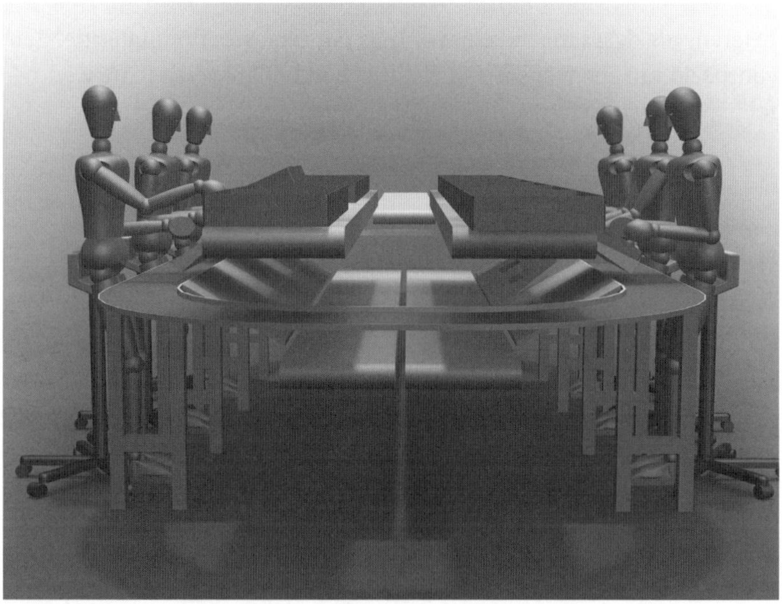

Figuur 8.6 *Voorbeeld van een digitaal praatplaatje.*

dewerkers in eerste instantie zelf nadenken over de meest belastende of risicovolle taken tijdens het werk, waarom deze taken zo belastend of risicovol zijn en hoe ze eventueel anders uitgevoerd kunnen worden. Na de inventarisatie zijn de meest voorkomende knelpunten in kaart gebracht en zijn oplossingsrichtingen aangedragen. De voorgestelde oplossingen worden gezamenlijk besproken en waar mogelijk ingevoerd. Na invoering wordt de oplossing geëvalueerd en zo nodig bijgesteld. Hierna komt het volgende knelpunt aan de orde (zie figuur 8.7).

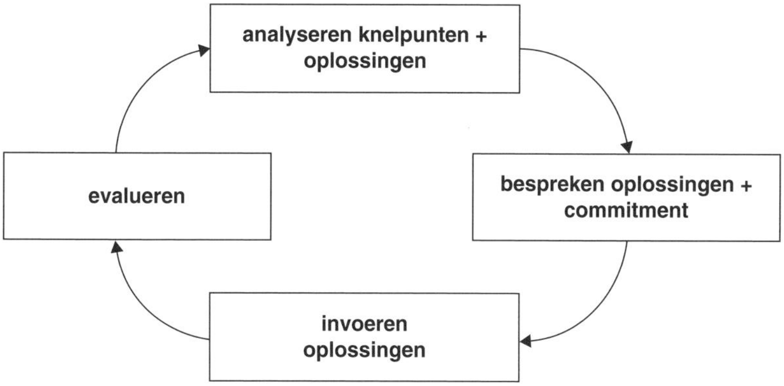

Figuur 8.7 *Participatieve aanpak.*

Om dit proces door te laten gaan is draagvlak vanuit de organisatie nodig, en ook een aantal 'kartrekkers'. Hiertoe kan bijvoorbeeld een projectgroep worden opgezet. Van belang is dat de aanpak aansluit bij de prioriteiten van de medewerkers (geen standaardrijtje van aandachtspunten) en dat de arboprofessional de medewerkers actief betrekt bij het gehele proces. Weerstanden tegen maatregelen worden ondervangen doordat de medewerkers zelf oplossingen moeten aandragen voor de door hen gesignaleerde knelpunten. Belangrijk is verder dat de organisatie openstaat voor organisatorische oplossingen en budget heeft voor technische oplossingen. Tevens is van belang dat aangedragen en door de organisatie goedgekeurde oplossingen ook daadwerkelijk in korte tijd gerealiseerd worden. Dit alles om het draagvlak in de organisatie bij de medewerkers te vergroten. De medewerkers zien dat de organisatie meedenkt en bereid is om te investeren. Op deze manier zullen de medewerkers ook eerder bereid zijn hun eigen werkgedrag te verbeteren.

Intermezzo Participatieve aanpak

Tijdens een werkoverleg krijgen de kassamedewerkers voorlichting over de fysieke belasting van hun werk en over een gezonde manier van werken. Deze voorlichting is sterk interactief van aard. De arboprofessional maakt groepen van drie of vier medewerkers. Deze medewerkers stellen per groep een top 3 samen van handelingen die zij fysiek als meest belastend ervaren. Dan moeten ze aangeven welke oplossingsrichtingen wat hen betreft mogelijk zijn om de fysieke belasting bij deze handelingen te verminderen. Oplossingsrichtingen kunnen liggen op het gebied van de organisatie van het werk, de werkplek of hun eigen gedrag. Na 10 minuten wordt gezamenlijk de balans opgemaakt. De medewerkers hebben veel zinvolle oplossingen aangedragen. De oplossingsrichtingen aangaande de werkplek en de organisatie van het werk worden door de aanwezige leidinggevende meegenomen en intern beoordeeld op haalbaarheid. Hierover worden de medewerkers geïnformeerd tijdens een volgend werkoverleg. Tijdens de voorlichting bespreken de medewerkers verder hun eigen werkgedrag. Zij bespreken de juiste manier van werken en wisselen tips uit.

8.2.2 ORGANISATORISCHE MAATREGELEN OM DE ARBEIDSBELASTING EN -RISICO'S TE REDUCEREN

Organisatorische maatregelen kunnen betrekking hebben op de arbeidsinhoud, de arbeidstijdenregeling, goede werkafspraken en samenwerken in zelfsturende teams. Deze maatregelen worden hierna achtereenvolgens beschreven.

Arbeidsinhoud en taakroulatie

Bij de verbetering van de arbeidsinhoud gaat het om het verbeteren van de organisatie van het werk en het afstemmen van de fysieke en mentale taakeisen op de persoon. De inhoud van een functie is bepalend voor de motivatie en tevredenheid van werknemers. Aan een machinaal houtbewerker in een houtfabriek die alleen hout in een machine invoert, kunnen taken worden toegevoegd zoals het aan- en afvoeren van het hout maar ook het uitvoeren van enige administratie over het verwerkte hout. Bij productiewerk aan de lopende hand kan geadviseerd worden over te gaan op een andere manier van werken waarbij een groep medewerkers (taakgroep) het hele product maakt en niet elke medewerker apart een klein gedeelte. Het voordeel van het werken in taakgroepen is dat er meer regelmogelijkheden voor de medewerkers zijn.
Bij taakroulatie schuiven medewerkers na een afgesproken tijdsperiode een werkpositie op en voeren andere werkzaamheden uit. Vaak wordt er na twee uur, na een pauze, van werkzaamheid gewisseld. Voor de medewerkers is het voordeel dat het werk minder saai is en dat

zij minder belast worden. Voor het bedrijf is het voordeel dat de medewerkers minder eenzijdig belast worden en dus minder risico lopen om klachten te krijgen en uit te vallen Een ander belangrijk voordeel is dat medewerkers multi-inzetbaar zijn. Bij uitval of vakantie van een medewerker kunnen andere medewerkers de werkzaamheden probleemloos overnemen. Het bedrijf is dus minder kwetsbaar.
Medewerkers die jarenlang vaste werkzaamheden uitvoeren, willen in het begin vaak niet meewerken aan taakroulatie. Ze zijn gehecht aan hun werkplek en zien de veranderingen niet zitten. Door werknemers een soort stage te laten lopen op een andere werkplek, krijgen ze meer inzicht in de andere werkplekken en staan ze vaak meer open voor taakroulatie. Als medewerkers eenmaal gewend zijn aan taakroulatie willen zij doorgaans niets anders meer. Om overbelasting te voorkomen is het raadzaam in de taakroulatie te rouleren met andersoortige werkzaamheden. Werk met frequent repeterende werkzaamheden kan bijvoorbeeld afgewisseld worden met *orderpicking* (producten verzamelen voor verzending). De arboprofessional moet in staat zijn om een goed en evenwichtig taakroulatieschema in elkaar te zetten en dat uit te leggen aan de leiding van het bedrijf en de betrokken afdeling.

Arbeidstijdenregeling en pauzeren

De arbeidstijdenregeling, de regeling van de werk- en rusttijden, is van essentieel belang voor de werknemer. De regeling bepaalt immers de afbakening van werk en vrije tijd en grijpt diep in in de ordening van het privéleven. Een werknemer die bijvoorbeeld op een kantoor werkzaam is en elke avond rond etenstijd thuis is, zal in principe makkelijker aan het verenigingsleven deel kunnen nemen dan een werknemer die geregeld 's avonds, 's nachts en in het weekend werkt. Die laatste heeft echter geregeld blokken van enkele aaneengesloten vrije dagen, wat weer andere mogelijkheden biedt in de privésfeer.
Onderzoek heeft uitgewezen dat verschillende elementen van een arbeidstijdenpatroon negatieve consequenties kunnen hebben voor de veiligheid, gezondheid en het welzijn van de werknemer. De belasting neemt, om slechts één voorbeeld te geven, meer dan evenredig toe naarmate een rooster meer nachtdiensten aaneen bevat. In dit soort gevallen geldt een belangrijke stelregel: hoe groter de belasting van een arbeidstijdenpatroon voor een werknemer (waarbij niet alleen medische maar ook sociale factoren een rol kunnen spelen), hoe lager de motivatie en hoe geringer de productiviteit. Daardoor beperken de negatieve gevolgen van het belastende karakter van specifieke arbeidspatronen zich niet tot de individuele werknemer, maar strekken zij zich

indirect ook uit tot de arbeidsorganisatie. De belangen van werkgever en werknemer lopen op dit punt dus parallel.
Een optimale arbeidstijdenregeling, die rekening houdt met de behoeften van de arbeidsorganisatie en die zo min mogelijk nadelige effecten op veiligheid, gezondheid en welzijn heeft, is in haar algemeenheid niet te geven. Bedrijfsspecifieke factoren spelen bij de concrete vaststelling van de arbeidstijden een zeer belangrijke rol en er zijn dus geen algemeen geldende regelingen.
De invloed van de paramedicus op de arbeidstijden is beperkt. De paramedicus kan vanuit zijn achtergrond wel advies geven over het nemen van pauzes tussendoor. Het werk tussendoor onderbreken en/of afwisselen met ander werk is van belang om langdurige statische belasting te voorkomen. Bij beeldschermwerk bijvoorbeeld wordt de medewerkers geadviseerd om (afgezien van de lunchpauze) na twee uur beeldschermwerk ander werk te verrichten en dus een beeldschermwerkpauze te nemen en bij ingespannen werken tussendoor op de werkplek zogenoemde micropauzes te nemen. Dit zijn korte pauzes op de werkplek waarbij medewerkers bewust hun schouders even ontspannen. Zo nodig kan de paramedicus pauzesoftware voor de computer adviseren.
Bij fysiek zwaar werk dient het werk zo georganiseerd te zijn dat er voldoende rust- en dus herstelmomenten worden ingebouwd. Leidinggevenden moeten hier ook op toezien. Arboprofessionals kunnen de medewerkers op dit gebied voorlichten en ook de leidinggevenden de nodige achtergrondinformatie geven.

Goede werkafspraken

Door goede werkafspraken te maken kan de werkbelasting worden beperkt en de veiligheid worden bevorderd. Werkafspraken worden vastgelegd in beleid, richtlijnen, procedures en protocollen. Een voorbeeld is dat voorwerpen die zwaarder zijn dan een afgesproken gewicht, door twee medewerkers worden getild.
Gebruik gemaakt kan worden van afspraken op brancheniveau. In kader 8.3 is daarvan een voorbeeld te vinden dat uit de kinderopvang komt. Zie ook: http://www.fcb.nl/FCB/Content/Onderwerpen/Arbocatalogi/arbocatalogi%20A%20normen.aspx.

Kader 8.3 A-normen kinderopvang

- A1: Kinderen en goederen die zwaarder wegen dan 23 kilo worden niet getild. Als regelmatig kinderen zwaarder dan 23 kilo

handmatig worden verplaatst of gedragen, zijn voorzieningen aanwezig om tillen te vermijden.
- A2: Kinderen en goederen die minder dan 23 kilo wegen, worden alleen getild met toepassing van de meest gunstige tiltechniek.
- A3: Gedurende de zwangerschap en de eerste drie maanden na de bevalling mogen vrouwen niet worden verplicht vaker dan eenmaal per uur meer dan 5 kilo te tillen of te dragen. Voor incidentele activiteiten geldt dat vrouwen niet kunnen worden verplicht meer dan 10 kilo te tillen of te dragen.
- A4: Werken met een gebogen rug mag gedurende een aaneengesloten periode van maximaal 4 minuten. Activiteiten van volwassenen met kinderen die langer duren dan 4 minuten aaneengesloten, vinden plaats op volwassenenhoogte.
- A5: Het is aan te raden om voor zittende activiteiten op de vloer, die bijna altijd gepaard gaan met gebogen zitten, de norm voor het werken met een gebogen rug te hanteren, dat wil zeggen: niet langer dan 4 aaneengesloten minuten.
- A6: Werken met geheven armen mag gedurende een aaneengesloten periode van maximaal 3 minuten.
- A7: Het is aan te raden hurken en knielen tijdens het werk te beperken tot maximaal 15 minuten per dag.

Op de werkvloer, tijdens werkoverleg en ook wel tijdens trainingen, kunnen aanvullende afspraken worden gemaakt of algemene afspraken nader geconcretiseerd worden. Afspraken worden vaak gecommuniceerd via instructie- of tipkaarten. Sommige bedrijven gebruiken een éénpuntsles (*one point lesson*). In een éénpuntsles wordt een kort onderwerp behandeld. Met foto's van goede en foute situaties wordt weergegeven welk gedrag gewenst is en welk gedrag niet gewenst. De éénpuntsles kan in een geplastificeerd A4'tje op de werkplek worden opgehangen. Met de éénpuntsles kan de werknemer op de werkplek snel nazien wat de werkafspraak is.

Samenwerken en zelfsturende teams

In productieomgevingen zijn er werkplekken waaraan medewerkers aan een machine solitair handelingen uitvoeren. Uit een machine komen bijvoorbeeld zakjes snoep die de medewerker in een doos moet doen. Is de doos vol, dan schuift de medewerker de doos weg. Even verder staat iemand die de weggeschoven dozen op een pallet zet en ten slotte haalt de heftruckchauffeur de pallet met dozen op en rijdt deze naar het magazijn. De medewerkers voeren hun eigen taak uit en werken absoluut niet samen. Bij zelfsturende teams is niet iedereen voor zich aan het werk, maar wordt het werk door middel van samenwerken over de diverse teamleden verdeeld. Een aantal taken wordt gezamenlijk uitgevoerd totdat de werkzaamheden of de klussen af zijn. Vaak kan een medewerker verschillende taken uitvoeren en wisselt hij verschillende werkzaamheden af.

Casus Teamgericht werken

Op de röntgenadministratie van een ziekenhuis zijn mensen werkzaam die aan de balie patiënten ontvangen en naar de onderzoekskamers verwijzen, mensen die onderzoeken inplannen en mensen die de gedicteerde verslagen van de röntgenologen intypen. De medewerkers geven aan het werk eenzijdig en saai te vinden. De teamleider besluit dat er minder functiegericht en meer teamgericht gewerkt moet worden. Daarom worden de medewerkers allround opgeleid. Aan het begin van iedere werkdag is er een kort werkoverleg waarin de werkzaamheden onderling verdeeld worden. De leidinggevende stuurt het team aan op resultaat, er wordt gecheckt of alle werkzaamheden uitgevoerd worden en of het werk kwalitatief goed wordt uitgevoerd. Na drie maanden wordt geëvalueerd. De medewerkers, de röntgenologen én de patiënten zijn tevreden. Het werk is minder eenzijdig en niet meer saai en het is kwalitatief beter.

8.2.3 GEDRAGSMAATREGELEN OM DE ARBEIDSBELASTING EN -RISICO'S TE REDUCEREN

Paramedici hebben beperkte mogelijkheden om op organisatieniveau invloed uit te oefenen, maar veel meer bij gedragsmaatregelen. Gedragsmaatregelen zijn gericht op het individuele gedrag van leidinggevenden en medewerkers.[13] Mits aan technische en organisatorische randvoorwaarden is voldaan, kan elke medewerker individueel het verschil maken op het gebeid van veilig en gezond werken.

Gedragsverandering van groepen in organisaties

In paragraaf 5.3 is vanuit een sociaalpsychologische invalshoek gekeken naar individuele gedragsverandering van medewerkers. In bedrij-

13 De tekst van deze paragraaf is ontleend aan Balm en Horsten, 2010.

ven en instellingen wordt de beïnvloeding van het individuele gedrag van medewerkers veelal vormgegeven tijdens collectieve veranderingsprocessen op organisatie- of brancheniveau. Niet de individuele medewerker, maar groepen medewerkers zijn het aangrijpingspunt van interventies, vaak als onderdeel van een cultuurverandering. Hoe verlopen deze veranderingsprocessen en in welke fase is het gedrag op welke manier te beïnvloeden?

Aandacht

Bij de start wil de arboprofessional het onderwerp onder de aandacht brengen. Dat wil zeggen: interesse en belangstelling wekken. Dit kan door een opvallende start van een project (*kick-off*), door slimme en intensieve verspreiding van communicatiemiddelen, door te kiezen voor een aantrekkelijke vormgeving van communicatiemiddelen en/of voorlichtingsmaterialen en door leuk en leerzaam met elkaar te combineren.

Voorbeeld

Om de medewerkers in de mobiliteitsbranche meer bewust te maken van de lichamelijke gezondheidsrisico's is een dvd met de titel *Fysieke belasting* geproduceerd. De dvd bevat korte modules met beelden uit alle deelsectoren van de branche en beknopte informatie over aandachtspunten bij verschillende vormen van fysieke belasting.

Informeren / kennis

De medewerkers dienen kennis te hebben van het onderwerp. Achtergrondinformatie over het nut van een veilige werkwijze is van belang. De medewerkers moeten ook weten hoe ze met het onderwerp aan de slag moeten gaan. In deze fase is het nodig een heldere uitleg te geven van het gewenste gedrag met instructieve illustraties. Het gebruik van jargon moet worden vermeden. Er moet zowel inhoudelijke als procedurele informatie verstrekt worden.

Voorbeeld

Vanuit het arboconvenant contractcatering is een interactieve cd-rom ontwikkeld. Hierop wordt uitgelegd hoe medewerkers veelvoorkomende werkzaamheden op de beste manier kunnen uitvoeren. De gebruiker kan kiezen uit praktijkvoorbeelden met goed-of-foutfoto's, filmpjes met de basisprincipes van gezond bewegen en achtergrondinformatie over het hoe en waarom van gezond bewegen.

Houding

In een veranderingstraject is het cruciaal dat de medewerkers positief tegenover het onderwerp komen te staan. Persoonlijke voordelen moeten zo concreet mogelijk worden benoemd: welk belang hebben de medewerkers zelf bij een andere manier van werken (*what's in it for me*)? Misvattingen die leven onder de medewerkers vereisen extra aandacht. Een aantrekkelijke vormgeving van de communicatiemiddelen vergroot het effect van een positieve boodschap.

Voorbeeld

In een groot metaalbedrijf is voor alle slijpers het dragen van een nieuw type, meer gebruikersvriendelijk, gelaatsmasker verplicht gesteld. Om het gebruik te stimuleren hangen in alle gebouwen van het bedrijf op diverse plaatsen grote posters met een afbeelding van een slijper met het gelaatsmasker en een opsomming van alle voordelen van het nieuwe masker.

Een veranderproject kan alleen slagen als de werkvloer betrokken is (zie participatieve benadering in par. 8.2.1). Vertel medewerkers niet wat zij fout doen, maar stimuleer ze tot nadenken door het stellen van vragen. Welke verbetermogelijkheden zien zij zelf om efficiënter, veiliger en/of gezonder te werken? Hoe kunnen zij dit zelf vormgeven op de werkvloer?

Voorbeeld

Als onderdeel van de voorlichtingscampagne *Veilig en gezond werken* volgen alle medewerkers een participatieve training. Een onderdeel is het samenstellen van een top 3 van risicovolle werkzaamheden en zelf technische, organisatorische en gedragsoplossingen aandragen.

Gedrag

Het uiteindelijke doel van veranderingstrajecten is verandering van gedrag op de werkvloer. Het gaat om de toepassing van een andere werkwijze. Dat gaat gemakkelijker onder optimale technische en organisatorische werkomstandigheden, dus die vragen voortdurend aandacht. Daarnaast is het belangrijk dat de leidinggevenden en medewerkers over de vereiste vaardigheden beschikken.

Voorbeeld

Als onderdeel van een veiligheidstraject bij een bierbrouwerij nemen alle direct leidinggevenden deel aan de medewerkerstraining, Ter aanvulling volgen zij een extra training in het observeren en corrigeren van veiligheidsgedrag van hun medewerkers.

Praktische uitvoeringsproblemen worden bij voorkeur operationeel opgelost. Bij het introduceren van (extra aandacht voor) gewenst gedrag spelen de direct leidinggevenden een sleutelrol. Communicatie en training dienen ter ondersteuning van het proces.

Borgen

Het borgen van een nieuwe werkwijze vraagt continu aandacht. Ten eerste door het belonen van goed gedrag. Complimenten bekrachtigen het gewenste gedrag. Verder wordt het gedrag bekrachtigd door de uitkomsten zichtbaar te maken, dus te communiceren over de resultaten. Ten slotte is het noodzakelijk de gedragsverandering te borgen in een structuur.

Voorbeeld

In steeds meer organisaties in de kinderopvang worden ergocoaches opgeleid. Zij hebben als taak het onderwerp fysieke belasting actueel te houden. De ergocoach is een medewerker met aandacht voor gezond werken en preventie, vaak met als speciaal aandachtsgebied fysieke belasting. Een ergocoach houdt zich bezig met het verminderen van de fysieke belasting, maar kan ook delen van de RI&E uitvoeren, adviseren bij de aanschaf van meubilair, collega's instrueren op het gebied van gezond werken en de preventiemedewerker of ondernemingsraad adviseren. Ergocoaches brengen gezond werken bijvoorbeeld onder de aandacht in een overleg, tijdens toolboxmeetings, een gezonde lunch met fruitschaal of een sessie met foto's van goede en foute situaties.

Interventies en communicatiemiddelen

Bij alle fasen van gedragsverandering in organisaties zijn verschillende communicatiemiddelen en voorlichtingsactiviteiten te gebruiken, zoals een cd-rom, poster, medewerkerstraining en toolboxmeeting. De grootste kans op succes ontstaat door een goede mix van communicatiemiddelen en activiteiten aan te bieden in iedere fase van een verandertraject. Zij kunnen aan de hand van twee indelingen worden onderscheiden (figuur 8.8 en tabel 8.1).

- Onderscheid tussen structurele en incidentele activiteiten. De incidentele activiteiten worden vaak projectmatig uitgevoerd. Een in tijd afgebakend communicatietraject geeft een extra impuls aan veilig en gezond werken en kan leiden tot een sprongsgewijze verbetering van de werkwijze van medewerkers.
- Onderscheid tussen voorlichtingsmaterialen, digitale communicatie en interpersoonlijke communicatie. De voorlichtingsmaterialen en de digitale communicatie zijn vooral geschikt voor aandacht vragen, kennisoverdracht en het bereiken van een positieve houding. Interpersoonlijke communicatie, zoals trainen, is belangrijk voor het in dialoog wegnemen van weerstand, het aanleren van vaardigheden en het geven van feedback op het gedrag.

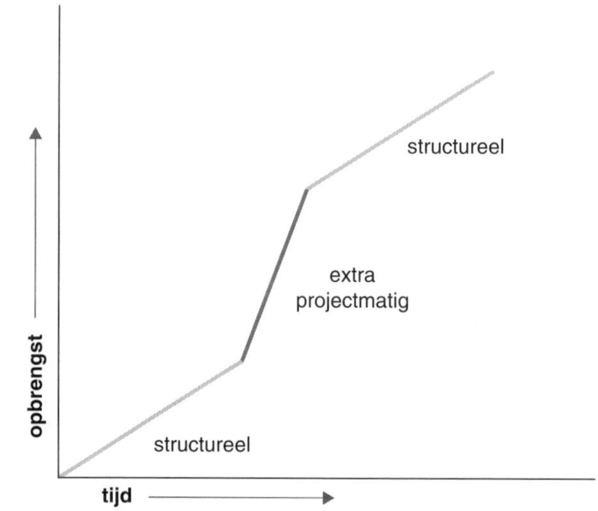

Figuur 8.8 *De relatie tussen structurele en incidentele activiteiten.*

Tabel 8.1 Voorbeelden van verschillende vormen van communicatie

	structurele en/of reguliere activiteiten	incidentele activiteiten (projectmatige aanpak)
voorlichtingsmateriaal	• instructiekaarten aan machine • veiligheidssignalering • informatie in personeelsblad • posters • veiligheidshandboek (*hard copy*)	• campagnemateriaal (folders, posters, gadgets)
digitale communicatie	• intranet	• e-mail, dvd, cd-rom
interpersoonlijke communicatie	• werkoverleg / functioneringsgesprekken • toolboxmeetings • toezicht houden en/of elkaar aanspreken	• workshop hoger management • trainingen direct leidinggevenden • voorlichtingsbijeenkomsten en/of training medewerkers • veiligheidsdag of *event*

Gedragsmaatregelen staan of vallen bij een meer positieve houding van de doelgroep ten opzichte van het onderwerp. Bij het inzetten van communicatiemiddelen gelden enkele kritische succesfactoren (zie intermezzo).

Intermezzo Kritische succesfactoren bij schriftelijke en digitale communicatie

Slogan
De voorlichting sorteert meer effect als deze wordt gedragen door een steeds terugkerende slogan. Voorbeelden hiervan zijn: Hou het wel gezond (provincies), Zwaar werk, slim doen (marine), Wees slim. Til goed! (elektronische detailhandel), Lang zullen we leven; zuinig op je lijf (mobiliteitsbranche), Gewoon doen (meubelbranche), Zet het vizier op veiligheid (productiebedrijf), Hou van jezelf, hou het veilig (productiebedrijf).

Minder is meer
Per onderwerp moet het verhaal toegespitst zijn op de kernpunten van de boodschap. De ervaring leert dat informatie het best beklijft als drie of vier punten sterk en duidelijk benadrukt worden (top-3 tips).

Persoonlijke insteek
Vaak worden middelen door deskundigen geselecteerd en beschreven. Dit kan bij gebruikers leiden tot een gevoel van afstand.

Het is van belang dat de deskundigen zich realiseren hoe de gebruikers de informatie interpreteren en waar zij naar op zoek zijn. Het verhaal moet bij de belevingswereld van de doelgroep passen en moet de doelgroep ook aanspreken. Een probaat middel is de persoonlijke insteek: laat zien hoe mensen uit de bedrijven zelf op een veilige manier aan de slag zijn gegaan. Een voorbeeld is een voorlichtingscampagne voor de timmerhandel, met een belangrijke rol voor Slimme Tim.

Positieve labeling

Het is van belang om de doelgroep op de juiste wijze te benaderen. Hiervoor is een stimulerende communicatievorm aan te bevelen, waarbij de doelgroep op een positieve manier wordt benaderd. Een voorbeeld is het trekken van een parallel tussen het tillen van apparaten en het heffen van gewichten in een sportschool.

Luchtig

De voorlichting mag ook leuk zijn. Veilig en gezond werken zijn serieuze onderwerpen, maar hoeven niet op een te serieuze wijze gecommuniceerd te worden. Er mag best humor in zitten, maar natuurlijk zonder dat het flauw wordt.

Visualiseren

Gebruik weinig tekst en veel beelden. Communiceer korte tips in de vorm van goed-of-foutsituaties (niet zo, maar zo). Die kunnen met foto's of illustratie in beeld worden gebracht.

Trainen in organisaties

Voor effectieve gedragsbeïnvloeding is interpersoonlijke communicatie een noodzakelijke aanvulling op voorlichtingsmaterialen en digitale communicatievormen. In de context van veilig en gezond werken zijn vooral voorlichtingsbijeenkomsten en medewerkerstrainingen gangbaar. Deze activiteiten zijn gericht op kennis, attitude (positieve houding) en vaardigheden. In deze paragraaf wordt vanuit de opleidingskunde dieper op deze veelvoorkomende activiteiten ingegaan. Kenmerken van trainen en opleiden in organisaties zijn de volgende.

- Opleiden gebeurt in het kader van een formele werkgever-werknemerrelatie.
- Organisaties kunnen kiezen voor training on the job.

- In het leerproces spelen behalve de opleiders ook collega's en leidinggevenden een grote rol.
- De effecten op het functioneren in de organisatie kunnen onderwerp van gesprek zijn in functionerings- en beoordelingsgesprekken. De uiteindelijke prestatie van de medewerker telt (*performance*). De performance is steeds de resultante van de uit te voeren taak, de context en de capaciteiten van de medewerker.
- Bij voorkeur wordt een trainingsprogramma ontwikkeld en uitgevoerd vanuit een beleidskader, bijvoorbeeld een preventiebeleid CANS. Daarbij kan top-down worden gewerkt (tijdens de trainingen wordt informatie verstrekt over het uitgestippelde beleid), maar er kan ook bottom-up worden gewerkt (tijdens discussiebijeenkomsten wordt input verzameld voor beleid). Natuurlijk is ook een combinatie van beide mogelijk.
- Een trainingsprogramma kan onrust veroorzaken in de organisatie. Rollen en verantwoordelijkheden kunnen verschuiven en het kan bijvoorbeeld duidelijk worden dat medewerkers niet voor nieuwe taken zijn toegerust.

De ontwerper van een voorlichtingsbijeenkomst selecteert (een combinatie van) werkvormen. Mogelijke werkvormen zijn de volgende.
- Presentatie. Het accent ligt op eenzijdige informatieoverdracht. Een presentatie kan aan grote en kleine groepen worden gegeven.
- Praktijktraining. Kenmerkend voor een training is dat er geoefend wordt. Dit kan het oefenen van vaardigheden in een kunstmatige situatie (cursusruimte) betreffen, of het oefenen op de werkplek (training on the job).
- Instructie. Bij instructie worden concrete aanwijzingen gegeven over hoe medwerkers moeten handelen.
- Workshop. Een relatief kleinschalige bijeenkomst (max. 25 personen) onder leiding van een (externe) deskundige. Hierbij is ruimte voor interactie.
- Discussie. Tijdens een discussie worden standpunten uitgewisseld. Dit kan bijvoorbeeld aan de hand van prikkelende stellingen.
- Werkoverleg. Tijdens (werk)overleg wordt input geleverd door alle aanwezigen. Hierbij is ruimte voor interactie.
- *Toolboxmeeting*. Een korte bijeenkomst voorafgaande aan het werk over één onderwerp, bijvoorbeeld op het gebied van veilig en gezond werken.

- Rollenspellen. Tijdens een rollenspel doen medewerkers ervaring op met het uitvoeren van (vooral sociaalcommunicatieve aspecten) van (voorgeschreven) handelingen.
- Cursus. Scholing die meestal een dag of langer duurt, waarbinnen verschillende didactische werkvormen worden toegepast.

Voorbeeld Toolboxmeeting

In diverse branches (zoals de bouw) is het gebruikelijk een zogenoemde toolboxmeeting van maximaal 20 minuten te organiseren. Tijdens zo'n bijeenkomst wordt een onderwerp op het gebied van veilig en gezond werken besproken, bijvoorbeeld gevaarlijke stoffen of het dragen van persoonlijke beschermingsmiddelen. De toolboxmeetings worden ieder kwartaal gehouden en iedere keer wordt een ander onderwerp besproken.

In elk leerproces zijn zes algemene didactische leerprincipes van toepassing. Deze leerprincipes zijn gerelateerd aan de werking van het geheugen. Het betreft het aanknopingsprincipe, doelgerichtheid, plezier in het leren bevordert het leren, actief leren, frequente terugkoppeling, oefening baart kunst.

Aanknopingsprincipe

Een medewerker neemt gemakkelijker nieuwe informatie op en maakt zich gemakkelijker nieuwe vaardigheden eigen als de informatie en oefenstof aansluiten bij zijn voorkennis, reeds aanwezige vaardigheden, ervaringen en belevingswereld. Het geleerde zal ook beter beklijven. Vanwege het aanknopingsprincipe is een zorgvuldige doelgroepanalyse van belang.

Voorbeeld

Voorafgaande aan een incompanytraining fysieke belasting voor de brandweer inventariseert de trainer de meeste belastende werkzaamheden en de reeds getroffen maatregelen. Tijdens de training bespreekt de trainer de belastende werkzaamheden aan de hand van foto's en video-opnamen en geeft tips en adviezen om de fysieke belasting verder terug te dringen.

Doelgerichtheid

Medewerkers leren beter als ze weten wat ze leren, waarom ze leren en waartoe ze leren. Doelgericht leren houdt in dat de medewerker meer gericht informatie kan selecteren, ordenen en onthouden en de informatie daardoor beter kan koppelen aan eerder verworven kennis.

Voorbeeld

Bij een interactieve beeldschermvoorlichting vertelt de trainer van tevoren duidelijk wat de doelen zijn. Ook worden enkele aspecten van gezond beeldschermwerk benoemd die in overleg met de opdrachtgever tijdens de voorlichting buiten beschouwing worden gelaten.

Plezier in het leren bevordert het leren

Een medewerker die met plezier een voorlichtingsbijeenkomst of training volgt, zal ook beter leren. Dit hangt ten dele af van de intrinsieke motivatie van de medewerker, maar ook van de wijze waarop de informatie en opdrachten worden aangeboden. Voldoende relativeringsvermogen en humor kunnen serieuze onderwerpen in het juiste perspectief plaatsen.

Voorbeeld

Tijdens een interactieve voorlichtingsbijeenkomst wordt een humoristisch filmpje getoond. Daardoor heeft de trainer meteen weer de aandacht van alle medewerkers.

Actief leren

Informatie wordt gemakkelijker opgenomen en onthouden als de medewerker zelf actief leert. Het leerproces vindt plaats bij de medewerker en daarom dient de medewerker zelf de meeste energie in het leerproces te stoppen. Dit vraagt van de trainer een zekere mate van terughoudendheid. Wanneer de trainer zich overactief opstelt en bijvoorbeeld te veel eenzijdige instructie geeft, zonder voldoende dialoog met de medewerker, kan bij de medewerker een consumptieve houding ontstaan.

Voorbeeld
Door tijdens de training de deelnemers in subgroepjes een opdracht uit te laten voeren en een ander gedeelte in de vorm van een quiz te gieten, blijven de deelnemers beter bij de les.

Tijdens voorlichtingsbijeenkomsten en trainingen kan theorie het best tot een minimum worden beperkt. Praktische toepassing dient voorop te staan, zo mogelijk 'on the job'.

Voorbeeld
Een productiebedrijf in de zoetwarenindustrie (snoepsector) organiseert een training fysieke belasting van drie uur. Het eerste uur wordt interactief achtergrondinformatie overgedragen en worden de belangrijkste *do's* en *don'ts* toegelicht. Daarna wordt op de werkvloer geoefend met de juiste uitvoering van de meest belastende werkzaamheden.

Frequente terugkoppeling
Leren kan niet plaatsvinden zonder terugkoppeling. Met zijn feedback laat de trainer de medewerker weten hoe zijn prestaties zich verhouden tot de gewenste prestaties. Bij bedrijfstrainingen kan voor terugkoppeling ook de inzet van collega's en leidinggevende worden gebruikt.

Voorbeeld
Bij een verzekeringsbedrijf hebben alle medewerkers een groepsvoorlichting en individuele werkplekinstructie gekregen. De trainer maakt enkele weken later een rondgang over alle afdelingen geeft de medewerkers feedback op hun manier van werken: wat gaat goed, wat gaat niet goed en hoe kan dat verbeterd worden.

Oefening baart kunst
Dit principe heeft zowel betrekking op het verwerven van kennis en inzicht als op het aanleren van vaardigheden. In verband met de werking van het geheugen kan een medewerker zich niet of nauwelijks nieuwe inzichten en vaardigheden eigen maken op basis van eenmalige aan-

bieding. Daarom dienen informatie, instructies en adviezen herhaald te worden.

Voorbeeld
Een bedrijf dat zeer grote exclusieve plezierjachten bouwt, geeft alle lassers, timmerlieden en schilders elk jaar een training *Zwaar werk* van circa anderhalf uur. Na een toolboxmeeting van een half-uur, wordt een uur praktisch geoefend. Tijdens de training oefent elke medewerker met enkele verbeterpunten op het gebied van zijn werktechniek.

Projectmatige aanpak gedragsmaatregelen

Het ontwerpen, ontwikkelen en uitvoeren van succesvolle gedragsmaatregelen vraagt een projectmatige aanpak (figuur 8.9). Daarin zijn de volgende fasen te onderscheiden, die hierna worden uitgewerkt:
- oriëntatiefase;
- analysefase;
- ontwerpfase;
- ontwikkelfase;
- implementatiefase.

Oriëntatiefase

Met alle betrokkenen worden in deze fase de doelgroep, de doelstellingen en de randvoorwaarden voor het verandertraject globaal in kaart gebracht. Bovendien wordt de projectstructuur vastgesteld.

Aanleiding en opdrachtgever

Waarom wordt dit project gestart? En vanuit welk perspectief? Wie heeft het initiatief voor het project genomen en met welke reden? Door bij aanvang van het project duidelijk vast te stellen wie optreedt als opdrachtgever, wordt meteen duidelijk aan wie de eindresultaten van het project moeten worden opgeleverd.

Globaal doel

In de oriëntatiefase wordt globaal het doel van het project vastgesteld. Met de volgende vragen kan op hoofdlijnen het doel worden onderzocht.
- Wat is de aanleiding voor reductie van de werkbelasting?
- Welke taken en werkzaamheden zijn te belastend?
- Welk gedrag moet veranderd worden?

- Wat is globaal de gewenste eindsituatie in termen van gedragsverandering van de medewerkers, gekoppeld aan de fasering van individuele gedragsveranderingsprocessen (openstaan, begrijpen, willen, kunnen, doen, volhouden).
- Op welke termijn dienen de doelstellingen gerealiseerd te worden? Welke doelen moeten op korte termijn gerealiseerd worden, welke op langere termijn?

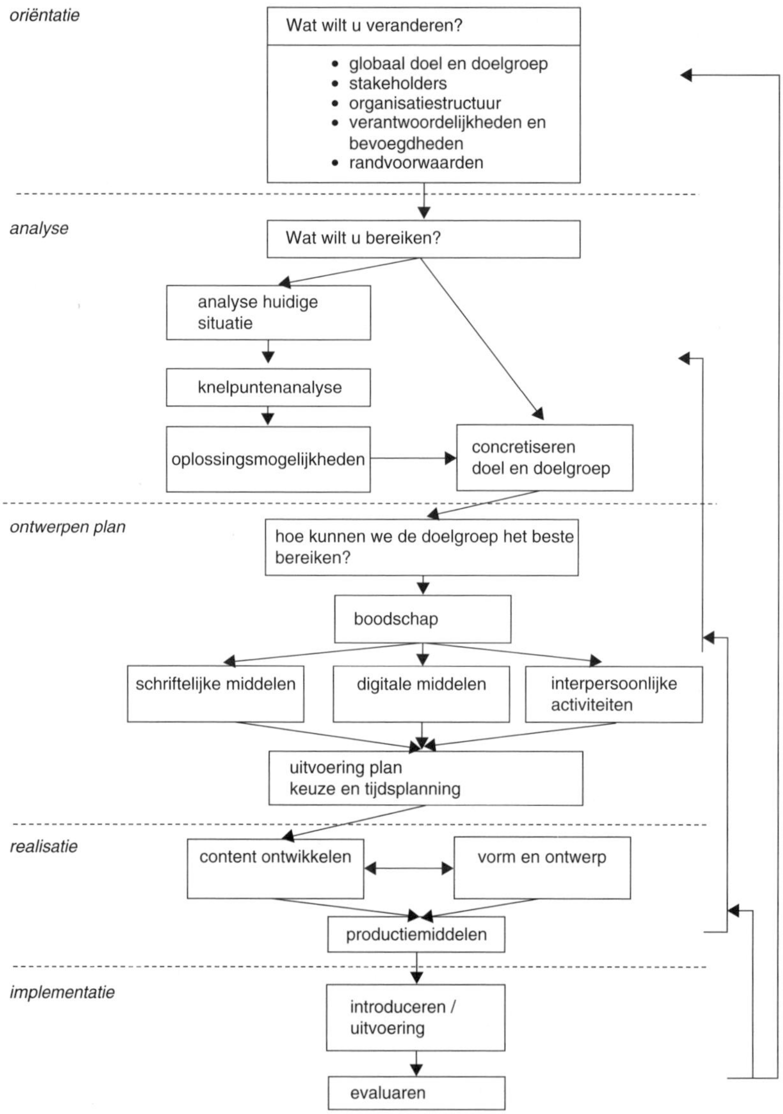

Figuur 8.9 *Richtlijnen voor een projectmatige aanpak van gedragsmaatregelen.*

Doelgroepen en stakeholders

De primaire doelgroep van een verandertraject zijn doorgaans de medewerkers en direct leidinggevenden op de werkvloer. Maar er zijn diverse andere doelgroepen en stakeholders te onderscheiden die nadrukkelijk in het traject betrokken dienen te worden, zoals het hoger management, HRM of P&O, de KAM-coördinator, arbocoördinator of preventiemedewerker, de facilitaire of technische dienst of de productie-*engineers* en de ondernemingsraad of personeelsvertegenwoordiging. Aparte vermelding verdienen de cultuurdragers binnen de organisatie. Als het lukt deze groep te identificeren en speciale aandacht te geven in het traject, neemt de kans op succes zeker toe.
In verandertrajecten gericht op veiliger en gezonder werken kan het zinvol zijn het thuisfront in het project te betrekken. Zo zijn er bedrijven die de medewerkers elk jaar een gadget of cadeau geven dat te maken heeft met veiligheid in de privésituatie (bijv. rookmelder, veiligheidshesjes, *life-hammer* voor in de auto, branddeken).

Aard en opzet

De aard en opzet van het veranderproject hangt samen met de volgende zaken.

- Het type organisatie waar het traject wordt uitgevoerd, bijvoorbeeld profit of non-profit, kantoor- of industriële omgeving.
- Het aantal medewerkers in de organisatie en de diverse doelgroepen.
- De aard van de werkzaamheden en de indeling naar functies en taken.
- De organisatiestructuur en de bedrijfs- en/of afdelingscultuur.
- Het opleidingsniveau en de veranderingsbereidheid van de medewerkers. Hoe is de verhouding tussen pioniers, vroege volgers, late volgers en achterblijvers?
- Zijn eerder vergelijkbare trajecten uitgevoerd? Wat waren toen de ervaringen en resultaten?
- Typeert de organisatie zichzelf als een 'lerende organisatie'? Zo ja, waaruit blijkt dat?

Randvoorwaarden

In de oriëntatiefase worden praktische randvoorwaarden geïnventariseerd, met name de beschikbare tijd, menskracht, geld en middelen. Er zijn drie belangrijke vragen om dit scherp te krijgen.

- Zijn de beoogde doelen te behalen met de beschikbare middelen, tijd, geld en menskracht?
- Wat zijn mogelijke oorzaken waardoor het project zou kunnen mislukken?
- Op welke wijze kan hierop worden geanticipeerd?

Projectstructuur

In de projectstructuur wordt vastgelegd wie wat wanneer doet in het project. Er wordt antwoord gegeven op de volgende vragen.

- Wie fungeert als opdrachtgever?
- Welke geledingen of personen zijn bij het project betrokken?
- Welke activiteiten moeten worden uitgevoerd (planning, interne communicatie, regelen van presentielijsten enz.)?
- Hoe is de taakverdeling: wie voert welke activiteiten uit?
- Hoe is de rolverdeling: wie fungeert als voortrekker, wie als procesbewaker, wie bewaakt de inhoudelijke kwaliteit?
- Op welke wijze communiceren de projectleden?
- Hoe ziet het tijdpad eruit?
- Op welke momenten wordt het project tussentijds geëvalueerd? Wie beslist over bijsturen van het project?

De projectstructuur kan schriftelijk worden vastgelegd in een projectvoorstel of plan van aanpak.

Analysefase

In deze fase draait het om een nadere analyse van de doelgroep en het zo concreet mogelijk formuleren van de doelstellingen in waarneembaar gedrag. Welke stappen in het proces van gedragsverandering moeten worden gezet? Welk zichtbaar ander gedrag moeten medewerkers laten zien?

Taakanalyse

Bij het ontwerpen van een traject van gedragsverandering vindt eerst een taakanalyse plaats. Op basis daarvan worden de vereiste kennis, attitude en vaardigheden van medewerkers vastgesteld. Zo wordt gewaarborgd dat de te leren kennis, attitude en vaardigheden ten dienste komen te staan van een veilige en gezonde werkwijze.

Oplossingsmogelijkheden

De oplossingsprincipes hebben betrekking op de relatie tussen techniek, organisatie en gedrag. In deze fase van het ontwerpen van het verandertraject is het belangrijk om te analyseren welke technische en/of organisatieoplossingen al zijn gerealiseerd of nog (op korte of lange termijn) worden gerealiseerd. Het uitgangspunt hierbij is dat menselijk gedrag beter te beïnvloeden is in de gewenste richting, nadat de technische en organisatorische arbeidsomstandigheden geoptimaliseerd zijn. De organisatie kan ook een sterker beroep doen op de eigen verantwoordelijkheid van de medewerkers als de werkgever heeft geïnvesteerd in een ergonomisch verantwoorde inrichting van de werkplekken en (voldoende) ergonomisch verantwoorde hulpmiddelen ter beschikking heeft gesteld.

Doelgroepanalyse
In de analysefase wordt per subcategorie van de doelgroep nadere informatie verzameld. Zo wordt een meer gedetailleerd beeld verkregen van de huidige taakuitvoering, de voorkennis, de attitude en het huidige vaardigheidsniveau. Ook kunnen wensen en verwachtingen van de diverse doelgroepen geïnventariseerd worden. Op verschillende manieren kan informatie worden verzameld:
- interviews (individueel of in groepsverband);
- vragenlijsten;
- rondleiding door het bedrijf of de instelling, eventueel foto's en/of video-opnamen maken;
- doorspreken verandermogelijkheden medewerkers met opdrachtgever, leidinggevende, arboteam en/of HRM.

Doelstellingen SMART formuleren
In de analysefase wordt zo nauwkeurig mogelijk vastgesteld wat de opdrachtgever met het veranderproject wil bereiken: wat is concreet de gewenste eindsituatie in termen van gedragsverandering van de medewerkers. De doelstellingen kunnen worden ingedeeld naar de fasen van het veranderproject:
- aandacht;
- informeren/kennis;
- positieve houding;
- gedrag;
- borging.

Doelformulering heeft alleen zin indien de doelen SMART worden geformuleerd: specifiek, meetbaar, acceptabel, realistisch en tijdgebonden. Formuleer de doelen verder zoveel mogelijk in positieve taal. Breng niet onder woorden wat de opdrachtgever *niet* wil (negatieve formulering), maar benoem wat de opdrachtgever *wel* wil. Bewaak ten slotte dat een doel niet tegenstrijdig is met andere doelen.

Ontwerpfase

In de ontwerpfase is de hamvraag: op welke wijze is de boodschap het meest effectief en efficiënt te communiceren? Ofwel: hoe zijn de doelgroepen het best te bereiken? Hoe is het verschil tussen de huidige en de gewenste situatie te overbruggen? Welke activiteiten moeten worden uitgevoerd om de gestelde doelen te bereiken?

Bij de keuze voor communicatiemiddelen en activiteiten moet worden afgewogen welk middel het meest effectief is voor het bereiken van het doel. In de doelgroepenanalyse is een aantal factoren naar voren gekomen die de keuze bepalen. In de praktijk zal altijd worden gekozen voor een mix van middelen.

Centrale boodschap

Alle betrokkenen dienen de centrale boodschap van het verandertraject scherp voor ogen te hebben. Die komt bij voorkeur terug in een duidelijke, originele en pakkende naam van het project en/of een slogan die in de diverse communicatie-uitingen terugkomt.

Interventies en middelen per fase van het veranderingsproces

Een project op maat maken houdt in dat er passende activiteiten zijn. Dat behelst het kiezen, combineren en integreren van activiteiten en middelen (figuur 8.10).

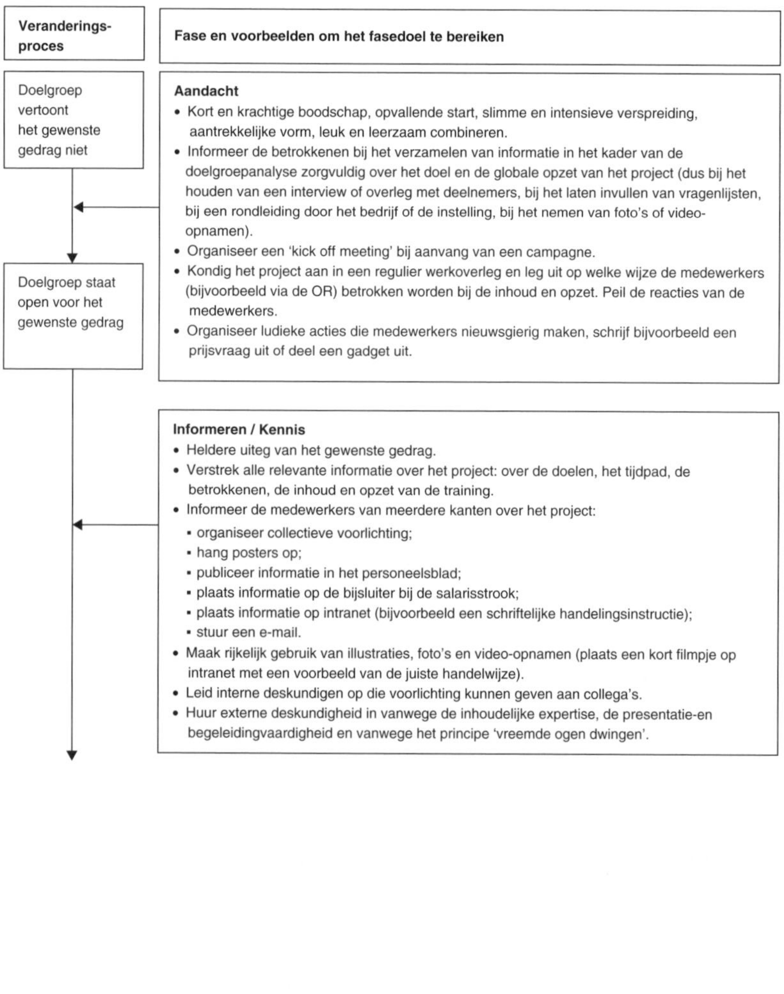

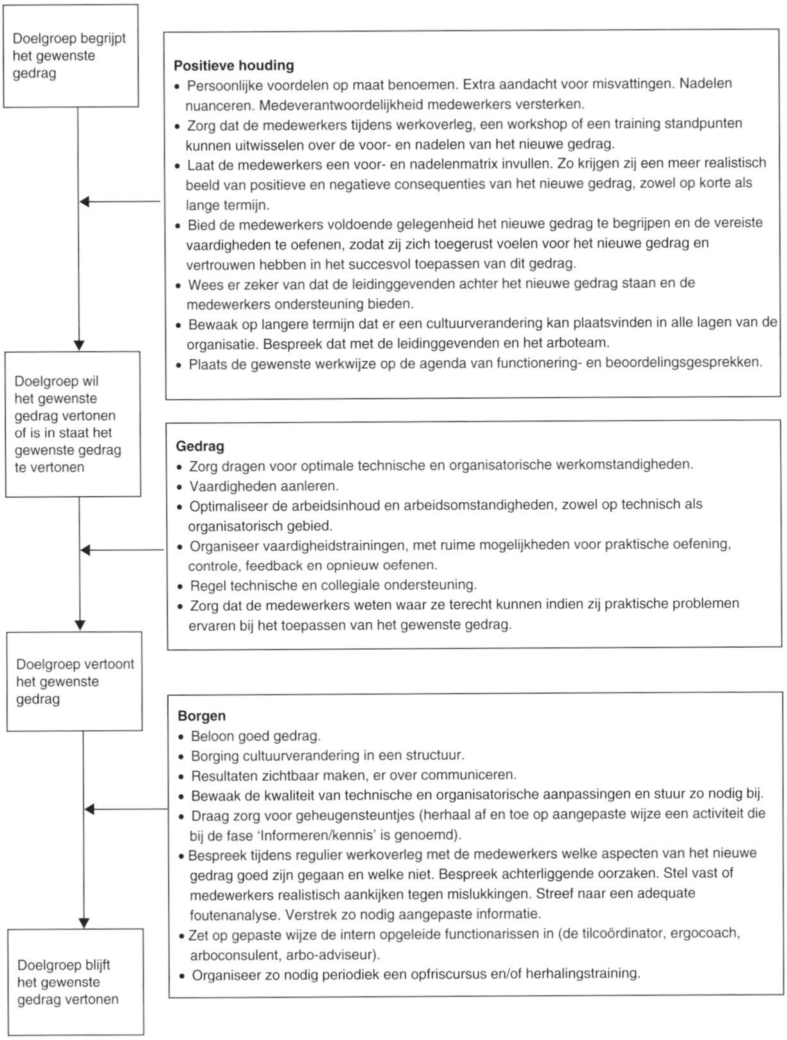

Figuur 8.10 *Activiteiten en communicatiemiddelen per fase veranderingsproces.*

Ontwikkelfase

In de ontwikkelfase wordt alle informatie uitgeschreven en worden de communicatie- en leermiddelen vormgegeven en geproduceerd. Hier volgen enkele voorbeelden van concrete ontwikkelwerkzaamheden.

- Schrijven en vormgeven van teksten in het personeelsblad en op intranet.
- Uitwerken inhoud en opzet van voorlichtingsbijeenkomsten en trainingen in de vorm van een powerpointpresentatie, hand-outs, doceermaterialen en een planning.

- Voorbereiden, organiseren en uitvoeren van een *event*.
- Uitwerken inhoud en opzet toolboxmeetings.
- Schrijven, vormgeven en produceren van tipkaarten en folders.
- Schrijven van een scenario en draaiboek voor een instructie-dvd, het voorbereiden en uitvoeren van de draaidagen, en de montage van beeld en geluid.
- Keuze en inkoop van gadgets.

Conceptversies of dummy's worden doorgesproken in de projectgroep. Voor voorlichtingsbijeenkomsten en trainingen kan een pilot-editie worden georganiseerd op basis waarvan de inhoud en opzet kan worden bijgesteld. Voor een goed resultaat wordt een participatieve aanpak aanbevolen, dat houdt in: het ontwikkelen en uitvoeren van middelen en bijeenkomsten met optimale betrokkenheid van de gebruikers en de deelnemers (zie par. 8.2.1).

Implementatiefase

In de implementatiefase worden alle ontwikkelde communicatiemiddelen, voorlichtingsbijeenkomsten en trainingen daadwerkelijk planmatig ingezet en uitgevoerd. Dit betekent niet dat pas in deze fase het verandertraject daadwerkelijk wordt uitgevoerd. Het verandertraject start namelijk al in de oriëntatiefase. Een participatieve aanpak in alle eerdere fasen van het traject, met inbreng van alle stakeholders en/of doelgroepen, versterkt ieders betrokkenheid en vergroot daardoor de kans op een succesvol veranderingsproces.
Tijdens de implementatie wordt tussentijds geëvalueerd en wordt de inzet van middelen en uitvoering van projectactiviteiten op basis van voortschrijdend inzicht zo nodig bijgesteld. Bewaakt moet worden dat de middelen niet tot doel wordt verheven. Dit vraagt voortdurend afstemming met andere activiteiten die bijdragen aan het bereiken van de projectdoelstellingen.

8.3 Interventies bij fysieke en/of mentale onderbelasting

De afgelopen decenia is in veel beroepen en werktaken de hoeveelheid lichaamsbeweging afgenomen. Veel huisvuilbeladers kunnen bijvoorbeeld vanuit hun cabine vuilniscontainers oppakken en legen door bediening van een joystick. In de productie-industrie worden steeds meer werkprocessen geautomatiseerd. De mens levert minder fysieke arbeid in die processen. Een aantal werkzaamheden is echter (nog) niet volledig te automatiseren, zoals de inpakwerkzaamheden bij diverse bedrijven. De werkzaamheden die daar overblijven, zijn eenzijdig

van aard. Vaak bepaalt de machine het werktempo en zijn er weinig regelmogelijkheden. De medewerker wordt daar zeer eenzijdig belast en mentale onderbelasting is dan het risico.
Interventies bij fysieke en/of mentale onderbelasting zijn bijna altijd een combinatie van technische, organisatorische en gedragsmaatregelen. Vaak staan organisatorische aanpassingen voorop om de werkzaamheden meer afwisselend te maken. Zo kan taakroulatie, het wisselen tussen verschillende werkplekken, ingezet worden om eenzijdige belasting te voorkomen. Het lichaam wordt totaler belast, maar doordat de belasting per activiteit korter is, wordt het werk niet zwaarder. De adviseur dient ervoor te zorgen dat de werkzaamheden zodanig afwisselen dat de verschillende lichaamsdelen afwisselend belast worden. Een andere mogelijkheid om medewerkers vollediger te belasten is ervoor zorgen dat een medewerker een geheel werkproces uitvoert. In de auto-industrie bijvoorbeeld zijn er bedrijven waar de medewerkers continu dezelfde, eenzijdige werkzaamheden uitvoert. De ene medewerker monteert de hele dag de uitlaten, de andere plaatst de hele dag benzinetanks. Bij andere bedrijven voeren de medewerkers het gehele proces uit. Zij lopen als het ware met een auto mee en bouwen die op. Zo plaatsen zij aan dezelfde auto alle losse onderdelen. Indien de auto volledig geassembleerd is, gaan ze naar een 'kale' nieuwe auto en starten zij opnieuw. Indien de medewerker het gehele werkproces uitvoert, worden de werkzaamheden afwisselender en wordt het lichaam totaler belast. Bovendien zullen de medewerkers meer betrokken zijn bij hun werk.
De organisatorische maatregelen gaan vaak samen met technische maatregelen, zoals aanpassing van de productielijnen. Een voorbeeld is de overgang van een productielijn in rechte lijn (figuur 8.11) naar een productielijn in de vorm van een hoefijzer (zie figuur 8.12). Bij een rechte lijn staan de werkplekken apart van elkaar en staat aan iedere werkplek een medewerker. In een hoefijzervorm daarentegen kunnen de medewerkers centraal tussen de werkplekken staan. De medewerkers kunnen in teamverband de werkzaamheden uitvoeren en makkelijker switchen van de ene naar de andere werkplek. In combinatie met een langere uitloop, een zogenoemde buffer (figuur 8.13), heeft de medewerker meer vrijheid in zijn handelingen en kan hij diverse werkzaamheden met elkaar combineren. Een bufferwerkplek met een rollerbaan zorgt er bijvoorbeeld voor dat er al een aantal dozen klaarliggen. De medewerker ziet dat de rollerbaan vol ligt en tilt de dozen op de pallet die in het midden staat. Door middel van *balancers* en tilhulpen kan ervoor gezorgd worden dat de werkzaamheden niet te zwaar worden.

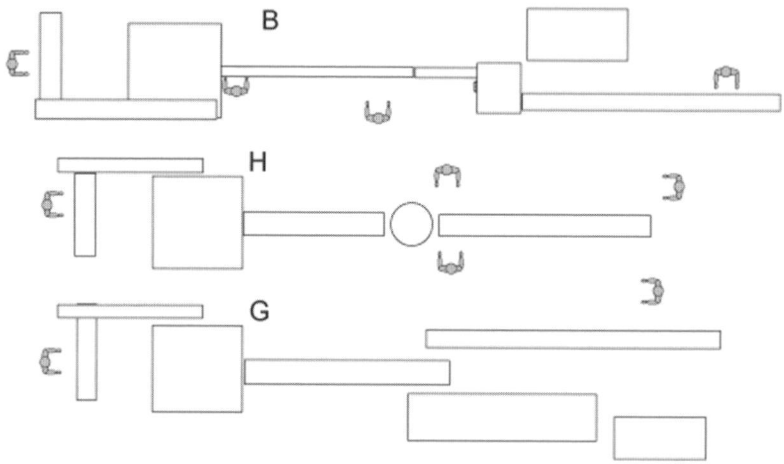

Figuur 8.11 *Alle productielijnen op één lijn, één medewerker staat aan één werkplek.*

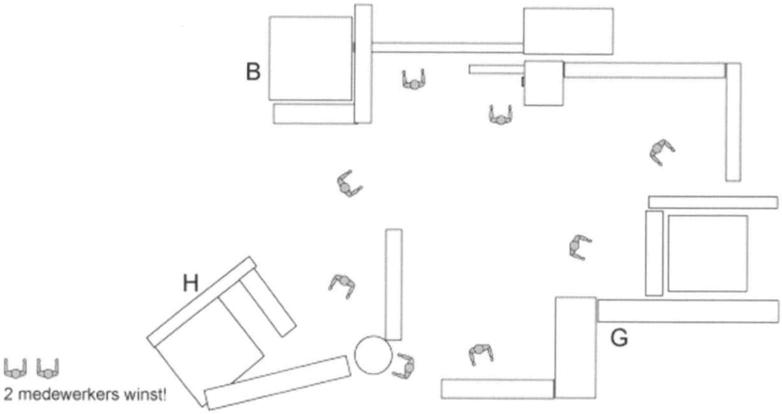

Figuur 8.12 *De productielijnen zijn als een 'hoefijzer' om de medewerkers gepositioneerd.*

Met (semi-)automatisering kan ook de fysieke en mentale belasting worden verbeterd. De eenzijdige, door de machine opgelegde werkzaamheden veranderen dan in meer operatorachtige werkzaamheden. De werkzaamheden worden voor de medewerkers vollediger en minder eenzijdig. In plaats van constant dezelfde werkzaamheid uit te voeren, voeren de medewerkers afwisselend andere werkzaamheden uit. Zij moeten bijvoorbeeld storingen oplossen, folierollen verwisselen, kwaliteitscontroles uitvoeren en materialen af- en aanvoeren. Ergonomen en goed opgeleide paramedici met kennis van en ervaring met productieprocessen zijn in staat bedrijven hierin te adviseren. Van

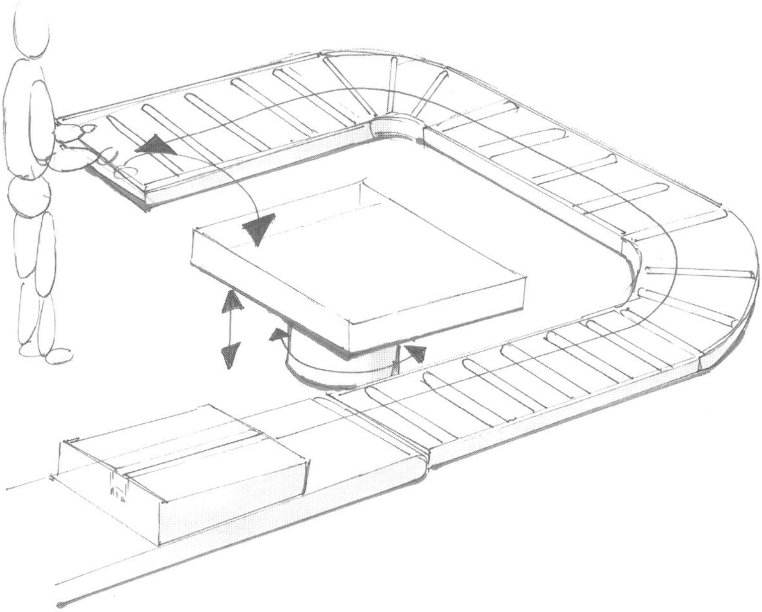

Figuur 8.13 *Een bufferwerkplek met een rollerbaan.*

belang is een goede functie- en taakanalyse van de bestaande situatie te maken en dat ook voor de toekomstige situatie te doen. Hierdoor is min of meer te voorspellen wat de werkzaamheden na de aanpassingen zullen zijn en waar mogelijk nieuwe knelpunten ontstaan.

Casus Saai ...

Op de inpakafdeling van een snoepbedrijf werkt Bert Wiegers. Nadat een machine een plastic snoepbak heeft gevuld, plaatst Bert het deksel op de bak. De machine bepaalt het tempo van zijn werkzaamheden. Iedere drie seconden moet hij een deksel plaatsen. Als hij moet niezen of zoiets dergelijks, dan moet hij de machine even stilzetten. Hij doet dit werk nu drie jaar, eerst als uitzendkracht, nu als vaste kracht. In het begin vond hij het werk leuk, maar de laatste tijd vindt hij zijn werk saai worden. Uit het medewerkerstevredenheidsonderzoek (MTO) komt naar voren dat steeds meer medewerkers last hebben van de monotone en eenzijdige werkzaamheden. Een ergonoom adviseert de werkplekken te semi-automatiseren en de medewerkers om te scholen tot operator. Nadat Bert de opleiding tot machineoperator heeft gevolgd, stuurt hij een aantal machines aan, hij lost storingen op en plaatst folierollen. Zijn arbeidssatisfactie is hierdoor sterk toegenomen.

Bij de implementatie van de organisatorische en technische maatregelen zijn nagenoeg altijd gedragsmaatregelen noodzakelijk. Medewerkers moeten immers gemotiveerd zijn voor de verandering en worden opgeleid voor hun nieuwe taken. De gedragsmaatregelen kunnen worden aangepakt zoals beschreven in paragraaf 8.2.3.

8.4 Arbocatalogi

De arbocatalogus betekent een nieuwe taakverdeling tussen overheid en sociale partners. In een arbocatalogus beschrijven werkgevers en werknemers van een branche op welke manier wordt voldaan aan voorschriften van de overheid voor veilig en gezond werken. Een arbocatalogus is begrijpelijk voor alle betrokkenen, bevat risico's en oplossingen en is maatwerk. De catalogus beschrijft technieken en manieren, goede werkwijzen (*good practices*), normen en praktische handleidingen voor veilig en gezond werken. De overheid wil zich op deze manier in het publieke domein (Arbowet, Arbobesluit en de Arboregeling) beperken tot het vaststellen van doelen. Dit worden doelvoorschriften genoemd. De doelvoorschriften worden, waar mogelijk, voorzien van gezondheids- of veiligheidskundige (grens)waarden. Waar geen grenswaarden mogelijk zijn, wordt zoveel mogelijk voorzien in het formuleren van procesnormen.
Voordat een arbocatalogus officieel is, wordt deze door de Arbeidsinspectie getoetst. De Arbeidsinspectie bekijkt dan of de doelvoorschriften in de vorm van brancheafspraken in voldoende mate uitgewerkt zijn en of de beschreven technieken en manieren, good practices, normen en praktische handleidingen er in voldoende mate toe leiden dat het doelvoorschrift bereikt wordt. Nadat een arbocatalogus goedgekeurd is, wordt hij door de Arbeidsinspectie als leidraad gehanteerd voor handhaving in de sector. Onder andere op basis van de arbocatalogus maakt de Arbeidsinspectie korte sectorbrochures. Deze sectorbrochures krijgen een centrale plaats in het beleid van de Arbeidsinspectie doordat in zo'n brochure de inspectieprioriteiten genoemd worden. Dergelijke brochures zijn er reeds voor de sectoren grafimedia, houthandel, industriële reiniging, en verpleging en verzorging. Indien voor een sector geen arbocatalogus is opgesteld of een catalogus de toets van de overheid niet heeft doorstaan, dan betekent dit dat voor die doelvoorschriften uit de wet- en regelgeving die voldoende concreet zijn, de Arbeidsinspectie handhavend kan optreden. Voor voorschriften die niet voldoende concreet zijn, zal de Arbeidsinspectie zelf – op basis van informatie over de stand van de techniek of de

wetenschap – invulling geven aan de door de werkgever te nemen maatregelen.
Inmiddels zijn er in Nederland ongeveer 140 goedgekeurde arbocatalogi. Een complete lijst is te vinden via: http://www.arboportaal.nl/content/szw-goedgekeurde-arbocatalogi.

Intermezzo Afspraken in een arbocatalogus: DME-aanpak
In Nederland is een branche met veel groothandels bezig met het maken van een arbocatalogus. In een aantal groothandels rijden vrachtauto's naar binnen om te laden en te lossen. Er zijn ook gebouwen waar vrachtauto's 'aandocken' aan de buitenkant van het gebouw. In de arbocatalogus hebben werknemers en werknemers onder andere vastgelegd hoe ze de blootstelling aan DME willen beperken. DME staat voor dieselmotoremissie en betreft de uitstoot van roetdeeltjes. In het gebouw blijven deze roetdeeltjes hangen. Omdat hier sprake is van een kankerverwekkende stof willen de betrokkenen hier goede afspraken over maken. Door het verbeteren van de ruimteventilatie, het aanbrengen van roetfilters op uitlaten en het promoten van schone motoren is een aanpak ontwikkeld. De Arbeidinspectie heeft deze aanpak in eerste instantie echter niet geaccepteerd. Omdat DME kankerverwekkend is, is het gebruiken en promoten van middelen niet voldoende. De Arbeidsinspectie wil dat er toegewerkt wordt naar een blootstelling van 0. Hiervoor is bronaanpak nodig en is het voorschrijven van middelen niet voldoende. In overleg met de Arbeidsinspectie heeft de branche een plan van aanpak voor bronaanpak opgesteld. De arbocatalogus is goedgekeurd en inmiddels gepubliceerd in de *Staatscourant*.

Doelvoorschriften en middelvoorschriften

Zoals beschreven gaat de overheid (publieke domein) zich beperken tot het stellen van doelvoorschriften, zoveel mogelijk voorzien van grenswaarden. Een voorbeeld van zo'n doelvoorschrift met grenswaarde is het artikel uit het Arbobesluit met betrekking tot trillingen. Hierin is onder andere de grenswaarde van 1,15 m/s^2 voor lichaamstrillingen opgenomen.
Of er grenswaarden gekoppeld kunnen worden aan de doelvoorschriften is afhankelijk van de volgende factoren.
– Is een wetenschappelijke onderbouwde grenswaarde mogelijk?
– Zijn de risico's sterk situatieafhankelijk of sectorspecifiek?

- Zijn er algemeen toepasbare oplossingen (stand van de techniek en wetenschap)?

Deze eisen zullen er vaak toe leiden dat er geen grenswaarden aan de doelvoorschriften verbonden kunnen worden. In deze gevallen wordt voorzien in procesnormen. Hierin wordt de werkgever voorgeschreven een beleidsproces te doorlopen om risico's te onderkennen, te beoordelen en te beheersen. Zo'n procesnorm kan vervolgens uitgewerkt worden in een 'agendabepaling' waarin wordt aangegeven welke elementen deel moeten uitmaken van het beleid dat de werkgever moet voeren. Een goed voorbeeld van een doelvoorschrift dat gegoten is in de vorm van een procesnorm is lid 2 van artikel 3 over psychosociale arbeidsbelasting, dat in Arbobesluit artikel 2.15 is uitgewerkt.

Arbobesluit, artikel 2.15

1. Indien werknemers worden of kunnen worden blootgesteld aan psychosociale arbeidsbelasting, worden in het kader van de RI&E de risico's ten aanzien van psychosociale arbeidsbelasting beoordeeld en worden in het plan van aanpak met inachtneming van de stand van de wetenschap maatregelen vastgesteld en uitgevoerd om psychosociale arbeidsbelasting te voorkomen of indien dat niet mogelijk is te beperken.
2. Aan werknemers die arbeid verrichten waarbij gevaar bestaat voor blootstelling aan psychosociale arbeidsbelasting, wordt voorlichting en onderricht gegeven over de risico's voor psychosociale arbeidsbelasting alsmede over de maatregelen die erop gericht zijn die belasting te voorkomen of te beperken.

Behalve doelvoorschriften bevat de huidige arboregelgeving ook middelvoorschriften. Dat zijn exact omschreven wijzen waarop de arbeidsomstandigheden geregeld moeten worden om aan de gestelde doelen te voldoen. Een voorbeeld is de verplichting voor beveiligingsmaatregelen in benzinestations (art. 3.39 Arbobesluit). Deze middelvoorschriften van de overheid zullen zoveel mogelijk vervallen, maar dat kost wel tijd. Omdat medio 2010 ruim 70 procent van de Nederlandse werknemers onder de dekkingssfeer van een arbocatalogus valt en die dekking voldoende is, worden de beleidsregels gefaseerd ingetrokken. Veel van de middelvoorschriften staan in de huidige beleidsregels van de Arbeidsinspectie en die zijn per 1 januari 2011 vervallen (een klein deel op 1 januari 2012). Ook het Arbobesluit zelf echter bevat mid-

delvoorschriften en enkele kunnen niet opgeheven worden omdat ze voortkomen uit een EU-richtlijn. Nederland zal zich daarom in Europa inspannen om de EU-richtlijnen zo om te vormen dat ook die alleen nog doelvoorschriften bevatten. Het afspreken van middelen waarmee de doelen die de overheid gesteld heeft bereikt kunnen worden, wordt gezien als een taak van de sociale partners en wordt tot het private domein gerekend. Deze afspraken van de sociale partners kunnen worden vastgelegd in de arbocatalogus. Arbocatalogi kunnen per sector gemaakt worden door werkgevers en werknemersorganisaties.
De onderwerpen die in een arbocatalogus aan de orde komen, zijn in eerste instantie de onderwerpen waarvoor geen middelvoorschriften zijn vastgelegd. De logische volgorde bij het opstellen van onderwerpen in de arbocatalogus is daarom de volgende.

1. Doelvoorschriften zonder grenswaarden. Hiervoor kunnen bedrijfseigen of sectorale normen en grenswaarden worden vastgesteld, maar ook oplossingenboeken of voorbeeldprojecten.
2. Doelvoorschriften met grenswaarden. Die kunnen nader uitgewerkt worden in CAO-afspraken, oplossingenboeken of voorbeeldprojecten. Informatie uit bestaand voorlichtingsmateriaal (bijv. AI-bladen) en de bestaande beleidsregels van de Arbeidsinspectie kunnen hiervoor als inspiratie gebruikt worden. Ook kunnen afspraken uit arboconvenanten en in het kader daarvan ontwikkelde oplossingenboeken een rol spelen.
3. Middelvoorschriften. Tot slot de onderwerpen waarvoor nog veel middelvoorschriften bestaan. Aangezien alle bedrijven en sectoren deze middelvoorschriften moeten naleven, kunnen ten aanzien hiervan in de arbocatalogus alleen voorbeelden gegeven worden van praktische manieren om aan deze voorschriften te voldoen.

Onderdelen van een arbocatalogus

Behalve normen en grenswaarden, CAO- en convenantafspraken kunnen oplossingenboeken en voorbeeldprojecten in de arbocatalogus worden opgenomen. Mogelijke onderdelen en handige tools voor de bedrijven zijn: RI&E-methoden voor het bedrijf of de sector, functiebelastbaarheidsprofielen, inkoopgidsen, werkplekpaspoort, *quick scans* (werkdruk, CANS, software ergonomie enz.), verzuimcalculator, kosten-batencalculator voor arbomaatregelen, protocol agressie en geweld, verzuimprotocol, format PMO-onderzoek, re-integratiehandleiding, opleidingen en trainingen, presentaties toolboxmeetings, onderzoeksmethoden, beoordelingsmethoden, oplossingen, good practices (m.b.v. YouTube-filmpjes), informatieflyers, branchenormen downloadbaar als pdf-bestand.

Kader 8.4 Voorbeelden van arbocatalogi

Vrijwel alle arbocatalogi zijn beschikbaar gesteld via internet, enkele voorbeelden zijn:

- groente- en fruitgroothandels: http://www.gezondehandel.nl;
- gemeenten: http://www.aeno.nl;
- huisartsen: http://www.lhv.dearbocatalogus.nl/;
- autobedrijven: http://www.arbomobiel.nl/;
- bloemenveilingen: http://www.arbocatalogusbloemenveilingen.nl;
- universitair medische centra: http://www.dokterhoe.nl;
- verpleeg-, verzorgingshuizen en thuiszorg: http://www.arbocatalogusvvt.nl/;
- gehandicaptenzorg: http://www.profijtvanarbobeleid.nl;
- geestelijke gezondheidszorg en verslavingszorg: http://www.arbocatalogusggz.nl;
- sport: http://http://www.w-o-s.nl/arbo/pdf/arbocatalogus_web.pdf.

8.5 Dilemma's

Paramedici die in een organisatie werken komen vaak voor de vraag te staan: wat is de beste aanpak, individueel of collectief?
Werken in organisaties biedt interessante beroepsmatige mogelijkheden voor paramedici. Het werk is vooral interessant omdat samenhangende maatregelen kunnen worden getroffen op technisch, organisatorisch en gedragsmatig vlak. Deze maatregelen kunnen elkaar aanvullen en vaak ook versterken. Het is zeer bevredigend om vanuit paramedische invalshoek invloed uit te oefenen op de randvoorwaarden waarbinnen werknemers functioneren. Nadat de werkomstandigheden geoptimaliseerd zijn, is de kans op succesvolle gedragsbeinvloeding vele malen groter. Een goed ontworpen, gebruikersvriendelijke werkplek nodigt de medewerker nu eenmaal eerder uit tot het gewenste gedrag. Als werknemers constateren dat de werkgever zijn verantwoordelijkheid neemt en investeert in de werkomgeving, dan vallen voorlichting en instructie in een vruchtbare bodem. De kans dat de werknemers hun werkgedrag veranderen neemt daardoor toe.
Een paramedicus in de medische praktijk werkt hoofdzakelijk curatief, gericht op het verhelpen van klachten. Een arboprofessional met een paramedische achtergrond werkt in een bedrijf vooral preventief, gericht op het voorkomen van klachten bij medewerkers. Vaak gaat het

om collectieve preventie, dus op groepsniveau. De paramedicus draagt dan bij aan maatregelen die voor een groot deel van de doelgroep gunstig uitpakken, maar voor een deel ook niet. Tegelijkertijd zal een paramedicus altijd streven naar maatwerk, juist met veel individuele aandacht. De participatieve aanpak is daar een goed voorbeeld van. Werken in organisaties kan leiden tot een transformatie van hulpverlener tot commercieel adviseur. Of er nu gewerkt wordt in de profit- of de non-profitsector, acquisitie en onderhandelen vormen opeens een onderdeel van het werk. Soms vraagt dit een veel zakelijker, bedrijfsmatiger instelling dan een hulpverlener gewend is. Bovendien moet hij soms accepteren dat de organisatiedoelen en de financiële randvoorwaarden gewenste oplossingen in de weg kunnen staan. Het zoeken van een balans hierin maakt het werk in organisaties extra uitdagend.

9 Belastbaarheid van de werknemer – determinanten

Inge Bramsen, Harriët Wittink en André Bieleman

Kernpunten

- **Het handhaven van de balans tussen belasting en belastbaarheid wordt gezien als een belangrijke voorwaarde voor gezond zijn en blijven.**
- **Het is niet juist om fysieke en mentale belastbaarheid te scheiden; wel zijn er fysieke en mentale factoren waarvan bekend is dat ze de belastbaarheid van mensen bepalen. Dat worden determinanten genoemd.**
- **Copinggedrag, sociale steun, persoonlijkheidskenmerken en attributies en cognities zijn mentale determinanten van belastbaarheid.**
- **De fysieke determinanten zijn spierkracht, uithoudingsvermogen, lenigheid en snelheid, en functionele capaciteit.**
- **De BRAVO-leefstijlfactoren zijn eveneens van invloed op de belastbaarheid.**
- **Er zijn talrijke instrumenten om deze determinanten te bepalen of diagnosticeren.**

In paragraaf 5.1.4 is het belasting-belastbaarheidsmodel geïntroduceerd als een belangrijk aspect van de gerichtheid van de paramedicus. Het handhaven van de balans tussen belasting en belastbaarheid (ook wel draaglast en draagkracht genoemd) wordt gezien als een belangrijke voorwaarde voor gezond zijn en blijven. Ook voor werknemers met chronische ziekten en andere gezondheidsproblemen is een goede balans van belang voor het kunnen (blijven) participeren in arbeid. Een verstoring van deze balans kan leiden tot problemen in het functioneren en het krijgen of verergeren van gezondheidsklachten. De metafoor van de balans maakt het model eenvoudig, herkenbaar en aansprekend. De aanname dat een verstoring van de balans tot gezondheidsklachten leidt klinkt plausibel en analoog aan de materiaalleer: een staaf metaal buigt of breekt pas onder een uitwendige last die de materiaalsterkte overschrijdt.

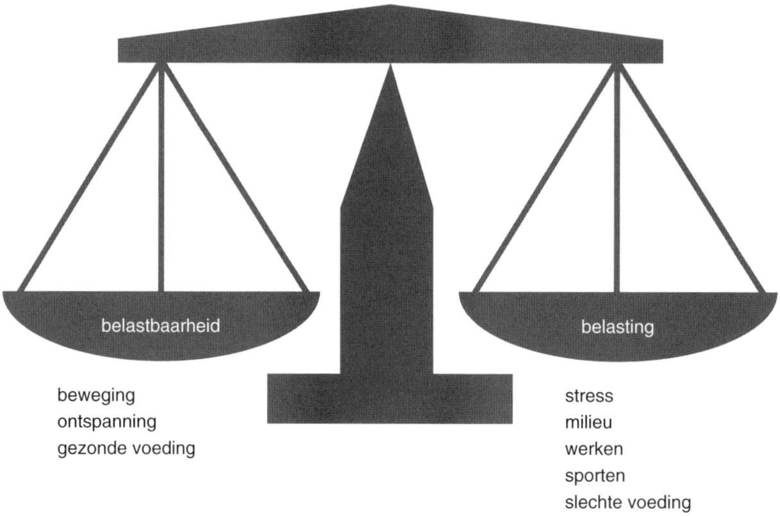

Figuur 9.1 *De balans tussen belasting en belastbaarheid.*

Een individu met een grote spierkracht zal zware lasten kunnen (ver)dragen en iemand met een grote aerobe capaciteit zal langdurige inspanning kunnen tolereren. Om te kunnen functioneren onder een grote werkdruk zijn verschillende variabelen van belang (zie par. 9.1.1), die zowel de belasting als de belastbaarheid kunnen beïnvloeden. Zo zijn de al dan niet aanwezige kennis, ervaring en het zelfvertrouwen om snel te kunnen produceren van invloed op de ervaren belastbaarheid en het vermogen om aan de eisen te voldoen. Tegelijkertijd kan de belasting gunstig worden beïnvloed door het kunnen beschikken over voldoende copingstrategieën en communicatieve vaardigheden om de werkdruk binnen de perken te houden, bijvoorbeeld door op een adequate wijze grenzen te stellen.
Natuurlijk is een verstoring van de balans niet verklarend voor het ontstaan van alle gezondheidsklachten. En soms biedt het slechts een verklaring achteraf: de persoon heeft klachten die duiden op overbelasting, dus is er geen goede afstemming geweest tussen belasting en belastbaarheid. Interventies worden dan logischerwijs gericht op het verbeteren van de balans, bijvoorbeeld door het verlagen van de belasting of het veranderen van de wijze van coping van de werknemer. De uitdaging is daarom de begrippen zo te definiëren dat ze bijdragen

aan een verklaring van het mechanisme dat ervoor zorgt dat de balans gehandhaafd blijft of verstoord wordt. Op die manier kunnen aangrijpingspunten gecreëerd worden om beide factoren te beïnvloeden, bij voorkeur preventief of in een zo vroeg mogelijk stadium.
De manier waarop het model geïnterpreteerd wordt, is in de loop der tijd veranderd. Het oorspronkelijke model (Burger, 1959), was kwantitatief inspanningsfysiologisch van aard: een individu met een zuurstofopnamecapaciteit van 3,0 liter per minuut heeft tijdens lichamelijke inspanning met een energieverbruik van 2,0 liter per minuut een belastingsgraad van 66 procent van zijn maximale capaciteit. Opvallend is overigens dat in de Duitstalige literatuur van *Belastung* en *Beanspruchung* gesproken wordt (zie http://www.ergonassist.de), hierbij wordt dus de belasting benadrukt, en niet de belastbaarheid (die wordt vermeld als 'individuele eigenschap'). De belangrijkst implicatie is dat verschillende mensen bij een gelijke uitwendige belasting altijd verschillend belast (*beansprucht*) worden (figuur 9.2).

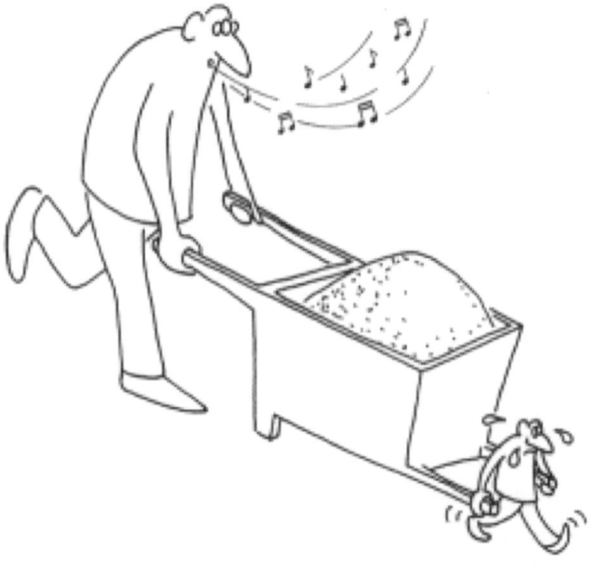

Figuur 9.2 *Dezelfde belasting geeft voor verschillende personen een andere belastingsgraad.*

Een belangrijke verbreding van het model werd voorgesteld door Van Dijk (zie par. 5.1.1). Hij verving het begrip 'belastbaarheid' door 'verwerkingsvermogen' om aan te geven dat belastbaarheid een dynamisch gegeven is dat niet alleen wordt bepaald door habituele factoren (geslacht, leeftijd, constitutie), maar ook door momentane (Van Dijk

et al., 1990). Het kan van dag tot dag verschillen, afhankelijk van gebeurtenissen, omstandigheden en regelmogelijkheden in iemands leven. Daarnaast kan een adequaat niveau van belasting ook een positief (trainings)effect op de belastbaarheid hebben. Andere auteurs namen later verschillende posities in tussen een brede en een engere visie op het model. Zo stelt Vrijhof (2000) belastbaarheid gelijk aan prestatievermogen, dat gelijk is aan de maximale belasting die gedurende een bepaalde tijd kan worden doorstaan, met volledig herstel na afloop. Hamberg-van Rheenen (2008) lijkt de enige die de balansmetafoor expliciet getoetst heeft. Zij concludeert dat de relatie tussen fysieke belasting en fysieke belastbaarheid niet zo eenduidig is als algemeen wordt aangenomen. Een disbalans tussen belasting en belastbaarheid bleek geen sterkere voorspeller voor bewegingsapparaatklachten dan elk van deze beide factoren apart. Wel was fysiek ongemak dat tijdens het werk wordt ervaren (zonder dat er sprake is van daadwerkelijke klachten) een voorspeller van toekomstige klachten. Er is de afgelopen jaren meer interessant onderzoek verricht, dat een bijdrage kan leveren aan een betere onderbouwing van het model; dit zal in de komende paragrafen vermeld worden.
Gezien de gepresenteerde verschillen in definities van en opvattingen over het begrip 'belastbaarheid' zijn de auteurs van mening dat het niet juist is om fysieke en mentale belastbaarheid te scheiden. Wel zijn er fysieke en mentale factoren waarvan bekend is dat ze de belastbaarheid van mensen bepalen. Dat worden determinanten genoemd. Er kunnen nog andere factoren benoemd worden die ook van invloed zijn op de belastbaarheid, mogelijk met de bedoelde determinanten als intermediair. In dit hoofdstuk zijn dat leefstijl en enkele arbeidsrelevante persoonlijke factoren (par. 9.4). Het spreekt voor zich dat er altijd meer factoren tegelijk van invloed zijn op de momentane belastbaarheid van een persoon.

9.1 Determinanten van mentale belastbaarheid

Bij mentale belastbaarheid wordt wellicht in de eerste plaats gedacht aan stress en stressbestendigheid. Maar wat is stress of overbelasting eigenlijk en hoe zijn stresssignalen te herkennen? In de psychologie, de wetenschap die het innerlijk leven (denken, voelen, willen) en het gedrag van mensen bestudeert, zijn verschillende verklaringsmodellen hiervoor ontwikkeld, zoals de stress-en-copingtheorie van Lazarus en Folkman (par. 9.1.1). Deze verklaringsmodellen bieden ook inzicht in psychologische factoren of determinanten die van invloed zijn op de ervaring van stress en op het aanpassingsproces aan alledaagse en bijzondere stressvolle situaties (par. 9.1.2 en 9.1.3). Wanneer sprake is van een chronische ziekte of blijvende aandoening of handicap, vraagt dit om speciale vormen van aanpassing, ook in relatie tot arbeid. Zelfregulatietheorieën bieden een perspectief om de factoren die hierbij een rol spelen in kaart te brengen (par. 9.1.4). In paragraaf 9.1.5 wordt ingegaan op arbeidsgerelateerde problemen in psychologische adaptatie en tot slot wordt het onderwerp signalering en diagnostiek besproken (par. 9.1.6).

9.1.1 STRESS, EMOTIES EN AANPASSING

Stress is traditioneel vanuit verschillende invalshoeken benaderd. Er is onderzoek gedaan naar de kenmerken van moeilijke of stressvolle situaties, ook wel stressoren genoemd. Maar er is ook gekeken naar de reactie van de persoon, de stressrespons. Beide aspecten, persoon en situatie, lijken van belang om de beleving van en aanpassing aan stressvolle situaties te begrijpen. Dit komt ook tot uiting in het model van Van Dijk (zie par. 5.1.1) en in de ICF (zie par. 5.5).

Voorbeeld

Raoul, 37 jaar, heeft zich ziek gemeld. Hij voelt zich overspannen, moe, heeft stemmingswisselingen en is bij enige vorm van druk zeer snel geprikkeld. Daar komen soms duizelingen en fikse hoofdpijn bij. Raoul denkt dat de oorzaak in het werk is gelegen. Hij werkt ruim veertien jaar bij zijn huidige baas en in die tijd is er veel gebeurd: diverse reorganisaties en afscheid nemen van leuke collega's. Onlangs is daar nog deeltijd-WW bij gekomen en er zijn al langere tijd collega's die zich negatief opstellen, hetgeen niet goed is voor het bedrijf. In combinatie met de onzekere toekomst van het bedrijf kan Raoul dit niet meer aan. Gisteren is zijn baas samen met hem tot de conclusie gekomen dat het beter is dat hij een andere baan gaat zoeken. Hoe dit moet weet Raoul nog niet, want hij wil zich eerst mentaal en fysiek weer beter en sterker voelen. Daar komt bij dat Raoul door onenigheid zijn ouders en broer al meer dan een jaar niet gezien heeft. Hij mist juist nu hun steun en advies.

Tijdens stressvolle situaties is sprake van een zekere mate van spanning, dreiging, uitdaging en/of activatie (arousal). Stressvolle situaties vragen om een aanpassing van het organisme. Selye definieerde stress als *een uniforme biologische respons van het organisme op een dreigende si-*

tuatie (Selye, 1956). De eerste alarmfase wordt gekenmerkt door een vecht-of-vluchtreactie, daarna volgt een tweede fase van aanpassing, en bij chronische stress kan een derde fase van uitputting volgen. Holmes en Rahe volgden een situationele benadering van stress: zij stelden dat belangrijke levensveranderingen, zogenoemde *life-events* zowel positieve als negatieve aanpassing vergen van het organisme (Holmes & Rahe, 1967). Zij ontwikkelden een vragenlijst voor het meten van life-events en trachtten tevens universele gewichten te ontwikkelen voor de mate van stress die met elke levensgebeurtenis gepaard gaat. Deze benaderingswijze is bekritiseerd. Er bestaan immers grote individuele verschillen in reactie op stressvolle situaties (Lazarus, 1991, 1999; Lazarus & Folkman, 1984). De stress-en-copingtheorie van Lazarus en Folkman wil individuele verschillen in reacties op stress verklaren (figuur 9.3). Een belangrijk uitgangspunt is dat stress het gevolg is van een dynamische wisselwerking tussen persoon en situatie. Hoe een individu reageert, maar ook reacties in de omgeving zijn van invloed op het verloop van dit proces. Stress of overbelasting is dus geen statisch gegeven, maar een proces in beweging en allerlei factoren zijn van invloed op het verloop van dit proces. In deze theorie staat de waarneming (*appraisal*) en de betekenisverlening van het individu centraal. Deze waarneming en betekenisverlening vloeit voort uit een combinatie van persoonlijke en omgevingsfactoren. De volgende persoonlijke factoren spelen volgens Lazarus en Folkman een belangrijke rol.

- Persoonlijke doelen en waarden. Die bepalen wat voor het individu van belang is, wat staat er op het spel in het licht van eigen doelen en waarden?
- Hulpbronnen. Dat zijn eigenschappen van de persoon, zoals opleiding, levenservaring, werkervaring, sociale relaties, persoonlijkheidskenmerken, lichamelijke en cognitieve capaciteiten, en financiële middelen.
- De theorie over de wereld en het zelf, dat wil zeggen: het verwachtingspatroon.

Bij omgevingsfactoren valt te denken aan:

- specifieke eisen die de situatie stelt, bijvoorbeeld een drukke verkeerssituatie, een levensbedreigende situatie, eisen die de werkgever of collega's stellen;
- hulpbronnen behorend bij de stressvolle situatie, bijvoorbeeld een behulpzame medeweggebruiker of collega;

- belemmeringen die inherent zijn aan de situatie, bijvoorbeeld slechte weersomstandigheden, gebrek aan herstel- of regelmogelijkheden op het werk.

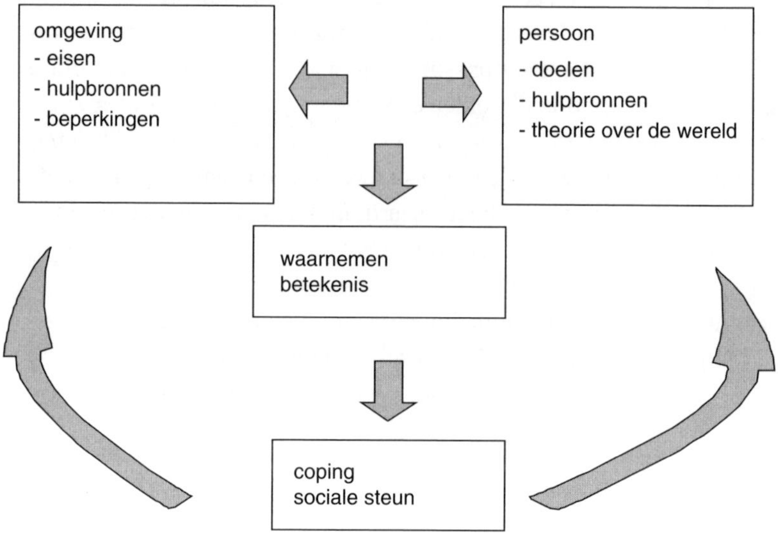

Figuur 9.3 *Stress, coping en aanpassing: de wisselwerking tussen persoon en situatie (Bramsen, 1995).*

Afhankelijk van de waarneming en betekenisverlening van het individu wordt een situatie ervaren als neutraal of irrelevant, uitdagend of stressvol. Zo kan eenzelfde strakke deadline in een organisatie voor verschillende werknemers een verschillende betekenis hebben, bijvoorbeeld: welke persoonlijke doelen en ambities heeft iemand? Over welke capaciteiten kan hij beschikken? Hoe is de sfeer op het werk? En welke positie heeft iemand in het team? Stressvolle of veeleisende situaties op het werk kunnen onder meer voortkomen uit de context en de inhoud van het werk (de vier A's, zie par. 5.5.2 en kader 5.3). Voorbeelden hiervan zijn: rolconflicten, werktempo of werkdruk, slechte relatie met leidinggevende of collega's, gebrek aan beslissingsruimte of controle over het werk.

Stress is emotie?

Het begrip 'stress' is in de tweede helft van de twintigste eeuw in populariteit gegroeid. Maar in feite is het een zeer globale term, die weinig zegt over de details van de strijd van het individu om zich aan te passen aan veeleisende situaties. Lazarus (1991, 1999) heeft er daarom voor gepleit om meer gedetailleerd te kijken naar de emoties die een bepaalde situatie oproept. Daardoor is er veel meer te weten te komen over het proces van aanpassing van een individu. Want stelt hij, elke emotie zegt iets over hoe een persoon een bepaalde situatie beoordeelt en ermee omgaat. Bijvoorbeeld: vrees ontstaat bij een onmiddellijk, concreet en overweldigend fysiek gevaar, en verdriet is een reactie op een onherroepelijk verlies. Met deze opvatting sluit hij aan bij theorievorming over de aard en functie van emoties (zie bijv. Frijda, 1988).

Intermezzo Stress en emotie – geen scheiding van lichaam en psyche

Stress en emoties zijn lichamelijke processen. Tegenwoordig wordt daarom niet meer uitgegaan van een scheiding tussen lichaam en psyche. De neuroloog Damasio noemt in zijn boek *De vergissing van Descartes* onze gevoelens de 'graadmeters voor de mate waarin onze natuur en onze omstandigheden met elkaar in overeenstemming zijn' (p. 15) (Damasio, 1995). De gevoelens vormen een onlosmakelijk onderdeel van de cognitie. Hij beschrijft treffende voorbeelden van wat er mis kan gaan in een mensenleven als bepaalde hersendelen die betrokken zijn bij onze emoties beschadigd zijn. Mensen zijn dan niet meer in staat om de juiste beslissingen te nemen en hun leven in goede banen te leiden. Emoties zijn dus onmisbaar voor overleving en om het leven richting te geven.

Werknemers met chronische ziekten en aandoeningen

Bij de belastbaarheid van werknemers met chronische ziekten en aandoeningen spelen in principe dezelfde factoren een rol als bij gezonde werknemers. Maar de mate waarin iemand over een volledige lichamelijke en psychische gezondheid kan beschikken, is uiteraard wel van invloed op de belastbaarheid. De lichamelijke en psychische gesteldheid kan beschouwd worden als een persoonlijke eigenschap of hulpbron, die mede de belastbaarheid van een werknemer bepaalt (zie figuur 9.3). Werknemers met een chronische ziekte of aandoening zullen (op sommige terreinen) verminderd belastbaar zijn, bijvoorbeeld door moeheid of pijn, en het kan dan noodzakelijk zijn dat op de werkvloer met hun specifieke beperkingen rekening wordt gehouden (zie par. 10.3).

9.1.2 DETERMINANTEN VAN MENTALE BELASTBAARHEID

In het dagelijks leven en ook op het werk is steeds aanpassing nodig aan alledaagse en soms ook veeleisende situaties. In deze paragraaf gaan we in op individuele factoren, determinanten, die van invloed zijn op een al dan niet succesvolle aanpassing.

Coping

Coping kan gedefinieerd worden als 'de cognitieve en gedragsmatige inspanningen gericht op het hanteren van specifieke externe en/of interne eisen, die, volgens het oordeel van het individu, de capaciteiten op de proef stellen of te boven gaan' (Folkman & Lazarus, 1988). Veelal wordt er onderscheid gemaakt tussen probleem- en emotiegerichte coping. Probleemgerichte coping is gericht op het veranderen van de externe situatie om de hoeveelheid stress te verminderen. Bijvoorbeeld: het analyseren van het probleem, het maken van een plan van aanpak, het zoeken van informatie of hulp bij het oplossen van het probleem. Emotiegerichte coping is gericht op het hanteren van de emoties die gepaard gaan met een stressvolle situatie. Bijvoorbeeld: vermijdingsgedrag of wensdenken, zodat de persoon de negatieve emoties niet hoeft te ervaren, en cognitieve herwaardering, dat wil zeggen: het probleem anders bekijken of herdefiniëren. Coping is dus de manier waarop iemand gedragsmatig, cognitief en emotioneel reageert op omstandigheden die aanpassing vereisen.
Onderzoek naar de relatie tussen coping en gezondheid (Aldwin & Brustrom, 1997; Lazarus, 1999) laat zien dat probleemgericht copinggedrag effectiever is in situaties die te beïnvloeden zijn. Emotiegericht copinggedrag is juist effectief in situaties waarop iemand geen invloed uit kan oefenen. Meestal hanteren mensen meer strategieën tegelijkertijd. Ook in controleerbare stresssituaties is emotiegericht copinggedrag nodig, zodat iemand zich niet door emoties af laat leiden van de taak. Van belang is dat iemand in staat is verschillende manieren van coping flexibel toe te passen, zodat de coping adequaat is afgestemd op de situatie (Folkman & Moskowitz, 2004; Lazarus, 1999; Sideris, 2006). Ook heeft onderzoek uitgewezen dat het kunnen reflecteren op de eigen manier van coping (metacognitief bewustzijn) tot een effectievere coping leidt (Delahaij, 2010).

Voorbeeld

Maria is secretarieel medewerkster en heeft moeite met grenzen stellen op haar werk. Ze neemt werk mee naar huis en komt hierdoor soms moeilijk in slaap. Verder heeft ze last van rugpijn en tintelingen in haar handen, wat volgens de bedrijfsarts wijst op beginnende CANS. Naast adviezen over de CANS en een verwijzing naar de fysiotherapeut voor haar rug, heeft de bedrijfsarts haar aangeraden een cursus te volgen over assertiviteit en emoties. Hier krijgt zij handvatten aangereikt om op een respectvolle manier haar grenzen aan te geven, haar eigen emoties te accepteren, en leert zij positiever te denken. Zij ontdekt dat anderen bij de juiste informatie en benadering bereid zijn haar grenzen te accepteren en rekening met haar te houden.

Sociale steun

De sociale omgeving kan het succesvol omgaan met veeleisende situaties zowel bevorderen als hinderen (Lepore, 1997). Ook kan de omgeving juist een bron van stress zijn. Volgens de *conservation of resources*-theorie (Hobfoll, 2001) zijn mensen die investeren in sociale relaties beter beschermd tegen stresssituaties. Sociale steun vervult basale menselijke behoeften aan vriendschap en sociaal contact, evenals de behoefte aan erkenning en waardering (Maslow, 1969). Tegelijkertijd heeft een sociaal netwerk praktisch nut omdat mensen via contacten ook invloed kunnen uitoefenen en kunnen beschikken over informatie, hulp en advies.

Persoonlijkheidskenmerken

Persoonlijkheidskenmerken zijn te onderscheiden naar hun voorspellende waarde voor het gedrag en de mate waarin zij stabiel dan wel veranderlijk of trainbaar zijn (Delahaij, 2010; Ployhart & Bliese, 2006; Vallerand, 2000). Vallerand (2000) onderscheidt globale, contextuele en situationele persoonlijkheidskenmerken. Globale persoonlijkheidskenmerken worden beschouwd als stabiele eigenschappen van de persoon, zoals extraversie en introversie, neuroticisme en emotionele stabiliteit, en prestatiemotivatie. Contextuele persoonlijkheidskenmerken zijn domeinspecifiek en relatief stabiel, zoals *self-efficacy* (eigen effectiviteit) (Bandura, 1997). Situationele persoonlijkheidskenmerken refereren aan de reacties in een specifieke situatie, bijvoorbeeld aan coping.

Volgens Bandura (1997) worden zogenoemde self-efficacy-*beliefs* in sterke mate bepaald door de ervaring. Succeservaringen dragen bij aan een gevoel van zelfvertrouwen en controleerbaarheid van bepaalde situaties. Dit betekent dat self-efficacy tot op zekere hoogte trainbaar

is. Delahaij (2010) vond dat militairen in opleiding met een sterk vertrouwen in de eigen copingvaardigheden (coping-eigen effectiviteit) in een leersituatie beter functioneerden. Zij taxeerden de situatie als minder stressvol en pasten meer taakgerichte coping en minder emotiegerichte coping toe.
Een ander persoonlijkheidskenmerk dat Delahaij (2010) onderzocht is de doeloriëntatie. Iemand met een leer-doeloriëntatie is gericht op het versterken van de eigen competenties, en daarom op het vergroten van inzicht. Iemand met een prestatie-doeloriëntatie is gericht op het verkrijgen van positieve beoordelingen van anderen, en hierdoor meer op het vertonen van goede resultaten dan op inzicht. Delahaij vond dat een leer-doeloriëntatie bijdroeg aan een effectievere copingstijl.

Attributies en cognities

In het dagelijks leven maken mensen gebruik van een theorie over zichzelf en de wereld die hen helpt de complexe wereld enigszins vereenvoudigd waar te nemen. Op basis van deze theorie hebben zij een bepaald verwachtingspatroon dat als uitgangspunt dient voor het nemen van beslissingen. Onderzoek op het terrein van de sociale psychologie heeft laten zien dat mensen hierbij veelal uitgaan van een aantal positieve illusies. Volgens de attributietheorie zijn mensen geneigd om successen eerder aan zichzelf toe te schrijven en falen aan externe omstandigheden (*self-serving bias*) (Kelley, 1971; Weiner, 1972). Als het echter een andere persoon betreft, gebeurt het omgekeerde en is iemand eerder geneigd het falen aan díe persoon toe te schrijven (fundamentele attributiefout) (Ross, 1977). Zo houden mensen een positief zelfbeeld en een gevoel van controle in stand, en dat heeft een gunstig effect op de gezondheid.
De cognitieve psychologie gaat er eveneens van uit dat mensen niet altijd rationeel opereren. Ellis, de grondlegger van de rationeel-emotieve therapie (RET), stelde dat veel psychische problemen veroorzaakt worden doordat mensen allerlei irrationele eisen aan zichzelf en aan de buitenwereld stellen (Ellis, 1962). De RET heeft tot doel om samen met de cliënt de irrationele overtuigingen op te sporen en te veranderen. Daarbij zijn expliciete doelen: het verminderen van angst (of *self-blame*) en het verminderen van vijandigheid en boosheid (of *blaming others or circumstances*). Tegenwoordig wordt cognitieve gedragstherapie succesvol ingezet bij het verhelpen of verminderen van ernstige psychische problematiek, zoals angststoornissen en depressies, maar ook bij het verminderen van (de gevolgen van) werkstress (zie par. 10.2).
De toepassing van de RET kent wel enkele voetangels en klemmen. Een belangrijke vraag is immers: wie bepaalt wat een rationele of ir-

rationele overtuiging is? Wat zich afspeelt in een behandelsituatie is niet waardevrij. Eigen waarden en normen van de professional kunnen de boventoon gaan voeren, waardoor de methode kan ontaarden in een vorm van manipulatie of zelfs hersenspoeling (Patterson, 1986). Ervaringen in de rechtspsychologie en in de klinische psychologie laten zien dat veel mensen vatbaar zijn voor suggestie (Derksen, 2010; Loftus, 1993). Een ander risico is dat emoties ten onrechte als disfunctioneel worden bestempeld en dat er onvoldoende oog is voor de omstandigheden die tot de emoties aanleiding hebben gegeven. Een nieuwe generatie van gedragstherapieën, gericht op aandacht en acceptatie, legt zich niet langer toe op het veranderen van emoties, maar op het accepteren ervan. Een voorbeeld is de *acceptance and commitment therapy* (ACT) die cliënten leert zich ondanks deze emoties niet te laten afleiden van belangrijke levensdoelen (Hayes, 2004).
De laatste tijd is aandacht ontstaan voor een mogelijke rol van verkeerde attributies als in stand houdende factoren, onder meer bij chronische ziekten en aandoeningen die op de grens liggen van het medisch weten en niet-weten, bijvoorbeeld whiplash, fibromyalgie, lagerugpijn of het chronischevermoeidheidssyndroom. Hier is echter een waarschuwing op haar plaats. Immers, hoe kan worden bepaald welke attributies juist zijn? Ook professionals kunnen een fundamentele attributiefout maken en het niet-herstellen van een cliënt ten onrechte toeschrijven aan 'verkeerde' attributies zoals een 'somatische fixatie'. Ook lijken sommige onderzoekers bij de interpretatie van de resultaten een grotere rol toe te kennen aan psychologische factoren dan de onderzoeksmethode rechtvaardigt (Bramsen & Roelofs, 2009; Hoekstra, 2009; Roelofs et al., 2010). Zo'n onterechte vorm van psychologisering van soms ernstige lichamelijke aandoeningen kan veel schade aanrichten in het persoonlijk leven van cliënten. Ook kan dit bij cliënten gevoelens van onmacht en *self-blame* teweegbrengen, terwijl dit niet nodig is.

Intermezzo Ziek of moe? Welke attributie is correct?
Een studie naar chronische vermoeidheid onder werknemers laat zien dat degenen die hun vermoeidheid toeschrijven aan een lichamelijke oorzaak, langer ziek blijven dan degenen die een psychische oorzaak vermoeden (Huibers et al., 2003). De onderzoekers die menen dat het chronischevermoeidheidssyndroom (CVS) niet fundamenteel verschilt van chronische vermoeidheid of burnout, stellen dat de prognose bij CVS verbeterd kan worden door met cognitieve gedragstherapie (Bleijenberg et al., 2003) lichame-

lijke attributies te veranderen. Achter deze studie gaat echter een wetenschappelijke controverse schuil over het ziektebeeld myalgische encefalomyelitis (ME), sinds 1988 het chronischevermoeidheidssyndroom (CVS) genoemd (Bramsen, 2010a, 2010b). Andere wetenschappers stellen dat ME/CVS een ernstige chronische ziekte is die onderscheiden moet worden van andere lichamelijke en psychische aandoeningen die met vermoeidheid gepaard gaan (Carruthers et al., 2003). Zo draagt de nieuwe naam (CVS) voor een oud ziektebeeld (ME) in combinatie met onzorgvuldig wetenschappelijk onderzoek bij aan een klimaat van ongeloof en stigma rondom mensen met ME/CVS (Jason & Richman, 2008).

9.1.3 EMOTIONELE VERWERKING VAN SCHOKKENDE GEBEURTENISSEN

Schokkende gebeurtenissen, in of buiten het werk, kunnen van invloed zijn op het functioneren van de werknemer. Ook kan het ontstaan van een chronische ziekte of aandoening een emotionele reactie oproepen. In 1978 beschreef de psychiater Horowitz de normale reactie op schokkende gebeurtenissen, het *stress response syndrome*, in vijf fasen (Horowitz, 1986).

- *Outcry*: eerste schok met angst, paniek, verdriet of woede.
- Ontkenning: het niet onder ogen willen zien van (herinneringen aan) de gebeurtenis.
- Herbeleving: spontane herinneringen en gedachten aan de gebeurtenis.
- Doorwerken: de realiteit onder ogen zien, afwisselend herbeleven en vermijden.
- Voltooiing: het gewone leven hervatten.

Natuurlijk vinden de fasen niet strikt in deze volgorde plaats, maar dit model beschrijft wel de meest kenmerkende elementen van het emotionele verwerkingsproces. In de fase van het doorwerken wisselen herbelevingen en het vermijden van herinneringen aan de gebeurtenis elkaar vaak af. Een belangrijk element in deze fase is het zoeken naar betekenis, dat wil zeggen dat de betrokkene de gebeurtenis ‘een plekje moet geven’. Er is iets gebeurd dat de persoon voorheen voor onmogelijk hield en nu moet deze gebeurtenis geïntegreerd worden in het wereldbeeld en de cognitieve schemata (Bramsen, 1995). Dit zal uiteindelijk leiden tot het herwinnen van de controle en het hervatten van het gewone leven. Bij diep ingrijpende gebeurtenissen, psychotraumata, is die laatste fase relatief: de betrokkene zal zo'n gebeurtenis immers nooit vergeten en de herinnering eraan zal altijd pijnlijk blijven. Toch zijn de meeste mensen uitermate veerkrachtig en zij zijn uiteindelijk in staat het gewone leven te hervatten. Mocht er sprake zijn van een traumatische gebeurtenis op het werk, dan kan het nodig zijn om aanpassingen aan de taak te laten plaatsvinden om rekening te houden met de tijd die nodig is om dit soort ervaringen te verwerken. Soms is terugkeer naar het werk niet mogelijk vanwege blijvende angst voor de eigen werkplek (Carlier & Arentz, 2005).

Een chronische ziekte of blijvende aandoening aanvaarden

Het krijgen van een chronische ziekte of blijvende aandoening kan ook beschouwd worden als een schokkende gebeurtenis, of reeks gebeurtenissen, die aanpassing vereist. In dit proces staan rouwgevoelens voorop: iemand verliest een stukje gezondheid en daarmee ook bepaalde mogelijkheden in het leven. Dit betekent dat hij afscheid moet nemen van (een deel van) het oude leven. Daarna kan dan ruimte ontstaan voor een nieuwe levensinvulling. De psychiater Kübler-Ross (1969) onderscheidde in dit rouwproces de volgende fasen: ontkenning, woede, onderhandelen met het noodlot, depressie en tot slot aanvaarding. Ook hierbij kan niet gesteld worden dat deze fasen altijd in deze volgorde verlopen. Ook is het mogelijk dat de fasen meermalen of in een verschillend tempo doorlopen worden voor verschillende levensgebieden of activiteiten die iemand niet meer kan doen (bijv. afscheid nemen van oude hobby's, oude baan), of opnieuw doorlopen worden als de ziekte verergert.

9.1.4 ZELFREGULATIE BIJ CHRONISCHE ZIEKTE

Werknemers met een chronische ziekte of aandoening die een bepaalde mate van arbeidsongeschiktheid meebrengt, staan voor een bijzondere opgave. Hoe kunnen zij blijven participeren in het arbeidsproces? Zelfregulatietheorieën geven, in aanvulling op de stress-en-copingtheorie, inzicht in enkele relevante factoren die hierbij van belang zijn. Deze theorieën hebben de laatste jaren een sterke ontwikkeling doorgemaakt (Boekaerts et al., 2000). In deze paragraaf gaan we in op de zelfregulatietheorie volgens Carver en Scheier en op het *common sense*-model van Leventhal.

Zelfregulatie volgens Carver en Scheier

In het model van zelfregulatie van Carver en Scheier (1981) staat de notie centraal dat mensen hun leven vormgeven door het stellen en nastreven van doelen: doelen motiveren, geven richting aan activiteiten

en geven zin en betekenis aan het leven (Scheier & Carver, 2003). Om een persoon te begrijpen is het nodig zijn/haar doelen te kennen. Doelen en gedrag zijn nauw met elkaar verweven via een feedbackmechanisme waarbij de persoonlijke doelen het referentiepunt vormen. Zodra iemand een discrepantie ervaart tussen de huidige en de gewenste toestand, zal hij gemotiveerd zijn zijn gedrag aan te passen. Verwachtingen over de mogelijke uitkomsten van het gedrag zijn leidend voor ofwel het vergroten van de inspanningen, ofwel het opgeven en loslaten van een bepaald doel. Diverse onderzoeken (zie Scheier & Carver, 2003) hebben laten zien dat een optimistische instelling gunstig is voor een succesvolle aanpassing aan veeleisende situaties. Vertrouwen dat een doel uiteindelijk zal worden bereikt, leidt tot grotere inspanningen en het langer volhouden van deze inspanningen.
De keerzijde van doorzetten, dus het loslaten van bepaalde doelen en het toegeven aan twijfels is eveneens van belang. Wanneer iemand een chronische ziekte of handicap krijgt, is het van belang dat hij erin slaagt bepaalde doelen die niet meer haalbaar zijn los te laten. Zo kan door het omschakelen of terugschakelen naar andere doelen, een betekenisvol leven opnieuw vorm krijgen. In het domein van arbeid kan het omschakelen inhouden dat een bestaande functie nog wel kan worden uitgeoefend, maar voor minder uren of voor een bepaald gedeelte. Maar ook kan aan de orde zijn dat de oude functie helemaal niet meer kan worden uitgeoefend, en iemand een andere functie of beroep moet kiezen. Deze vaardigheid, het terugschakelen of omschakelen naar andere doelen is een niet te onderschatten vaardigheid bij aanpassing aan grote levensveranderingen, zoals een chronische ziekte.

Voorbeeld Werk en artrose
Een man, 47 jaar, heeft artrose in zijn nek en linkerschouder. Hij kan zijn beroep als chauffeur niet meer uitoefenen: ‘Nu is het het beste als ik mij omschool, maar mijn werk is alles voor me, en het bedrijf waar ik voor werk is een klein familiebedrijf, dus iedereen kent iedereen. Er wordt wel heel gemakkelijk gezegd: omscholen, maar dat valt niet mee als je vak ook je hobby is! En wat anders moet je doen, waar moet je aan denken, wat kun je nog?’
Bron: http://www.reumabond.nl/mijn-leven/werken-met-reuma.html.

Zelfregulatiemodellen worden ook veelvuldig toegepast op het terrein van gezondheidsbevordering (bijv. alcoholgebruik, roken, overgewicht). Onder meer wordt hierbij aandacht besteed aan de rol van sociale invloeden, conflicterende doelen, prioriteiten bepalen (bij meer doelen), onopzettelijk gedrag en falen in het volhouden van gezondheidsgedrag (Baumeister & Vohs, 2004; De Ridder & De Wit, 2006).

Het common sense-model van Leventhal

Het common sense-model (CMS) van Leventhal (uit 1970) heeft als uitgangspunt dat een gezondheidsdreiging leidt tot een toestand van angst, die mensen motiveert om activiteiten te ondernemen die deze emoties beheersen (*fear control*) en die de bedreiging afwenden (*danger control*) (Leventhal et al., 2003). Deze theorie veronderstelt dat een cognitieve representatie van de gezondheidsdreiging een noodzakelijke voorwaarde is voor het in gang zetten van copinggedrag. Symptomen van ziekte worden door het individu geïnterpreteerd en leiden, mede op basis van informatie van anderen en eigen ziekte-ervaringen, tot ziekterepresentaties of beelden op vijf domeinen: symptomen en labels (*illness identity*), verwachte duur of leeftijd bij aanvang (*timeline*), ernst van de pijn en invloed op het dagelijks leven (*consequences*), de oorzaak van de ziekte (*cause*), en of de ziekte genezen kan worden (*controllability*).

Op basis van dit model is een vragenlijst ontwikkeld, de Illness Perception Questionnaire (IPQ) (Weinman et al., 1996). De interpretatie van de scores op deze vragenlijst vraagt wel om gedegen kennis van zowel het ziektebeeld als de normale reacties van mensen op een ziekte (zie par. 9.1.3). Zo wordt het concept *illness identity* gemeten door te vragen naar het aantal symptomen. De score op dit onderdeel is dus eerder een weergave van de ziektetoestand dan van ziekteopvattingen (Hagger & Orbell, 2003). Dit laatste geldt ook voor veel vragen in de andere domeinen. Immers, de perceptie van de cliënt is mede gebaseerd op de werkelijkheid van het leven met een soms grillige chronische ziekte. Tegelijkertijd geven de antwoorden op de vragen inzicht in het emotionele verwerkingsproces, waarin het zoeken naar betekenis, zeker in de eerste fase, centraal staat en de persoon zich allerlei vragen stelt, zoals: waarom is mij dit overkomen? Had ik het kunnen voorkomen? Is er kans op herstel? Zodoende kan het invullen van de IPQ en een gesprek hierover met de cliënt inzicht geven in zowel de impact als de beleving van de ziekte, inclusief ziekteopvattingen, hetgeen kan bijdragen aan een goede samenwerkingsrelatie.

9.1.5 ARBEIDSGERELATEERDE PSYCHISCHE PROBLEMEN

In de tekst hiervoor is het normale proces van aanpassing aan veeleisende situaties beschreven. Indien het om een of andere reden niet lukt om met behulp van de beschikbare sociale steun en coping de balans tussen draagkracht en draaglast te herstellen, kan dit leiden tot signalen van stress of overbelasting (kader 9.1) en spanningsklachten en uiteindelijk tot overspanning, burn-out of andere psychische problematiek.

Kader 9.1 Signalen van stress of overbelasting

- Lichamelijk: versnelde hartslag, verhoogde bloeddruk, afname spijsvertering, droge mond, transpireren, slaapstoornissen, verhoogde spierspanning, nekpijn, rugpijn, hoofdpijn.
- Emotioneel: angst, irritatie, woede, verwardheid, hopeloosheid, machteloosheid, somberheid, ontevredenheid, prikkelbaar, schuldgevoelens, schaamte.
- Cognitief: piekeren, besluiteloosheid, afwezig zijn, concentratieproblemen, verstrooidheid, vergeetachtigheid.
- Gedragsmatig: verstijven van schrik, vluchten, vechten, paniek, huilen, steun of hulp zoeken, nadenken, het probleem analyseren, informatie verzamelen, vermijdingsgedrag, te veel eten, alcohol drinken of roken.

Overspanning

Overspanning wordt omschreven als *een met een belastende situatie samenhangend klinisch beeld van spanningsklachten met aanzienlijke beperkingen in het sociaal of beroepsmatig functioneren* (Romeijnders et al., 2005). De volgende spanningsklachten kunnen optreden: gespannenheid, piekeren, demoralisatie (het niet meer aankunnen), moeheid, lusteloosheid, slecht slapen of juist veel slapen, prikkelbaarheid, somberheid, verlies van interesse, emotionele labiliteit.

Overspanning is doorgaans goed invoelbaar als een normale reactie op de bovenmatige hoeveelheid stress waaraan de betrokkene is blootgesteld (Van der Klink & Terluin, 1996). Meestal ontstaan de klachten in de loop van enkele weken tot maanden en zijn ze zodanig verergerd dat betrokkene het niet meer aankan. Hij/zij voelt zich niet meer in staat de inspanning op te brengen om bepaalde taken naar behoren te vervullen. Er is sprake van controleverlies. Concentratieproblemen zijn zo ernstig dat fouten worden gemaakt. Sommigen geven aan dat er ‘iets is geknapt’, soms is er sprake van een weloverwogen keuze: ‘zo kan het niet langer’ en stopt iemand uit zelfbehoud, om erger te voorkomen.

Voorbeeld

Salima is getrouwd en heeft twee jonge kinderen. Ze werkt in de thuiszorg. Ze is 'helemaal ingestort', kan alleen nog maar huilen, en raakt steeds in paniek. Haar jongste kind is te vroeg geboren, is nu weer thuis, maar huilt veel. Haar vriend raakt over een halfjaar zijn baan kwijt. Sinds de laatste reorganisatie voelt ze zich op haar werk niet meer op haar plek. Ze heeft weinig contact met collega's en kreeg negatieve reacties vanwege haar verzuim wegens de gecompliceerde zwangerschap. Bovendien mist ze haar oude werk en de collega's die naar een andere wijk gingen. Om die reden heeft ze al gesolliciteerd. De hele situatie, zowel thuis als op het werk, is haar duidelijk boven het hoofd gegroeid.

Burn-out

Bij een burn-out is meestal sprake van een lange voorgeschiedenis van overbelasting, waarin de spanningsklachten geleidelijk zijn ontstaan en toegenomen totdat een toestand van emotionele uitputting is opgetreden. Daarbij is ook sprake van een verlies van motivatie of demoralisatie, een verminderde persoonlijke effectiviteit, en disfunctionele werkattitudes en -gedragingen die zich onder meer uiten in een verhoogd cynisme (Schaufeli & Bakker, 2007). Signalen van een (dreigende) burn-out zijn verder: het gevoel voortdurend overbelast te zijn, te veel tijd met het werk bezig zijn, snel geïrriteerd, kwaad, verlies van zelfvertrouwen, depressiviteit, het gevoel dat niets de moeite waard is, gevoelens van vervreemding en/of leegte, en diverse lichamelijke klachten zoals slecht slapen en vermoeidheid. Terwijl herstel van overspannenheid in een relatief korte periode kan optreden (enkele weken tot een halfjaar), heeft herstel van een burn-out meestal (veel) meer tijd nodig. Overspanning en burn-out komen niet voor in het psychiatrisch classificatiesysteem, de DSM-IV (APA, 1994), maar overspanning heeft wel veel overeenkomsten met de aanpassingsstoornis.

Posttraumatische stressstoornis

In paragraaf 9.1.3 is het normale verwerkingsproces na ingrijpende gebeurtenissen beschreven. Soms ontwikkelt iemand echter ernstige verwerkingsproblemen en is er sprake van een posttraumatische stressstoornis (PTSS). Van een PTSS wordt gesproken indien het verwerkingsproces stagneert, en de symptomen in ernstige mate aanwezig blijven en ernstig lijden teweegbrengen. Volgens de geldende criteria voor de diagnose PTSS, is er sprake geweest van blootstelling aan een traumatische ervaring, het stressorcriterium (APA, 1994). Verder zijn er symptomen van herbeleving, vermijding en verhoogde prikkelbaarheid, en duren deze posttraumatische stressreacties langer dan een maand. Bovendien belemmeren de reacties het functioneren op sociaal gebied, arbeid of andere belangrijke levensgebieden. PTSS kan onmiddellijk na de gebeurtenis ontstaan, maar ook maanden of jaren later tot uiting komen. Lang niet iedereen ontwikkelt na een traumatische ervaring een PTSS. De meeste mensen zijn bijzonder veerkrachtig en komen een trauma op eigen kracht te boven.

Andere veelvoorkomende psychische stoornissen

Naast overspanning en burn-out kunnen ook andere psychische stoornissen leiden tot verzuim of arbeidsongeschiktheid. Oorzakelijke of uitlokkende factoren kunnen ook in het werk liggen (Sanderson & Andrews, 2006; Stansfeld & Candy, 2006). Een depressie is met 34 procent de meest frequente psychische diagnose die tot arbeidsongeschiktheid leidt (Schene et al., 2005). Een depressieve stoornis kan in ernst variëren van licht, met geringe beperkingen in het dagelijks leven, tot (zeer) ernstig, waarbij het dagelijks sociaal functioneren in ernstige mate wordt beperkt, en er sprake kan zijn van suïcidaliteit of psychotische kenmerken. Angststoornissen komen eveneens veelvuldig voor en leveren zonder behandeling veelal ernstige beperkingen op in het functioneren (Van Dyck et al., 2005). Fobieën vormen de meest omvangrijke subgroep. De paniekstoornis, gegeneraliseerde angststoornis en obsessief-compulsieve stoornis komen minder frequent voor. Angststoornissen worden vaak niet herkend. Andere psychische problematiek die gerelateerd is aan het beroepsmatig functioneren is onder meer rouw- en verslavingsproblematiek (Keirse & Terluin, 2005; Van den Brink et al., 2005) en persoonlijkheidsstoornissen (Verheul et al., 2005).

Belastende factoren hebben over het algemeen een ongunstige invloed op het beloop van psychische stoornissen, en belastende werkomstandigheden, zoals pesten of verbaal geweld, kunnen een rol spelen bij het ontstaan. Maar ook als de stressbron niet in het werk is gelegen, kunnen de gevolgen van de psychische stoornis zich daar wel laten voelen. Daarom is zorgvuldige diagnostiek steeds van groot belang voordat tot een bepaalde aanpak wordt besloten (Van Dyck et al., 2005). Daarbij is aandacht nodig voor zowel onder- als overdiagnostiek. Verschillende auteurs hebben opgemerkt dat normale menselijke reacties op tegenslagen in toenemende mate een psychiatrisch label krijgen (Dehue, 2008; Horwitz & Wakefield, 2007). Daarbij spelen normatieve en culturele aspecten een rol. Een kritische reflectie op de grens tussen normaliteit en psychopathologie is steeds nodig om ongewenste medicalisering van psychisch leed te voorkomen.

9.1.6 SIGNALERING EN DIAGNOSTIEK VAN PSYCHISCHE PROBLEMEN: MEETINSTRUMENTEN ALS HULPMIDDEL

Er bestaan diverse meetinstrumenten waarmee arbeidsgerelateerde psychische klachten opgespoord kunnen worden (Evers, 2007; Van der Klink et al., 2007b; Raaijmakers & Baart, 2005). Vragenlijsten kunnen in een onderzoek of op organisatieniveau gebruikt worden, maar ook als onderdeel van de diagnostiek of als hulpmiddel om een gesprek met een cliënt over de oorzaken en oplossingsmogelijkheden van psychische problemen op gang te brengen (zie ook hoofdstuk 6). Een vragenlijst is altijd een hulpmiddel en bij een toepassing ten behoeve van een individueel assessment kan niet uitsluitend op vragenlijstscores worden afgegaan, maar zal ook altijd een gesprek nodig zijn. Bij vermoeden van ernstige of complexe psychische problematiek moet de werknemer altijd worden doorverwezen naar een psycholoog, psychotherapeut of psychiater.

De Richtlijn Psychische Problemen (Van der Klink et al., 2007a) biedt de bedrijfsarts handvatten voor het gesprek met de werknemer en het werksysteem, en ziet vragenlijsten vooral als ondersteunend bij de diagnostiek. Ook geeft de richtlijn aanknopingspunten voor differentiaaldiagnostiek en doorverwijzing. Met het oog op een snelle screening en doorverwijzing heeft het Nederlands Kenniscentrum Arbeid en Psyche (NKAP) in samenwerking met de geestelijke gezondheidszorg een serie protocollen voor arbeidshulpverlening ontwikkeld om verwijzing, screening en behandeling van arbeidsgerelateerde klachten te bevorderen (De Keijser, 2003).

Op het terrein van arbeid en psychische klachten kan onder meer gebruik worden gemaakt van de volgende meetinstrumenten.

- De Utrechtse Burnout Schaal (UBOS) (Schaufeli & Van Dierendonck, 2000) is de Nederlandse bewerking van de Maslach Burnout Inventory (MBI). De UBOS kan burn-out onderscheiden van andere psychiatrische klachten en ziektebeelden. Ook is het mogelijk om de ernst van de klachten te bepalen door individuele scores met normgroepen te vergelijken. De UBOS kent drie schalen.
  - Emotionele uitputting: het gevoel helemaal ‘op’ of ‘leeg’ te zijn ten gevolge van het werk.
  - Mentale distantie: een cynische, afstandelijke en weinig betrokken houding ten opzichte van het werk dat wordt verricht.

- Competentie: in hoeverre iemand zich in staat voelt om het werk goed te doen.

- De Vragenlijst Arbeidsreïntegratie (VAR) (Vendrig, 2007) brengt psychosociale risicofactoren voor verzuim in kaart, met 78 items verdeeld over acht schalen: distress, klachteninterferentie, werkdruk, weinig regelmogelijkheden, arbeidsonvrede, vermijding/onzekerheid, perfectionisme/ijverigheid en belastende thuissituatie. Met behulp van de scores kan richting worden gegeven aan verzuim- en reïntegratiebegeleiding. De VAR is te downloaden via: http://vendrig.praktijkinfo.nl.
- De Vragenlijst Beleving en Beoordeling van de Arbeid (VBBA) (http://www.skbvs.nl) brengt de psychosociale arbeidsbelasting en werkbeleving in kaart, met 201 vragen verdeeld over zeven schalen: taakeisen, veelzijdigheid, regelmogelijkheden, sociaalorganisatorische aspecten, arbeidsvoorwaarden, welbevinden en spanning (zie par. 6.2.4).
- De WEB-Monitor is gebaseerd op het model Werkstressoren-Energiebronnen-Burnout ofwel het Job Demands-Resources-model (Demerouti et al., 2001) (zie par. 5.1.3). De monitor meet alle relevante elementen uit het WEB-model. Van deze vragenlijst bestaat ook een elektronische versie die medewerkers online invullen en waarop zij individueel feedback krijgen. Ook kunnen de gegevens op organisatieniveau geanalyseerd worden (Bakker, 2001).

De Commissie het Werkend Perspectief, het werkgeversforum en het programma *Psychische Vermoeidheid in de Arbeidssituatie* hebben eveneens informatie verzameld over meetinstrumenten op het terrein van psychische klachten en arbeid. Zie: http://www.kroonophetwerk.nl en http:/www.psychischenwerk.nl.

Behalve met de hiervoor genoemde vragenlijsten, die specifiek gericht zijn op de arbeidssituatie, is het ook mogelijk om psychische klachten te inventariseren met algemene meetinstrumenten voor psychische problematiek. Enkele voorbeelden zijn de volgende.

- De SCL-90 (Arrindell & Ettema, 2003) inventariseert klachten die kunnen voorkomen bij zowel opgenomen als ambulante psychiatrische cliënten, en is geschikt als screeningsinstrument en als instrument om het effect van een behandeling te bepalen. De vragenlijst geeft een inschatting van de ervaren klachten op acht dimensies: angst, agorafobie, depressie, somatische klachten, wantrouwen en interpersoonlijke sensitiviteit, insufficiëntie van denken en hande-

len, slaapproblemen en hostiliteit. Verder geeft de SCL-90 een algemene maat voor psychisch onwelbevinden (psychoneuroticisme).
- De 4DKL is ontwikkeld ten behoeve van de huisartsenpraktijk en heeft tot doel onderscheid te maken tussen spanningsklachten (*distress*) en psychiatrische stoornissen (Terluin, 1996). De 4DKL bestaat uit vijftig items, verdeeld over vier schalen: distress, depressie, angst en somatische klachten.

Om copinggedrag in kaart te brengen bestaan verschillende mogelijkheden.
- Situatiespecifieke coping: de Vragenlijst over Omgaan met Moeilijke Situaties (VOMS) (Bramsen, 1995) is de Nederlandse versie van de Ways of Coping Questionnaire (Folkman & Lazarus, 1988) en bestaat uit 41 items, verdeeld over zes schalen: planmatig aanpakken, sociale steun zoeken, wensdenken, verantwoordelijkheid nemen, vermijden en positieve herwaardering. Respondenten geven aan welke vormen van coping zij in een bepaalde situatie hebben toegepast.
- Copingstijlen: de Utrechtse Copinglijst (UCL) vat coping op als een persoonlijkheidsstijl en vraagt hoe mensen in het algemeen omgaan met moeilijke of stressvolle situaties (Schreurs et al., 1993). De UCL bestaat uit 47 items, verdeeld over zeven schalen: actief aanpakken, palliatieve reactie, vermijden, sociale steun zoeken, passief reactiepatroon, expressie van emoties, en geruststellende gedachten.

Organisaties kunnen de volgende meetinstrumenten gebruiken om werknemers met een verhoogd risico op een posttraumatische stressreactie op te sporen.
- De Schokverwerkingslijst (SVL) (Brom & Kleber, 1985) is de Nederlandse versie van de Impact of Event Scale (Horowitz et al., 1979). De SVL bestaat uit vijftien items en meet twee belangrijke reacties op een schokkende gebeurtenis, namelijk herbeleving en vermijding.
- De Zelf-inventarisatielijst posttraumatische stresstoornis (ZIL) (Hovens et al., 2000) bestaat uit 22 items die worden gescoord op intensiteit. Die items inventariseren nauwgezet de symptomen van herbeleving, vermijding en verhoogde prikkelbaarheid zoals vermeld in de DSM-IV (APA, 1994). De vragenlijst is geschikt als screeningsinstrument (Witteveen et al., 2005; Van Zelst et al., 2003).

Tot slot bestaan er instrumenten voor assessment op organisatieniveau (Janssen et al., 2007).

Voorbeeld Signalering van posttraumatische stress bij de NS
Medewerkers van de NS hebben een verhoogd risico op het doormaken van psychotraumata, als gevolg van ongevallen, zelfdodingen en ander geweld in en rond de trein. Medewerkers wordt geadviseerd om binnen twee à vier weken na het meemaken van een schokkende gebeurtenis een online traumazelftest te doen. Via een beveiligde website ontvangt de medewerker na circa 10 minuten de uitslag in de vorm van een stoplicht. Groen licht betekent dat er geen reden is tot zorg, oranje is een risicozone maar niet alarmerend. Bij rood wordt aangeraden contact op te nemen met de bedrijfsarts, die dan de behandelmogelijkheden met de werknemer kan bespreken. De website geeft tevens informatie over klachten die bij een normale reactie op een schokkende gebeurtenis kunnen voorkomen.
Bron: Peeters, 2005.

9.1.7 BESLUIT

In deze paragraaf is duidelijk gemaakt hoe mensen reageren op en omgaan met stressvolle situaties en wanneer psychische problematiek kan ontstaan. Ook zijn factoren besproken die hierop van invloed zijn. Speciale aandacht is besteed aan het aanpassingsproces dat mensen met een chronische ziekte of handicap doormaken. Zoals het ICF-model laat zien, wordt dit aanpassingsproces ook beïnvloed door omgevingsfactoren. Op dit laatste aspect, de sociale factoren, wordt ingegaan in paragraaf 9.3.
In paragraaf 10.2 zal worden ingegaan op interventies op het gebied van arbeid en gezondheid die arbeidsgerelateerde psychische klachten kunnen voorkomen en behandelen. In paragraaf 10.3 wordt het bevorderen van de arbeidsparticipatie van mensen met beperkingen behandeld.

9.2 Determinanten van fysieke belastbaarheid

De belastbaarheid van een individu is ook te benaderen vanuit een biomedisch perspectief. Individuele verschillen in belastbaarheid kunnen immers ook voortvloeien uit eigenschappen en kenmerken van het lichaam, zoals de pompkracht van het hart of de lichaamsbouw. In termen van het ICF-model wordt dan gekeken naar individuele verschillen en/of stoornissen in lichamelijke functies en anatomische eigenschappen. Net als de mentale kenmerken kunnen ook de fysieke kenmerken van individuen verschillen. Fysieke factoren die van invloed zijn op de belastbaarheid van het individu zijn beschreven in paragraaf 5.5, in deze paragraaf gaan we hier uitgebreider op in.

9.2.1 FYSIEKE BELASTBAARHEIDSFACTOREN EN PREVENTIE VAN GEZONDHEIDSPROBLEMEN

Constitutie en conditie zijn belangrijke determinanten van de belastbaarheid. Spierkracht, uithoudingsvermogen, lenigheid en snelheid zijn de zogenoemde basale motorische functies, die in samenspel met eigenschappen van het sensorische systeem en het zenuwstelsel iemands prestatievermogen bepalen. De factoren worden hierna afzonderlijk van elkaar kort besproken, maar het genoemde samenspel is altijd van belang. Immers, zoals een bodybuilder er als baanwielrenner waarschijnlijk niet veel van terecht zal brengen, is een zeer gespierd individu niet per se geschikt voor montagewerk met kleine onderdelen dat vooral een beroep doet op de fijne motoriek. De ideale werknemer bestaat daarom net zomin als de ideale atleet.

Spierkracht

Spierkracht wordt bepaald door de oppervlakte van de dwarsdoorsnede van een spier, gemeten loodrecht op de richting van de spiervezels: hoe dikker de spier, hoe meer contractiele eiwitten en hoe meer kracht er geleverd kan worden. Spieren zijn opgebouwd uit verschillende typen vezels (met bijbehorende kenmerken wat betreft metabolisme en activatie door zenuwen) en de samenstelling maakt uit voor de snelheid en de duur waarmee kracht geleverd kan worden (zie voor uitgebreidere informatie bijv. Åstrand & Rodahl, 2003). Grotere spierkracht is een voordeel bij taken waarbij zware lasten verplaatst moeten worden of kracht uitgeoefend moet worden op gereedschappen, en om statische lichaamshoudingen vol te houden. Tegelijkertijd wordt een geringe spierkracht in verband gebracht met bepaalde aandoeningen, bijvoorbeeld de correlatie tussen verminderde kracht van de m. quadriceps femoris en het optreden van artrose in het kniegewricht. Bovendien is de manier waarop iemand zijn spierkracht aanspreekt of mobiliseert, maar vooral ook ontspant van invloed: verondersteld wordt dat het ontbreken van (micro)pauzes een belangrijke factor is in het ontstaan van CANS (klachten van arm, nek en schouder).

Meten

Er zijn diverse instrumenten om spierkracht te meten, variërend van een manuele inschatting tot en met zeer geavanceerde en kostbare apparatuur. Bij de manuele inschatting (methode volgens Kendall &

Kendall, 1986) vraagt de therapeut een persoon om maximale kracht te leveren met een bepaalde spiergroep, terwijl de therapeut weerstand geeft en op grond daarvan een waardering toekent op een schaal van 0 (geen contractie zichtbaar/voelbaar) tot 5 (testpositie kan worden vastgehouden tegen de zwaartekracht in, met toevoeging van zware weerstand). Voor een objectievere krachtmeting zijn eenvoudige krachtmeters beschikbaar, die in de hand gehouden worden (handdynamometer, bijv. de MicroFet) en de isometrische kracht meten. Hierbij vindt geen beweging plaats en leveren de spieren kracht bij een gelijkblijvende spierlengte. Maar er is ook zeer geavanceerde apparatuur waarmee isokinetisch gemeten kan worden (Biodex of Cybex). Hierbij levert de persoon maximale kracht in een bewegingstraject, terwijl de snelheid van bewegen door de apparatuur constant gehouden wordt. De persoon wordt hierbij gefixeerd op een zitting en de bewegingsas van het meetapparaat wordt exact naast de bewegingsas in het gewricht geplaatst (figuur 9.4). Een andere benadering is het bepalen van de maximale kracht die een persoon tijdens dynamische belasting kan leveren, met behulp van krachttrainingsapparatuur waarin gewichten of elastische banden gebruikt worden.

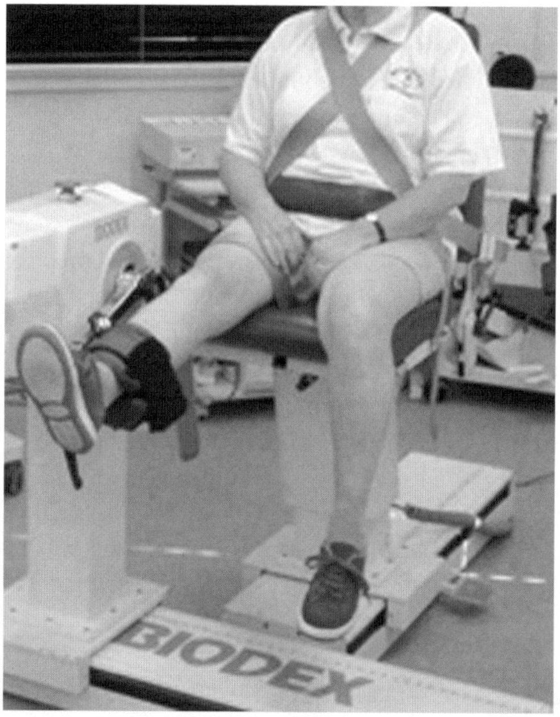

Figuur 9.4 *Isokinetische spierkrachttest (http://www.brighton.ac.uk/sohp/research/resources/ikd.php?PageId=710).*

Uithoudingsvermogen

Uithoudingsvermogen, het vermogen om lichamelijke inspanning langere tijd vol te houden, hangt vooral samen met de zogenoemde aerobe capaciteit. Dat is het vermogen om voedingsstoffen te verbranden door verbinding met zuurstof (oxidatie) en daardoor energie vrij te maken voor de spiercontractie. Bij intensieve inspanning gaat het dan vooral om koolhydraten, bij langer durende inspanning met lagere intensiteit ook om vetten (van belang als methode om af te vallen). Het aerobe vermogen is afhankelijk van een lange keten met veel factoren, die af te leiden zijn uit de formule van Fick.

$$VO_{2max} = Q \times a\text{-}v_{O2}\text{-verschil}$$

Hierbij is: Q = hartminuutvolume, a = arteriële zuurstofconcentratie, v = veneuze zuurstofconcentratie. De VO_{2max} wordt uitgedrukt in ml/min of, gerelateerd aan het lichaamsgewicht, in ml/kg/min. Het gaat om: (1) pompkracht en -volume van het hart en elasticiteit van het vaatstelsel; (2) ontwikkeling van het microvaatbed (capillairen) in de spieren, waarin de uitwisseling van voedingsstoffen, zuurstof en afvalstoffen plaatsvindt; (3) longinhoud en kwaliteit van de alveoli (longblaasjes) waarin de uitwisseling van zuurstof en koolzuur tussen de lucht en het bloed plaatsvindt; (4) de transportcapaciteit van het bloed die bepaald wordt door de hemoglobineconcentratie en het aantal rode bloedcellen (erytrocyten). Deze vier factoren bepalen de maximale zuurstofopnamecapaciteit (VO_{2max}). Samen met de beschikbaarheid van enkelvoudige suikers, die weer afhangt van de glycogeenvoorraden in spiercellen, het bloed en de lever, bepaalt deze VO_{2max} dus de aerobe capaciteit. De centrale vraag bij de inspanningsfysiologie is welke schakel (bij een sporter) de beperkende factor is; dit kan ook voor de arbeidsfysiologie gelden, voor beroepen met een hoge energetische belasting.

De intensiteit van fysieke inspanning kan ook worden uitgedrukt in *metabolic equivalents* (MET). Een MET wordt omschreven als het rustmetabolisme tijdens rustig zitten en komt overeen met een zuurstofopname van 3,5 ml/kg/min. De zuurstofopname voor fysieke activiteiten varieert van 0,9 MET tijdens de slaap tot 18 MET tijdens rennen met een snelheid van 20 km/uur. Voor beroepsmatige activiteiten loopt dit van 1,5 MET bij zittend vergaderen tot 17 MET tijdens snel houthakken in de bosbouw.

Meten

Het aerobe uithoudingsvermogen kan op verschillende manieren geschat en gemeten worden (Cooper, 1968; Francis, 1987; Leger & Lambert, 1982; Noonan & Dean, 2000; Oja et al., 1991; Siconolfi et al., 1985).

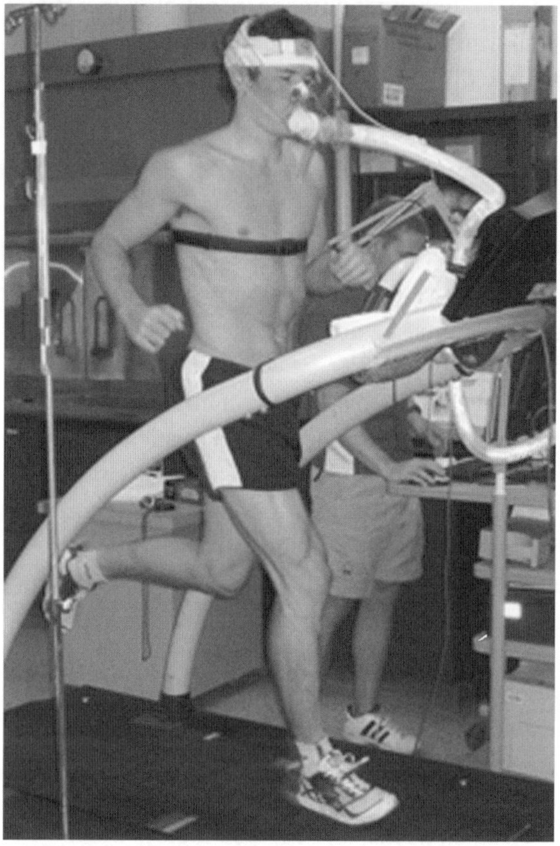

Figuur 9.5 *Maximaaltest voor uithoudingsvermogen (http://www.cbc.ca/canada/british-columbia/features/athletesblog/2008/06/george_grey_the_science_of_tra.html).*

Bij de Åstrand-test (submaximaal) wordt de persoon een stapsgewijs toenemende uitwendige belasting opgelegd op de fietsergometer tot een stabiele hartslag (*steady state*) wordt bereikt tussen de waarden van 100 en 170 slagen per minuut. Uit de combinatie van uitwendige belasting en hartslagfrequentie kan de aerobe capaciteit worden geschat met behulp van een nomogram (met een onnauwkeurigheidsmarge). Bij de maximaaltest op loopband of fietsergometer wordt eveneens een stapsgewijze verzwaring opgelegd door de snelheid van de band

(en evt. de hellingshoek) te vergroten, maar nu wordt doorgegaan tot maximale inspanning (figuur 9.5). Tevens wordt de uitgeademde lucht geanalyseerd zodat de verbruikte zuurstof exact gemeten kan worden. Aanvullend kunnen nog lactaatbepalingen (melkzuur) in het bloed (vingerprikje) gedaan worden om de zogenoemde anaerobe drempel te bepalen. Die geeft aan welk inspanningsniveau iemand aankan zonder te 'verzuren'.
Andere eenvoudig toepasbare tests zijn de *shuttle run* of *shuttle walk*, waarbij de persoon tussen twee pylonen heen en weer rent of loopt op een tempo dat wordt aangegeven door geluidssignalen. De test wordt beëindigd als iemand niet op tijd bij het keerpunt is. Shuttle-walktests worden steeds meer toegepast in klinische settings, bijvoorbeeld voor mensen met cardiovasculaire of reumatische aandoeningen (Minor & Kay, 1997; Solway et al., 2001).
Bij een staptest stapt de proefpersoon gedurende vijf minuten (of tot uitputting) op en af van een 30 cm hoog plateau, met een tempo van dertig stappen per minuut.
Een subjectieve meting is de *rating of perceived exertion* (RPE) volgens Borg (1982). De schaal van 6 tot en met 20 wordt geacht te correleren met de hartslag (tussen 60 en 200); naast de getallen staan waarderingen zoals 'weinig inspanning' en 'zeer zware inspanning' om de persoon te helpen het niveau in te schatten.

In de praktijk

Een hoge aerobe capaciteit stelt iemand in staat om energetische belastingen lang vol te houden. Daarbij spelen ook het niveau en de mate van spierinspanning een rol: marathonlopers zijn meestal slanke atleten met dunne, lange spieren. Ook in bepaalde beroepen komt duurinspanning nog steeds voor, denk aan postbodes of magazijnmedewerkers die dagelijks lange afstanden lopen. Een belastingsniveau van ten hoogste 30 à 40 procent van de VO_{2max} geldt als norm voor een hele werkdag. Er zijn ook beroepen waarbij een beroep op zowel kracht als uithoudingsvermogen wordt gedaan, in ieder geval gedurende delen van de werkdag, bijvoorbeeld sommige postbodes, metselaars en timmerlieden, steigerbouwers, betonvlechters en ook sommige orderpickers in magazijnen en distributiecentra, afhankelijk van het gewicht van de producten.
Externe omstandigheden, zoals temperatuur en luchtvochtigheid, kunnen de cardiovasculaire belasting aanmerkelijk vergroten. Daarentegen kunnen ergonomische verbeteringen, zoals de werkhoogte in de

bouw (bakstenen en specie op een verhoging plaatsen) de zuurstofopname met 20 procent verminderen ten opzichte van de onaangepaste situatie (Meijer et al., 1988).
Stoornissen in een van de orgaansystemen kunnen de belastbaarheid voor arbeid bedreigen: spierziekten en gewrichtsaandoeningen (reuma, artrose), luchtweg- en longaandoeningen (COPD), hart- en vaatziekten enzovoort. Vergroting van het uithoudingsvermogen wordt daarom steeds vaker als een belangrijke interventie gezien, zie bijvoorbeeld de beweegprogramma's van het Koninklijk Nederlands Genootschap Fysiotherapie (KNGF) op http://www.fysionet.nl.

Lenigheid en snelheid

De mobiliteit van de gewrichten en het vermogen om snelle bewegingen te maken is voor sommige beroepen van belang. Te denken valt aan het werk van onderhoudsmonteurs, die soms weinig bewegingsruimte hebben en toch in lastige houdingen moeten werken. Bij beroepsmusici (http://www.muziekenzorg.nl) komen veel klachten aan het bewegingsapparaat voor, die voor een deel te verklaren zijn vanuit de fysieke belasting, maar ook beïnvloed worden door het werkschema (late optredens, reizen) en de stress die voortkomt uit het vereiste prestatieniveau. Die prestatie omvat ook repeterende, snelle bewegingen die vergelijkbaar zijn met de belasting van topsporters, omdat het om maximale prestaties gaat. Om deze bewegingen soepel en correct uit te kunnen voeren is ook de propriocepsis van belang, dat is het hele mechanisme van waarneming van de gewrichtsposities en -bewegingen via sensoren en de terugkoppeling daarvan naar de bewegingssturing. In andere werksituaties vereist de taakuitvoering soms ook snelle en/of precieze bewegingen, bijvoorbeeld bij fijnmontage of bij assemblagewerkzaamheden. Dit werk wordt vaak door vrouwen gedaan, wat suggereert dat zij geschikter zijn voor deze werkzaamheden dan mannen. Dit kan getest worden met behulp van zogenoemde *agility*-tests, bijvoorbeeld het Purdue Pegboard waar geteld wordt (en vergeleken met normwaarden) hoeveel pinnetjes en ringetjes een persoon in een vaste tijd correct in het bord kan plaatsen.

Functionele capaciteit

De besproken motorische basiseigenschappen kunnen in een functionele capaciteitsevaluatie (FCE) geïntegreerd worden getest, in een nagebootste arbeidssituatie (figuur 9.6). Een FCE meet het vermogen om arbeidsgerelateerde activiteiten uit te voeren, zoals tillen en dragen, werken in statische houdingen en het uitvoeren van repeterende bewegingen. Volgens een gestandaardiseerd protocol, met oplopende belasting, wordt de arbeidsbelastbaarheid vastgesteld. Vanzelfsprekend kunnen hierbij behalve de besproken fysieke factoren ook psychische factoren (motivatie, angst) en gedrag een rol spelen. Reneman en collega's (2003) constateerden echter dat cliënten met kinesiofobie (gemeten met de Tampa-schaal) tijdens een FCE gewichten konden tillen die corresponderen met matig tot zwaar lichamelijk werk. De correlatie tussen kinesiofobie en functionele capaciteit was dus zeer laag. Bij verschillende personen kunnen dan ook andere factoren beperkend zijn voor het prestatievermogen. De testleider, bij de meeste FCE's een fysiotherapeut, observeert of de geleverde prestaties tijdens de test consistent zijn met de gediagnosticeerde aandoeningen en beperkingen van de persoon.

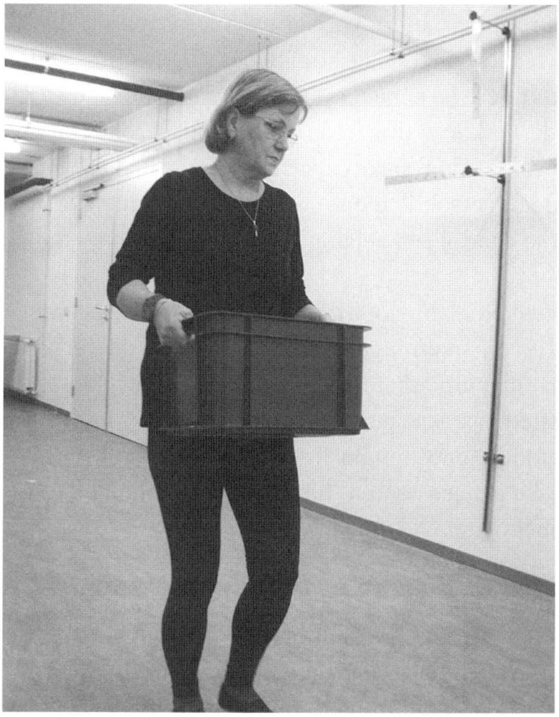

Figuur 9.6 FCE.

9.2.2 INVLOED VAN GESLACHT EN LEEFTIJD

Belangrijke factoren die van invloed kunnen zijn op de basale motorische vaardigheden zijn onder andere geslacht, leeftijd en de aanwezigheid van (chronische) aandoeningen. In het algemeen wordt gesteld dat mannen meer spierkracht hebben dan vrouwen, hoewel de verdelingscurves overlap vertonen, hetgeen betekent dat er ook vrouwen zijn die sterker zijn dan mannen. De ondervertegenwoordiging van vrouwen in bepaalde zware beroepen in de bouw, industrie en de haven wijst op selectie op grond van belastbaarheid, hoewel ook andere factoren een rol kunnen spelen (cultuur, voorzieningen als kinderopvang e.d.). In de gezondheidszorg wordt immers ook door veel vrouwen lichamelijk inspannend werk verricht. Ook in FCE-onderzoek is aangetoond dat de functionele capaciteit van mannen gemiddeld hoger is dan van vrouwen (o.a. Bieleman et al., 2010; Soer et al., 2009). De fysieke capaciteit gaat geleidelijk achteruit met het stijgen van de leeftijd. Gemiddeld neemt de VO_{2max} geleidelijk lineair af vanaf de leeftijd van 30 jaar en vanaf 45 jaar kan deze bij individuen in vier jaar tijd zo'n 25 procent veranderen. De belangrijkste factor daarbij is fysieke training of de afwezigheid daarvan (Ilmarinen, 2001). Ook de maximale isometrische kracht van rompextensie en -flexie neemt in tien jaar met 40 à 50 procent af, bij zowel *blue collar workers* als *white collar workers*. Een gewenste en redelijke strategie is volgens Ilmarinen om werknemers te stimuleren *a normal age related average fitness level* te behouden en tevens de werkbelasting in de leeftijd van 45 tot 65 jaar te verlagen conform de afname in fysieke capaciteit (20-25%). Feit blijft dat er enorme individuele verschillen optreden en dat lichamelijke inspanning in de vrije tijd daarbij een belangrijke factor is (Kenny et al., 2008).

De belastbaarheid wordt ook beïnvloed door de beschikbaarheid van voldoende hersteltijd en ontspanning, zowel tijdens als na de werkdag en werkweek. Het gaat hier om arbeidstijden, pauzes en werkroosters. Avond- en nachtdiensten zijn een specifiek thema, en er is inmiddels veel kennis met betrekking tot optimale dienstvolgordes. Toch speelt gedrag (bijv. wel of geen pauzes nemen) hierin ook een rol, net zoals (verschillen in) slaapbehoefte.

Intermezzo Beetje wiebelig na de nachtdienst

'S Nachts werken hoort bij de zorg, maar is niet zonder risico's voor de gezondheid. Verpleegkundige Patricia (29) merkt nu al dat ze minder fit is dan vroeger, vooral door het onregelmatige karakter van het werk. 'Maar het hoort er gewoon bij, dus mij hoor je niet klagen.' Voor teamnestor Elise (54) ligt dat anders; voor haar zijn de nachtdiensten een zware dobber. 'Nu meer dan vroeger, en ik slaap ook slechter. Vroeger gingen we na de nachtdienst nog wel eens een borrel drinken. Dat lukt nu echt niet meer.'
Verpleegkundigen die langer dan tien jaar structureel nachtdiensten draaien, hebben 'zeer waarschijnlijk' een verhoogd risico op borstkanker; in Denemarken heeft sinds 2007 een tiental van hen

al een schadevergoeding gekregen. Kortcyclisch roosteren verstoort het bioritme het minst. Nachtwerkers eten vaak niet goed en ervaren door hun werktijden vaak meer stress in hun sociale leven. Afdelingsmanager Erik: 'Een gezonde leefstijl is allereerst de verantwoordelijkheid van de verpleegkundigen zelf. Omdat de groep ouderen steeds groter wordt, is een ouderenbeleid wel een goed idee.' Elise raakt haar wiebelige gevoel alleen na twee weken vakantie even kwijt.
Bron: de Volkskrant, 26-10-2010.

9.2.3 FYSIEKE BELASTBAARHEID BIJ LICHAMELIJKE AANDOENINGEN

In de inleiding van dit hoofdstuk is beargumenteerd dat een balans tussen (arbeids)belasting en belastbaarheid een voorwaarde is voor gezondheid. Enerzijds vergroot een verminderde belastbaarheid het risico op gezondheidsklachten, anderzijds is het evident dat bij veel ziekten en aandoeningen de belastbaarheid als gevolg van de verslechterde gezondheid achteruitgaat. In deze gevallen is specifieke kennis vereist over het ziektebeeld (en de behandeling) en de gevolgen daarvan voor de belastbaarheid. Factoren die een rol spelen zijn het stadium en de ernst van de aandoening, de prognose, het effect van eventuele behandeling (medicatie, therapie), de mogelijke rol van comorbiditeit en de psychische toestand. Ook indien de verminderde belastbaarheid het gevolg van ziekte is, is het van belang toch te proberen de belastbaarheid op peil te houden. Immers, een goede conditie bevordert het herstel, terwijl een achteruitgang in conditie een negatieve spiraal in gang kan zetten: snellere vermoeidheid tijdens activiteiten en meer ervaren beperkingen leiden tot vermindering van activiteiten, dit tast de conditie aan, daardoor is er nog minder energie voor activiteiten en treedt eerder vermoeidheid op, enzovoort (Mayer & Gatchel, 1988).
De problematiek rondom arbeid en een verslechterde gezondheid en belastbaarheid kan op verschillende wijzen benaderd worden (zie par. 2.3). Het ernstigste gevolg van arbeid op de gezondheid (afgezien van sterfte) is een beroepsziekte. In 2008 meldden in Nederland bedrijfsartsen 6952 gevallen van beroepsziekten bij het NCvB; de grootste categorie was met 41 procent het bewegingsapparaat. Het betreft aandoeningen die in overwegende mate door het werk zijn veroorzaakt: de belasting (of blootstelling) was te groot voor de belastbaarheid.

Een minder ernstig gevolg betreft verzuim, waarvoor werknemers lang niet altijd de bedrijfsarts bezoeken. Ervan uitgaande dat veel mensen ondanks ziekte toch naar hun werk gaan, is er een substantiële groep mensen die (tijdelijk) hun arbeidsbelasting niet aankunnen. Daarbij kan onderscheid worden gemaakt in acute, subacute en chronische aandoeningen, met elk hun specifieke effect op de belastbaarheid.

De somatische aandoeningen waarvoor de NVAB, de beroepsvereniging van bedrijfsartsen, richtlijnen heeft opgesteld (http://nvab.artsennet.nl/richtlijnen.htm) geven een beeld van waar het hier om gaat: rugklachten, astma en COPD, ischemische hartziekten, klachten van arm, nek en schouder (CANS), en zwangerschap. Ook hierbij valt direct op dat klachten aan het bewegingsapparaat een belangrijke categorie zijn. Vooral klachten aan de bovenste helft van het lichaam (rug, arm, nek en schouders) zijn een belangrijke reden voor verzuim. In het algemeen zijn pijn en beperkingen in lichamelijke activiteiten de belangrijkste verschijnselen die de belastbaarheid voor arbeid verminderen. Grote krachtuitoefening op spieren en gewrichtsstructuren verergert de klachten en/of belemmert de herstelprocessen bij acute pijn. Het gros van de acute rugklachten is aspecifiek, dat wil zeggen dat er geen objectiveerbare lichamelijke stoornis kan worden vastgesteld. De prognose voor het beloop is gunstig, in veruit de meeste gevallen kan de persoon na maximaal zes weken weer werken. CANS vormen al langere tijd een grote categorie van arbeidsrelevante klachten. Voor alle klachten aan het bewegingsapparaat lijken de beperkingen in het functioneren bij mensen met chronische klachten in belangrijke mate bepaald te worden door psychosociale factoren (Main & Williams, 2002) en minder door objectiveerbare fysieke stoornissen. Het gaat hierbij onder andere om bewegingsangst en vermijdingsgedrag (Vlayen & Linton, 2000). Wanneer deze factoren tot afname van fysieke inspanningen leiden, zal ook de conditie, en daardoor de belastbaarheid, verder achteruitgaan. Voor aandoeningen van de onderste extremiteiten (heup, knie, enkel, voet) in relatie tot arbeid lijkt de belangstelling toe te nemen (bijv. D'Souza et al., 2005). Hierbij speelt mogelijk het langzaam groeiende besef dat grote groepen mensen langer zullen moeten doorwerken een rol; bij aandoeningen zoals artrose, waarvan de prevalentie sterk toeneemt met de leeftijd, zal daardoor de relatie met arbeid meer belangstelling krijgen. Het op peil houden of brengen van de belastbaarheid van oudere werknemers met chronische aandoeningen lijkt een thema van toenemend belang (Ilmarinen, 2001; Kenny et al., 2008).

De andere NVAB-richtlijnen betreffen het handelen van de bedrijfsarts bij werknemers met astma en COPD en ischemische hartaandoenin-

gen. Bij deze aandoeningen van luchtwegen en longen en van het hart- en vaatstelsel wordt de belastbaarheid met name bedreigd door de verslechtering van het uithoudingsvermogen, als gevolg van de lagere zuurstofopnamecapaciteit. Longfunctietests, spirometrie en fietsergometrie kunnen ingezet worden bij de diagnostiek. Reversibiliteit van de hierbij verkregen parameters op toediening van bronchusverwijders geeft belangrijke informatie. Voor de belastbaarheid spelen ook psychische factoren zoals angst en illness-beliefs een rol. De richtlijn over zwangerschap betreft een specifiek thema.
De hiervoor besproken aandoeningen zijn gekozen op basis van statistieken, het zijn de meest voorkomende redenen voor arbeidsverzuim. Daarnaast is er uiteraard een groot scala aan klachten of aandoeningen waarbij de belastbaarheid lager wordt. Bij beschouwing van de medebepalende factoren (zoals de specifieke werkbelasting) ontstaat vaak een individuele situatie, waarin een persoon geadviseerd dient te worden om de bedrijfsarts te bezoeken. Die kan een inschatting maken van de belastbaarheid en van de wenselijkheid of noodzakelijkheid van interventies (zie hoofdstuk 10). De relatie tussen belastbaarheid en gezondheid(sklachten) enerzijds en verzuim anderzijds is nog niet volledig duidelijk. Zoals eerder gezegd, wordt achteraf vaak bij verzuim geconstateerd dat de balans verstoord was en herstel daarvan is dan een voorwaarde voor terugkeer naar het werk ('return to work'). Arbeidsverzuim kan echter ook beïnvloed worden door andere factoren dan ziekte, zoals onvrede met het werk, arbeidsconflicten of problemen thuis. Ook het beleid van de werkgever op dit terrein is een belangrijke factor.

Intermezzo Stimuleringsprijzen voor werkgevers en werknemers
Verschillende patiëntenorganisaties loven prijzen uit voor werkgevers die moeite doen om werknemers met de desbetreffende ziekte aan het werk te houden. De Hersenstichting reikt jaarlijks de Hersenbokaal uit aan het bedrijf dat de meeste moeite deed om een werknemer met een hersenaandoening in dienst te houden. Het Reumafonds kent de Support Award toe om werknemers te prijzen die hun collega met reuma ondersteunen. Daarmee wordt openheid over reuma en artrose op het werk gestimuleerd.

Net zoals tussen gezonde personen kunnen er ook tussen mensen met een chronische ziekte of lichamelijke aandoening grote verschillen in belastbaarheid bestaan. Naar analogie met het eerder besproken Duitse begrip 'Beanspruchung' (zie inleiding) betekent dit dat dezelfde fysieke arbeidsbelasting werknemers met een lagere belastbaarheid relatief zwaarder belast. Ten gevolge van sneller ervaren moeheid en pijn kunnen zij beperkingen in hun werk ondervinden. Tijdige signalering van dreigende problemen en aanpassingen op maat (taken, werktempo, werkplek) kunnen ervoor zorgen dat werknemers met beperkingen toch aan de slag kunnen blijven.

Intermezzo De functionele-mogelijkhedenlijst (FML)

Zieke werknemers die er niet in slagen na een periode van verzuim terug te keren naar hun werk, worden opgeroepen door de verzekeringsarts. Verzekeringsartsen moeten inzicht hebben in de mogelijkheden en beperkingen die een cliënt dagelijks ervaart, om zijn functionele mogelijkheden te kunnen beoordelen. Daarom refereert hun instrument, de FML, aan concrete voorbeelden van functioneren in het dagelijks leven en niet uitsluitend aan specifieke arbeidshandelingen. De FML kent een modulaire opbouw, met zes rubrieken en zeventig beoordelingsitems. De rubrieken zijn: (I) persoonlijk functioneren, (II) sociaal functioneren, (III) aanpassing aan omgevingseisen, (IV) dynamische handelingen, (V) statische houdingen en (VI) werktijden. De normaalwaarden vertegenwoordigen een niveau van functioneren waartoe een gezonde persoon van 16 tot 65 jaar (d.w.z. de beroepsbevolking) minimaal in staat is, geïllustreerd met voorbeelden uit het dagelijks leven; ze geven aan waartoe iemand ten minste in staat is. Hier volgen enkele definities.

IV-10: buigen

Het vooroverbuigen van het bovenlichaam en kort daarna weer in de uitgangshouding terugkeren.

0 = normaal, kan ongeveer 90 graden buigen (papiertje van de grond oprapen)

1 = beperkt, kan ongeveer 60 graden buigen (tas van de grond oppakken)

2 = sterk beperkt, kan ongeveer 45 graden buigen (kruimels uit stoelzitting oprapen)

V-2: zitten tijdens het werk

In zittende houding werken gedurende een bepaald aandeel van de totale werkdag.

0 = normaal, kan zo nodig gedurende vrijwel de gehele werkdag zitten (assemblagewerk, kassawerk, uitvoerend administratief werk)
1 = licht beperkt, kan zo nodig gedurende het grootste deel van de werkdag zitten (6-8 uur)
2 = beperkt, kan zo nodig gedurende de helft van de werkdag zitten (ongeveer 4 uur)
3 = sterk beperkt, kan gedurende minder dan 4 uur per werkdag zitten.

9.2.4 IS BELASTBAARHEID TE BEÏNVLOEDEN?

Voor paramedici is het een belangrijke vraag of de belastbaarheid te beïnvloeden is. De laatste tijd is er een toename te zien in onderzoek op dit gebied, waarbij verschillende aandoeningen bestudeerd zijn. Zo blijkt uit interventieonderzoek dat preoperatieve training van mensen die een hartoperatie ondergaan, gegeven door fysiotherapeuten, tot een betere uitkomst na de operatie leidt (Hulzebos et al., 2006). De fysiotherapeut bleek in staat om al voor de operatie vast te stellen welke cliënten een verhoogd risico hadden op het ontwikkelen van postoperatieve pulmonale complicaties. Deze cliënten kunnen voor de operatie veilig en verantwoord getraind worden, wat leidt tot een reductie van de incidentie van het aantal pneumonieën en het aantal ligdagen in het ziekenhuis. Bovendien overleden er in de preoperatieve trainingsgroep minder cliënten dan in de controlegroep.
In een cohortonderzoek bij mensen met beginnende artrose van de heup en/of de knie bleek hun functionele capaciteit (gemeten met FCE) lager te zijn dan die van gezonde, werkende mensen van dezelfde leeftijd. In de artrosegroep hebben de werkers een hogere belastbaarheid dan de niet-werkenden. Bij de vrouwen in dit onderzoek bleek er een positief verband tussen het zelf ervaren fysieke functioneren, het doen van betaald werk en de functionele capaciteit (Bieleman et al., 2010). Dit verband kan erop duiden dat de deelnemers met een lagere belastbaarheid als gevolg daarvan minder werken. Aangezien het om pas kort bestaande klachten gaat, lijkt dat minder waarschijnlijk. Het verband kan daarom ook een aanwijzing zijn dat het uitvoeren van werk (of andere fysieke inspanning) positief bijdraagt aan het lichamelijk functioneren. Door te stoppen met lichamelijke activiteit kan de lichamelijke conditie achteruitgaan, waardoor de persoon eerder vermoeid raakt, daardoor minder activiteit onderneemt, enzovoort (een deconditionerend effect).

In hoofdstuk 10 worden diverse interventies om de belastbaarheid te verhogen besproken. Uit de trainingsleer is bekend dat de elementen of determinanten van belastbaarheid voor een belangrijk deel aangeboren zijn, maar bij ieder individu ook goed trainbaar zijn: iemand met een lage VO_{2max} zal nooit de Olympische marathon winnen, maar kan door training zijn eigen prestatievermogen wel aanzienlijk verbeteren. De afgelopen jaren is er veel onderzoek verricht waaruit blijkt dat ook voor mensen met een klacht of aandoening training belangrijk is, om de conditie en het prestatievermogen zoveel mogelijk op peil te houden, en om deconditionering te voorkomen. Omdat effecten van de aandoening, zoals gebrek aan energie of vermoeidheid, pijn, stijfheid enzovoort hierbij een belangrijke drempel kunnen zijn, is in veel gevallen begeleiding door een paramedicus gewenst. Die kan ook de mogelijk bestaande belemmerende opvattingen over het effect van training, inspanning en/of belasting op de aandoening proberen weg te nemen. Zoals uit figuur 5.10 blijkt is de belastbaarheid een resultante van een groot aantal gezondheids- en persoonlijke factoren, en de professional beoordeelt welke daarvan hij/zij kan beïnvloeden.

9.3 Sociale aspecten van belastbaarheid

Naast mentale, persoonlijke en fysieke factoren heeft ook de omgeving invloed op de belastbaarheid van een individu. Sociale, contextuele aspecten zijn van invloed op de mate van *disability* die iemand ervaart. Volgens het ICF-model (zie par. 5.5) zijn dit externe factoren. Dit betreft zowel ondersteunende en belemmerende factoren in de fysieke en sociale wereld als attitudes. Als zodanig zijn zij van invloed op alle componenten van het menselijk functioneren en de beperkingen die iemand ervaart.

Disabilitystudies

De aandacht voor sociale factoren is mede gegroeid als gevolg van de emancipatie van chronisch zieken en gehandicapten, hetgeen tot uiting komt in het vakgebied 'disabilitystudies'[14] (Kool, 2008). In de jaren 1970 en 1980 is de basis gelegd voor deze discipline die wetenschappelijke theorievorming en praktijkgericht onderzoek naar disability verricht vanuit het perspectief van een volwaardig burgerschap van mensen met beperkingen. Centraal staan de ideeën dat disability ontstaat in de relatie tussen mens, lichaam en maatschappij, en dat het

14 In het Nederlands bestaat geen equivalent voor het begrip disabilitystudies dat zowel recht doet aan de functioneringsproblemen als aan de sociale context.

perspectief van mensen met beperkingen onmisbaar is om deze relatie vorm te geven.

Intermezzo Maatschappij, ziekte en zingeving
Zowel overheid als patiëntenbeweging vindt dat de subjectief beleefde gevolgen van ziekte het vertrekpunt moeten vormen voor beleid en handelen. Maar hoe kunnen wij deze subjectieve beleving het best begrijpen? Baart (2002) zoekt naar een perspectief dat recht doet aan de onderlinge verwevenheid van persoon, lichaam en maatschappij, en aan de 'eigen-wijsheid' van chronisch zieken, het emancipatie-ideaal. Zij stelt dat de betekenissen die anderen geven aan het leven met een handicap of ziekte nogal eens hemelsbreed verschillen van de betekenissen die de mensen zelf hanteren. Voor de deelnemers aan het onderzoek bijvoorbeeld betekent autonomie niet zozeer onafhankelijkheid of zelfredzaamheid, maar vooral de mogelijkheid om het eigen leven, inclusief werk en sociale contacten, in vrijheid vorm te geven. Want, zo kunnen zij 'een uniek ik' zijn, dat wil zeggen: vormgeven aan de eigen identiteit.
Bron: Baart, 2002.

In deze visie is het belangrijk te begrijpen hoe en door welke mechanismen mensen met beperkingen *disabled* worden. Hierbij worden materiële belemmeringen (onaangepaste leefomgeving) en immateriële belemmeringen (negatieve en stigmatiserende beeldvorming) onderscheiden. Deze verschuiving naar een sociaal model, die ook tot uiting komt in het ICF-model, vestigt de aandacht op de vraag wat de kenmerken van *enabling environments* kunnen zijn. Omdat Nederland een sterke traditie heeft om het leven met beperkingen te benaderen vanuit een individuele medische invalshoek, staat het vakgebied van de disabilitystudies hier nog in de kinderschoenen (Kool, 2008).

Sociale integratie of sociale uitsluiting?
Mensen met gezondheidsproblemen wijken in bepaalde opzichten af van anderen. Afhankelijk van de aard van de aandoening zijn het lichaam, de houding, de wijze van bewegen, stem, gebaren, gezichtsuitdrukkingen, leefstijl of gewoonten anders. Om die reden lopen deze mensen het risico een stigma te krijgen (Baart, 2002). Immers, in elke samenleving bestaat een tendens om mensen die 'anders' zijn te marginaliseren via processen van etikettering, stigmatisering en sociale

uitsluiting (Becker, 1963; Goffman, 1961). Maatschappelijke processen van in- en uitsluiting zijn er altijd geweest en zijn er veelal op gericht om degene die 'anders' is ertoe te bewegen zich aan te passen aan de sociale normen. Op het terrein van arbeid, gezondheid en re-integratie spelen dit soort processen ook een rol. Steeds is reflectie nodig om ervoor te zorgen dat sociale insluiting wordt bevorderd en dat stigmatisering en sociale uitsluiting worden tegengegaan.

Intermezzo Verhalen verbinden: recht doen aan anders-zijn
Meininger (2007) zet uiteen hoe bestaande praktijken van sociale integratie van verstandelijk gehandicapten veelal gebaseerd zijn op de gedachte dat zij niet wezenlijk afwijken van anderen. Zij stuiten hierbij echter onvermijdelijk op grenzen, want zij kúnnen niet zijn zoals de anderen (de 'gezonden'). Als dit toch van hen wordt verlangd, ontstaan onvermijdelijk nieuwe vormen van afhankelijkheid en uitsluiting. Meininger pleit voor een vorm van sociale integratie die recht doet aan het anders-zijn van verstandelijk gehandicapten. Hiertoe roept hij op tot een zorgpraktijk die uitnodigt om verhalen te vertellen en te beluisteren, waarin mensen met een verstandelijke handicap een actieve rol spelen. Want pas als verhalen mensen verbinden, kan sociale integratie werkelijk vorm krijgen.
Bron: Meininger, 2007.

9.4 Leefstijl en andere arbeidsrelevante persoonlijke factoren

Gezondheid is geen vanzelfsprekende zaak; het is het resultaat van een complex samenspel van factoren. In dit samenspel worden vier groepen determinanten onderscheiden: biologische factoren, de fysieke omgeving (straling, milieuverontreiniging, bacteriën), de sociale omgeving (werk- en woonsituatie, sociaaleconomische status, cultuurpatronen) en leefstijl (Ruwaard et al., 1994). De laatste drie zijn exogene factoren, de biologische factoren zijn endogene determinanten. Endogene factoren zijn genetische factoren (zoals lichaamsbouw en aanleg voor bepaalde ziekten) of verworven eigenschappen zoals persoonlijkheidskenmerken, bloeddruk, cholesterolgehalte of lichaamsgewicht. Het is duidelijk dat endogene en exogene factoren elkaar beïnvloeden. Daarnaast zijn externe ontwikkelingen belangrijk. Voorbeelden van externe ontwikkelingen die van invloed kunnen zijn op de gezondheid zijn de economie en technologische ontwikkeling. De economie bepaalt immers welke middelen er worden vrijgemaakt voor de openbare gezondheidszorg. Een ontwikkeling vanuit de technologie, zoals automatisering, kan een negatieve invloed hebben op lichamelijke activiteit. Technologische ontwikkelingen kunnen echter ook een positieve invloed hebben, zoals de sociale participatie van mensen met een beperking (Storm et al., 2007).

9.4.1 VERSCHILLEN IN GEZONDHEID

Gezondheid is niet gelijk verdeeld. Er zijn aanzienlijke gezondheidsverschillen tussen regio's, sociaaleconomische en etnische groepen in Nederland. Er is bijna vijf jaar verschil in de levensverwachting bij de geboorte van mannen met alleen een basisschoolopleiding en mannen met een hbo-opleiding of een wetenschappelijke opleiding. Voor vrouwen is het verschil 2,6 jaar (Herten et al., 2002). Voor de levensverwachting zonder beperkingen is het verschil tussen laag- en hoogopgeleiden nog groter: lager opgeleide mannen en vrouwen leven respectievelijk 9,9 en 8,6 jaar korter in goede gezondheid (Treurniet et al., 2005). Laagopgeleiden wonen vaker in achterstandswijken, waar de fysieke en sociale omgeving vaak te wensen overlaat en meer ongezond gedrag bestaat dan in de rijkere wijken (Bosma et al., 2001). Ook zijn er in de lagere inkomensgroepen financiële barrières voor deelname aan sport. In een aantal studies zijn relaties gevonden tussen de sociale en fysieke aspecten in de leefomgeving en de leefstijl van mensen (Brug & Van Lenthe, 2005). Het is bijvoorbeeld bekend dat in een omgeving waarin voorzieningen dicht in de buurt aanwezig, bereikbaar en bruikbaar zijn, meer wordt bewogen. Op het werk worden mensen met een lage opleiding vaker blootgesteld aan zware, fysieke arbeidsomstandigheden met minder mogelijkheden tot autonomie of zelfbeschikking in het werk (Schrijvers et al., 1998).
De factoren die onze gezondheid bepalen zijn dus voor een groot deel persoonsgebonden, zoals leefstijl en persoonskenmerken, maar liggen ook in de sociale en fysieke omgeving. Het is duidelijk dat gezondheidsbevordering op de werkvloer een aanpak vereist die met al deze factoren rekening houdt en gericht moet zijn op beïnvloeding van één of meer determinanten van gezondheid in onderlinge samenhang. Een voorbeeld hiervan is Integraal Gezondheidsmanagement (IGM) (in het Engels: *health in all policies*) dat erop is gericht gezondheid of determinanten hiervan in samenhang te beïnvloeden. Dit beleid is niet alleen gericht op het individu, maar ook op zijn/haar omgeving (Storm et al., 2007).

9.4.2 GEZONDHEID, LEEFSTIJL EN WERK

Door de vergrijzing van de bevolking zal de arbeidsmarkt de komende jaren krapper worden. Het wordt dus steeds belangrijker om werknemers zo lang mogelijk in goede gezondheid aan het werk te houden. Eén aspect van IGM is leefstijlinterventies. De manier waarop mensen hun leven leiden heeft invloed op de gezondheid en het ontstaan van ziekten. Ongunstig gedrag, zoals roken, overmatig alcoholgebruik en weinig bewegen, veroorzaakt een grote ziektelast, zowel op de korte als op de langere termijn (Eysink et al., 2008). Van Oers (2002) stelt dat ongezond gedrag de belangrijkste bekende determinant, dat wil zeggen: beïnvloedbare factor, is van stagnerende gezondheid. Hollander en collega's (2006) stellen in *Zorg voor gezondheid* ook dat ongezond gedrag aanzienlijk gezondheidsverlies in Nederland veroorzaakt. Tabaksgebruik is de belangrijkste enkelvoudige oorzaak van ziekte en sterfte, het veroorzaakt 13 procent van de totale ziektelast, vooral veroorzaakt door longkanker, chronische longziekten (COPD) en coronaire hartziekten. Overmatig alcoholgebruik levert een bijdrage van 4,5 procent aan de ziektelast in Nederland, vooral door alcoholafhankelijkheid. Opvallend is de grote bijdrage van overgewicht aan de ziektelast, bijna 10 procent. Roken, overgewicht en verhoogde bloeddruk veroorzaken een aanzienlijk percentage van de kosten van ziekten, respectievelijk 3,7, 2,0 en 3,3 procent. (Hierbij is er sprake van overlap; overgewicht gaat vaak gepaard met verhoogde bloeddruk.)

Het verbeteren van gedrag betekent uitstel maar geen afstel van ziekte en sterfte: er is sprake van vervangende chronische ziekten op hogere leeftijd. Dat betekent ook dat gezondheidsbevordering niet vanzelfsprekend de zorguitgaven vermindert.

Laagopgeleiden gedragen zich over het algemeen ongezonder dan hoogopgeleiden. Onder laagopgeleiden komen de ongunstige leefstijlfactoren 'excessief alcoholgebruik', 'niet sporten', 'overgewicht' en '(zwaar) roken' vaker voor dan onder hoogopgeleiden. Laagopgeleiden zijn bovendien minder succesvol in het stoppen met roken dan hoogopgeleiden (Droomers et al., 2002).

9.4.3 LEEFSTIJL, VERZUIM EN ARBEIDSONGESCHIKTHEID

In een recente literatuurstudie naar de invloed van leefstijlfactoren en (sub)cultuur op gezondheid, verzuim, arbeidsongeschiktheid en productiviteit van het Rijksinstituut voor Volksgezondheid en Milieu (RIVM) (Eysink et al., 2008) wordt geconcludeerd dat informatie over de gevolgen van een ongezonde leefstijl van werknemers op verzuim, arbeidsongeschiktheid en verlies aan productiviteit in Nederland be-

perkt is. Uit buitenlandse studies bleek dat werknemers met een ongezonde leefstijl over het algemeen vaker verzuimen dan werknemers met een gezonde leefstijl. Ook lijkt het erop dat een ongezonde leefstijl leidt tot meer arbeidsongeschiktheid en een lagere arbeidsproductiviteit. In een recente studie werd geconcludeerd dat meer dan 10 procent van het verzuim en het productiviteitsverlies kan worden toegeschreven aan leefstijlfactoren en obesitas (Robroek et al., 2010).
De door het RIVM onderzochte leefstijlfactoren waren lichamelijke inactiviteit (bewegen), roken, overmatig alcoholgebruik, voeding, overgewicht, drugsgebruik en internetverslaving. Over een aantal determinanten, zoals voor roken of overgewicht was veel, soms tegenstrijdige, informatie beschikbaar. Over voeding, bewegen en alcoholgebruik was minder informatie aanwezig. De meeste gevonden studies zijn uitgevoerd onder de algemene bevolking en slechts weinig studies onder de werkende bevolking. Het RIVM is ervan uitgegaan dat de relaties in de werkzame beroepsbevolking niet anders zijn dan in de algemene bevolking en dat de in het buitenland gevonden relaties niet anders zijn in Nederland. Er zijn nauwelijks studies naar drugsgebruik en internetverslaving op de werkvloer gevonden, deze leefstijlfactoren worden daarom niet verder besproken. Studies naar de relatie tussen psychische klachten en leefstijlfactoren leverden vaak tegenstrijdige resultaten op: soms verhoogt ongunstig gedrag het risico op psychische klachten, soms werd geen verband gevonden. Andersom is er bewijs dat werkstress geassocieerd is met ongezond gedrag, zoals lage fysieke activiteit, roken, obesitas en drinken. In paragraaf 9.4.5 worden de leefstijlfactoren bewegen, roken, alcohol, voeding en ontspanning (BRAVO) nader besproken. Over het algemeen wordt obesitas niet apart besproken omdat het een gevolg is van twee leefstijlfactoren (en wellicht endogene factoren): te weinig bewegen en te veel (ongezonde) voeding. Gezien het snel groeiende onderzoek naar de samenhang tussen obesitas en werk (veroorzaakt werk obesitas? en welke invloed heeft obesitas op productiviteit en verzuim?) (Van Duijvenbode et al., 2009; Neovius et al., 2009; Robroek et al., 2010) is dat hier wel gedaan.

Intermezzo Leefstijldagen

Fit to Function is een trainings- en adviesbureau voor arbeidsgerelateerde zorg, dat zich ook intensief bezighoudt met het onderwerp ‘leefstijl’. Een van de producten is de zogenoemde leefstijldag, die praktisch aangepakt wordt. Betuttelen of bang maken heeft geen zin. Interessant is hoe de overheid dit aanpakt: een agressieve

campagne tegen roken en een betuttelende tegen overgewicht. Diverse onderzoekers laten zien dat dit soort campagnes nauwelijks effect heeft. Om mensen bewust te maken van de juiste leefstijl dient de nadruk te liggen op de voordelen die mensen zelf ervaren als ze zich gezonder gedragen! Het gaat er eerst om de deelnemers ervan te overtuigen dat ze zich prettiger voelen bij een gezondere leefstijl.
De leefstijldag start met een *health check* die deelnemers als nulmeting of 'spiegel' gebruiken, gevolgd door uitleg over leefstijl. Accenten liggen op bewegen, roken, alcohol, voeding en werkstress/ontspanning (BRAVO). Deelnemers gaan daarna zelf naar de supermarkt om een gezonde lunch te kopen en bereiden die ook. Na de lunch gaan ze gezamenlijk laagdrempelig bewegen. Afgesloten wordt met het evalueren van de dag op het belangrijkste doel: jezelf prettiger voelen bij een gezonde(re) leefstijl!
De leefstijldag is een eerste opzet, natuurlijk verdienen de onderwerpen continue aandacht. Naar verwachting kunnen de deelnemers na deze cursus hun leefstijl zodanig aanpassen dat ze zich goed voelen, en niet meer op maandagochtend of vrijdagmiddag hoeven te verzuimen, maar fit het weekend ingaan en uitkomen!
Bron: http://www.fittofunction.nl.

9.4.4 MEETINSTRUMENTEN VOOR LEEFSTIJL

Het aanbod aan vragenlijsten waarmee leefstijl, gezondheid en/of vitaliteit gemeten kunnen worden is groot. Sommige van deze vragenlijsten kunnen worden gecombineerd met modules uit andere vragenlijsten of met fysieke metingen zoals fitheidsmetingen en bloedbepalingen. Het is grotendeels onbekend wat de eigenschappen en kwaliteiten van de verschillende vragenlijsten zijn. Voorbeelden van leefstijlvragenlijsten zijn de TNO Leefstijlscan (Lifeguard), de BRAVO Check (SKB) (Van Veldhoven et al., 2002) en de Performer (ArboUnie). De BRAVO Lifestyle Check is gebruikt voor het monitoren van bankmedewerkers (Koenders et al., 2008) en heeft de beste wetenschappelijke onderbouwing van deze drie lijsten.
Bij de meeste vragenlijsten krijgen gebruikers (werknemers) direct feedback op basis van de gegeven antwoorden en kan gekozen worden op welke manier de feedback wordt verstrekt (Bernaards & Meurs, 2009).
Het doel van het afnemen van deze vragenlijsten kan verschillend zijn (Bernaards & Meurs, 2009):

- bewustwording bij werknemers vergroten;
- screening: signalering van risicofactoren en risicogroepen;
- werknemers advies geven (bijv. t.a.v. gedragsverandering);
- werkgevers advies geven (bijv. t.a.v. gezondheidsbeleid);
- preventief medisch onderzoek (PMO); bij dit doel worden ook fysieke tests gedaan (fitheid, cholesterol);
- benchmark.

9.4.5 BRAVO-FACTOREN

In onderzoek wordt vaak een enkele leefstijlfactor onderzocht. Hierna wordt kort beschreven wat bekend is over de BRAVO-factoren en hun relatie met werkverzuim, arbeidsongeschiktheid en/of productiviteit.

Bewegen

Werk, school en huishoudelijk werk vormen de belangrijkste bronnen van alledaagse lichamelijke activiteit (55%). Vrijetijdsbestedingen zoals tuinieren of klussen en lopen of wandelen zijn elk goed voor ongeveer 15 procent, en sporten en fietsen voor circa 7 procent. De tijd die Nederlanders zittend of liggend doorbrengen, overtreft de dagelijkse fysieke activiteit echter ruimschoots. Gemiddeld zit of ligt de Nederlander ruim 6,5 uur per etmaal (nog afgezien van de nachtrust). Een zittend beroep en de uren die worden doorgebracht achter de pc of voor de tv zijn redenen voor deze inactiviteit. Zo is bijvoorbeeld het aantal minuten per dag dat mensen zittend op het werk doorbrengen, gestegen van 70 in 2000 naar 81 in 2005 (TNO, 2004-2005). Zitten blijkt uit een aantal studies een onafhankelijke risicofactor te zijn voor het het metabool syndroom, onafhankelijk van het aantal uren dat wordt bewogen (Dunstan et al., 2010; Thorp et al., 2010; Wijndaele et al., 2010). Op basis van gegevens uit het Permanent Onderzoek Leefsituatie (POLS), bleek de Nederlander in 2006 gemiddeld bijna 15 uur per week tv te kijken (http://statline.cbs.nl/). Ook computeren vormt een belangrijke bezigheid: Nederlanders van 12 jaar en ouder brengen gemiddeld 10 uur per week door achter de computer. Daarbij spant de groep tussen 25 en 34 jaar de kroon met gemiddeld 16 uur per week, tegenover de ouderen die slechts 1 uur achter het beeldscherm zitten (http://statline.cbs.nl/; Proper & Van Zaanen, 2008). Volgens CBS Statline gebruikte 28 procent van de mannen en 31 procent van de vrouwen in 2008 een computer voor meer dan 20 uur per week. Het zitten regelmatig kort onderbreken lijkt het risico op het metabool syndroom te verlagen (Healy et al., 2008).
De literatuur lijkt te wijzen in de richting van meer verzuim bij minder lichamelijke activiteit. Hoewel in één studie (Proper et al.,

2006) drie verschillende databases zijn gebruikt, is het niet duidelijk of mensen minder lichamelijk actief zijn vanwege een slechte (ervaren)gezondheid of dat intensieve fysieke activiteit inderdaad gezondheidsbevorderend werkt, wat resulteert in lager verzuim. Vermoedelijk spelen beide verklaringen, naast elkaar, een rol. Twee Nederlandse studies vonden een significant verschil in het aantal ziektedagen tussen werknemers die minstens twee à drie keer per week intensief lichamelijk actief waren en werknemers die minder actief waren (Van Amelsvoort et al., 2006; Proper et al., 2006). Er is ook een positief effect gevonden van intensieve lichamelijke activiteit op langdurige ziekte (21 dagen per jaar) (Proper et al., 2006). Verder melden sportende werknemers zich minder vaak ziek en verzuimen zij korter in vergelijking met niet-sportende werknemers (Van den Heuvel et al., 2003). Matig intensieve lichamelijke activiteit had in het algemeen geen effect op het verzuim.

Een kritische noot hierbij is de validiteit van de vragenlijsten met betrekking tot fysieke activiteit. In een recente review hiernaar, aan de hand van studies waarin de criteriumvaliditeit van vragenlijsten werd bepaald op basis van de gouden standaard, de dubbelgelabelde watermethode (een methode om het totale energieverbruik te meten), werd geconcludeerd dat niet alleen de criteriumvaliditeit laag is, maar ook de gezichtsvaliditeit. Veel vragenlijsten vragen wel naar activiteiten die de aerobe capaciteit behouden of vergroten (sport, fietsen), maar niet naar algemene, dagelijkse fysieke activiteiten zoals algemene dagelijkse levensverrichtingen (ADL), traplopen, transport of zittende (sedentaire) activiteiten (Neilson et al., 2008). Shephard (2003) rapporteert in een review dat vragenlijsten met betrekking tot fysieke activiteit nog niet voldoende betrouwbaar en valide zijn en dat de responsiviteit van deze vragenlijsten nog slecht is onderzocht. Een derde review includeerde 187 artikelen waarin zelfrapportage van fysieke activiteiten werd vergeleken met objectieve maten (Prince et al., 2008). De zelfgerapporteerde fysieke activiteit kon zowel hoger als lager zijn dan de direct gemeten fysieke activiteiten. Over het algemeen is de bruikbaarheid (en validiteit) van vragenlijsten met betrekking tot fysieke activiteit laag.

Mensen die regelmatig intensief lichamelijk actief zijn, hebben meestal een hogere aerobe capaciteit. Fysieke inactiviteit en een lage aerobe capaciteit zijn onafhankelijke voorspellers van mortaliteit gerelateerd aan diabetes mellitus type 2 en chronische ziekten in het algemeen en er zijn sterke aanwijzingen dat fysieke inactiviteit en een lage aerobe capaciteit een directe, onafhankelijke, causale relatie hebben met het metabool syndroom en diabetes mellitus type 2 (Telford, 2007).

Hieruit zou kunnen worden geconcludeerd dat mensen met een lage aerobe capaciteit een lagere belastbaarheid voor bepaalde gezondheidsproblemen hebben.

Roken

Sinds 1980 is het percentage rokers gedaald, van ongeveer 38 procent van de bevolking boven de 15 jaar in de jaren 1980, tot 27 procent in 2009 (CBS, 2010e). Van alle vrouwen rookt 23 procent en van de mannen 31 procent. Er zijn meer rokers onder laagopgeleiden dan onder hoogopgeleiden. Van de mensen met een hbo- of wo-opleiding rookt 22 procent, terwijl het percentage rokers bij mensen met een gemiddeld of laag opleidingsniveau respectievelijk 28 en 30 is (Korte et al., 2010).
Roken verhoogt vooral het risico op longkanker, strottenhoofdkanker, COPD, mondholte- en keelkanker en slokdarmkanker. Verder verhoogt roken het risico op hart- en vaatziekten. Ten opzichte van niet-rokers verliezen rokers in Nederland gemiddeld 4,1 levensjaren en 4,6 gezonde levensjaren (Hoeymans et al., 2010). Een recente meta-analyse rapporteert een (klein) verband tussen roken en rugpijn (Shiri et al., 2010). Rokers rapporteren vaker depressie en angst dan niet-rokers, en diverse studies vonden een relatie tussen roken en werkstress. In verschillende studies is gevonden dat rokende werknemers – met name wanneer zij fysiek werk verrichten – een groter risico hebben om betrokken te raken bij een arbeidsongeval. Waarom dit is, is onbekend (Eysink et al., 2008).
Rokende werknemers hebben een significant hoger verzuimpercentage dan niet-rokende werknemers. Ze verzuimen gemiddeld 1,5 keer zoveel dagen als niet-rokers. In vergelijking met ex-rokers verzuimen rokers gemiddeld 1,4 keer zoveel dagen van het werk als ex-rokers. Het verschil in ziektedagen tussen rokers en niet-rokers en tussen rokers en ex-rokers kwam vooral door een verschil in ziekmeldingsfrequentie. Rokers meldden zich gemiddeld 1,4 keer zo vaak ziek als niet-rokers en 1,2 keer zo vaak als ex-rokers. De zware rokers onder de mannen verzuimden significant meer dagen dan de matige rokers. Dit kwam door zowel een hogere meldingsfrequentie als een langere verzuimduur. Bij de vrouwen werd geen significant verschil in verzuimpercentage aangetroffen tussen zware en matige rokers (CBS, 2007).
Roken heeft als belangrijk gevolg dat mensen de werkvloer eerder verlaten, hetzij door ziekte of arbeidsongeschiktheid, hetzij door vroegtijdig overlijden. In 1999 konden naar schatting 1,9 procent van de verzuimdagen, 3,3 procent van de nieuwe arebeidsongeschiktheidsuitkeringen en 22 procent van de sterfgevallen onder werkne-

mers aan roken worden toegeschreven. De hiermee gepaard gaande kosten voor werkgevers werden geschat op 305 miljoen euro, dat is 105 euro per rokende werknemer. Als een werknemer met roken stopt, levert dit voor de werkgever een besparing op van 27 euro per jaar op de korte termijn (Jacobs-van der Brugge et al., 2002). Deze schattingen zijn conservatief, onder andere omdat niet alle aan roken gerelateerde ziekten in de berekeningen zijn meegenomen en omdat geen kosten zijn toegeschreven aan passief roken. Passief roken is schadelijk voor de gezondheid; het vergroot bij volwassenen het risico op longkanker met 20 tot 30 procent en het risico op hartziekten met 25 tot 35 procent. Luchtwegproblemen zoals chronische bronchitis, astma en allergieën worden erger als gevolg van passief roken.

Alcohol

Het aandeel mensen dat alcohol drinkt, is het grootst bij de hoogst opgeleiden en neemt af naarmate het opleidingsniveau lager is. Dit geldt voor zowel mannen als vrouwen in alle leeftijdsgroepen. Het aandeel mensen met zwaar alcoholgebruik is juist het hoogst in de laagste opleidingscategorie en het laagst in de hoogste opleidingscategorie. Dit geldt voor mannen, terwijl het percentage vrouwen met zwaar alcoholgebruik nauwelijks varieert naar opleidingsniveau (Hoeymans et al., 2010).

Tussen Nederlandse werknemers die geen alcohol gebruiken, matig drinkende werknemers, *bingedrinkers* en werknemers die overmatig alcohol gebruiken, vond het CBS geen significante verschillen in verzuimpercentage, ziekmeldingsfrequentie en verzuimduur. Wel vond het CBS een U-vormig patroon waarbij zowel niet-drinkers als overmatige drinkers een hogere verzuimduur hadden dan matige drinkers en bingedrinkers (CBS, 2007). Het IVO, bureau voor onderzoek, onderwijs, advies en implementatie op het gebied van verslaving, leefwijzen, maatschappelijke ontwikkelingen (http://www.ivo.nl), vond dat ongeveer 3 tot 6 procent van de Nederlandse beroepsbevolking problemen heeft op het werk door alcoholgebruik. Volgens het IVO is het verzuim van probleemdrinkers twee tot zes keer zo hoog als gemiddeld. Alcoholmisbruik leidt tot een lagere kwaliteit van het werk, moeite met uitvoeren van complexe taken en een minder constant werkpatroon. Voor deze probleemdrinkers is een leefstijlinterventie onvoldoende en is een gerichte verwijzing op zijn plaats. Overigens melden geheelonthouders zich ook vaker ziek dan werknemers die wel eens alcohol drinken (Schutten et al., 2003).

Voeding

Er zijn geen studies gevonden naar de relatie tussen voeding en verzuim, arbeidsongeschiktheid of productiviteit.

Ontspanning

Er is bewijs voor een positief verband tussen werk en gezondheid, naast het al langer bekende sterk negatieve verband tussen niet-werken enerzijds en ongezondheid en mortaliteit anderzijds (Waddel & Burton, 2006). Werkstress kan echter ook een bedreiging vormen voor de (mentale) gezondheid en kan leiden tot minder (fysiek en/of mentaal) functioneren en verzuim. Werkstress (*job strain*) is geassocieerd met ongezond gedrag, zoals lage fysieke activiteit, roken, obesitas en drinken (Kouvonen, 2006, 2007; Lallukka et al., 2008). De mentale gevolgen van werkdruk en -stress zijn uitgebreid beschreven in paragraaf 9.1.

Overgewicht

Het percentage mensen ouder dan 20 jaar met matig overgewicht (BMI ≥ 25 en < 30) is gestegen van 28,2 procent in 1981 tot 35,4 procent in 2009. Bij mannen was dit een stijging van 33,1 naar 41,3 procent en bij vrouwen van 23,4 naar 29,5 procent. Ernstig overgewicht (BMI ≥ 30) steeg van 5,1 naar 11,8 procent (CBS, 2010e). Onder mensen met een lage opleiding komt overgewicht vaker voor dan onder hoogopgeleiden. Van de mensen met alleen basisschool heeft 54 procent overgewicht en van de mensen met een hoge opleiding (hbo of universiteit) is dat 33 procent. Ernstig overgewicht (obesitas) komt vaker voor in de laagste opleidingscategorie dan in de hoogste opleidingscategorie. Van de laagopgeleiden (basisschool) heeft 18,4 procent ernstig overgewicht en van de hoogopgeleiden (hbo of universiteit) is dat 6,5 procent (Visscher & Schoemaker, 2010).

Overgewicht, en in het bijzonder obesitas, hangt samen met tal van chronische aandoeningen. Dit betreft met name diabetes mellitus type 2 en hart- en vaatziekten, maar ook klachten aan het bewegingsapparaat zoals artrose en rugklachten, aandoeningen van de ademhalingsorganen en enkele soorten kanker (Visscher & Schoemaker, 2010). Mensen met obesitas leven gemiddeld een half jaar langer met arbeidsongeschiktheid dan mensen met een normaal gewicht (Eysink et al., 2008).

Werknemers met ernstig overgewicht blijken aantoonbaar meer werkdagen te verzuimen dan werknemers met een normaal gewicht. Ze zijn niet alleen vaker, maar ook langer ziek (CBS, 2007). Ze verzuimen gemiddeld 1,8 keer zoveel dagen als werknemers met een normaal gewicht. Ook hebben werknemers met obesitas een significant hoger verzuimpercentage dan werknemers met overgewicht. De verschillen in verzuimpercentage zijn te verklaren door zowel verschillen in ziekmeldingsfrequentie als in verzuimduur. Werknemers met obesitas verzuimen gemiddeld 1,3 keer vaker en 11 dagen per verzuimperiode langer van het werk dan werknemers met een normaal gewicht. Ten opzichte van werknemers met overgewicht verzuimden werknemers met obesitas gemiddeld 1,2 keer vaker en 8 dagen per verzuimperiode langer (CBS, 2007). Een Amerikaanse studie toonde aan dat obese werknemers 20 procent vaker dokters consulteerden dan werknemers met een normaal gewicht, 26 procent vaker spoedeisende hulp nodig hadden en 12 procent meer presenteïsme vertoonden (Goetzel et al., 2010).

De samenhang tussen overgewicht en verzuim is onder andere afhankelijk van het opleidingsniveau. Laagopgeleide werknemers met overgewicht hebben een significant hoger verzuimpercentage dan laagopgeleide werknemers met een normaal gewicht. Bij middelbaar- en hoogopgeleide werknemers bestond geen significant verschil in verzuimpercentage tussen werknemers met overgewicht en werknemers met een normaal gewicht (CBS, 2007). Het werk zelf kan invloed hebben op het ontstaan van overgewicht en obesitas. Zo is het risico op overgewicht met name verhoogd bij hoge werkdruk, weinig invloed op de werkomstandigheden en voor werknemers die lange dagen maken (Schulte et al., 2007). Een andere studie vond ook een positief, maar slechts zwak verband tussen overgewicht en werkstress (Kouvonen et al., 2005).

Obesitas wordt toenemend gezien als een maatschappelijk probleem. Dit uit zich bijvoorbeeld in het Convenant gezond gewicht. Dit is een uniek samenwerkingsverband van in totaal 27 partijen, afkomstig uit (rijks- en lokale) overheden, het bedrijfsleven en maatschappelijke organisaties, die zich gezamenlijk inzetten om de stijgende trend van overgewicht en obesitas om te buigen in een daling (http://www.convenantgezondgewicht.nl/home). Ook is er een Partnerschap Overgewicht Nederland (PON), met achttien partnerorganisaties, die onlangs de zorgstandaard obesitas heeft uitgebracht (zie http://www.partnerschapovergewicht.nl/nl/?page_id=233). Ook bestaat er een CBO-richtlijn Diagnostiek en behandeling van Obesitas voor volwassen en kinderen (CBO, 2008) en een multidisciplinaire CBO-richtlijn Cardiovasculair risicomanagement (CBO, 2006).

Samenvatting

Een ongezonde leefstijl (BRAVO) en obesitas lijken samen te hangen met verzuim, verlaagde productiviteit en arbeidsongeschiktheid. Werkgevers hebben er dus alle belang bij om hun werknemers te stimuleren om gezond(er) te gaan leven en werknemers hebben er belang bij zo lang mogelijk gezond te blijven. In hoofdstuk 10 worden interventies besproken.

Interventies gericht op verbetering van de belastbaarheid van de werknemer

10

Inge Bramsen, Harriët Wittink en André Bieleman

Kernpunten

- **Interventies ter verbetering van de belastbaarheid van werknemers worden veelal aangeboden via BedrijfsZorgPakketten. Een voorwaarde hiervoor is dat de zorg geleverd wordt door een ketenorganisatie.**
- **Interventies kunnen (primair, secundair of tertiair) preventief zijn, of gericht op behandeling van gezondheidsproblemen en re-integratie in het werk.**
- **Er zijn interventies die gericht zijn op mentale of fysieke determinanten van belastbaarheid en interventies die gericht zijn op leefstijlfactoren; in de re-integratie wordt meestal aan meer determinanten tegelijk aandacht geschonken.**

In hoofdstuk 9 zijn de factoren beschreven die de belastbaarheid van werknemers bepalen of beïnvloeden. Een verlaagde belastbaarheid kan de oorzaak zijn voor een gezondheidsprobleem of aandoening, maar ook het gevolg ervan. Daardoor kan de balans tussen belasting en belastbaarheid verstoord raken en moeten er maatregelen worden genomen om de werknemer in staat te stellen het werk te blijven uitvoeren. In hoofdstuk 8 zijn interventies beschreven die gericht zijn op het verlagen van de arbeidsbelasting. In dit hoofdstuk komen de interventies aan bod die gericht zijn op het verbeteren, in stand houden of herstellen van de belastbaarheid van werknemers. Enkele daarvan kennen al een langere traditie, bijvoorbeeld omdat ze reeds lange tijd worden ingezet in re-integratieprogramma's. In een hoog tempo worden echter nieuwe interventies ontwikkeld en ook de wijze van aanbieden verandert, mede onder invloed van de marktwerking. Kortom, de aanbiedende partijen, de inhoud van de interventies én de wijze van betalen of vergoeden zijn aan verandering onderhevig. Als het gaat om interventies die specifiek op werknemers zijn gericht, speelt de ziektekostenverzekering daarbij een rol, aangezien veel werknemers collectief via hun werkgever verzekerd zijn. Om die reden begint dit hoofdstuk met informatie over de bedrijfszorgpakketten (BZP) die veel verzekeraars aan werkgevers aanbieden (par. 10.1). Paramedische zorg, met een op bedrijven toegesneden pakket interventies, is daarin soms al ruim tien jaar opgenomen. Vaak zijn daar snelle interventies bij, gericht op werkhervatting en voor een deel uitgevoerd op de werkvloer. Ook interventies voor psychosociale problemen worden aangeboden, zoals bedrijfsmaatschappelijk werk, managementcoaching, mediation en korte of intensieve psychologische zorg. Op het terrein van arbeidsgerelateerde psychische klachten zijn de laatste jaren veel nieuwe initiatieven ontplooid en richtlijnen ontwikkeld (par. 10.2). Omdat de behandeling van psychische klachten niet automatisch leidt tot werkhervatting, is een actieve houding van werkgever, werknemer en de betrokken professionals van belang. Idealiter zijn interventies zowel persoons- als omgevingsgericht en wordt ook aandacht besteed aan preventie van werkstress. Ondanks het activerende beleid van de overheid is de arbeidsparticipatie van werknemers met langdurige gezondheidsproblemen de afgelopen jaren niet verbeterd. Paragraaf 10.3 gaat in op de ontwikkeling van nieuw beleid en interventies op dit terrein. De jongste ontwikkeling is het aanbieden van leefstijlinterventies (par. 10.4). Gezien de eerder geschetste invloed van leefstijl op de belastbaarheid, en de effecten die dit steeds duidelijker heeft op de beroepsbevolking, zien meer en meer werkgevers het belang in van 'bemoeienis' met dit aspect van de gezondheid van hun werknemers.

10.1 Bedrijfszorgpakketten

De wetgeving op het terrein van arbeidsomstandigheden en sociale verzekeringen is de afgelopen jaren enkele malen veranderd. Een belangrijk gegeven hierbij is dat de overheid zich steeds meer beperkt tot het stellen van kaders waarbinnen werkgevers en werknemers aangespoord worden om in overleg specifiek voor hun bedrijf of branche de zaken te regelen. Omdat werkgevers daardoor kritischer kijken naar het effect van hun beleid op onder andere verzuim, zien ziektekostenverzekeraars ook steeds meer een rol voor zichzelf weggelegd. Zij hebben netwerken van gekwalificeerde zorgverleners opgezet die beter dan voorheen medewerkers snel kunnen behandelen en bovendien aandacht hebben voor de factor arbeid. Medewerkers kunnen

in samenspraak met de bedrijfsarts en personeelsfunctionaris direct doorgestuurd worden naar een zorgverlener uit dit netwerk. Voor een dergelijk bedrijfszorgpakket (BZP) betaalt de werkgever een vaste premie per medewerker per jaar, afhankelijk van de omvang van de dekking. De zorgproducten zijn gerelateerd aan de aanpak van de meest voorkomende verzuimoorzaken. Iedere verzekeringsvariant bestaat uit een aantal modules, bijvoorbeeld psychosociaal, fysiek en zorgservice (zorgbemiddeling en expertise). Voor werknemers die hun basis- en aanvullende verzekeringen hebben afgesloten bij een bepaalde verzekeraar en gebruikmaken van de interventies uit het BZP, kunnen kosten worden 'ontdubbeld'. Een deel van de kosten van de fysiotherapeut of psycholoog kan zijn gedekt door de aanvullende verzekering van de werknemer zelf, zodat die niet hoeven te worden gedragen door het BZP van de werkgever.
Rondom de vestigingen van de werkgever die een collectief contract en een BZP heeft afgesloten, wordt een netwerk van lokale zorgverleners opgebouwd. De verzekeraar selecteert specifieke ketenorganisaties die vervolgens de individuele en/of lokale zorgaanbieders contracteren. Het is wel vereist dat deze zorgverleners geprotocolleerd werken en aandacht hebben voor de factor arbeid. Circa 80 procent van de interventies wordt bij niet-verzuimende medewerkers preventief ingezet. Werknemers hoeven niet verplicht een verwijzing te hebben van de bedrijfsarts, een verwijzing van de personeelsfunctionaris kan al voldoende zijn. De bedrijfsarts wordt dan wel achteraf op de hoogte gebracht van de intake bij de zorgverlener. Na afloop van het traject en – indien nodig – ook gedurende het traject vindt een terugkoppeling plaats naar de bedrijfsarts. De werkgever krijgt een terugkoppeling met procesinformatie (niet medisch).
Verschillende verzekeraars melden op hun websites resultaten van het BZP, in termen van deelnemersaantallen, klanttevredenheid over de interventie en de snelheid ervan, kosten en besparingen. De kosten voor de werkgever variëren van ongeveer 50 tot 100 euro per werknemer per jaar. De geschatte besparingen op basis van verzuimreductie zijn echter drie tot vijf keer zo groot (o.a. afhankelijk van branche en verzuimoorzaken). Zorgverzekeraar IZA meldt daarbij: 'wanneer deze *best practice* op alle Nederlandse werknemers die in een middelgrote of grote organisatie werken wordt toegepast, levert dit een productiviteitsverhoging van 26.033 arbeidsjaren op voor de "BV-Nederland".'

10.2 Interventies bij arbeidsgerelateerde psychische klachten

In hoofdstuk 9 is ingegaan op psychologische aanpassing aan veeleisende situaties en het ontstaan van psychische klachten, zoals overspanning en burn-out, bij een disbalans tussen belasting en belastbaarheid van de werknemer. Welke mogelijkheden zijn er om dit soort klachten te voorkomen, behandelen en begeleiden? Er bestaan verschillende indelingen van interventies gericht op preventie en behandeling van arbeidsgerelateerde psychische klachten (De Jong, 2007; Kompier, 2007). Interventies kunnen gericht zijn op de werksituatie of de werknemer. De interventies kunnen primair preventief van aard zijn, dat wil zeggen: gericht op het wegnemen van de oorzaken van overbelasting en (werk)stress. Zij kunnen secundair preventief zijn, hetgeen betekent dat zij gericht zijn op de vroege opsporing en vermindering van reeds ontstane stressreacties. Tertiair preventieve interventies zijn gericht op de behandeling van ernstige stressgerelateerde aandoeningen. Zie figuur 10.1 voor een schematische weergave.

interventiedoel	type interventie		
preventie of curatie:	primair 'echte' preventie	secundair vroegsignalering	tertiair behandeling/curatie
ernst problematiek:	geen ⟷	beginnend en/of minder ernstig ⟷	ernstig
werk- en/ of organisatiegericht	maatregelen gericht op bijv.arbeidsinhoud, organisatie van het werk, stijl van leidinggeven, veiligheid (zie H8)	maatregelen gericht op speciale groepen of organisatie(onderdelen) met hoog verzuim of met grote beroepsrisico's (bijv. politie, defensie)	verandering organisatiecultuur en -structuur
individu- en/ of groepsgericht	cursussen, informatie, psycho-educatie over: - stressmanagement - timemanagement - persoonlijke effectiviteit - psychotraumaverwerking	- signalering - stress management training voor speciale groepen - coaching - counseling - conflicthantering - mediatie	medische en/of psychologische behandeling, psychotherapie

Figuur 10.1 *Een indeling van interventies gericht op de preventie van arbeidsgerelateerde psychische klachten.*

In de praktijk zijn strategieën voor het verminderen van werkstress nogal eens uitsluitend gericht op de individuele medewerker (Bakker et al., 2010; Kompier, 2007; Noblet & LaMontagne, 2006). Deze benadering is bekritiseerd, omdat individuele stressreacties een manifestatie kunnen zijn van problemen op organisatieniveau en niet altijd wijzen op persoonlijke tekorten in coping of stressbestendigheid. Ook is het uitsluitend focussen op individuele coping met voorbijgaan aan organisatorische omstandigheden in strijd met veiligheidsreglementen die in veel westerse landen bestaan. In de derde plaats is een puur op de medewerker georiënteerde stressbenadering minder effectief. Daarom wordt idealiter gestreefd naar een combinatie van werknemergerichte en organisatiegerichte interventies.

Voorbeeld Organisatie- en medewerkergerichte interventies combineren

Een telecombedrijf heeft te maken met een hoog verzuim, toenemende klantontevredenheid en een laag moreel. Het organiseert een gezondheidsscreening met vervolggesprekken gericht op voeding, bloeddruk, fitheid en stress. Daarnaast worden relaxatiesessies aangeboden. Na zes maanden is er geen effect op het verzuim en de relaxatiesessies worden niet goed bezocht. Een analyse van het dagelijks werk van de medewerkers laat zien dat er bijzonder weinig taakvariatie is en dat zij vaak te maken krijgen met ontevreden en boze cliënten, zonder hiervoor enige training te ontvangen. Een hiërarchische leiding geeft de medewerkers weinig inspraak. In een volgende fase worden de medewerkers betrokken bij het vaststellen van problemen en het zoeken naar oplossingen. Dit leidt tot veranderingen in de organisatie van het werk en een andere timing van de relaxatiesessies. Het resultaat was een belangrijke verbetering van de kwaliteit van de dienstverlening en van het moreel.

Bron: Noblet & LaMontagne, 2006.

Organisatiegerichte interventies zijn niet altijd mogelijk, bijvoorbeeld door praktische en financiële beperkingen. En zelfs wanneer alles in het werk wordt gesteld om primaire stressbronnen aan te pakken, kan niet alle stress voorkomen worden. Daarom is het versterken van de mogelijkheden van individuele werknemers om met stress om te gaan van belang. Al ontstaan veel psychische klachten niet primair door het werk, ook dan kunnen zij het functioneren in arbeid beïnvloeden. Het worden dan arbeidsrelevante psychische klachten genoemd.
Volgens de richtlijn Psychische problemen voor bedrijfsartsen (Van der Klink et al., 2007a, 2007b) en de richtlijn Werk en psychische klachten voor psychologen (NIP/LVE, 2005) zijn ook de individuele interventies idealiter zowel persoons- als omgevingsgericht, gericht op enerzijds

het vergroten van de belastbaarheid van de cliënt en anderzijds het verminderen van de belasting vanuit werkomgeving of thuissituatie. Indien nodig en wenselijk dient ook het werksysteem bij interventies te worden betrokken. Ook is het de taak van de bedrijfsarts om preventieve maatregelen te adviseren indien uit individuele contacten blijkt dat er sprake is van structurele risico's.
In deze paragraaf worden interventies beschreven die gericht zijn op de werknemer, waarbij steeds eerst primair en/of secundair preventieve interventies aan bod komen, gevolgd door tertiair preventieve interventies (zie figuur 10.1). Paragraaf 10.2.1 gaat in op interventies bij arbeidsgerelateerde psychische klachten, zoals overspanning en burn-out, en paragraaf 10.2.2 op het voorkomen en behandelen van psychotrauma. De signalering van psychische problematiek is reeds behandeld in paragraaf 9.1.6.

10.2.1 ARBEIDSGERELATEERDE PSYCHISCHE KLACHTEN VOORKOMEN EN BEHANDELEN

In de afgelopen jaren zijn initiatieven ontplooid om verzuim en arbeidsongeschiktheid als gevolg van psychische klachten te verminderen. Dit heeft geleid tot protocollen en richtlijnen die werkgevers, werknemers en professionals informeren en ondersteunen omtrent preventie en functieherstel bij arbeidsgerelateerde psychische klachten. Belangrijk is het gegeven dat klachtenbehandeling niet automatisch leidt tot werkhervatting en functioneel herstel (Blonk, 2006). Voor dit laatste is aanvullend activerend handelen nodig. Behalve de eerdergenoemde richtlijnen voor psychologen (NIP/LVE, 2005) en bedrijfsartsen (Van der Klink et al., 2007a, 2007b), heeft de Commissie Psychische Arbeidsongeschiktheid (CPA) een leidraad ontwikkeld die gericht is op werkgevers en werknemers (CPA, 2001). Verder is de Landelijke eerstelijns samenwerkingsafspraak (LESA) Overspanning (Romeijnders et al., 2005) opgesteld, evenals de *Multidisciplinaire richtlijn overspanning en burnout voor eerstelijnsprofessionals* (Verschuren et al., 2011).
Op het terrein van arbeid en psychische klachten zijn verschillende professionals werkzaam, zoals (para)medici, psychologen, maatschappelijk werkers, en personeels- en HR-managers (zie hoofdstuk 4). Elke professional heeft specifieke taken, verantwoordelijkheden en deskundigheden. Belangrijk is dat indien nodig afstemming en doorverwijzing plaatsvinden. Daarvoor is een noodzakelijke voorwaarde dat elke professional zich bewust is van de grenzen aan zijn eigen deskundigheid. Ook is voor het uitwisselen van informatie toestemming van de cliënt noodzakelijk.

Intermezzo Golf van zelfmoorden bij France Telecom

Een extreem voorbeeld van ziekmakende arbeidsomstandigheden: in de periode 2008-2009 maakten ruim dertig medewerkers van France Telecom een einde aan hun leven. Dit werd in verband gebracht met de werkomstandigheden. Als gevolg van de keiharde concurrentie op de markt van telefoonaanbieders was het werkklimaat ernstig verslechterd. Hoge werkdruk, weinig regelruimte, constante reorganisaties en opgelegde bedrijfsmobiliteit leidden tot ernstige psychische problematiek en protest. Een werknemer die een zelfmoordpoging deed vertelde: 'Ik piekerde al maanden, (...) ik leed op mijn werk. (...) de dingen die mij werden verweten waren zo pijnlijk dat ik maar aan één ding kon denken: rust. (...) onze manager maakte de sfeer kapot, de onderlinge solidariteit en cohesie. Dat vertaalde zich in een enorm isolement van de mensen.' Andere medewerkers vertelden tijdens een protestdemonstratie dat het werk zwaar was doordat 'onhaalbare doelen' werden opgelegd, onder 'constante controle'. Zij zagen collega's die aan depressies leden of kalmeringsmiddelen gebruikten. Lange tijd stelde de directie dat de psychische problematiek in de privésfeer lag. Eind 2009 erkende de leiding voor het eerst de problemen en nam enkele eerste maatregelen. In 2010 stelde de arbeidsinspectie dat de top van het bedrijf 'het leven van werknemers (...) direct in gevaar bracht' en op de vele waarschuwingen volledig ontoereikend heeft gereageerd.

Bronnen: NRC Handelsblad, *13 maart 2010, en* Netwerk, *9 oktober* 2010.

STECR, het expertisecentrum participatie, (http://www.stecr.nl) geeft over dit onderwerp twee relevante *assists* uit, met professionele inzichten en tips voor arboprofessionals: *De werknemer als regisseur* (STECR, 2005) en *Samenwerken tussen professionals* (STECR, 2003).

Primaire preventie gericht op werknemer: primaat bij werkgever en werknemer

De Commissie Psychische Arbeidsongeschiktheid (CPA) stelde in 2001 dat bij verzuim om psychische redenen nog te vaak sprake is van 'goedbedoelde verwaarlozing'. Betrokkenheid en inzet van werkgever en werknemer is nodig. De leidraad van de CPA heeft tot doel verzuim om psychische redenen voor werkgevers en werknemers hanteerbaar te maken, door het formuleren van enkele basisregels en een tijdpad met stappen (CPA, 2001).

De door TNO ontwikkelde Preventie Leidraad (Franck & Wiezer, 2004) kan hieraan bijdragen. Deze kan door een leidinggevende worden gebruikt om te voorkomen dat medewerkers stressklachten krijgen en uitvallen. De leidraad nodigt de leidinggevende en de medewerker als het ware uit de tijd te nemen om structurele oorzaken en concrete problemen op het werk in kaart te brengen en hiervoor gezamenlijk oplossingen te zoeken. Het uitgangspunt is dat stress of uitval ontstaat doordat medewerkers geen of onvoldoende mogelijkheden hebben om oorzaken hiervan te beïnvloeden, of bestaande mogelijkheden onvoldoende benutten.

Voorbeeld Toepassing Preventie Leidraad
Henk is overspannen geworden. Zijn leidinggevende volgt met hem de gespreksleidraad en het blijkt dat zijn problemen vooral te maken hebben met het werk. Met name is het moeilijk om de klanten binnen een redelijke tijd hun bestelling te brengen. Dit leidt tot boosheid en ontevreden klanten. Pratend over oplossingsmogelijkheden komen zij op het punt dat regelmatig werkoverleg ontbreekt en dat zulk overleg oplossingen zou kunnen genereren. Naar aanleiding van de gesprekken met Henk gaat de leidinggevende ook met andere medewerkers praten. Hieruit komen deels vergelijkbare en deels verschillende stressbronnen, maar ook zij menen dat regelmatig werkoverleg zou kunnen helpen bij het oplossen van de dagelijkse problemen.
Bron: Franck & Wiezer, 2004.

Nauta en Van Sloten (2004) geven bedrijven een handreiking voor verzuimpreventie om psychische redenen onder de titel *De dialoog als vroege poortwachter*. Hun aanbevelingen zijn onder andere dat de werkgever in de dagelijkse omgang en tijdens functioneringsgesprekken de vinger aan de pols moet houden, moet zorgen voor formele en informele signaleringsmechanismen, en voor een cultuur waarin open overleg de norm is. Ook adviseren zij verzuimpreventie niet eenzijdig op mens of werk te richten, maar op de balans tussen mens en werk.
Een speciaal aandachtspunt bij het arbo- en HRM-beleid is het informeren, coachen en adviseren van leidinggevenden en topmanagers op het gebied van arbeid en psychische klachten. Door de kennis en vaardigheden van managers en leidinggevenden op het gebied van stressmanagement te vergroten kunnen zij strategische keuzes maken

die gezondheid en welzijn van alle personeelsleden betreffen (De Jong, 2007).

Stressmanagementtraining

Stressmanagementtraining heeft tot doel het vergroten van de individuele mogelijkheden om stress te hanteren of te verminderen en kan worden ingezet voor zowel primaire als secundaire preventie.
Er bestaan tal van mogelijkheden en technieken om stress en overbelasting te (leren) hanteren en te verminderen en er bestaan vele (zelfhulp)boeken en cursussen op dit terrein. Niet alle technieken zijn daadwerkelijk onderzocht op hun effectiviteit (Bakker et al., 2010). Relaxatie, stressmanagement en cognitieve technieken, zoals het formuleren van realistische verwachtingen over het werk, en het verbeteren van emotie- en probleemgerichte coping zijn effectief gebleken in het reduceren van werkstress en psychische klachten (Bond & Bunce, 2000; Van der Klink et al., 2001; Schaap et al., 2001). Recent onderzoek naar de praktijk van stressmanagementtraining in Nederland laat zien dat de aangeboden interventies vooral gericht zijn op het individu en minder frequent op de werkomgeving (Bakker et al., 2010). Individugerichte interventies kunnen werknemers leren mogelijkheden om de regelruimte te beïnvloeden te percipiëren en eventueel te vergroten, zoals trainingen in persoonlijke effectiviteit en assertiviteit. Indien het werk niet anders georganiseerd kan worden, zijn er cursussen die werknemers vaardigheden aanleren om hiermee om te gaan, zoals relaxatietherapie en timemanagement.
De in bedrijven aangeboden interventies kunnen verschillende doelgroepen hebben, zoals leidinggevenden, het gehele bedrijf, bedrijfsonderdelen of -afdelingen, werknemers met beginnende stressklachten of een verhoogd risico hierop, en frequente verzuimers. Indien cursussen gericht worden op werknemers met een verhoogd risico, worden die via verschillende kanalen geselecteerd: via het management, de arbodienst, screeningsonderzoeken zoals de risico-inventarisatie en -evaluatie (RI&E) of door zelfaanmelding. De vorm van de cursussen, bijvoorbeeld individueel of groepsgewijs, varieert eveneens. Het meest frequent worden de volgende cursussen aangeboden aan werknemers.

- Timemanagement: het aanleren van activiteiten en technieken die behulpzaam zijn bij het verstandig omgaan met schaars beschikbare tijd (Kievit-Broeze, 2007; Seiwert, 2008).
- Trainingen gebaseerd op rationeel-emotieve therapie (RET) en cognitief-gedragsmatige technieken: bijvoorbeeld trainingen volgens het ABC-model (IJzermans & Dirkx, 2009). Volgens dit model is het lang niet altijd de gebeurtenis als zodanig die stressvol is, maar ont-

staan gevoelens van stress door de betekenis die wij eraan toekennen.
- Leren omgaan met de gevolgen van stress.
- Assertiviteit en persoonlijke effectiviteit: deze trainingen leren de werknemer beter om te gaan met de beschikbare regelruimte, bijvoorbeeld door het leren grenzen stellen, feedback geven en ontvangen.
- Ontspanningsoefeningen, zoals relaxatie en mindfulness.

Cursussen voor leidinggevenden zijn vooral gericht op:
- het herkennen van de eigen stressreacties en die van anderen;
- verzuimtraining;
- hoe te handelen bij een arbeidsconflict.

Bakker en collega's (2010) bevelen aan dat bedrijven zich bij een keuze voor bepaalde interventies laten leiden door een theorie. Zij stelden twee *best practices* (zie voorbeeld) vast die dit doen, waardoor de interventies meer vraaggericht zijn en aansluiten bij de in hun organisatie gesignaleerde of ervaren stress. Bij een systematische aanpak en evaluatie is het ook mogelijk het effect van interventies en trainingen te onderzoeken, en zo nodig bij te stellen.

Voorbeeld Best practice in stressmanagementbeleid
Siemens baseert het stressmanagementbeleid op het model van Werkstressoren-Energiebronnen-Burnout (WEB-model) (Bakker, 2001), dat stelt dat langdurige stress die niet gecompenseerd wordt door energiebronnen, kan leiden tot ziekte. Siemens onderscheidt drie typen interventies: (1) beter leren omgaan met stressoren (coping), (2) de primaire processen en verantwoordelijkheden anders organiseren zodat meer betrokkenheid en regelruimte ontstaat en (3) stress compenseren. Het bedrijf signaleert actief vormen van stress en laat het stressmanagementbeleid hierbij aansluiten. Het doel is duurzame inzetbaarheid van de werknemers. Zo hebben wasmachinereparateurs regelmatig te maken met lastige of boze klanten, waarbij zij hun gevoelens moeten onderdrukken om beleefd te blijven. Dit kan leiden tot emotionele dissonantie. Intercollegiaal contact, even stoom afblazen na een moeilijke klant, blijkt een goede remedie en wordt gefaciliteerd. Leidinggevenden worden op dit punt getraind. In een andere bedrijfstak is een hoge werkdruk op bepaalde momenten niet te verhinderen. Hiervoor worden cursussen stresshantering en omgaan

met agressie gegeven. Een andere bron van stress is verstarring en verveling. Om dit tegen te gaan is een systeem van jobrotatie ingevoerd. Naast maatregelen gericht op specifieke stressoren, houdt het bedrijf periodiek een onderzoek aan de hand van de WEB-monitor die anoniem wordt ingevuld. Medewerkers ontvangen hun eigen score en beslissen zelf of zij contact opnemen met de arbodienst. Daarnaast worden de resultaten op afdelingsniveau geanalyseerd en met het management besproken. Aan de hand hiervan wordt zo nodig een plan van aanpak opgesteld.
Bron: Bakker et al., 2010.

Conflicthantering

Een deel van het verzuim als gevolg van arbeidsgerelateerde psychische klachten ontstaat doordat conflicten niet adequaat gehanteerd en opgelost worden. STECR (http://www.stecr.nl) heeft in 2010 een herziene *Werkwijzer Arbeidsconflicten* gepubliceerd (STECR, 2010).

Behandeling van arbeidsgerelateerde psychische klachten

Arbeidsgerelateerde psychische klachten, zoals overspanning en burnout, zijn niet altijd te voorkomen. Bij een vermoeden van dreigende of ernstige psychische problematiek zal de werknemer gespecialiseerde hulp nodig hebben. Op dit terrein bestaan verschillende interventies, protocollen en richtlijnen. Bij de begeleiding van werknemers die verzuimen wegens psychische klachten is het uitgangspunt dat de werknemer de regie heeft. De bedrijfsarts wordt geacht zo terughoudend als mogelijk en zo activerend als nodig te begeleiden (Van der Klink et al., 2007a). De bedrijfsarts taxeert het (natuurlijk) herstelproces en grijpt in bij stagnatie. De richtlijn voor psychologen stelt eveneens dat de cliënt de centrale actor in het herstelproces is. De psycholoog ondersteunt de cliënt om actief het eigen herstel te bevorderen, waarbij werk deel uitmaakt van het herstelproces (NIP/LVE, 2005). Het betrekken van het werksysteem bij een behandeling dient steeds de beroepscode als uitgangspunt te nemen, dat wil zeggen dat dit niet kan zonder uitdrukkelijke toestemming van de cliënt.
Uitgangspunt van de richtlijn Psychische problemen voor bedrijfsartsen is dat controleverlies een belangrijk aspect is van vrijwel alle psychische problematiek. Herstel van functioneren is dan ook gericht op het herwinnen van controle, ook in de werksituatie. Daarbij is de begeleiding gericht op het versterken van het probleemoplossend ver-

mogen van de cliënt, evenals van het werksysteem. De richtlijn gaat uit van het fasen-takenmodel van Terluin en Van der Klink (zie hierna). De richtlijn Werk en psychische klachten voor psychologen (NIP/LVE, 2005) beschrijft hoe psychologen bij de behandeling van hun cliënten het onderwerp 'arbeid' kunnen betrekken. De richtlijn maakt geen onderscheid naar aard, oorzaak en ernst van de klachten. De behandeling is activerend, persoons- en omgevingsgericht en er vindt afstemming plaats met het werk en andere professionals. Hierbij houdt de psycholoog rekening met de termijnen van de Wet verbetering poortwachter. De richtlijn wijst ook op de protocollen voor arbeidshulpverlening die zijn ontwikkeld door het Nederlands Kenniscentrum Arbeid en Psyche (NKAP) in samenwerking met de geestelijke gezondheidszorg (De Keijser, 2003). Die zijn door behandelaars te gebruiken als protocol en door cliënten als werkboek en huiswerkmateriaal. Behalve richtlijnen voor verwijzen en samenwerken, worden er zes individuele behandelmodules beschreven, drie groepsbehandelingen en een intensieve dagbehandeling.

Voorbeeld Evenwicht

Een vrouw van 46 jaar is werkzaam in een administratieve functie. Wegens reorganisatie van de administratieve processen gaat er veel mis. Een nieuwe leidinggevende stelt hoge eisen. Twee van de zes collega's verzuimen van het werk. De cliënte voelt zich verantwoordelijk en trekt zich missers persoonlijk aan. Ze kan het werk niet langer aan. Zij krijgt volgens het verwijzingsprotocol arbeidshulpverlening een behandeling aangeboden. In vijf gesprekken worden haar kwaliteiten en valkuilen besproken en wordt aandacht besteed aan het anders interpreteren van gedrag van anderen. Tevens wordt haar assertiviteit in relatie tot haar leidinggevende getraind. In de evaluatie na afloop meldt zij een herstel van het evenwicht tussen belastbaarheid en belasting. Zij heeft weer plezier in haar werk. In dit traject was geen sprake van verzuim.

Bron: De Keijser & Geelen, 2001.

De eerstelijnsrichtlijn voor overspanning en burn-out (Verschuren et al., 2011) stelt dat er in het algemeen geen indicatie is voor het gebruik van medicatie bij overspanning. Indien behoefte bestaat aan symptoombestrijding, bijvoorbeeld slaapmedicatie, dan wordt aanbevolen deze middelen slechts kortdurend voor te schrijven. Studies naar de effecten van niet-medicamenteuze behandelingen tonen aan dat op cognitief gedragsmatige therapie (CGT) gebaseerde behandelingen weliswaar effectief zijn ten aanzien van klachtreductie, maar een gemengd effect laten zien op de duur van het verzuim, afhankelijk van wie de interventie uitvoert. Uit onderzoek is gebleken dat professionals die in contact staan met de werkomgeving, zoals de bedrijfsarts en de arbeidskundige, betere resultaten behalen op het terrein van werkhervatting. De richtlijn beveelt een benadering aan volgens het fasen-takenmodel.

Het fasen-takenmodel van Terluin en Van der Klink voor de behandeling van overspanning in de eerste lijn sluit aan bij het natuurlijke herstelproces (Van der Klink & Terluin, 2005; Terluin et al., 2005). Aangezien het overgrote deel van de mensen die overspannen zijn spontaan beter wordt, ook zonder speciale begeleiding, adviseren Terluin en Van der Klink om de cliënt actief te volgen, zodat bij uitblijvend of stagnerend herstel kan worden ingegrepen. Hierbij wordt een procescontingente benadering gevolgd, met fasen die ook in een natuurlijk herstelproces worden doorlopen: inzicht- en acceptatiefase, probleem- en oplossingsfase, toepassingsfase. In de drie fasen is zowel aandacht nodig voor rust en herstel, als voor actieve probleemoplossing en werkhervatting (Van der Klink & Terluin, 2005; Terluin et al., 2005). De prognose van deze aanpak in de huisartspraktijk en de bedrijfsgezondheidszorg is goed gebleken: 75 tot 80 procent van de cliënten bleek binnen drie maanden weer aan de slag te zijn (Terluin et al., 2005).

De richtlijn voor overspanning en burn-out (Verschuren et al., 2011) bevat ook afspraken over de taakverdeling en het verwijsbeleid tussen huisarts, bedrijfsarts en eerstelijnspsycholoog die aansluiten bij de LESA Overspanning (Romeijnders et al., 2005).

10.2.2 PSYCHOTRAUMA VOORKOMEN EN BEHANDELEN

In sommige beroepen bestaat een verhoogd risico op het meemaken van ingrijpende gebeurtenissen en daarmee ook op posttraumatische stressreacties en andere psychische problematiek. In dit soort organisaties, bijvoorbeeld politie, brandweer en defensie, is extra aandacht voor het voorkomen en behandelen van psychotrauma een essentieel onderdeel van een goede personeelszorg.

Interventies op het gebied van psychotrauma zijn te onderscheiden in primaire, secundaire en tertiaire preventie (Bramsen et al., 1997). (Zie ook figuur 10.1.) Primaire preventie is gericht op het voorkomen van traumatische gebeurtenissen, vooral door maatregelen gericht op veiligheid, maar ook door het personeel goed te informeren en zo nodig te trainen. Secundaire preventie is gericht op het tijdig herkennen van signalen van posttraumatische stress en andere psychische problematiek, evenals het zorgen voor laagdrempelige en toegankelijke psychologische begeleiding en zorg.

Voorbeeld Defensie
Bij Defensie wordt sinds 1990 een systeem van psychologische ondersteuning (PO) ontwikkeld met activiteiten voor, tijdens en na de uitzending. Daarbij wordt ook het thuisfront betrokken. Militairen en leidinggevenden krijgen in de voorbereiding les over stress en psychotrauma, en in de eerste opvang van elkaar. Tijdens en na de uitzending worden activiteiten ontplooid gericht op signalering en, zo nodig, behandeling.
Bron: Bramsen et al., 2007.

Trainingen op het gebied van secundaire preventie van posttraumatische stress zijn bijvoorbeeld gericht op werknemers die in hun dagelijks werk te maken krijgen met agressie (Bakker et al., 2010).
In deze cursussen leren zij vaardigheden om met geweld om te gaan, geweldscommunicatie en agressiehantering. Verder bestaan er trainingen in posttraumatischestressmanagement voor werknemers die in hun beroep een verhoogd risico lopen op emotioneel belastende gebeurtenissen.
De *Multidisciplinaire richtlijn angststoornissen* uit 2009 (te downloaden via http://www.ggzrichtlijnen.nl) beveelt voor de behandeling van posttraumatische stressstoornis (PTSS) een *stepped care*-model aan, dat wil zeggen dat gestart wordt met zo min mogelijk ingrijpende behandelingen. Bij PTSS gaat de voorkeur uit naar een psychologische behandeling boven een medicamenteuze behandeling, tenzij er sprake is van een ernstige comorbide depressie. Als basisinterventie wordt altijd gestart met psycho-educatie en worden adviezen gegeven om de cliënt te activeren en overmatig vermijdingsgedrag tegen te gaan. De richtlijn geeft op grond van de wetenschappelijke literatuur de voorkeur aan de volgende behandelalternatieven: traumagerichte cognitieve gedragstherapie en Eye Movement Desensitization and Reprocessing (EMDR).

10.3 Interventies bij arbeidsre-integratie en rehabilitatie van zieke werknemers

Het overheidsbeleid met betrekking tot sociale zekerheid (zie hoofdstuk 1) is succesvol geweest in het bereiken van een afname van het socialezekerheidsvolume, maar dit is niet gepaard gegaan met een toename van de arbeidsparticipatie (Jehoel-Gijsbers, 2007, 2010). Het probleem van de geringe arbeidsparticipatie van chronisch zieke en gehandicapte mensen heeft te maken met het vinden van werk, maar ook met het behouden daarvan. Om dit te bevorderen is een analyse van oorzaken nodig, zodat initiatieven hierbij kunnen aansluiten.

Achtergronden van geringe arbeidsparticipatie van mensen met beperkingen

Hoe komt het dat mensen met een chronische ziekte of handicap gemakkelijker hun baan verliezen en moeilijker toetreden of terugkeren naar een baan? Hierbij speelt de verminderde belastbaarheid als gevolg van pijn, vermoeidheid en andere lichamelijke beperkingen een grote rol. Ook zijn er belemmeringen op het gebied van mobiliteit, en kennen veel chronische ziekten een onvoorspelbaar karakter, waardoor de belastbaarheid per maand, week of dag kan variëren. Daarom zijn, afhankelijk van de aard en de ernst van de ziekte of aandoening, specifieke aanpassingen nodig, en zowel werkgevers als werknemers geven aan dat dit een groot knelpunt is. Niet altijd is zogenoemde passende arbeid aanwezig, en dan is ontslag onvermijdelijk. Verder spelen de volgende knelpunten een rol: gebrek aan begrip bij de werkgever voor de situatie van de werknemer, beperkte scholing en een negatieve beeldvorming bij werkgevers over chronische zieke en gehandicapte mensen, mede door een gebrek aan kennis (Heijmans et al., 2005; Van Horssen & Van Doorn, 2007; Nijhuis & Van Lierop, 2007; Van der Velden, 2007).

Een Nederlands onderzoek naar de participatie van mensen met beperkingen in de samenleving laat zien dat zij juist op het terrein van werk de grootste discrepantie ervaren tussen de feitelijke en de gewenste situatie (Cardol et al., 2006). Er werd relatief weinig gebruikgemaakt van specifieke voorzieningen. Cardol en collega's bevelen dan ook aan dat voorlichting en begeleiding van mensen met beperkingen én werkgevers ervoor kan zorgen dat meer mensen met beperkingen het werk kunnen doen dat past bij hun wensen en mogelijkheden. Dit sluit aan bij een recent onderzoek onder mensen met reuma (Chorus, 2004), dat laat zien dat stoppen met werken voorkomen kan worden door het aanpassen van werkzaamheden en werktijden, het doorvoeren van technische en ergonomische aanpassingen op de werkplek, toegankelijkheid van de werkplek, bijscholing, en steun van collega's en management. Op dit moment ligt het initiatief voor dit soort aanpassingen veelal bij de individuele werknemer (Cardol et al., 2006). Dit komt mede doordat in Nederland het terrein van arbeidsintegratie en re-integratie nog een relatief jong en nieuw gebied is (Nijhuis &

Van Lierop, 2007). In 2003 is mede daarom voor een periode van vier jaar de Commissie het Werkend Perspectief (CWP) ingesteld (zie par. 2.6.2).
In het buitenland is al meer ervaring opgedaan en daar wordt dit vakgebied aangeduid met de term *vocational rehabilitation*. Dit is begonnen ten tijde van de Eerste Wereldoorlog om de terugkeer naar werk van gewonde militairen te bevorderen. Later is dit werkveld uitgebreid naar de re-integratie van werknemers die blijvend of langdurig lijken uit te vallen. Bij vocational rehabilitation spelen materiële en praktische beperkingen een rol, maar evenzeer de beeldvorming over belemmeringen en beperkingen bij zowel de arbeidsgehandicapte als de omgeving, de werkgever. Daarom is van belang dat een combinatie van activiteiten wordt ondernomen, gericht op de persoon zelf én op de werkomgeving. (Zie ook par. 9.3.)

Bevordering van arbeidsparticipatie bij gezondheidsproblemen
Om de arbeidsparticipatie van mensen met langdurige gezondheidsproblemen te bevorderen zijn er globaal twee categorieën van activiteiten te onderscheiden die corresponderen met verschillende groepen mensen met gezondheidsproblemen. Ten eerste zijn er activiteiten die dienen te voorkomen dat werknemers die tijdens hun loopbaan een gezondheidsprobleem oplopen, uit het arbeidsproces geraken. Het spreekt voor zich dat het voorkómen van uitval veel voordelen heeft. *Disability management* (DM) duidt het geheel van activiteiten aan dat hierop gericht is, alsmede op het ondersteunen van het herstelproces en het ontwikkelen van re-integratieactiviteiten (Nijhuis & Van Lierop, 2007). Het doel is de werknemer met een chronische ziekte en/of beperking te ondersteunen bij het zo snel mogelijk hervatten van het werk. Daarbij gaat het erom de mogelijkheden van de werknemer te ontwikkelen en te versterken en tegelijkertijd belemmeringen in de omgeving van de werknemer weg te nemen of te beperken. Een noodzakelijke voorwaarde voor het slagen van dit type interventieactiviteiten is dat zij organisatiebreed gedragen worden en deel uitmaken van het human resources management van een organisatie (Piek & Reijenga, 2004).

Voorbeeld Mijn hoofd wil meer dan mijn lijf aankan
Het project *Chronisch ziek en werk* is in 2005 begonnen op initiatief van een patiëntenorganisatie om chronisch zieken aan een passende functie te helpen met hulp van ervaringsdeskundigen. Marijke, 33 jaar, herstelde weliswaar van lymfeklierkanker, maar

heeft sindsdien minder energie. Terugkeren bij haar oude werkgever lukte hierdoor niet. Met ondersteuning van een ervaringsdeskundige coach heeft Marijke een stageplaats gevonden waar zij in haar eigen tempo kan werken. Ze werkt nu 8 à 10 uur per week en wil dit graag uitbreiden. 'Ik moet wel steeds op mijn grenzen letten; mijn hoofd wil vaak meer dan mijn lijf aankan.'
Bron: UWV Perspectief, *oktober* 2010 (*p.* 18-19).

Een tweede categorie activiteiten is gericht op mensen met gezondheidsproblemen die geen arbeidsrelatie (meer) hebben. Het kan gaan om mensen die als gevolg van een aangeboren of op jonge leeftijd verworven ziekte of handicap een hoge drempel ervaren bij het toetreden tot de arbeidsmarkt. Maar ook kan het gaan om voormalige werknemers die als gevolg van een ziekte of aandoening zijn uitgevallen uit het arbeidsproces en geen baan meer hebben.

Instrumenten ten behoeve van arbeidsrehabilitatie en re-integratie

Om een werknemer met een chronische ziekte of handicap te begeleiden bij terugkeer naar het werk is allereerst een goede analyse nodig van zowel de mogelijkheden en beperkingen van de werknemer als de werkplek en functie-eisen. Vervolgens dient er een proces van matching plaats te vinden, waarbij het arbeidsre-integratiemodel van Nijhuis en Van Lierop (2007) als leidraad kan dienen (figuur 10.2). Afhankelijk van de complexiteit en de mate van discrepantie tussen de mogelijkheden van de werknemer en de functie-eisen kunnen verschillende instrumenten worden ingezet op gebied van assessment (medisch, arbeidskundig, psychologisch), werkplek- en functieaanpassingen en scholing.
Bij mensen met een grote afstand tot de arbeidsmarkt kan de methode van *supported employment* worden ingezet (Nijhuis & Van Lierop, 2007). Die kent vijf stappen.

1 *Assessment*: wensen en mogelijkheden in kaart brengen.
2 *Job finding*: een geschikte arbeidsplaats zoeken.
3 *Job analysis*: analyseren of de baan passend is voor de werknemer.
4 *Job matching*: optimale afstemming tussen persoon en functie.
5 *Job coaching*: begeleiding op de werkplek, zowel van werknemer als werkomgeving, om duurzame plaatsing mogelijk te maken.

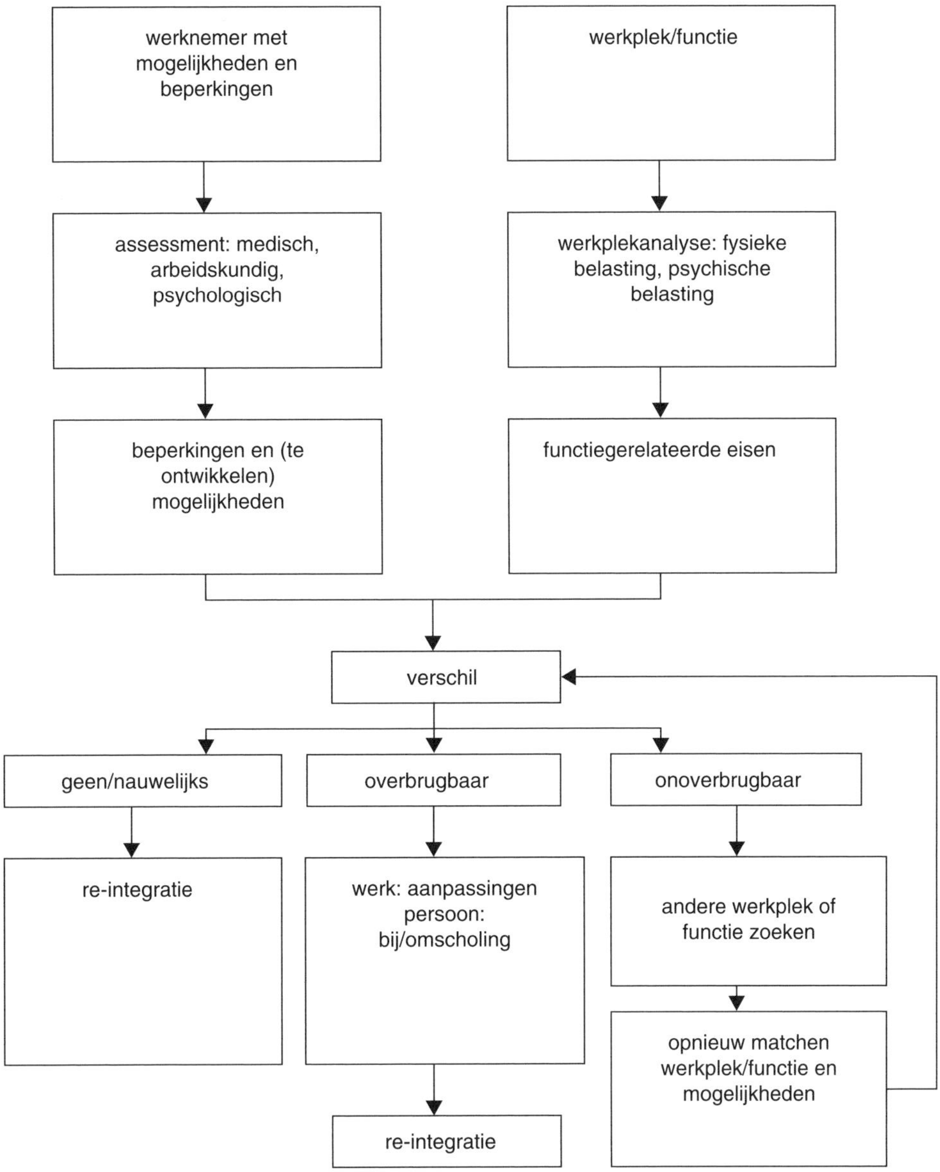

Figuur 10.2 *Arbeidsre-integratiemodel volgens Nijhuis en Van Lierop (2007), p. 181.*

Empowerment van de werknemer

De laatste jaren krijgt ook in Nederland het bevorderen van de zelfsturing van de werknemer met gezondheidsproblemen, de zogenoemde *empowerment*, meer aandacht. Het versterken van de eigen mogelijkheden en mondigheid van de werknemer kan een belangrijke factor zijn voor het bevorderen van duurzame re-integratie. Letterlijk betekent 'empowerment': macht of kracht geven, of in staat stellen. Om in staat te zijn zelf keuzes te maken en kwalitatief goede beslissingen te nemen die in het eigen belang zijn, zijn verschillende vaardigheden noodzakelijk. Dit komt tot uiting in de volgende definitie van empowerment: '*Het vergroten van kennis, vaardigheden en bewustzijn van eigen waarden en behoeften, om de betrokkene in staat te stellen doelen te definiëren, oplossingen te bespreken en te realiseren*' (Detaille et al., 2010; Feste & Anderson, 1995; Varekamp, 2010).

Empowerment krijgt vorm binnen een relatie. Dat wil zeggen: de werknemer kan dit meestal niet alleen tot stand brengen. Het is ook nodig dat de zorgprofessional en de werkgever de werknemer de ruimte geven voor zelfsturing, en de tijd nemen om te onderzoeken welke aspecten van belang zijn voor de werknemer om plezierig te kunnen werken. Daarbij dienen de betrokkenen zich te realiseren dat de aanpassing aan de ziekte en de beperkingen al een opgave op zichzelf is en dat de werknemer tijd nodig heeft om te ontdekken en te accepteren wat wel en niet kan (zie ook par. 9.1). Goed luisteren naar het perspectief van de werknemer zal maatwerk mogelijk maken en de motivatie van de werknemer vergroten.

Intermezzo Empowermenttraining

Inge Varekamp (2010) ontwikkelde een empowermenttraining voor werknemers met een chronische ziekte die knelpunten ervaren op het terrein van arbeid. De groepstraining volgt een driestappenplan. Eerst worden psychische, sociale en praktische knelpunten verhelderd. Die bespreekt de werknemer op het werk. Ten slotte worden oplossingen bedacht en in de praktijk gebracht. Een gerandomiseerde gecontroleerde studie toonde dat de training effectief was. Tijdens de training bleken de volgende opgaven van belang voor het behouden van werk:

- het ontwikkelen van een reëel toekomstperspectief;
- zelfbewust voor jezelf opkomen;
- goede relaties met collega's en leidinggevende onderhouden;
- kennis vergaren over mogelijkheden, rechten en plichten;
- overleggen en onderhandelen over werkaanpassingen;
- het werk organiseren op een manier die voldoening blijft geven;
- een sociaal leven buiten het werk overeind houden.

Het cursusmateriaal is te downloaden via http://www.amc.uva.nl/index.cfm?pid=8841.

10.4 Paramedische zorg

De functie van een paramedicus bestaat uit een aantal taken. De behandelende taak (het verlenen van curatieve zorg) is de meest in het oog springende. Daarnaast behoren echter ook het verlenen van preventieve zorg en onder andere een aantal beheers- en ontwikkelingstaken tot de functie. De meeste beroepsorganisaties van paramedici beschrijven de functie tegenwoordig in een competentieprofiel. Een competentie wordt daarbij omschreven als het vermogen en de wil van een persoon om effectief gedrag in een werksituatie te tonen (Balm, 2001; Pool et al., 2001). Competente beroepsbeoefenaars integreren kennis, vaardigheid en attitude in het gedrag dat zij vertonen.
Het verlenen van zorg aan werknemers met gezondheidsklachten wordt veelal als een specifiek taakgebied gezien, waarvoor steeds meer aandacht en erkenning komt (Roemaat et al., 2010). Om deze taken goed te kunnen uitvoeren dienen paramedici te beschikken over de volgende competenties (Parabel, 2003).

1. De werknemer in staat stellen bewuste keuzes te maken ten aanzien van belastende factoren in zijn werk die van invloed zijn op het ontstaan of voortbestaan van fysieke klachten.
2. De werknemer in staat stellen keuzes te maken op grond van zijn inzicht in de invloed van psychische factoren op fysieke klachten.
3. De werknemer ondersteunen bij het realiseren van werkplek- of taakaanpassingen die noodzakelijk zijn om zijn werk te blijven doen of te hervatten.
4. Als behandelend paramedicus op adequate wijze interprofessioneel samenwerken met medewerkers uit de bedrijfsgezondheidszorg van een werker.

Ad 1: belastende factoren

De paramedicus geeft uitleg over de relatie tussen de klacht en de belastende factoren in de werksituatie (gedrag, werkorganisatie of werkplek). Verder besteedt de paramedicus expliciet aandacht aan de conclusies die cliënten trekken over het toepassen van het geleerde tijdens hun werk en de wijze waarop zij hun handelingspatronen hebben weten aan te passen. Van groot belang bij het gehele onderzoeks- en begeleidingstraject is de attitude van de zorgverlener: die is erop gericht de cliënt in staat te stellen om verantwoordelijkheid te nemen voor de keuzes die hij/zij maakt.

Ad 2: psychische factoren

Veel klachten van het houdings- en bewegingsapparaat zijn aspecifiek en hebben een goede prognose voor herstel (dat geldt overigens ook voor veel specifieke klachten). Psychische en sociale factoren spelen een rol bij de beleving van de klacht en bij het herstelproces. Woord, handeling en gebaar van de zorgverlener worden door sommige cliënten soms veel ernstiger uitgelegd dan de bedoeling van de zorgverlener is. Somatisering van de klachten kan hiervan het gevolg zijn. In richtlijnen voor artsen en therapeuten voor het handelen bij cliënten met aspecifieke lagerugklachten wordt de volgende werkwijze aanbevolen (Frost et al., 2004; Karjalainen et al., 2004):
- de klacht serieus nemen (inleven, empathie tonen);
- cliënt wijzen op de gunstige prognose, geruststellen;
- uitleg geven (er is geen schade, maar sprake van een tijdelijke verstoring in de balans tussen belasting en belastbaarheid);
- adviseren zo veel mogelijk in beweging te blijven (thuis en op het werk).

Ad 3: aanpassingen

Bij werkplek- of taakaanpassing gaat het om het geven van voorlichting en advies ten aanzien van de werkplek en het aanleren van dusdanig houdings- en bewegingsgedrag dat de cliënt hiermee beter in staat is de klachten zelf te managen en de nog bestaande mogelijkheden in de arbeidssituatie aan te wenden. Hierbij moet gedacht worden aan het uitvoeren van specifieke oefeningen en aan werktechniekinstructie of -training. Doelen daarvan kunnen bijvoorbeeld zijn: statische belasting doorbreken, repeterende handelingen verminderen en minipauzes invoeren. Tevens wordt er, indien nodig, inzicht gegeven in gezond bewegingsgedrag en de mate waarin voorzichtigheid geboden is bij specifieke handelingen. Bij vaardigheidstraining op de werkplek worden de voor het werk noodzakelijke, aangeleerde vaardigheden toegepast en getraind in de werksituatie. Hierbij kan bijvoorbeeld gedacht worden aan functionele tiltraining die na voorbereidende oefeningen wordt uitgevoerd in de arbeidssituatie. Ook wordt op de werkplek voorlichting en advies gegeven ten aanzien van de instelling en opstelling van meubilair. Eventueel worden hulpmiddelen geadviseerd of op proef geplaatst. Indien de eigen competentie hiervoor ontoereikend is, kan een andere arboprofessional worden ingeschakeld. De paramedicus informeert de cliënt over de wijze waarop de cliënt een werkplekof taakaanpassing kan (laten) realiseren, bijvoorbeeld door te wijzen op de relevante wet- en regelgeving voor onder andere aanpassingen van een werkplek.

Ad 4: samenwerking

De samenwerking met arboprofessionals (inclusief de paramedicus als arboprofessional) verdient voortdurend aandacht. Het risico is aanwezig dat dit te weinig, te oppervlakkig, onvoldoende resultaatgericht en te weinig evaluerend gebeurt. Door betere kennis van de inhoud van een ieders werk kan het onderlinge vertrouwen vergroot worden en kunnen concurrentiegevoelens geminimaliseerd worden. Er spelen soms allerlei belangen een rol bij het bepalen van welke professie ingezet moet worden. Dan zijn bijvoorbeeld niet de klantvraag, het te behalen resultaat en de inzet van de juiste competentie bij een specifiek probleem van de klant of zijn medewerkers leidend, maar de declarabiliteit van de medewerker of de persoonlijke voorkeur van betrokken functionarissen. Om de samenwerking goed te laten verlopen is het zaak om de vraag van de klant goed te beluisteren en dan te kiezen voor de passende competentie bij het probleem. Gebruik van het ICF-model (zie par. 5.5) kan hierbij een hulpmiddel zijn.

Netwerken

Hoewel reguliere paramedici zich meer bewust lijken te worden van het belang om aandacht te hebben voor het werk van hun cliënten, wordt (zoals in par. 10.1 beschreven) de paramedische zorg die gericht is op werknemers, vooral via gespecialiseerde ketenorganisaties geleverd. De grootste groep professionals hierin zijn de arbeidsfysiotherapeuten, werkzaam bij netwerken zoals Fysergo, OCA, Tigra, BAG, FysioNetwerk, ErgoOptima, PreventNed. Hoewel de netwerken concurrenten van elkaar zijn, hebben de werkwijzen enkele gemeenschappelijke kenmerken. De werkwijze is vaak sterk geprotocolleerd en het behandelproces (keuzes, activiteiten, voortgang, evaluatie) wordt nauwgezet beschreven.

Intermezzo Gepassioneerd werken binnen een protocol?

Fysiotherapeuten die werken in een commercieel netwerk moeten geregeld complexe dilemma's onder ogen zien. Wat wil de klant, welke randvoorwaarden stelt het netwerk en strookt dat met de beste aanpak volgens de professional (de therapeut)? En is er binnen het spanningsveld dat daarbij kan ontstaan nog wel ruimte voor echte betrokkenheid? Chris Kuiper (2007) zocht het antwoord op deze vragen met behulp van bijzondere methoden, namelijk door de verhalen van betrokkenen te verzamelen, in de vorm van video-opnamen, interviews, rapportages en schilderijen, en de professionals daarop te laten reflecteren. Kuiper meent dat een goed protocol professionals nooit ontslaat van de plicht hun eigen denkkracht te gebruiken. Hij bepleit ruimte voor individuele opvattingen van de therapeut, die deze echter wel vaker met vakgenoten moet delen en bespreken om zich van die opvattingen bewust te worden. Door 'gebeurtenissen' (*events*) te vormen, in dialoog met de cliënt, kan een therapeut binnen het geprotocolleerde netwerk toch het verschil maken.

Inhoudelijk gaan de therapeuten in de netwerken uit van een biopsychosociale visie op gezondheid. Daarbij worden niet alleen de stoornissen in functies onderzocht en behandeld, ook de invloed van psychische factoren (arousal, stress, angst) en omgevingsfactoren (werkomstandigheden, invloed van partner en behandelaars) wordt in de analyse betrokken. In de interventies wordt tijdcontingent in plaats van pijncontingent gehandeld, dat wil zeggen dat het behandelplan volgens een in overleg afgesproken tijdspad wordt uitgevoerd en niet hoofdzakelijk op geleide van de pijn wordt aangepast. De meeste netwerken bieden een concreet dienstenpakket aan, dat vaak via het BZP wordt vergoed. Nadat de verwijzing van de werknemer heeft plaatsgevonden volgt een stapsgewijze werkwijze:

1 intake;
2 reguliere behandeling;
3 herstelbegeleiding;
4 individuele instructie of training op de werkplek;
5 belastbaarheidstraining.

Ad 1: intake

Er wordt een anamnese afgenomen (algemeen en met betrekking tot arbeid) en een lichamelijk onderzoek uitgevoerd. Ook kunnen vragenlijsten worden ingezet om het functioneringsprobleem te objectiveren. Op basis van de analyse en de bevindingen wordt een paramedische diagnose opgesteld, dat is een beschouwing van de relatie tussen de gevonden stoornissen in functies, beperkingen in activiteiten en participatieproblemen (met name in arbeid), plus de factoren die daarop van invloed zijn. Tevens wordt een interventieplan met bijbehorende offerte opgesteld, waarbij de keuze van de interventies en de duur daarvan beargumenteerd worden.

Ad 2: reguliere behandeling

Wanneer het functioneringsprobleem met behulp van een reguliere, stoornisgerichte behandeling snel kan worden opgelost, en de relatie met het werk nauwelijks aan de orde is, is dit een optie (Aure et al., 2003; Faber et al., 2006; Foye et al., 2007).

Ad 3: herstelbegeleiding

In aanvulling op een eventuele reguliere behandeling wordt tijdens een korte (< 4 weken) of langer durende herstelbegeleiding voorlichting en advies gegeven over de relatie tussen de klacht en het werk, te vermijden provocerende belastingen en het (weer) opbouwen van de werkbelasting. Specifieke oefeningen en werktechnieken kunnen in de behandelsetting worden uitgevoerd en voorbereid. Denk bijvoorbeeld aan het oefenen van tilhandelingen of aan het correct zitten aan een bureau (met juist gebruik van rug- en armleuningen), het nemen van (micro)pauzes en het doen van ontspannende oefeningen. De laatste jaren zijn er diverse technische hulpmiddelen beschikbaar gekomen voor het geven van bio- of myofeedback, soms geïntegreerd in een hemd of hesje (zie http://www.rrd.nl). Daarmee kan de cliënt bijvoorbeeld bewust worden gemaakt van verhoogde spierspanning in relatie tot de werkhouding of -techniek. Door dit met een geluidssignaal of een signaal op het beeldscherm te signaleren wordt de cliënt erop gewezen zijn werkwijze aan te passen.

Intermezzo Zelf de krachten op je lichaam berekenen

Vrachtwagenchauffeurs lopen risico op rugklachten, door het langdurige zitten, maar ook door laad- en loswerkzaamheden. Een bijkomende factor is de manier waarop ze hun cabine of laadruim verlaten: springend of trede voor trede. Op de website http://www.keeptruckingsafe.org/game.html kunnen truckers en andere geïnteresseerden snel berekenen welke krachten op het lichaam ontstaan bij de verschillende manieren van uitstappen. De mate van risico bij deze kracht wordt direct uitgedrukt volgens het stoplichtmodel: rood, oranje, groen. Dit is een moderne, interactieve tool, ook bruikbaar in voorlichting voor deze beroepsgroep.

Ad 4: individuele instructie of training op de werkplek

In de intake heeft de paramedicus informatie verzameld over arbeidsinhoud, -omstandigheden, -verhoudingen en -voorwaarden. Deze informatie wordt gebruikt voor het opzetten van de instructie. Werkwijze, -houdingen en -bewegingen kunnen geoefend worden, waarbij ook aspecten zoals statische belasting en repeterende handelingen aan de orde worden gesteld. Daarbij vindt transfer plaats van zaken die in de behandelruimte geoefend zijn naar toepassing in de eigen werksituatie. Ter plekke kan dan worden gekeken welke specifieke belemmeringen eventueel de geoefende werkwijze in de weg staan. Waar mogelijk kunnen ook werkomstandigheden aangepast worden of hulpmiddelen worden ingezet. Afhankelijk van de werksituatie hoeft dat niet altijd zeer ingrijpend te zijn. Bij bureauwerk blijken vaak factoren zoals de plaatsing van het beeldscherm (positie, hoogte), het toetsenbord en de muis eenvoudig te verbeteren. Ook over de instelling van de bureaustoel kan de werknemer vaak nog het een en ander worden bijgebracht. Verder zijn het (al dan niet) nemen van pauzes, regelmatig even opstaan en een stukje lopen en het maken van compenserende bewegingen onderwerp van gesprek.

Casus Verminderde belastbaarheid

De heer R., 50 jaar, is museummedewerker en is al jaren in wisselende mate bekend met lagerugklachten. De orthopeed duidde die als aspecifieke klachten. R. geeft aan altijd zeurende klachten in zijn onderrug en een verminderd gevoel in zijn linkerbeen te ervaren, daarnaast is hij 's ochtends stijf. Provocatie en beperkingen: lang staan of lopen (30 minuten of meer), tillen en bukken. Rust geeft afname van de klachten. Verloop: wisselend, R. heeft continu klachten en hij gaat regelmatig door zijn rug. Hij heeft verder af en toe extrasystolen (hart), wat volgens de cardioloog ongevaarlijk is, maar voor R. een signaal om terughoudend te zijn met bewegen en belasten.

R. doet in het museum afwisselend werk als zaalwacht en publieksopvang, verder doet hij kassa- en winkelwerk. Derhalve heeft hij afwisselend staand, zittend en lopend werk, dat hij grotendeels zelf kan indelen. Hij doet dit werk nu circa vijftien jaar.

R. heeft in het verleden een aantal malen verzuimd vanwege zijn rugklachten. Hij is toen meer afwisselend werk gaan doen en heeft daarna niet meer verzuimd, ook momenteel niet. Door de recente toename van zijn beperkingen is hij bang dat hij toch weer gaat uitvallen.

R. heeft het idee dat hij vanwege zijn rug- en hartklachten terughoudend moet zijn met bewegen en belasten, wat zijn klachten mogelijk in stand houdt. Hij is bang dat hij door meer te bewegen meer klachten krijgt. Ook zijn fysieke vermogens belemmeren het herstel. R. doet niet aan sport en beweegt weinig in ADL, mede om de eerder genoemde reden. De functionele belastbaarheid is onvoldoende. Het lichamelijk onderzoek geeft geen aanwijzingen voor specifieke klachten. Straight leg raise: neg. Mobiliteit: actief beperkt, m.n. op basis van angst om te bewegen. Passief: geen artrogene beperkingen. Kracht/stabiliteit/uithoudingsvermogen lagerug- en buikspieren onvoldoende.
Arbeidsfysiotherapeutische diagnose: arbeidsrelevante aspecifieke lagerugklachten, waarbij bestaande percepties ten aanzien van bewegen en belasten van de rug en een verminderde functionele fysieke belastbaarheid een mogelijke herstelbelemmerende rol spelen. Momenteel geen verzuim, maar wel klachten en kans op verzuim.
Voorstel interventie: individuele belastbaarheidstraining met als hoofddoel het verminderen of voorkomen van fysieke klachten met bijgaande beperkingen en uitval in het werk. Subdoelen zijn het vergroten van de algehele en de voor R. specifieke belastbaarheid (kracht, uithoudingsvermogen, stabiliteit en coördinatie van de romp-, buik- en rugmusculatuur); inzicht geven in zijn klachten en focussen op het verminderen van de bewegingsangst en het herstellen van het vertrouwen in het belasten van de rug; vergroten van het zelfmanagement t.a.v. het omgaan met zijn klachten; R. inzicht geven in het trainen zodat hij na afloop van het traject voldoende tools heeft om zelf zijn fysieke belastbaarheid te behouden of verder te verbeteren.

Ad 5: belastbaarheidstraining

Pijn tijdens bewegingen in het werk en/of het ontbreken van voldoende kracht kunnen een uiting zijn van een ontoereikende belastbaarheid. Ook mentale factoren (bijv. angst die door de pijn teweeg wordt gebracht) en gedrag (pijnvermijdingsgedrag) kunnen bijdragen aan de verminderde belastbaarheid. Daarom dienen de motorische basiseigenschappen (zie par. 9.2.1) te worden getraind, en verder probeert de paramedicus door middel van uitleg en begeleiding herstelbelemmerende factoren te verminderen en weg te nemen. De training vindt in het algemeen plaats in modern geoutilleerde oefenzalen, met apparatuur waarmee gedoseerd de spierfunctie getraind en verbeterd wordt. De paramedicus dient de trainingsleer (wat betreft de vorm, de intensiteit, duur en frequentie van de training) goed te kunnen toepassen bij cliënten met diverse aandoeningen van het bewegingsapparaat.

Casus Verminderde belastbaarheid (vervolg)

Het trainingstraject van R. wordt gestart met een nulmeting. Na zes weken volgt er een tussenevaluatie en aan het eind van het traject (na drie maanden) volgt er een eindevaluatie. Daarbij zijn de volgende resultaten vastgesteld.

- R. nam tweemaal per week deel aan de training van 1 à 1,5 uur.
- Algemene conditie (submaximaaltest): uithoudingsvermogen voldoende, VO_{2max} is gestegen van 32,7 ml/kg/min (beneden gemiddeld) naar 37,1 ml/kg/min (gemiddeld). R. heeft de statische buikspiertest 150 seconden volgehouden (dit is een gemiddelde waarde), net als bij de nulmeting. R. heeft de statische rugspiertest 180 seconden volgehouden (voldoende), tegen 120 seconden bij aanvang. Er is in lichte mate sprake van overgewicht, R. heeft een vetpercentage van 25 (was 26% en de norm is 24%).
- Specifieke conditie: de mobiliteit van de lumbale wervelkolom is toegenomen van onvoldoende naar voldoende. De stabiliteit van lumbale wervelkolom is gemiddeld (was onvoldoende); op balansverstoringen reageren de rompspieren adequaat.
- Pijnbeleving: R. geeft op de VAS (0-10) een lage pijnintensiteit van 2 à 3 aan en hij ervaart pijnsensaties als 'mild', terwijl hij bij de nulmeting een hoge pijnintensiteit aangaf. Op de Quebec-vragenlijst voor rugklachten geeft hij aan handelingen zoals lang staan, lopen, zitten en zwaar tillen zonder enige moeite te kunnen doen, terwijl hij bij de nul- en tussenmeting aangaf dit niet of alleen met veel moeite te kunnen doen.
- Functioneel: R. is in staat twintig keer een extensiebeweging te maken met de lumbale wervelkolom met een weerstand van 49 kg en dit drie series vol te houden zonder pijnklachten (bovengemiddelde score). Dit is aanzienlijk beter dan tijdens de nul- en tussenmeting.
- R. is volledig aan het werk in zijn eigen functie en ondervindt daarbij geen arbeidsrelevante beperkingen meer. Langdurig zitten, staan en lopen geven geen problemen meer.

Specifieke trainingsconcepten voor werknemers met een verlaagde belastbaarheid zijn *graded activity* en *graded exposure*. Bij graded activity bespreken de therapeut en de cliënt samen de vormen van lichamelijke belasting die in het dagelijks leven de meeste klachten geven. Specifiek in de setting van arbeid kan een bedrijfsfysiotherapeut de fysieke belasting in iemands werk nauwkeurig vaststellen. Daaruit wordt een trainingsprogramma afgeleid dat begint met een veel lagere belasting en stapsgewijs uiteindelijk uitkomt op een niveau op of boven die belasting van de eigen functie. Het lage aanvangsniveau dient angst voor overbelasting en beschadiging weg te nemen en het zelfvertrouwen op te bouwen. Het einddoel wordt in een vastgestelde tijd (max. 3 maanden) en in vaste stappen bereikt. Deze stappen zijn tijdcontingent en niet pijncontingent. Er wordt uitgelegd dat een beetje pijn een normale reactie is bij versterkende oefeningen en niet altijd duidt op beschadigingen van lichaamsstructuren. Duidelijk is dat dit eisen stelt aan de verbale, coachende vaardigheden van de paramedicus, en die wordt hiertoe specifiek geschoold. Een belangrijk doel van deze interventie is namelijk ook de eigen verantwoordelijkheid en de zelfredzaamheid van de cliënt te vergroten, door de intensiteit en de vorm van de begeleiding geleidelijk af te bouwen. Graded exposure houdt in dat de cliënt geleidelijk wordt blootgesteld aan de angstgevende prikkel (bewegen, belasten). Deze interventie wordt onder andere geschikt geacht voor cliënten met bewegingsangst (kinesiofobie).

Samenwerking

Samenwerking vindt in deze setting (een netwerk, gefinancierd door een BZP) plaats tussen de paramedicus en personeelsfunctionarissen en bedrijfsartsen. Ook kan er, wanneer daar aanleiding voor is, samengewerkt worden met psychologen, diëtisten of andere professionals. Rapportage over werknemers aan werkgevers en/of personeelsfunctionarissen bevat geen medische gegevens, maar geeft alleen informatie over de voortgang van de interventie, in relatie tot de gestelde doelen (werkhervatting, re-integratie).

Arbeidsre-integratie

De hiervoor beschreven interventies zijn gericht op werknemers die (dreigen te) verzuimen als gevolg van klachten van het bewegingsapparaat. Als de problematiek ernstiger is en/of langer duurt of wanneer er geen arbeidscontract meer is, spreken we over arbeidsre-integratie. Re-integratie van arbeidsgehandicapten wordt uitgevoerd door de afdelingen arbeidsrevalidatie van de wettelijk erkende revalidatiecentra, die zijn aangesloten bij Revalidatie Nederland. Cliënten kunnen

hiernaar worden verwezen als er ten gevolge van fysieke, cognitieve of meervoudige beperkingen vragen aan de orde zijn omtrent hun mogelijkheden op de arbeidsmarkt. De veertien erkende partners van de Stichting Vroege Interventie Revalidatiezorg geven cliënten door middel van onderzoek inzicht in hun mogelijkheden, capaciteiten, interesses en vaardigheden, evenals inzicht in aanwezige beperkingen en de praktische consequenties hiervan. Dit inzicht is zowel van belang voor de instantie die hen begeleidt (re-integratiebedrijf, UWV WERKbedrijf, werkgever, arbodienst) als voor henzelf.
Binnen de arbeidsre-integratie neemt de paramedicus deel in een multidisciplinair proces, dat geleid wordt door een revalidatiearts. Verder kunnen arbeidsdeskundigen, psychologen en ergotherapeuten deel uitmaken van het interventieteam. Er is wetenschappelijke evidentie dat zo'n aanpak de beste resultaten oplevert. In een themanummer over arbeid van het *Nederlands Tijdschrift voor Fysiotherapie* (december 2007) worden diverse interventies beschreven.

Intermezzo Nieuwe begeleiding versnelt herstel rugpatiënt
Een nieuwe vorm van begeleiding van patiënten met chronische lagerugklachten zorgt voor snellere werkhervatting. De nieuwe begeleiding levert een tijdwinst van vier maanden op. Ludeke Lambeek beschrijft de nieuwe begeleiding in haar proefschrift *Return to work management for chronic low back pain* (2010). Hiernaast stipt epidemioloog Ludeke Lambeek andere voordelen aan. Zo functioneren patiënten thuis beter en worden kosten uitgespaard. Lambeek verrichte haar onderzoek aan het VUmc, met een team dat bestond uit een medisch specialist, klinisch arbeidsgeneeskundige, ergotherapeut en fysiotherapeut. Zowel teamleden als cliënten waren meer tevreden over de nieuwe dan over de gangbare aanpak.

10.5 Leefstijlinterventies

In toenemende mate is bij (koploper)bedrijven in Nederland een verschuiving te zien in het gezondheidsbeleid: van investeringen ter beperking of voorkoming van ongezondheid, naar investeringen om gezondheid te bevorderen. Dit doen zij dit omdat er, door het succesvol terugdringen van verzuim, ruimte is ontstaan om het beleid te richten op preventie en gezondheidsbevordering. Maar vooral willen deze bedrijven structureel investeren in menselijk kapitaal. Deze keuze wordt op diverse aspecten ondersteund door wetenschappelijk onderzoek. Zo leiden gezondheidsinterventies tot een aantoonbare toename van fitheid en vitaliteit van mensen (Canadian Labour and Business Centre; 2002; Chapman, 2004; Proper et al., 2006). Daarnaast is er een toenemend aantal studies die een relatie aantonen tussen gezondheid en productiviteit (Boles et al., 2004; Goetzel & Ozminkowski, 2008; Goetzel et al., 2007, 2010; Pelletier et al., 2004), tussen gezondheid en innovativiteit (Köhler et al., 2010) en tussen leefstijlgerelateerde gezondheidsrisico's en werkprestaties (Robroek et al., 2010). Gezondheid lijkt daarmee een cruciaal element in termen van voor bedrijven cruciale productiviteit, creativiteit en innovativiteit (Gründemann & Huiskamp, 2007).

In hoofdstuk 9.4 is beschreven dat gezondheid het resultaat is van een complex samenspel van factoren. Om gezondheid te bevorderen is een integrale aanpak nodig die behalve op leefstijl, óók gericht is op het veranderen van de fysieke en sociale omgeving. Leefstijlinterventies kunnen worden ingedeeld in twee groepen: interventies gericht op de individuele werknemer en interventies gericht op de gehele werkplek. Interventies gericht op het individu zijn meestal gericht op het veranderen van bestaand gedrag, terwijl groepsinterventies zich vaak richten op het promoten van gezond gedrag. Deze interventies beogen verandering van gedrag door toename van gezondheidsgerelateerde kennis, attitude en/of structurele belemmerende en bevorderende factoren. In veel systematische reviews over leefstijlinterventies wordt de methodologische kwaliteit van het onderzoek als matig beoordeeld. De methodologie die is gebruikt, het soort interventie, de uitkomstmaten en de werkomgeving die wordt bestudeerd kunnen erg verschillen. Uitkomsten gebaseerd op zelfrapportage kunnen leiden tot sociaal wenselijke antwoorden en bias.

Omdat er een proliferatie is van leefstijlinterventies die vaak niet in onderlinge samenhang worden ontwikkeld, heeft het RIVM het Centrum Gezond Leven opgericht. Het doel van dit centrum is onder andere de bevordering van het gebruik van landelijk inzetbare leefstijlinterventies en de ondersteuning van lokale professionals door beschikbare interventies inzichtelijk te presenteren en te beoordelen op kwaliteit en samenhang. Op de website http://www.loketgezondleven.nl/ is ook de programmalijn Gezond Werk te vinden. De kwaliteit van de interventies wordt op de volgende wijze door de erkenningscommissie beoordeeld.

- Niveau I: Theoretisch goed onderbouwd (voorheen: in theorie effectief). De interventie is voldoende beschreven en onderbouwd. De commissie beoordeelt dit aan de hand van de (theoretische) on-

derbouwing, degelijkheid van de methodiek en de uitvoering in de praktijk. Voor deze erkenning zijn geen resultaten uit effectonderzoek vereist.
- Niveau II: Waarschijnlijk effectief. De effectiviteit is enigszins aannemelijk gemaakt. Hiervoor is minimaal resultaat uit onderzoek met een matige bewijskracht nodig.
- Niveau III: Bewezen effectief. De effectiviteit is sterk aannemelijk gemaakt. Hiervoor is minimaal resultaat uit onderzoek met een sterke bewijskracht nodig.
- Niveau IV: Kosteneffectief. Dit is een erkenningsniveau dat in de toekomst zal gaan gelden. Deze erkenning duidt op een hoge doelmatigheid.

BRAVO-factoren

Hierna worden de interventies op de leefstijlfactoren bewegen, roken, alcohol, voeding en ontspanning (BRAVO) en obesitas besproken.

Bewegen

Het voornaamste doel van veel beweeginterventies is het bevorderen van lichamelijke activiteit, omdat dit een positieve invloed heeft op de gezondheid. De meeste interventies op de werkplek zijn gericht op het verbeteren van de mogelijkheden om actief te zijn op het werk en bestaan bijvoorbeeld uit het aanbieden van sportfaciliteiten of beweegprogramma's. Beweeginterventies kunnen ook gericht zijn op verandering van de fysieke omgeving. Een voorbeeld hiervan is het plaatsen van een bordje om mensen te verleiden de trap te nemen. Het blijkt dat mensen wel vaker de trap nemen na het plaatsen van zo'n bord op het werk, hoewel de uitgevoerde studies vaak geen controlegroep bevatten. Ook is het de vraag of vaker de trap nemen blijvende invloed heeft op de gezondheid, aangezien je elke dag ten minste zes trappen moet lopen om de cardiorespiratoire capaciteit te bevorderen (Brug & Van Lenthe, 2005).
Veel interventies op de werkplek zijn gericht op het verbeteren van de mogelijkheden om actief te zijn op het werk, zoals lunchwandelen en mogelijkheden voor fitness. In een systematische review over de effecten van bedrijfsfitnessprogramma's werd sterk bewijs gevonden voor verbetering van de fysieke activiteit en afname van het aantal musculoskeletale aandoeningen. Er was tegenstrijdig bewijs voor verbetering van de aerobe capaciteit, flexibiliteit, spierkracht, gewicht en lichaamssamenstelling en algemene gezondheid. Er was beperkt bewijs voor afname van de vermoeidheid. Bloeddruk en bloedvetten veranderden niet met deze interventies (Proper et al., 2003).

De meest succesvolle beweeginterventies bevatten vaak combinaties van maatregelen. De optimale mix van interventiemaatregelen bevat in ieder geval maatregelen die betrekking hebben op informatievoorziening over bewegen, het aanbieden van beweegprogramma's en het inrichten van de omgeving op bewegen. Individueel aangepaste beweegprogramma's zijn effectief in het beïnvloeden van beweeggedrag, ook over een periode langer dan een jaar. De intensiteit van de interventie en het inzetten van sociale steun in de interventie zijn factoren die de effectiviteit positief beïnvloeden (Wendel-Vos et al., 2005).
Er is tegenstrijdig bewijs voor biomarkerfeedback en korte motivationele interventies. Er is geen bewijs dat interventies gebaseerd op het *stages of change*-model (Prochaska & DiClemente, 2005) de fysieke activiteit verhogen (Jepson et al., 2010).

Intermezzo Bewegen op recept
Onder de noemer 'bewegen op recept' bestaan verschillende varianten om specifieke doelgroepen te stimuleren meer te gaan bewegen in het dagelijkse leven met behulp van stappentellers. Zo heeft de British Heart Foundation via de eerstelijnsgezondheidszorg een project uitgevoerd onder de noemer 'Walking the way to health'. Inmiddels zijn er 85.000 pedometers via huisartsen verspreid onder Britse sedentaire patiënten met overgewicht en hypertensie (zie http://www.whi.org.uk/). In Nederland is er in Den Haag op initiatief van de Stichting ter ondersteuning van de gezondheidszorg en maatschappelijke dienstverlening Den Haag door huisartsen een project uitgevoerd voor mensen met een lage sociaaleconomische status in acht achterstandwijken (http://www. bewegenoprecept.nl). De huisartsen werkten hierbij samen met lokale zorg- en sportorganisaties. Verder bestaat in Nederland het COACH-project waarbij specifieke groepen sedentaire patiënten, zoals mensen met diabetes mellitus type 2, COPD, obesitas en coronaire hartziekten, met behulp van een stappenteller en *exercise counseling* begeleid worden om meer te gaan bewegen in het dagelijkse leven. De exercise counseling kan gegeven worden door bijvoorbeeld een praktijkondersteuner, de thuiszorg of de fysiotherapeut (zie http://www.coachmethode.nl). COACH is een evidence-based methode die in de toekomst mogelijk vergoed gaat worden door de ziektekostenverzekeraars.
Bron: Ten Hacken & De Greef, 2008.

Roken

Het rookverbod in openbare ruimten en dus op het werk zorgt ervoor dat de niet-rokers worden beschermd en moedigt rokers aan minder te gaan roken. Regelgeving over rookvrije werkplekken leidt tot een afname in longklachten en hart- en vaatziekten (Jaakkola & Jaakkola, 2006; Siegel et al., 2006).
Stoppen-met-rokenprogramma's zoals groepsprogramma's, individuele counseling en nicotinevervangers zijn bewezen effectief en net zo effectief op de werkplek als daarbuiten in het (al dan niet blijvend) stoppen met roken. Het bewijs is minder duidelijk voor zelfhulpprogramma's (Cahill et al., 2008). Zelfhulpprogramma's hebben een positief effect, maar groepsprogramma's zijn effectiever. Telefonische counseling vergeleken met een minder intensieve interventie is effectief, evenals aversietherapie (snel roken). Er is minder duidelijk, of zelfs tegenstrijdig bewijs voor socialesteuninterventies (zoals lotgenotencontact en ondersteuning van vrienden of familie), terugvalpreventie, biomarkerfeedback of biomedisch risicoassessment, fysieke training, voor op internet en computer gebaseerde interventies en voor interventies door apothekers en tandartsen. Er is geen bewijs voor de effectiviteit van hypnotherapie of van interventies gebaseerd op het stages of change-model (Jepson et al., 2010).
Een review naar stoppen-met-rokeninterventies op de werkvloer concludeert dat er nog onvoldoende bekend is over de kosteneffectiviteit, omdat verschillende kosteneffectiviteitanalyses moeilijk met elkaar te vergelijken zijn door verschillen in studieopzet, kostenberekeningen, interventies en dergelijke (Moher et al., 2008). Een overzichtsstudie van Proper en collega's (2005) concludeert echter dat de indruk positief is: de effecten (of baten) lijken de investeringen op redelijk korte termijn te overschrijden. Onlinehulp wordt bijvoorbeeld geboden door: http://www.stivoro.nl/Voor_volwassenen/Waarom_rookt_u_.aspx.

Intermezzo Leefstijlverandering zonder interventie

Wim, 48 jaar, is bestuurder van een graafmachine. Hij is weinig lichamelijk actief in zijn vrije tijd en zijn gewoonte om na het werk één of twee biertjes te drinken heeft inmiddels tot een buikje van enige omvang geleid. Omdat hij al langere tijd maag- en buikklachten heeft, besluit hij te stoppen met bier drinken. Bovendien nemen hij en zijn vrouw een hond, waarmee hij elke dag na het werk een lange wandeling maakt. Wims conditie verbetert, de

buik verdwijnt geleidelijk, alleen het genot van een sigaret of sigaartje ontzegt hij zich nog niet.
Als hij een paar jaar later bij aanvang van de werkdag ziet dat de stoel in zijn gloednieuwe graafmachine half is weggesmolten, hoogstwaarschijnlijk door een smeulende peuk die hij de vorige dag heeft laten rondslingeren, schrikt hij van wat er had kunnen gebeuren. De schade aan de machine had door zijn schuld aanzienlijk kunnen zijn. Wim besluit direct te stoppen met roken.
Sommige mensen komen zonder hulp van zorgverleners tot leefstijlverandering, maar meestal zijn sterk motiverende gebeurtenissen daar de aanleiding voor.

Alcohol

Gedragsmatige interventies zijn over het algemeen van toepassing op milde tot matige probleemdrinkers. Ernstiger problemen, zoals alcoholverslaving, kunnen beter door een (verslavings)specialist worden behandeld en worden hier niet verder besproken.
Er is nog maar weinig bekend over het effect van alcoholinterventies op de werkplek op de alcoholconsumptie onder werknemers, en de resultaten die er zijn spreken elkaar tegen (Proper et al., 2005). Er is bewijs voor een positief effect van korte gedragsmatige interventies voor probleemdrinkers in het algemeen in het verminderen van alcoholgebruik (Jepson et al., 2010). Dit wordt bevestigd door een recent Cochrane-review over korte alcoholinterventies door huisartsen. Een korte (gedragsmatige) interventie verminderde het alcoholgebruik bij mannen tot een jaar na de interventie, maar niet bij vrouwen (te weinig gegevens). Langer durende interventies hadden geen meerwaarde vergeleken met kortere behandelingen (Kaner et al., 2009). Onlinebehandelprogramma's zijn beschikbaar zoals: http://www.alcoholondercontrole.nl/, http://www.alcoholdebaas.nl/ (wetenschappelijk onderzocht) en http://www.jellinek.nl/behandeling/jellineklive. Deze programma's lijken effectief, hoewel het aantal drop-outs groot is (Vernon, 2010).

Voeding

Sociaaleconomische, culturele, politieke, historische, religieuze en ecologische factoren hebben een invloed op wat en waarom mensen iets al dan niet eten. Dit maakt het uitvoeren van voedingsinterventies lastig. Voedingsinterventies kunnen bestaan uit het geven van informatie en feedback op het voedingsgedrag. Een andere mogelijkheid is het veranderen van de omgeving, zoals de (lagere) prijs van (gezonde) voeding, reclame, sociale invloed en beschikbaarheid. Bij beschikbaarheid van voeding kan voor de werkplek bijvoorbeeld worden gedacht aan het aanpassen van het kantineaanbod (Eysink et al., 2008). Nederlandse reviewstudies laten zien dat voedingsinterventies op de werkvloer waarbij omgevingsveranderingen hebben plaatsgevonden, zoals het labelen van gezonde en ongezonde voeding in een bedrijfskantine, leiden tot een hogere zelfgerapporteerde groente- en fruitinname en een lagere vetinname van werknemers (Engbers et al., 2006; Proper et al., 2005). Ook de verhoogde beschikbaarheid van gezonde voeding in de kantine is een veelgebruikte interventie op de werkplek. De meeste van deze interventies hebben positieve effecten (Eysink et al., 2008). In een review over de effecten van voedingsinterventies op het werk includeerden Ni Mhurchu en collega's (2010) zestien artikelen. Acht interventies waren gericht op het vergroten van kennis door informatie en de rest op het veranderen van de werkomgeving, al dan niet met informatie. Strategieën om informatie bij de werknemers te krijgen waren groeps- of individuele counseling, samen winkelen, individuele dieetplannen, computerfeedback, wekelijkse gezondheidsbevorderende e-mailberichten en werknemerparticipatie in de programmaontwikkeling. Omgevingsveranderingen waren het labelen van voedsel (bijv. groen voor gezond voedsel, oranje voor minder gezond en rood voor ongezond voedsel), producten in de automaten en het soort voedsel dat werd aangeboden in de kantine. De follow-up varieerde van twaalf weken tot tweeënhalf jaar. Over het algemeen leidden de interventies tot positieve veranderingen van groente-, fruit- en vetinname. Interventies gericht op de individuele werknemer waren iets effectiever dan het veranderen van de omgeving. De meest gebruikte meetinstrumenten waren vragenlijsten over eetgewoonten en frequentie van eten. Minder vaak gebruikte maten waren 24 uurs *recall*, voedseldagboeken, kantineverkoopdata en het wegen van werklunches. Geen enkele studie had productiviteit, absenteïsme of zorggebruik als uitkomstmaat.

Ontspanning

Interventies die zich richten op de preventie en vermindering van werkstress en werkgerelateerde psychische klachten zijn beschreven in paragraaf 10.2.

Overgewicht/obesitas

De prevalentie van overgewicht en obesitas verschilt per beroep en per sector. Uit een vergelijking tussen verschillende beroepen bleek dat mensen in de handel, industrie en het transport de hoogste BMI hadden. Vooral beleidsmakers en seniormanagers scoorden hoog, met respectievelijk 36,7 en 35,5 procent overgewicht en respectievelijk 6,9 en 7,5 procent obesitas. In de wetenschappelijke en artistieke beroepen was het BMI-profiel het gunstigst: 25,7 procent overgewicht en 4,2 procent obesitas (Proper & Hildebrandt, 2010). Deze verschillen werden gedeeltelijk verklaard door de distributie van demografische factoren, zoals leeftijd, genoten opleiding en geslacht per beroep en sector. Aanbevolen werd dan ook om interventies beroeps- en sectorspecifiek te maken.

Veel (potentiële) maatregelen gericht op overgewicht, hebben zowel betrekking op voeding (energie-inname) als op bewegen (energieverbruik). Het is nog onbekend wat de effecten zijn op gewicht, voedings- en beweeggedrag, gezondheid of verzuim (Eysink et al., 2008). Op de korte termijn lijken dergelijke interventies tot gewichtsverlies en meer bewegen te leiden, maar het is onbekend of dit op de langere termijn standhoudt (Bemelmans et al., 2004).

Een positieve omgeving kan mensen stimuleren om gezond te eten en/of voldoende te bewegen. Voorbeelden daarvan zijn een gezond voedingsaanbod in school- en bedrijfskantines, veilige fietsroutes naar scholen en sportvoorzieningen op kleine afstand van woonwijken. Maar in het geheel genomen is nog onvoldoende bekend of interventies gericht op overgewicht op de langere termijn tot minder verzuim kunnen leiden (Proper et al., 2005).

Intermezzo Een 'dikke' baan

Sipko G. Riemersma: 'Tja, een van mijn uitdagingen blijft het vinden van werk. De zoektocht is toch al jaren niet succesvol. Hoe langer je zonder werk zit, hoe meer de personeelsfunctionaris je niet meer uitnodigt voor een gesprek omdat hij denkt dat je geen arbeidsritme hebt, bent uitgeblust enzovoort. En als je toch op sollicitatiegesprek mag komen, verlies je het meteen op uiterlijk. Erg lastig wordt het vooral als je op een stoel mag plaatsnemen voor het gesprek met het risico op doorzakken of klem komt te zitten of minimaal zeer ongemakkelijk op de punt moet balanceren. Helemaal ellendig wordt het als men een "andere" stoel voor je wil regelen. Je bent al op achterstand voordat het gesprek is begonnen. Zeker omdat je concurrentie er natuurlijk "gezond" uitziet. Ik blijf echter zoeken. Van de week zag ik mijn ideale job toen ik vanuit de passagiersstoel uit de auto een mooi bord met een vacature in de berm zag staan. Meerijder m/v gevraagd. Daar ben ik nou goed in, benieuwd wat het betaalt.'

Bron: http://obesitasvereniging.wordpress.com/2010/12/02/werk/

In een review over de effecten van leefstijlgerelateerde interventies op de voornaamste biologische risicofactoren voor cardiovasculaire ziekten werd sterk bewijs gevonden voor de effectiviteit van werkplaatsgerelateerde interventies op lichaamsvet, en in populaties met risicofactoren voor deze ziekten, op lichaamsgewicht. Populaties met een verhoogd risico op cardiovasculaire ziekten leken de meeste baat te hebben bij leefstijlinterventies. Gesuperviseerde fysieke training leek de minst effectieve interventiestrategie (Groeneveld et al., 2010).
In een review over de effectiviteit van interventies gericht op het veranderen van determinanten van gewichtstoename bleek dat interventies in het algemeen het potentieel hebben om te leiden tot gewichtsverlies en verandering van lichaamssamenstelling, maar de effectmaten waren klein (Kremers et al., 2010). Het specifiek richten van een programma op gewichtsverlies was succesvoller dan bredere doelen zoals het voorkomen van cardiovasculaire ziekten of het verbeteren van de algemene gezondheid.

10.6 Dilemma: Mag je zorg opdringen?

Brechtje Jansen heeft als logopediste Yeni Azur onder behandeling. Yeni is van Turkse afkomst, maar woonde als kind al in Nederland. Ze werkt als onderwijzeres. Ze heeft de laatste maanden steeds meer last van haar stem gekregen. Die werd zo erg dat ze haar werk niet meer kon doen, ze kon alleen maar fluisteren. De bedrijfsarts stelde logopedie voor. De huisarts heeft haar op verzoek van de bedrijfsarts verwezen.
Brechtje merkt na vier sessies nog helemaal geen verbetering bij Yeni. Ze probeert erachter te komen wat de belemmeringen kunnen zijn. Ze heeft Yeni al enkele vragen over haar privéleven gesteld. Yeni blijkt met haar man en kind bij haar schoonouders in te wonen. Het is duidelijk dat deze situatie veel stress geeft. Yeni's schoonmoeder heeft veel invloed, ze bemoeit zich ook met de opvoeding en Yeni is daar helemaal niet blij mee.
Brechtje ziet dat de behandeling stagneert als er niets gebeurt, dat er zelfs kans bestaat dat Yeni in de WIA komt en vraagt zich af wat ze kan doen. Ze bespreekt het met Yeni, maar voelt enorme weerstand. Wat kan ze doen?
- Ze belt de bedrijfsarts (uiteraard met toestemming van Yeni).
- Ze belt de huisarts (idem).
- Ze stelt Yeni voor om naar een maatschappelijk werker te gaan.

Mag je zorg opdringen die de cliënt niet wil?
De kans op arbeidsgeschiktheid en op levensgeluk zou er wel groter door kunnen worden. Maar wat als Yeni daardoor thuis in een isolement komt? Als deze situatie lang duurt, kan WIA dreigen.

Basisbegrippen

Activiteiten
Onderdelen van iemands handelen (RIVM, 2002).

Anatomische eigenschappen
Betreffen de positie, aanwezigheid, vorm en continuïteit van onderdelen van het menselijk lichaam (RIVM, 2002).

Arbeid
Doelgericht betekenisvolle diensten leveren voor een passende beloning.
Het gaat om activiteiten (zowel betaald als onbetaald) die diensten of bijdragen leveren aan anderen, zoals ideeën, kennis, hulp, gedeelde informatie, entertainment, nuttige of artistieke objecten en bescherming (Kielhofner, 2008).

Arbeidsgehandicapten
Mensen die door ziekte of gebrek moeilijk toegang hebben tot de arbeidsmarkt (www.uwv.nl).

Arbeidsgerelateerde aandoeningen
Aandoeningen die te maken hebben met het werk, zonder dat er een duidelijk oorzaak-gevolgverband is. Er is een associatie met blootstellingen op het werk (incl. mentale en fysieke belasting), maar ook met leefstijl en gewoonten van de persoon, leefmilieufactoren, psychosociale factoren en individuele gevoeligheid (BeSWIC, 2010).

Arbeidsgeschiktheid
Volledige of gedeeltelijke geschiktheid voor het verrichten van (verdere) arbeid, ondanks eventuele gezondheidsproblemen.

Arbeidshygiënische strategie

Legt de voorkeursvolgorde van maatregelen vast. Dit houdt in dat de werkgever eerst probeert het risico bij de bron aan te pakken. Pas als blijkt dat dit niet lukt of niet voldoende is, kijkt de werkgever naar andere soorten maatregelen.

Arbeidsinhoud

Verwijst naar de uit te voeren taken. Functies dienen bij voorkeur zodanig te zijn samengesteld dat het werk de nodige variatie biedt, leermogelijkheden omvat en ook in andere opzichten een uitdaging biedt. Tempo, druk en machineafhankelijkheid zijn andere belangrijke kenmerken van functies, evenals interne en externe regelmogelijkheden. Verder vallen in deze categorie werkprocedures, duidelijke taken en goede organisatie (Holm & Tack, 2001).

Arbeidsomstandigheden

De omstandigheden waaronder een werknemer zijn arbeid moet verrichten. Het gaat hierbij om werkplekinrichting (materiële voorzieningen en organisatie) en fysische factoren (licht, geluid, trillingen, klimaat) (Holm & Tack, 2001).
De omstandigheden waaronder gewerkt wordt. Hierbij gaat het om gezondheid en veiligheid op de werkvloer bij de arbeid en, in meer algemene zin, het welzijn van werknemers (stress, monotone arbeid). Te denken valt aan verplichtingen voor werkgevers en werknemers, handhaving en toezicht, Arbeidsinspectie, beroepsziekten, arbozorg en arbodienst, toxische stoffen en grenswaarden (http://www.ser.nl/nl/themas/arbeidsomstandigheden.aspx).

Arbeidsongeschiktheid

Arbeidsongeschikt, geheel of gedeeltelijk, is hij die als rechtstreeks en objectief medisch vast te stellen gevolg van ziekte, gebreken, zwangerschap of bevalling geheel of gedeeltelijk niet in staat is om met arbeid te verdienen, hetgeen gezonde personen, met soortgelijke opleiding en ervaring, ter plaatse waar hij arbeid verricht of het laatst heeft verricht, of in de omgeving daarvan, met arbeid gewoonlijk verdienen (WIA).

Arbeidsparticipatie

Deelnemen aan de arbeidsmarkt, dus betaalde arbeid hebben.
Het percentage van de bevolking (in een gegeven geslachts- en leeftijdscategorie) dat een baan van 12 uur of meer per week heeft óf actief op zoek is naar een dergelijke baan (CPB, 2005).

- Bruto-arbeidsparticipatie: hoeveel procent van de beroepsgeschikte bevolking (alle personen tussen de 15 en 65 jaar) (ook wel de potentiële beroepsbevolking genoemd) tot de beroepsbevolking behoort.
- Netto-arbeidsparticipatie: hoeveel procent van de beroepsgeschikte bevolking daadwerkelijk een betaalde baan heeft. Werklozen worden hierin dus niet meegeteld. Vanwege werkloosheid ligt dit altijd iets onder de bruto-arbeidsparticipatie.

Arbeidsrelevante aandoening
Aandoeningen van psychische of somatische aard die al dan niet veroorzaakt worden door het werk, maar in alle gevallen het functioneren op het werk nadelig beïnvloeden (SER, 1998).

Arbeidsrisico's
Het risico dat de mens 'schade' oploopt door het werk. Het arbeidsrisico is onlosmakelijk verbonden met het soort werk dat iemand doet.

Arbeidsverhoudingen
Hieronder vallen diverse aspecten die te maken hebben met de verticale werknemer-leidinggevenderelatie en de horizontale sociale relaties. Te denken valt aan de stijl van leiding geven, de invloed van werknemers op het werk en het al dan niet goed functioneren van het werkoverleg (Holm & Tack, 2001).
De arbeidsverhoudingen hebben ook betrekking op de rechtsverhouding tussen werkgever en werknemer. Hierbij gaat het enerzijds om de regeling van de individuele rechtsbetrekking tussen partijen en anderzijds de regeling van de, collectief of door overheidsmaatregelen vastgestelde, meer algemene arbeidsvoorwaarden (http://www.ser.nl/sitecore/content/Internet/nl/Educatie/Scriptieservice/Themas/Arbeidsverhoudingen/Arbeidsverhoudingen.aspx).

Arbeidsvoorwaarden
Deze omvatten de arbeidsvoorwaarden die invloed kunnen hebben op de arbeidssatisfactie en -motivatie, zoals het niveau van de honorering, het loopbaanbeleid, de arbeidstijden- en overwerkregelingen, bedreigende reorganisaties, maar ook de kwaliteit van de kantine en andere secundaire arbeidsvoorwaarden (Holm & Tack, 2001).
De voorwaarden waaronder een werknemer zijn werk verricht. Bekende arbeidsvoorwaarden zijn loon, vakantietoeslag, een dertiende maand, het gebruik van een leaseauto, laptop of mobiele telefoon en reis- of onkostenvergoedingen (http://www.intermediair.nl/artikel//10687/arbeidsvoorwaarden.html).

Het samenstel van rechten en plichten van werkgever en werknemer tegenover elkaar ten aanzien van het verrichten van arbeid in loondienst. Onder arbeidsvoorwaarden zijn derhalve te verstaan alle afspraken tussen werkgever en werknemer die betrekking hebben op de arbeidsverhouding. Daaronder vallen loon, prestaties van derden (incl. pensioenen), onkostenregelingen, arbeidstijden, verplichtingen ten aanzien van de arbeid en arbeidsomstandigheden. Indien er afspraken met betrekking tot het ondernemingsbeleid zijn gemaakt, behoren die daar ook toe. Ook bijvoorbeeld verplichtingen om op een bepaalde plaats te werken of bepaalde normen te behalen kunnen eronder worden geschaard. Voor het onderscheid in primaire, secundaire en tertiaire arbeidsvoorwaarden wordt hier verwezen naar de literatuur (http://www.ser.nl/nl/educatie/scriptieservice/themas/arbeidsverhoudingen/arbeidsvoorwaarden.aspx).

Belastbaarheid
Zie: verwerkingsvermogen.

Belasting
De te dragen last in psychisch of lichamelijk opzicht.

- Belastingsgevolgen: de na-effecten van arbeid voor de werknemer, met een meer permanent karakter (Van Dijk et al., 1990).
- Belastingsverschijnselen: alle tijdens de arbeid waarneembare indicatoren van belasting en de na-effecten die tijdelijk zijn (Van Dijk et al., 1990).

Beperkingen
De moeilijkheden die iemand heeft met het uitvoeren van activiteiten (RIVM, 2002).

Beroepsziekte
Een ziekte of aandoening als gevolg van een belasting die in overwegende mate in arbeid of arbeidsomstandigheden heeft plaatsgevonden (Klein Hesselink et al., 2010).

Cliënt
Een cliënt is elk(e) individu, (doel)groep, (zorg)systeem en dergelijke dat (die) met een paramedicus en/of arboprofessional een samenwerking aangaat.

Coping

- Probleemgerichte coping is gericht op het veranderen van de externe situatie om zo de hoeveelheid stress te verminderen.
- Emotiegerichte coping is gericht op het hanteren van de emoties die gepaard gaan met een stressvolle situatie.

Empowerment

Empowerment ten aanzien van zelfsturing kan worden opgevat als een proces van ontwikkeling waarbij een individu vertrouwen ontwikkelt in eigen vaardigheden om een bepaald doel te bereiken. Hierbij ontwikkelt het individu het gevoel controle en invloed te kunnen uitoefenen in de situatie waarin hij zich bevindt. Aan de zes componenten waaruit het begrip empowerment is opgebouwd (Van Lierop & Zaeyen, 2003) wordt een hoge mate van belang gehecht, waarbij de eerste component minder belangrijk lijkt te zijn dan de andere vijf.

- Competentie: het vertrouwen dat iemand heeft in de eigen vaardigheden om een bepaalde taak tot een goed einde te brengen. Een woord dat in dit verband veel wordt gebruikt is self-efficacy.
- Zelfbeschikking: zelfstandig keuzes maken omtrent het eigen leven. Zelfbeschikking heeft dan ook te maken met het gevoel controle te hebben over de eigen situatie.
- Impact: het geval invloed te hebben op belangrijke uitkomsten in een organisatie.
- Betekenis: de betekenis van een taak wordt bepaald door de mate waarin de taak past bij de opvattingen, waarden en het gedrag van de uitvoerder. Als er sprake is van een hogere mate van empowerment zijn uitgevoerde taken betekenisvoller voor de uitvoerder.
- Positief identiteitsgevoel: het ontwikkelen van een positieve identiteit als persoon met een handicap.
- Groepsoriëntatie: het besef dat er altijd sprake is van een onderlinge afhankelijkheid waarbij samenwerking met anderen nodig is.

Ergonomie

De wetenschap die ernaar streeft gebruiksvoorwerpen en (werk)-omstandigheden zo te ontwerpen dat mensen ze op een veilige, makkelijke en efficiënte manier kunnen gebruiken (http://www.thesauruszorgenwelzijn.nl/ergonomie.htm).
Het streven naar het zodanig ontwerpen van gebruiksvoorwerpen, technische systemen en taken dat de veiligheid, de gezondheid, het comfort en het doeltreffend functioneren van mensen wordt bevorderd (http://www.nvve.nl).

Evidence-based practice

Het gewetensvol, expliciet en oordeelkundig gebruik van het huidige beste bewijsmateriaal om beslissingen te nemen met en voor individuele cliënten. De praktijk van *evidence-based practice* impliceert het integreren van individuele klinische expertise met het beste externe bewijsmateriaal dat vanuit systematisch onderzoek beschikbaar is. De voorkeuren, wensen en verwachtingen van de cliënt spelen bij de besluitvorming een centrale rol (Kuiper et al., 2008).

Externe factoren

De fysieke en sociale omgeving waarin mensen leven (RIVM, 2002).

Functies

De fysiologische en mentale eigenschappen van het menselijk organisme (RIVM, 2002).

Gezondheid

'*Health is a state of complete physical, mental, and social well-being and not merely the absence of disease or infirmity*' (WHO, 1947).
Individuele gezondheid wordt gedefinieerd vanuit drie perspectieven: als het normaal functioneren van een typerend lid van de soort, als het vermogen van een individu tot betekenisvol leven in de context, als het adequaat participeren in de maatschappij (naar: Ten Have et al., 1998).

Gezondheidsbescherming

Het beperken van blootstelling aan gezondheidsbedreigende omgevingsaspecten, zoals straling, chemische verontreinigingen en dergelijke, maar ook het waarbrogen van de veiligheid van bijvoorbeeld woningen, voedingsmiddelen en arbeidsomstandigheden, door wetgeving, regelgeving, handhaving of daadwerkelijk ingrijpen in deze omgeving (VWS, 2007).

Gezondheidsbevordering

Het bevorderen van een gezonde leefstijl (VWS, 2007).
'Nieuwe' gezondheidsbevordering houdt in dat naast educatieve activiteiten gericht op het bevorderen van gezonde leefstijlen, ook mensen worden aangezet tot kritische bewustwording en inzicht in de factoren die hun situatie mede bepalen en tot sociale actie, gericht op het gezonder maken van hun leefomgeving (Wittink, 2008).
Gezondheidsbevordering op de werkplek: een systematische reeks stappen met het doel in een arbeidsorganisatie te zorgen voor een ge-

zonde werkomgeving en gezonde werknemers. Dit wordt een gezondheidsprogramma genoemd (www.gbw.nl).

Interprofessioneel samenwerken
Interprofessioneel samenwerken is een proces waarin ten minste een van de partijen de andere partij doelbewust informeert over de uitgevoerde interventie op het gebied van preventie, behandeling of re-integratie van een bij beide partijen bekende cliënt (naar Van Hal, 2001).

Leefstijl
De kenmerkende manier van leven van een individu, groep of (sub)cultuur. Een gezonde leefstijl draagt bij aan een goede fysieke, maar ook mentale gezondheid. Denk aan gezond (en wellicht wat minder) eten, meer bewegen, een matig gebruik van alcohol, niet roken en voldoende ontspanning (BRAVO-factoren).

Maatschappelijk (verantwoord) ondernemen
De doelstelling van maatschappelijk verantwoord ondernemen (MVO) of duurzaam ondernemen is een bijdrage leveren aan een duurzame ontwikkeling van de maatschappij. Hiermee wordt bedoeld dat voldaan wordt aan de behoeften van de huidige generatie zonder de mogelijkheden teniet te doen van de komende generaties om in hun behoeften te voorzien.

Omgeving
Het geheel van fenomenen dat een cliënt omgeeft en zijn ontwikkeling en zijn 'zijn' beïnvloedt. Het bevat de fysieke en materiële omstandigheden, dingen, andere individuen, groepen en ideeën; het samenspel van alle externe krachten en invloeden die aangrijpen op het ontwikkelen en zich handhaven van een cliënt.

Participatie
Iemands deelname aan het maatschappelijk leven (RIVM, 2002).

Participatieproblemen
Problemen die iemand heeft met het deelnemen aan het maatschappelijk leven (RIVM, 2002).

Persoonlijke factoren
De individuele achtergrond van het leven van een individu, bestaande uit kenmerken van het individu die geen deel uitmaken van de functionele gezondheidstoestand. Die kunnen omvatten: leeftijd, ras, ge-

slacht, opleiding, ervaringen, persoonlijkheid en karakter, bekwaamheden, andere aandoeningen, lichamelijke conditie in het algemeen, levensstijl, levensgewoonten, opvoeding, redzaamheid, sociale achtergrond, beroepservaringen en ervaringen in heden en verleden (RIVM, 2002).

Preventie
Het ongevraagd aanbieden van een interventie om ziekten of gezondheidsproblemen te voorkomen en/of gezondheidswinst te bereiken (ZonMw, 2003).

- Bij primaire preventie gaat het om de situatie waarin er nog geen gezondheidsproblemen zijn ontstaan. Om te voorkomen dat ze zullen ontstaan, worden één of meer schakels in het causale netwerk weggenomen. Hiertoe is het noodzakelijk dat één of meer determinanten van het gezondheidsprobleem bekend en beïnvloedbaar zijn (ZonMw, 2003). De werknemer is niet ziek, heeft geen klachten, maar loopt wel het risico klachten te ontwikkelen. Het doel is het voorkomen van ziekte door het wegnemen van de oorzaak. Voorbeeld: het geven van een workshop op het gebied van RSI (Van der Stelt (1998), geciteerd in Holm & Tack, 2001).
- Bij secundaire preventie gaat het om het in een vroeg stadium kunnen opsporen en behandelen van risicofactoren of ziekte, voordat deze tot symptomen of klachten hebben geleid (ZonMw, 2002). De werknemer heeft een letsel of ziekte, maar er is geen sprake van ziekteverzuim. Er worden preventieve maatregelen genomen om te voorkomen dat er alsnog ziekteverzuim optreedt. Voorbeeld: het geven van individuele adviezen over houding en werkplekinrichting aan een werknemer die rugklachten heeft (Van der Stelt (1998), geciteerd in Holm & Tack, 2001).
- Bij tertiaire preventie gaat het om het voorkómen van verdere schade bij iemand die al wel klachten heeft (ZonMw, 2002). De werknemer heeft een letsel of is ziek en er is sprake van ziekteverzuim. Werkhervatting is mogelijk. Er worden preventieve maatregelen genomen om te voorkomen dat er later weer ziekteverzuim ontstaat (Van der Stelt (1998), geciteerd in Holm & Tack, 2001).

Regelmogelijkheden
De mogelijkheden voor de taakuitvoerder om zelf verandering aan te brengen in de belastende factoren (Van Dijk et al., 1990).

Re-integratie
Herplaatsing van arbeidsongeschikte of met arbeidsongeschiktheid bedreigde werknemers. De arbeidsongeschikte werknemer kan worden geplaatst op zijn eigen functie, een andere (passende) functie binnen het bedrijf of een passende arbeidsplek bij een andere werkgever (uitstroom).

Richtlijn
Een document met aanbevelingen, adviezen en handelingsinstructies ter ondersteuning van de dagelijkse praktijkvoering in de gezondheidszorg, berustend op de resultaten van wetenschappelijk onderzoek met daarop gebaseerde discussie en aansluitende meningsvorming, gericht op het expliciteren van goed verpleegkundig en (para)medisch handelen (naar Offringa et al., 2000).
Een document met aanbevelingen ter ondersteuning van zorgprofessionals en zorggebruikers, gericht op het verbeteren van de kwaliteit van zorg, berustend op wetenschappelijk onderzoek aangevuld met expertise en ervaringen van zorgprofessionals en zorggebruikers (Regieraad Kwaliteit van Zorg, 2010).

Stoornissen
Afwijkingen in of verlies van functies of anatomische eigenschappen (RIVM, 2002).

Verwerkingsvermogen
Het geheel van lichamelijke en cognitieve kwalificaties van de taakuitvoerder op een bepaald moment. Het gaat daarbij onder meer om de prestatiemogelijkheden die de taakuitvoerder beschikbaar kan en wil maken (Van Dijk et al., 1990).
Het vermogen tot presteren en trotseren. Het gaat daarbij niet alleen om wat iemand kan, maar ook om wat iemand wil. Het verwerkingsvermogen omvat behalve de lichamelijke belastbaarheid ook kennis, vaardigheden, motivatie en attitudes. Er is dus sprake van fysieke, cognitieve en emotionele aspecten, waarbij een onderscheid te maken is naar habituele (bijv. geslacht, opleidingsniveau) en momentane kenmerken (bijv. vermoeidheid, motivatie) (Van Dijk et al., 1990).

Verzuim
Afwezigheid op het werk door een beroep op de WULBZ of ziektewet (Berk, 2004).

Werkeisen
Fysieke, sociale of organisatorische aspecten van het werk die aanhoudend fysieke of psychologische (cognitieve en emotionele) inspanning of vaardigheden vereisen en daarom geassocieerd zijn met bepaalde fysiologische en psychologische nadelen. Voorbeelden van werkeisen zijn een hoge werkdruk, een ongunstige fysieke omgeving en emotionele interacties met cliënten (Demerouti et al., 2001).

Werkgever
De partij bij de arbeidsovereenkomst die in ruil voor arbeid loon betaalt.

Werknemer
De natuurlijke persoon die in dienstbetrekking is, de zogenoemde tegenwoordige dienstbetrekking.
Als werknemer wordt ook beschouwd degene die inkomsten geniet uit een vroegere dienstbetrekking van hem/haarzelf of van een ander.

Zelfmanagement
Zoveel mogelijk de regie en de verantwoordelijkheid nemen over de behandeling van een chronische ziekte (incl. het omgaan met de lichamelijke en sociale gevolgen van de ziekte en het zo nodig aanpassen van de leefstijl) en het daartoe uitvoeren van de nodige handelingen door de chronisch zieke zelf (CVZ, 2010).

Zelfstandige
Iedere natuurlijke persoon die een beroepsactiviteit uitoefent waarvoor hij/zij niet verbonden is door een arbeidsovereenkomst of waarvoor de rechtspositie niet eenzijdig is geregeld door de overheid.

Zelfstandige zonder personeel (zzp)
Iemand die voor de inkomstenbelasting als ondernemer telt en geen personeel in dienst heeft. Daartoe behoren zowel 'klassieke' zzp'ers (met een eigen winkel, landbouwonderneming of vrachtwagen) als 'nieuwe' zzp'ers die vooral hun eigen arbeid, kennis en vaardigheden aanbieden (SER, 2010).

Afkortingen

4DKL	vierdimensionale klachtenlijst
6MWT	6-minutenwandeltest
A&G	arbeid en gezondheid
A&O	arbeid en organisatie
ABBE	aandoeningen van het bewegingsapparaat van de bovenste extremiteit (thans: CANS)
ABSG	Accreditatiebureau Sociale Geneeskunde
ADL	activiteiten dagelijks leven / algemene dagelijkse levensverrichtingen
ADP	Automatic Data Processing
ADR	*alternative dispute resolution* / anders dan rechtspraak
AI-bladen	Arboinformatiebladen
AO	arbeidsongeschiktheid
AOW	Algemene ouderdomswet
APA	American Psychological Association
APV	Aanpak Problematisch Verzuim
arbowet	Arbeidsomstandighedenwet
ASB	aanpassing Schattingsbesluit
ASE	Attitude, Sociale invloed, eigen Effectiviteit (model)
ASES	Attitude, Sociale invloed, (perceptie van) eigen Effectiviteit, Subjectieve ruimte (model)
AWBZ	Algemene wet bijzondere ziektekosten
AWP	Assessment of Work Performance
BA&O	Beroepsvereniging voor A&O-deskundigen
baio	bedrijfsarts in opleiding
BAV	Beroepsorganisatie van Arboverpleegkundigen
BeSWIC	Belgian Safe Work Information Center
BIA	Tijdelijke wet beperking inkomensgevolgen arbeidsongeschiktheidscriteria
BIMRA	Beoordelen van Interventies en Meetinstrumenten bij Reintegratie naar Arbeid

BMI	*body mass index*
BMW	bedrijfsmaatschappelijk werk
Boaborea	brancheorganisatie arbodiensten en reïntegratiebedrijven
Borea	brancheorganisatie van reïntegratiebedrijven (thans onderdeel van Boaborea)
BRAVO	bewegen, roken, alcohol, voeding en ontspanning
BZK	ministerie van Binnenlandse Zaken en Koninkrijksrelaties
BZP	bedrijfszorgpakket
CANS	*complaints of arm, neck and/or shoulder* (in Nederlands: KANS)
CAO	collectieve arbeidsovereenkomst
CAS	Classificaties voor Arbo en SV
CBS	Centraal Bureau voor de Statistiek
CCQ	Clinical COPD Questionnaire
CE	CE-markering
CEBP	Center for Evidence-Based Physiotherapy
CG-Raad	Chronisch Zieken en Gehandicapten Raad
CGT	cognitief gedragsmatige therapie
CKR	Centraal Kwaliteitsregister
CMSV	Classificatie van Medisch Specialistische Verrichtingen
CNV	Christelijk Nationaal Vakverbond
COPD	*chronic obstructive pulmonary diseases*
CPA	Commissie Psychische Arbeidsongeschiktheid
CPB	Centraal Planbureau
CRQ	Chronic Respiratory Disease Questionnaire
CSIZ	Coördinatiepunt Standaardisatie Informatievoorziening in de Zorg (thans: Nictiz)
CSM	*common sense*-model
CVA	cerebrovasculair accident
CVPB	(voorlopige) Classificatie Verrichtingen Paramedische Beroepen
CVS	chronischevermoeidheidssyndroom
CVZ	cardiovasculaire ziekten
CWI	Centrum voor Werk en Inkomen (thans: UWV WERKbedrijf)
CWP	Commissie het Werkend Perspectief
DASH	*disabilities of arm, shoulder and hand*
DM	*disability management*
DME	dieselmotoremissie

DSM-IV	Diagnostic and Statistical Manual of Mental Disorders, versie IV
EC	Europese Commissie
eeg	elektro-encefalogram
EFQM	European Foundation for Quality Management
EN	Ergotherapie Nederland
ENWHP	European Network for Workplace Health Promotion
EU	Europese Unie
FCE	*functional capacity evaluation* / functionele capaciteitsevaluatie
FML	Functionele Mogelijkheden Lijst
FNV	Federatie Nederlandse Vakbeweging
fte	fulltime-equivalent
GBW	gezondheidsbevordering op de werkplek
gg	gedrag en gezondheid
GZ	gezondheidszorg
Hagro	huisartsengroep
haio	huisarts in opleiding
HAN	Hogeschool van Arnhem en Nijmegen
hbo	hoger beroepsonderwijs
HIDHA	huisarts in dienst van een andere huisarts
HLQ	Health and Labor Questionnaire
HPQ	Health and Work Performance Questionnaire
HR	human resources
HRM	human resources management
HRO	Hogeschool van Rotterdam
HRR	*heart rate reserve* / hartslagreserve
ICD	International Classification of Diseases (huidige versie: ICD-10)
ICD-10	International Statistical Classification of Diseases and Related Health Problems, 10th revision
ICF	International Classification of Functioning, Disability and Health
ICF-CY	International Classification of Functioning, Disability and Health, Children & Youth version
ICHI	International Classification of Health Interventions
ICIDH	International Classification of Impairments, Disabilities and Handicaps (thans: ICF)
ICPC	International Classification of Primary Care
ICPM	International Classification of Procedures in Medicine
ICT	informatie- en communicatietechnologie
IGM	Integraal Gezondheidsmanagement

IMWR	inspireren, mobiliseren, waarderen en reflecteren
INK	Instituut Nederlandse Kwaliteit
IOAW	Wet inkomensvoorziening oudere en gedeeltelijk arbeidsongeschikte werkloze werknemers
IOAZ	Wet inkomensvoorziening oudere en gedeeltelijk arbeidsongeschikte gewezen zelfstandigen
IOF	Intercollegiaal Overleg Fysiotherapie
IPQ	Illness Perception Questionnaire
ISO	International Standardization Organization
IVA	Regeling inkomensvoorziening volledig arbeidsongeschikten (onderdeel van de WIA)
JD-R	Job Demands-Resources-model
KAB	klachten en aandoeningen van het bewegingsapparaat
KAM	kwaliteit, arbeidsomstandigheden en milieu
KANS	klachten van arm, nek en/of schouder (in Engels: CANS)
KCO	Kenniscentrum Overgewicht
KNGF	Koninklijk Nederlands Genootschap voor Fysiotherapie
KvL	Kwaliteit van Leven
LERF	Landelijke Erkenningsregeling Fittness
LESA	Landelijke eerstelijns samenwerkingsafspraak
LHV	Landelijke Huisartsen Vereniging
LiPZ	Landelijke informatievoorziening Paramedische Zorg
LOVE	Landelijk Overleg Versterking Eerste lijn
LVE	Landelijke Vereniging van Eerstelijnspsychologen
MAC	maximaal aanvaarde concentratie
MAWT	*maximum allowed working time*
MBI	Maslach Burnout Inventory
MBI-NL-Le	Maslach Burnout Inventory, Nederlandse versie voor leerkrachten
mbo	middelbaar beroepsonderwijs
ME	myalgische encefalomyelitis
MET	metabolic equivalent
MKB	midden- en kleinbedrijf
MTO	medewerkerstevredenheidsonderzoek
MVO	maatschappelijk verantwoord ondernemen
NCvB	Nederlands Centrum voor Beroepsziekten
NECOD	Nederlands Kenniscentrum ArbeidsDermatosen
NEA	Nationale Enquête Arbeidsomstandigheden
NEN	norm van het Nederlands Normalisatie-instituut, cf. ISO en CEN
NHG	Nederlands Huisartsen Genootschap
NIA	Nederlands Instituut voor Arbeidsomstandigheden

NIBE-SVV	Nederlands Instituut voor het Bank-, Verzekerings- en Effectenbedrijf
Nictiz	National ICT Instituut in de Zorg
NIGZ	Nationaal Instituut voor Gezondheidsbevordering en Ziektepreventie
NIOSH	National Institute for Occupational Safety and Health
NIP	Nederlands Instituut van Psychologen
NIRPA	Nederlands Instituut van Register Payroll Accounting
NISB	Nederlands Instituut voor Sport en Bewegen
NIVRA	Koninklijk Nederlands Instituut van Registeraccountants
NIZW	Nederlands Instituut voor Zorg en Welzijn (thans: MOVISIE, Vilans en Nederlands Jeugdinstituut)
NKAKB	Nederlands Kenniscentrum Arbeid en Klachten Bewegingsapparaat
NKAL	Nederlands Kenniscentrum Arbeid en Longaandoeningen
NKAP	Nederlands Kenniscentrum Arbeid en Psyche
NMI	Nederlands Mediation Instituut
NNGB	Nederlandse Norm Gezond Bewegen (de 'beweegnorm')
NPCF	Nederlandse Patiënten en Consumenten Federatie
NPi	Nederlands Paramedisch Instituut
NPR	Nederlandse Praktijkrichtlijn
NSPOH	Netherlands School of Public and Occupational Health
nugger	niet-uitkeringsgerechtigde
NVAB	Nederlandse Vereniging voor Arbeids- en Bedrijfsgeneeskunde
NVBF	Nederlandse Vereniging voor Bedrijfs- en Arbeidsfysiotherapeuten
NVD	Nederlandse Vereniging van Diëtisten
NVE	Nederlandse Vereniging voor Ergotherapie (thans: EN)
NVH	Nederlandse Vereniging van Huidtherapeuten
NVKA	Nederlandse Vereniging voor Klinische Arbeidsgeneeskunde
NVLF	Nederlandse Vereniging voor Logopedie en Foniatrie
NVMBR	Nederlandse Vereniging Medische Beeldvorming en Radiotherapie
NVMT	Nederlandse Vereniging voor Manuele Therapie
NVMV	Nederlandse Vereniging van Maatschappelijk Werkers
NVP	Nederlandse Vereniging voor Personeelsmanagement & Organisatieontwikkeling
NVvA	Nederlandse Vereniging van Arbeidsdeskundigen
NVvA	Nederlandse Vereniging voor Arbeidshygiëne
NVVC	Nederlandse Vereniging voor Cardiologie

NVvE	Nederlandse Vereniging voor Ergonomie
NVvG	Nederlandse Vereniging voor Verzekeringsgeneeskunde
NVvK	Nederlandse Vereniging voor Veiligheidskunde
NVvO	Nederlandse Vereniging van Orthoptisten
NVvP	Nederlandse Vereniging van Podotherapeuten
NZa	Nederlandse Zorgautoriteit
OPS	organopsychosyndroom
OR	ondernemingsraad
OSH	Occupational Safety and Health
OSHA	Occupational Safety and Health Administration (Europees Agentschap voor veiligheid en gezondheid op het werk)
OSAS	obstructieve slaapapneusyndroom
OVN	Optometristen Vereniging Nederland
P&A	personeel en arbeid
P&O	personeel en organisatie
PAAHR	Psychiatrische en Arbeidsgerelateerde Aspecten van HartRevalidatie
PAGO	periodiek arbeidsgezondheidskundig onderzoek (thans: PMO)
PAK	polycyclische aromatische koolwaterstoffen
PBM	persoonlijke beschermingsmiddelen
PDCA	*plan-do-control-act*
Pemba	Wet premiedifferentiatie en marktwerking bij arbeidsongeschiktheidsverzekeringen
PMA	Polikliniek Mens en Arbeid
PMO	preventief medisch onderzoek
PO	psychologische ondersteuning
POLS	Permanent Onderzoek Leefsituatie
PON	Partnerschap Overgewicht Nederland
PRODISQ	PROductivity and DISease Questionnaire
PROQoLID	Patient-Reported Outcome and Quality of Life Instruments Database
PSA	psychosociale arbeidsbelasting
PTSS	posttraumatische stressstoornis
PvE	programma van eisen
PVT	personeelsvertegenwoordiging
PZO	Platform Zelfstandig Ondernemers
QoLRIQ	Quality of Life for Respiratory Illness Questionnaire
REA	Wet op de (re)integratie arbeidsgehandicapten (per 28 december 2005 afgeschaft; meeste regelingen zijn opgenomen in WIA, WAO, Wajong, WAZ en ziektewet)

RET	rationeel-emotieve therapie
RI&E	risico-inventarisatie en -evaluatie
RIVM	Rijksinstituut voor Volksgezondheid en Milieu
RPE	*rating of perceived exertion*
RSI	*repetitive strain injury* (thans: CANS)
RVZ	Raad voor de Volksgezondheid en Zorg
RWI	Raad voor Werk en Inkomen
RWL	*recommended weight limit*
SCL-90	Symptom Checklist
SCP	Sociaal en Cultureel Planbureau
SER	Sociaal-Economische Raad
SGRQ	St George's Respiratory Questionnaire
SMART	specifiek, meetbaar, acceptabel, realistisch en tijdgeboden
SMO	Sociaal Medisch Overleg
SNOMED CT	Systematized Nomenclature of Medicine – Clinical Terms
SRBF	Stichting Registratie Bedrijfsfysiotherapeuten
SRe	Stichting Registratie ergonomen
STAP	Wet stimulering arbeidsparticipatie
STECR	Expertisecentrum Participatie (was: Platform Reïntegratie)
STG	Stichting Toekomstscenario's Gezondheidszorg
Suwi	Wet structuur uitvoeringsorganisatie werk en inkomen
SVL	Schokverwerkingslijst
SWT	*shuttle walk test*
SZW	ministerie van Sociale Zaken en Werkgelegenheid
TGO	toegepast gezondheidsonderzoek
TI	til-index
TRI	Tijdelijke regeling inkomensgevolgen herbeoordeelde arbeidsongeschikten
UBOS	Utrechtse Burnout Schaal
UBES	Utrechtse Bevlogenheidschaal
UCL	Utrechtse Copinglijst
UMC	Universitair Medisch Centrum
UMCG	Universitair Medisch Centrum Groningen
UV	ultraviolet
UWV	Uitvoeringsorgaan Werknemersverzekeringen (vanaf 01/01/02)
VAR	Vragenlijst Arbeidsreïntegratie
VAS	visueel-analoge schaal
VBA	Vragenlijst Bewegingsapparaat

VBBA	Vragenlijst Beleving en Beoordeling van de Arbeid
V&V	verpleging en verzorging
VGI	Stichting Verzekerings Geneeskundig Instituut
VGW (M)	Veiligheid Gezondheid Welzijns (Milieu)-commissie
VLZ	Wet verlenging loondoorbetalingsverplichting bij ziekte
VNG	Vereniging Nederlandse Gemeenten
VOMS	Vragenlijst over Omgaan met Moeilijke Situaties
VROM	ministerie van Volkshuisvesting, Ruimtelijke Ordening en Milieubeheer (thans: ministerie van Infrastructuur en Milieu)
VUT	vervroegde uittreding
VvOCM	Vereniging van Oefentherapeuten Cesar en Mensendieck
VWS	ministerie voor Volksgezondheid, Welzijn en Sport
WAI	Work Ability Index
Wajong	Wet werk en arbeidsondersteuning jonggehandicapten (was: Wet arbeidsongeschiktheidsvoorziening jonggehandicapten)
WAO	Wet op de arbeidsongeschiktheidsverzekering
WAZ	Wet arbeidsongeschiktheidsverzekering zelfstandigen (opgeheven per 01-08-2004)
WEB	Werkstressoren-Energiebronnen-Burnout
Weba	Welzijn bij de arbeid (methode)
WGA	Regeling werkhervatting gedeeltelijk arbeidsgeschikten (onderdeel van de WIA)
WHO	World Health Organization
WIA	Wet werk en inkomen naar arbeidsvermogen
WIJ	Wet Investeren in Jongeren
WLQ	Work Limitations Questionnaire
WMO	Wet maatschappelijke ondersteuning (vanaf 01-01-2006)
wo	wetenschappelijk onderwijs
WRR	Wetenschappelijke Raad voor het Regeringsbeleid
WSW	Wet sociale werkvoorziening
WULBZ	Wet uitbreiding loondoorbetalingsplicht bij ziekte
WVC	ministerie van Welzijn, Volksgezondheid en Cultuur (thans: VWS)
WVP	Wet verbetering poortwachter
WW	Werkloosheidswet
WWB	Wet werk en bijstand
WWIK	Wet werk en inkomen kunstenaars
ZEZ	Zwangerschaps- en bevallingsuitkering voor zelfstandigen
ZIL	Zelf-InventarisatieLijst Posttraumatische Stresstoornis

ZN	Zorgverzekeraars Nederland
ZW	Ziektewet
zz	zorg en ziekte
zzp	zelfstandige zonder personeel

Websites

Relevante websites[15]

* http://arbo.pagina.nl
links naar sites van de overheid, werkgevers- en werknemersorganisaties, veiligheidsinstituten en patiëntenorganisaties
http://developer.med.vu.nl/ziekterisico
http://europa.eu.int/comm/enterprise/newapproach/legislation/guide/legislation.htm
http://nvab.artsennet.nl/Richtlijnen.htm
http://obesitasvereniging.wordpress.com/2010/12/02/werk/
http://osha.europa.eu/nl/publications/factsheets/53
http://osha.europa.eu/nl/publications/factsheets/66
http://osha.europa.eu/nl/publications/factsheets/93
http://osha.europa.eu/nl/publications/factsheets/94
http://osha.europa.eu/nl/statistics
http://osha.europa.eu/nl/statistics/index.stm
http://osha.europa.eu/nl/topics/whp
* http://reintegratie.pagina.nl
links naar wetgeving, uitvoeringsinstellingen, en organisaties die zich bezighouden met re-integratie
http://statline.cbs.nl
http://vendrig.praktijkinfo.nl
* http://wetten.overheid.nl
de integrale tekst van alle wetgeving
http://wikifysio.nl/index.php/Job_Demands-Resources_%28JD-R%29_Model
http://wikifysio.nl/index.php/Job_Demands-Resources_%28JD-R%29_Model

[15] Websites gemarkeerd met een * zijn niet genoemd in de tekst, maar wel relevant.

* http://www.aanbestedingreintegratie.nl
  informatie relevant in het kader van de aanbesteding van re-integratietrajecten

http://www.aeno.nl

http://www.aeno.nl/index.php?id=87

http://www.alcoholdebaas.nl

http://www.alcoholondercontrole.nl/

http://www.arbeidsinspectie.nl
  informatie over alle wettelijke rechten en plichten op het terrein van arbeidsomstandigheden

http://www.arbeidsrechter.nl/h/h633.htm#6337

* http://www.arbo-advies.nl
  een aanspreekpunt voor informatie, begeleiding, advies en bemiddeling over arbozaken

http://www.arbobondgenoten.nl/arbothem
  arbosite van FNV-bondgenoten

http://www.arbobondgenoten.nl/arbothem/lichblst/lift.htm

http://www.arbobondgenoten.nl/arbothem/werkdruk/meten.htm#instrumenten

http://www.arbobondgenoten.nl/arbothem/werkdruk/qsw2ann.htm

http://www.arbobondgenoten.nl/arbothem/werkdruk/schalenschemaVBBA.pdf

http://www.arbocatalogusbloemenveilingen.nl

http://www.arbocatalogusggz.nl

http://www.arbocatalogusvvt.nl/

http://www.arbo-kinderopvang.nl

http://www.arbomobiel.nl/

http://www.arboportaal.nl

http://www.arboportaal.nl/beroepsziekten/psychisch/overspannenheid-burnout

http://www.arboportaal.nl/content/szw-goedgekeurde-arbocatalogi

http://www.arboportaal.nl/onderwerpen/arbowet-en -regelgeving/arbowet/overige-regelgeving/archief-arboconvenanten.html

http://www.arboportaal.nl/onderwerpen/psychosociale-belasting/werkdruk.html

http://www.beroepsziekten.nl

http://www.beswic.be/nl/topics/health/beroepsziekten-en-arbeidsgerelateerde-ziekten/diagnostiek-beroepsziekten

http://www.bewegenoprecept.nl
http://www.bimra.nl
* http://www.burnin.nl
  website van een particulier over burn-out
http://www.cbs.nl/nl-NL/menu/themas/arbeid-sociale-zekerheid/publicaties/arbeidsmarkt-vogelvlucht/default.htm
http://www.cbs.nl/nl-NL/menu/themas/arbeid-sociale-zekerheid/publicaties/arbeidsmarkt-vogelvlucht/korte-termijn-ontw/vv-binding-arbeidsmarkt-art.htm
http://www.cbs.nl/nl-NL/menu/themas/arbeid-sociale-zekerheid/publicaties/arbeidsmarkt-vogelvlucht/korte-termijn-ontw/2006-arbeidsmarkt-vv-ao-zv-art.htm
http://www.cdc.gov/niosh/homepage.html
http://www.cdc.gov/niosh/topics/workorg/tools/search.html
http://www.cebp.nl
http://www.coachmethode.nl
http://www.csp.org.uk
http://www.decasemanager.nl
http://www.defysiotherapeut.com
http://www.dokterhoe.nl
http://www.duurzaaminjewerk.nl
http://www.duurzaam-ondernemen.nl
  onlinekenniscentrum op het gebied van duurzaam ondernemen en maatschappelijk verantwoord ondernemen
* http://www.eerstekamer.nl
  planningen, agenda's, verslagen, livedebatten van de Eerste Kamer
http://www.ergocoaches.nl
http://www.ergonassist.de
http://www.eurerg.org
http://www.europa-nu.nl/id/vig2g7wryezc/nieuws/uitleg_over_ce_markering?ctx=vg9pk7h053zu
*http://www.evd.nl/home/wet_regelgeving/ce-markering.asp
  informatie over CE-markering
http://www.falkeverbaan.nl/zebrazone
http://www.fcb.nl/FCB/Content/Onderwerpen/Arbocatalogi/arbocatalogi%20A%20normen.aspx
http://www.fittofunction.nl

* http://www.gbw.nl
http://www.gefaehrdungsbeurteilung.de/de
http://www.gezondehandel.nl
http://www.gezondenzeker.nl
http://www.gezondheidsmanagement.nl
http://www.gezondheidsmanagement.nl/index.cfm?act=themas.aspect&thema=8
http://www.gezondheidsmanagement.nl/upload/Kwaliteitscriteria_GBW.pdf
* http://www.gezondheidsplein.nl
site met informatie over gezondheid
http://www.ggzrichtlijnen.nl
* http://www.handicap-studie.nl
expertisecentrum voor hoger onderwijs en handicap met nieuws, informatie en publicaties
http://www.ink.nl/nl/p4bd80e5bc3a81/de-ink-filosofie.html
http://www.interventiesnaarwerk.nl
http://www.ivo.nl
http://www.jellinek.nl/behandeling/jellineklive
http://www.kabinetsformatie2010.nl/dsc?c=getobject&s=obj&objectid=127446
http://www.keeptruckingsafe.org/game.html
http://www.kroonophetwerk.nl
site van de commissie Het Werkend Perspectief
http://www.lhv.dearbocatalogus.nl/
http://www.loketgezondleven.nl/
http://www.loketgezondleven.nl/i-database/i-database
http://www.luxofit.nl
http://www.meetinstrumentenindezorg.nl
site van de Hogeschool Zuyd met meetinstrumenten
* http://www.menscentraal.nlsite over mensen in organisaties
* http://www.mentaalvitaal.nl
website van Trimbos-instituut over mentale gezondheid
http://www.move-europe.be/p/85E192B2A2FEEBA1C1257649004A9FD7
http://www.muziekenzorg.nl
http://www.nationaalkompas.nl/gezondheidsdeterminanten/leefstijl/voeding
http://www.nationaleberoepengids.nl

http://www.nictiz.nl
http://www.nivel.nl/lipz
http://www.NMI-mediation.nl
http://www.nvvc.nl/richtlijnen/bestaande-richtlijnen
* http://www.overheid.nl
voor alle vigerende wet- en regelgeving, inclusief kamerstukken
http://www.paramedisch.org
http://www.partnerschapovergewicht.nl/nl/?page_id=233
http://www.prinsjesdag2009.nl/miljoenennota/cijfers_en_feiten/sociale_zaken_en_werkgelegenheid?usetemplate=8a69b407bdd7cb4bfdf06d9f59163844
http://www.profijtvanarbobeleid.nl
* http://www.projectenbanksportenbewegen.nl
site met projecten op het gebied van sport en bewegen van het Nederlands Instituut voor Sport en Bewegen (NISB), gekoppeld aan de QUI-databank
http://www.proqolid.org
http://www.psychischenwerk.nl
website voor arboprofessionals over preventie en behandeling van psychische aandoeningen en vermoeidheid bij medewerkers
http://www.psychischenwerk.nl/pw/index.php
http://www.research.astmafonds.nl
http://www.reumabond.nl/mijn-leven/werken-met-reuma.html
http://www.revalidatie-epd.nl/klnimetrie
http://www.rijksoverheid.nl
http://www.rijksoverheid.nl/onderwerpen/bijstand/re-integratie-weer-aan-het-werk-gaan
http://www.rrd.nl
http://www.RSI.startpagina.nl
http://www.RSI-vereniging.nl
http://www.samenwerkeneerstelijnszorg.nl
http://www.sdu.nl
http://www.ser.nl/nl/actueel/persberichten/2010-2019/2010/20100928.aspx
http://www.skbvs.nl
* http://www.socialezekerheid.nl
wetgeving over de Nederlandse sociale zekerheid

* http://www.sportiefbewegen.nl
site met bewegingsprogramma's voor mensen met een chronische aandoening aan het bewegingsapparaat
http://www.stecr.nl
http://www.stivoro.nl
http://www.stivoro.nl/Voor_volwassenen/Waarom_rookt_u_.aspx
http://www.tno.nl/arbeid
* http://www.tijdsbesteding.nl
site van het SCP (Sociaal en Cultureel Planbureau) over het tijdbestedingsonderzoek
http://www.uwv.nl/particulieren/ziek-of-zwanger/ziektewetuitkering/index.aspx
* http://www.tweedekamer.nl
planningen, agenda's, verslagen, live-debatten van de Tweede Kamer
* http://www.vanwajongnaarwerk.nl
* http://www.wajongwerkt.nl
* http://www.waoenpsyche.nl
http://www.weldergroep.nl/corporate/projecten/arbo-monitor-voor-werknemers
* http://www.werk.nl
* http://www.werkendlichaam.nl
* http://www.werkennaarvermogen.nl
informatie over de wet Werk en Inkomen naar Arbeidsvermogen
http://www.whi.org.uk/
http://www.w-o-s.nl/arbo/pdf/arbocatalogus_web.pdf
* http://www.ziekenmondig.nl
http://www.zorgmarktresearchbase.nl/gezondheid-en-welzijn-medisch-specialisten.115161.lynkx?RapportPointer=9-23503-23505-170440

Websites beroepsverenigingen

beroepsgroep	beroepsvereniging	afkorting	website
A&O-deskundigen	Beroepsvereniging voor A&O-deskundigen	BA&O	http://www.baeno.nl
Arbeidsdeskundigen	Nederlandse Vereniging van Arbeidsdeskundigen	NVvA	http://www.arbeidsdeskundigen.nl
Arbeidsfysiotherapeuten	Nederlandse Vereniging voor Bedrijfs- en arbeidsfysiotherapeuten	NVBF	http://nvbf.fysionet.nl/
Arbeidshygiënisten	Nederlandse Vereniging voor Arbeidshygiëne	NVvA	http://www.arbeidshygiene.nl
Arboverpleegkundigen	Beroepsorganisatie van Arboverpleegkundigen	BAV	http://www.arboverpleegkunde.nl
Bedrijfsartsen	Nederlandse Vereniging voor Arbeids- en Bedrijfsgeneeskunde	NVAB	http://www.jebedrijfsarts.nl http://www.nvab-online.nl
Bedrijfsfysiotherapeuten	Nederlandse Vereniging voor Bedrijfs- en arbeidsfysiotherapeuten	NVBF	http://nvbf.fysionet.nl/
Bedrijfsmaatschappelijk werkenden	Nederlandse Vereniging van Maatschappelijk Werkers	NVMW	http://www.nvmw.nl http://bmw.eigenstart.nl
Bedrijfsoefentherapeuten	Nederlandse Vereniging van Oefentherapeuten Cesar en Mensendieck	VvOCM	http://www.vvocm.nl http://www.oefentherapie.nl
Diëtisten	Nederlandse Vereniging van Diëtisten	NVD	http://www.nvdietist.nl http://www.gezondebasis.nl
Ergonomen	Nederlandse Vereniging voor Ergonomie	NVvE	http://www.ergonoom.nl
Ergotherapeuten	Ergotherapie Nederland	EN	http://www.ergotherapie.nl
Fysiotherapeuten	Koninklijk Nederlands Genootschap voor Fysiotherapie	KNGF	http://www.fysionet.nl
Huidtherapeuten	Nederlandse Vereniging van Huidtherapeuten	NVH	http://www.huidtherapie.nl
Huisartsen	Landelijke Huisartsen Vereniging	LHV	http://lhv.artsennet.nl
Logopedisten	Nederlandse Vereniging voor Logopedie en Foniatrie	NVLF	http://www.nvlf.nl
Maatschappelijk werkenden	Nederlandse Vereniging van Maatschappelijk Werkers	NVMW	http://www.nvmw.nl

beroepsgroep	beroepsvereniging	afkorting	website
Manueel therapeuten	Nederlandse Vereniging voor Manuele Therapie	NVMT	http://www.nvmt.nl
Oefentherapeuten Cesar / Mensendieck	Nederlandse Vereniging van Oefentherapeuten Cesar en Mensendieck	VvOCM	http://www.vvocm.nl
P&A'ers	Nederlandse Vereniging voor Personeelsmanagement & Organisatieontwikkeling	NVP	http://www.nvp-plaza.nl
Podotherapeuten	Nederlandse Vereniging van Podotherapeuten	NVvP	http://www.podotherapie.nl
Psychologen	Nederlands Instituut van Psychologen	NIP	http://www.psynip.nl
Veiligheidskundigen	Nederlandse Vereniging voor Veiligheidskunde	NVVK	http://www.veiligheidskunde.nl
Verzekeringsartsen	Nederlandse Vereniging voor Verzekeringsgeneeskunde	NVvG	http://www.nvvg.nl

Websites overige organisaties

Arboplatform Nederland	http://www.arbo.nl
Automatic Data Processing (ADP)	http://www.adp.nl
Bedrijfsartsenopleiding SGBO	http://www.umcn.nl/Onderwijs/opleidingsaanbod/Pages/Vervolgopleidingtotbedrijfsarts.aspx
Body@work	http://www.bodyatwork.nl
Brancheorganisatie arbodiensten, interventiebedrijven, outplacement en loopbaanadviesbureaus, re-integratiebedrijven en jobcoachorganisaties (Boaborea)	http://www.boaborea.nl
Bureau Beroepsziekten FNV	http://www.bbzfnv.nl
Center for Evidence-Based Physiotherapy	http://www.cebp.nl
Centraal Bureau voor de Statistiek	http://www.cbs.nl
Centraal Planbureau (CPB)	http://www.cpb.nl
Centrum voor Werk en Inkomen (CWI)	http://www.cwinet.nl
Chronisch Zieken en Gehandicapten Raad (CG-Raad)	http://www.cg-raad.nl
Commissie het Werkend Perspectief (CWP)	http://www.kroonophetwerk.nl

EmMcare: website over het bewegingsapparaat, ziekten en aandoeningen, behandelingen en medisch onderzoek Natuurlijk aangevuld met informatie hoe we goed voor het lichaam kunnen zorgen.	http://www.werkendlichaam.nl
European Agency for Safety and Health at Work	http://agency.osha.eu.int
European Foundation for Quality Management	http://www.efqm.org
Federatie Nederlandse Vakbeweging (FNV)	http://www.fnv.nl
Foundation PaceMaker in Global Health	http://www.pacemaker.nl
Hogeschool van Arnhem en Nijmegen (HAN)	http://www.han.nl
Hogeschool van Rotterdam (HRO)	http://www.hogeschoolrotterdam.nl
International Standardization Organization (ISO)	http://www.iso.org
IVA Opleiding en Training	http://www.ivao-t.nl
Kenniscentrum Overgewicht (KCO)	http://www.overgewicht.org
Kiwa Nederland	http://www.kiwa.nl/netherlands/profile.aspx
Landelijk Kennisnetwerk Gezondheid en Arbeid	http://www.gezondheidenarbeid.nl
Midden- en Kleinbedrijf (MKB)	http://www.mkb.nl
Ministerie Sociale Zaken en Werkgelegenheid (SZW)	http://www.szw.nl
Ministerie van Volksgezondheid, Welzijn en Sport (VWS)	http://www.minvws.nl
Ministerie van Volkshuisvesting, Ruimtelijke Ordening en Milieubeheer (VROM)	http://www.vrom.nl
Nationaal ICT Instituut in de Zorg (Nictiz)	http://www.nictiz.nl
Nationaal Instituut voor Gezondheidsbevordering en Ziektepreventie (NIGZ)	http://www.nigz.nl
National Institute for Occupational Safety and Health (NIOSH)	http://www.cdc.gov/niosh/
Nederlands Centrum voor Beroepsziekten (NCvB)	http://www.beroepsziekten.nl
Nederlands Huisartsen Genootschap (NHG)	http://nhg.artsennet.nl
Nederlands Instituut voor het Bank-, Verzekerings- en Effectenbedrijf (NIBE-SVV)	http://www.nibesvv.nl/
Nederlands Instituut van Register Payroll Accounting (NIRPA)	http://www.nirpa.nl
Nederlands Instituut voor Sport en Bewegen (NISB)	http://www.nisb.nl
Nederlands Kenniscentrum Arbeid en Klachten Bewegingsapparaat (NKAKB)	http://www.kenniscentrumakb.nl

Nederlands Kenniscentrum ArbeidsDermatosen (NECOD)	http://www.necod.nl
Nederlands Kenniscentrum Arbeid en Longaandoeningen (NKAL)	http://www.opgelucht-werken.nl
Nederlands Mediation Instituut (NMI)	http://www.nmi-mediation.nl
Nederlands Normalisatie Instituut (NEN)	http://www2.nen.nl
Nederlands Paramedisch Instituut (NPi)	http://www.paramedisch.org
Nederlandse Patiënten en Consumenten Federatie (NPCF)	http://www.npcf.nl
Nederlandse Zorgautoriteit (NZa)	http://www.nza.nl
Netherlands School of Public & Occupational Health (NSPOH)	http://www.nspoh.nl
Nivel	http://www.nivel.nl
Rijksinstituut voor Volksgezondheid en Milieu (RIVM)	http://www.rivm.nl
Stichting Registratie ergonomen (SRe)	http://www.registratie-ergonoom.nl
TNO Arbeid	http://www.arbeid.tno.nl
Wereld Gezondheidsorganisatie / World Health Organization (WHO)	http://www.who.int
WHO Collaborating Centre for the Family of International Classifications / Nederland	http://www.rivm.nl/who-fic
Uitvoeringsorgaan Werknemersverzekeringen (UWV)	http://www.uwv.nl
vhp ergonomie	http://www.vhp-ergonomie.nl
Werkgevers (VNO-NCW)	http://www.vno-ncw.nl
Zorgonderzoek Nederland – Medische Wetenschappen (ZonMw)	http://www.zonmw.nl
Zorgverzekeraars Nederland (ZN)	http://www.zn.nl

Literatuur

ABVAKABO FNV. Weerbaarheid agressie, intimidatie en pesten op de werkvloer. Rapport. Proj.nr. 717. Den Haag: ABVAKABO FNV; 2006. Online-document: http://www.mobbingopdewerkvloer.nl/documenten/rapport_agressie_zorg_jan07.pdf

Alavinia SM, Molenaar D, Burdorf A. Productivity loss in the workforce: associations with health, work demands, and individual characteristics. Am J Ind Med 2009;52:49-56.

Aldwin C, Brustrom J. Theories of coping with chronic stress. Illustrations from the health psychology and aging literatures. In: Gottlieb BH. Coping with chronic stress. New York: Plenum Press; 1997.

Allegro JT, Veerman TJ. Sickness absence. In: Drenth PJD, Thierry Hk, Wolff ChJ de, editors. Handbook of Work and Organizational Psychology. 2nd ed. East Sussex: Psychology Press; 1998. p. 121-44.

Amelsfoort LG van, Spigt MG, Swaen GM, Kant I. Leisure time physical activity and sickness absence; a prospective study. Occup Med 2006;56(3): 210-2.

Amstel RJ van, Buijs PC. Voor verbetering vatbaar: de samenwerking tussen huisarts en bedrijfsarts bij sociaal-medische begeleiding, Amsterdam: NIA TNO; 1997.

APA. Diagnostic and Statistical Manual of Mental Disorders. IVth ed. Washington: American Psychological Association; 1994.

Arrindell W, Ettema J. Symptom checklist SCL-90. Handleiding bij een multidimensionele psychopathologie-indicator. Lisse: Swets Test Publishers; 2003.

Arts HJJM. Presentatie invitational conference (2006). Geciteerd in: Tweehuysen H, Arts HJJM, Roggeveen V. Preventiedeskundigen heden en toekomst. Bemmel: Stichting Preventie Project Management; 2008.

Åstrand P-O, Rodahl K. Textbook of work physiology: physiological bases of exercise. New York: McGraw-Hill; 2003.

A-Tjak M. Tulpen uit Amsterdam [voorzitterscolumn]. Med Contact 2001;56:877.

Aufdemkampe G, Berg J van den, Windt DAWM van der. Hoe vind ik het? Zoeken, interpreteren en opzetten van fysiotherapeutisch onderzoek. 3e dr. Houten: Bohn Stafleu van Loghum; 2007.

Aure OF, Nilsen JH, Vasseljen O. Manual therapy and exercise therapy in patients with chronic low back pain: a randomized, controlled trial with 1-year follow-up. Spine[Phila Pa 1976]2003;28(6):525-31; discussion 531-2.

Ayoub MM, Mital A. Manual materials handling. New York: Taylor and Francis; 1989.

Baart I. Samen in de klas: een try-out met haio's en baio's. Mediator 1999;10:25-6.

Baart I. Ziekte en zingeving. Een onderzoek naar chronische ziekte en subjectiviteit. Assen: Koninklijke Van Gorcum; 2002.

Bakker A. Hoe werkomstandigheden van invloed zijn op burnout: Het WEB-model. In: Hoogduin C, Schaufeli W, Schaap C, Bakker A. Behandelingsstrategieën bij burnout. Houten/Diegem: Bohn Stafleu van Loghum; 2001. p. 21-39.

Bakker RH. Arbocuratief samenwerken, een kwestie van lange adem. Tijdschr Gezondheidswetensch 2002;80:476-7.
Bakker RH, Krol B, Post D, Calkhoven JE, Groothoff JW. De ontwikkeling van een samenwerkingsprotocol huisarts-bedrijfsarts. Abstract Public Health congres. Tijdschr Gezondheidswetensch 2001;79:congresbijlage 7.
Bakker AB, Demerouti E, Taris T, Schaufeli WB, Schreurs P. A multi-group analysis of the Job Demands - Resources model in four home care organizations. International Journal of Stress Management 2003;10:16-38.
Bakker R, Dijkstra G, Klink JJL van der. Stressmanagement: een zoektocht naar bruggen tussen wetenschap en praktijk. Eindrapport van het Project Stressmanagement. Groningen: TGO/UMCG; 2010.
Balm MFK. Beroepscompetenties van paramedici. In: Kuiper C, Balm M, redactie. Paramedisch Handelen. Het ontwikkelen van beroepsattitudes. Utrecht: Lemma; 2001.
Balm MFK, Horsten F. Hoofdstuk 39 Gedragsbeïnvloeding door communicatie en training. In: Handboek Ergonomie 2010. p. 903-8.
Bandura A. Self-efficacy: the exercise of control. New York: Freeman; 1997.
Baumeister R, Vohs K. Handbook of Selfregulation. Research, theory, and applications. New York: Guilford; 2004.
Becker HS. Outsiders. Studies in the sociology of deviance. New York: The Free Press of Glencoe; 1963.
Bemelmans WJ, Broer J, Hulshof KF, Siero FW, May JF, Meyboom-de Jong B. Long-term effects of nutritional group education for persons at high cardiovascular risk. Eur J Public Health 2004;14(3):240-5.
Berg CH van den, Mak HJ, Zwaard W. Praktijkgids arbeidsveiligheid 2010. Deventer: Kluwer; 2010.
Berk RCL. Verzuim, de achterkant van het ondernemen. Verzuimvraagstukken zijn te vitaal om uit te besteden. Nijmegen: VDO Opleidings- en adviescentrum / Hogeschool van Arnhem en Nijmegen; 2004.
Bernaards CM, Meurs T. Vergelijkingsonderzoek vragenlijsten leefstijl, gezondheid en vitaliteit. TNO rapport KvL/GB 2009.078; 2009.
BeSWIC. Beroepsziekten en arbeidsgerelateerde ziekten European Network. [s.l.]: Belgian Safe Work Information Center; 2010. Online-document: http://www.beswic.be/nl/topics/health/beroepsziekten-en-arbeidsgerelateerde-ziekten/front-page.
Beurskens S, Peppen R van, Stutterheim E, Swinkels R, Wittink H. Meten in de praktijk. Stappenplan voor het gebruik van meetinstrumenten in de gezondheidszorg. Houten: Bohn Stafleu van Loghum; 2008.
Bieleman A. Work participation and word capacity in early osteoarthritis of the hip and the knee. Dissertatie. Groningen: Rijksuniversiteit Groningen; 2010.
Bieleman HJ, Harmelink K, Hulshof L, Vegt J van der, Wassink M, Oosterveld FGJ et al. Fysiek functioneren van vrouwen met beginnende artrose: wat is de relatie tussen functionele capaciteit, arbeidsparticipatie en zelfgerapporteerde activiteit? Een studie in het CHECK cohort. Ned T Fysiotherapie, geaccepteerd 2010.
Blatter BM, Bongers PM, Dieën van P, Kraker H de, Miedema H, Reijneveld CN, et al. RSI-maatregelen: preventie, behandeling en reïntegratie. Programmeringsstudie in opdracht van de ministeries van Sociale Zaken en Werkgelegenheid en van Volksgezondheid, Welzijn en Sport. Den Haag: ministeries SZW en VWS; 2004.
Bleijenberg G, Prins J, Bazelmans E. Cognitive-Behavioral Therapies. In: Jason L, Fennel P, Taylor R. Handbook of chronic fatigue syndrome. New Jersey, John Wiley & Sons; 2003. p. 493-526.
Blonk R. Het lukt niet zonder werk. Inaugurele rede. Utrecht: Universiteit Utrecht; 2006.

Boekaerts M, Pintrich PR, Zeidner M. Handbook of selfregulation. San Diego CA, Academic Press; 2000.

Boles M, Pelletier B, Lynch W. The relationship between health risks and work productivity. J Occup Environ Med 2004;46(7):737-45.

Bond F, Bunce D. Mediators of change in emotion-focused and problem-focused worksite stress management interventions. Journal of Occupational Health Psychology 2000;5(1): 156-63.

Borg G. Psychophysical basis of perceived exertion. Med Sci in Sports and Exercise 1982;14:377-81.

Bosma H, Mheen H van de, Borsboom GJ, Mackenbach JP. Neigbourhood socioeconomic status and all-cause mortality. Am J Epidemiol 2001;153:363-71.

Bovendeur I. Preventie van klachten en aandoeningen aan het bewegingsapparaat samengevat. In: Volksgezondheid Toekomst Verkenning, Nationaal Kompas Volksgezondheid. Bilthoven: RIVM. Online-document: http://www.nationaalkompas.nl > Nationaal Kompas Volksgezondheid > Preventie > Van ziekten en aandoeningen > Bewegingsapparaat, 15 april 2008.

Bramsen I. The long term psychological adjustment of World War II survivors in the Netherlands. Delft: Eburon Press; 1995.

Bramsen I. Onderzoek naar 'medisch onverklaarde klachten' is strijdig met basale wetenschappelijke en ethische principes. Forumbijdrage. GZ-Psychologie. Tijdschrift over gezondheidszorgpsychologie 2010a;2(3):44-5.

Bramsen I. Evidence(?)-based practice. Over valkuilen, mythes en verhalen. In: Kuiper C, Letiche H, Houweling L. Praktijkgericht onderzoek in de praktijk. Een Spraakmakend Project. Lectorenreeks.. Utrecht: Lemma; 2010b. p. 55-71.

Bramsen I, Roelofs P. 'Whiplashattributie' niet doorslaggevend voor prognose: een dwaling in statistische interpretatie. Nederlands Tijdschrift voor Geneeskunde 2009;153:A865.

Bramsen I, Dirkzwager JE, Ploeg HM van der. Deelname aan vredesmissies: gevolgen opvang en nazorg. [Participation in peacekeeping missions: consequences and aftercare.] Amsterdam: Vrije Universiteit Amsterdam; 1997.

Bramsen I, Sanders P, Dirkzwager A, Martens W. De psychische nasleep van oorlog en geweld bij militairen. In: Aarts P, Visser W, editors. Trauma: diagnostiek en behandeling. Houten: Bohn Stafleu van Loghum; 2007. p. 503-24.

Brenninkmeijer AFM. Mediation. In: Brenninkmeijer AFM, Bonenkamp HJ, Bruggen J van, Walters P, editors. Handboek Mediation. Den Haag: Sdu Uitgevers; 2004.

Brink W van den, Woudenberg-van Vilsteren M van, Njoo KH. Verslavingsproblematiek. Psychische problemen en werk. In: Klink J van der, Terluin B. Handboek voor een activerende begeleiding door huisarts en bedrijfsarts. Houten: Bohn Stafleu van Loghum; 2005. p. 397-425.

Broek P van den, Streng R, Linden M van der. Synergie in de keten van zorg en sociale zekerheid: utopie of realiteit? Den Haag: Atos Consulting; 2008.

Brom D, Kleber RJ. De schokverwerkingslijst. [The impact of events scale.] Nederlands Tijdschrift voor de Psychologie 1985;40:164-8.

Brug J, Lenthe F van. Environmental determinants and interventions for physical activity, nutrition and smoking: A review. Rotterdam: Erasmus MC; 2005. Online-document: http://www.rivm.nl/Images/20060228%20Review%20Bewegen_tcm4-27338.pdf.

Brug J, Schaalma H, Kok G, Meertens RM, Molen H van der, editors. Gezondheidsvoorlichting en gedragsverandering. Een planmatige aanpak. Assen: Van Gorcum; 2000.

BS Health Consultancy. Effectiviteit van arbocuratieve zorg tegen het licht. Onderzoek in opdracht van de ministeries van SZW, VWS en BZK. Vinkeveen: BS Health Consultancy; 2008.

Burger GCE. De betekenis van kwantitatieve meting en functionele beoordeling van arbeidsbelasting en belastbaarheid voor de practische bedrijfsarts. Tijdschrift voor Sociale Geneeskunde 1959;37:377-87.

Bury T, Mead J. Evidence-based healthcare: A practical guide for therapists. Oxford: Butterworth Heinemann; 2001.

BZK. Onderzoek naar agressie en geweld door externen tegen overheidswerknemers. Den Haag: ministerie van Binnenlandse Zaken en Koninkrijksrelaties, 18 oktober 2010.

Cahill K, Moher M, Lancaster T. Workplace interventions for smoking cessation. Cochrane Database Syst Rev. 2008 Oct 8;(4):CD003440. Review.

Canadian Labour and Business Centre; 2002. Online-document: http://www.clbc.ca/research_and_reports/case_studies.asp.

Cardol M, Vervloet M, Rijken M. Participatie van mensen met beperkingen 2005. Basismeting participatiemonitor. Utrecht: NIVEL; 2006.

Carlier I, Arentz D. Posttraumatische psychische problemen. Psychische problemen en werk. In: Klink J van der, Terluin B. Handboek voor een activerende begeleiding door huisarts en bedrijfsarts. Houten: Bohn Stafleu van Loghum; 2005.

Carruthers B, Jain A, Meirleir KL de. Myalgic Encephalomyelitis/Chronic Fatigue Syndrome: Clinical Working Case Definition, Diagnostic and Treatment Protocols. J Chronic Fatigue Syndrome 2003;11(1):7-115.

Carver CS, Scheier MF. Attention and self-regulation: A control theory approach to human behavior. New York: Springer-Verlag; 1981.

CBO. Multidisciplinaire richtlijn cardiovasculair risicomanagement. Utrecht: CBO; 2006. Online-document: http://www.nvvc.nl/UserFiles/File/Pdf/cvrm_2006.pdf.

CBO. Richtlijn Diagnostiek en behandeling van Obesitas voor volwassen en kinderen. Utrecht: CBO; 2008. Online-document: http://www.cbo.nl/Downloads/307/rl_obesitas_08.pdf.

CBS. Gezondheid en zorg in cijfers 2007. Voorburg/Heerlen: Centraal Bureau voor de Statistiek; 2007.

CBS. Aantal deeltijders groeit harder dan aantal voltijders. Voorburg/Heerlen: Centraal Bureau voor de Statistiek; 2008. Online-document: http://www.cbs.nl/nl-NL/menu/themas/arbeid-sociale-zekerheid/publicaties/artikelen/archief/2008/2008-2558-wm.htm.

CBS. Aandeel bedrijven met telewerkers in vier jaar verdubbeld. Voorburg/Heerlen: Centraal Bureau voor de Statistiek; 2009a. Online-document: http://www.cbs.nl/nl-NL/menu/themas/bedrijven/publicaties/artikelen/archief/2009/2009-2650-wm.htm.

CBS. Arbeidsparticipatie in Nederland behoort tot de top van de EU. Voorburg/Heerlen: Centraal Bureau voor de Statistiek; 2009b. Online-document: http://www.cbs.nl/nl-NL/menu/themas/arbeid-sociale-zekerheid/publicaties/artikelen/archief/2009/2009-2819-wm.htm.

CBS. Arbeidsparticipatie naar leeftijd en geslacht. Voorburg/Heerlen: Centraal Bureau voor de Statistiek; 2010a. Online-document: http://www.cbs.nl/nl-NL/menu/themas/arbeid-sociale-zekerheid/publicaties/arbeidsmarkt-vogelvlucht/structuur-arbeidsmarkt/2006-arbeidsmarkt-vv-participatie-art.htm.

CBS. In steeds meer gezinnen werken beide ouders. Voorburg/Heerlen: Centraal Bureau voor de Statistiek; 2010b. Online-document: http://www.cbs.nl/nl-NL/menu/themas/arbeid-sociale-zekerheid/publicaties/artikelen/archief/2010/2010-3152-wm.htm.

CBS. Nederland dicht bij realisatie EU-doelstelling voortijdig schoolverlaters. Voorburg/Heerlen: Centraal Bureau voor de Statistiek; 2010c. Online-document: http://www.cbs.nl/nl-NL/menu/themas/dossiers/jongeren/publicaties/artikelen/archief/2010/2010-3126-wm.htm.

CBS / UWV WERKbedrijf. Maandelijkse cijfers over de werklozen en niet-werkende werkzoekenden van het CBS en UWV WERKbedrijf. Voorburg/Heerlen: Centraal Bureau voor de Statistiek; 2010d. Online-document: http://www.cbs.nl/NR/rdonlyres/FDA5FA04-5773-46F4-8595-F0C15C740C71/0/2010cbsuwvwerkloosheidscijferspdfnieuw.pdf.

CBS. Gezonde leefstijl blijkt voor velen moeilijk haalbaar. Voorburg/Heerlen: Centraal Bureau voor de Statistiek; 2010e. Online-document: http://www.cbs.nl/nl-NL/menu/themas/gezondheid-welzijn/publicaties/artikelen/archief/2010/2010-017-pb.htm.

CBV. Classificatie van Medisch Specialistische Verrichtingen. Leiden: CBV; 2005.

CG-Raad. Basisrichtlijn Hulpmiddelenzorg. Verslag van het Project Opstellen Richtlijnen voor Functiegerichte Aanspraak hulpmiddelen. RiFA. Fase 1 opstellen van een basisrichtlijn. Redactie: Heerkens Y, Claus E, Hagedoren E, Jonker H, Muylkens J, Bougie Th, Ravensberg D van, Vreeswijk P. Utrecht: Chronisch Zieken en Gehandicapten Raad; 2010.

Chapman LS. Reducing obesity in work organizations. Am J Health Promot 2004;19(1): suppl 1-8; discussion 12.

Chorus A. Rheumatic patients at work. A study of labour force participation and its determinants in reumatoid arthritis, ankylosing spondylitis, and juvenile chronic arthritis. Dissertatie. Universiteit Maastricht: Maastricht; 2004.

Cieza A, Geyh S, Chatterji S, Kostanjsek N, Ustun B, Stucki G. ICF linking rules: an update based on lessons learned. J Rehabil Med 2005;37:212-8.

Cooper KH. A means of assessing maximal oxygen intake. Correlation between field and treadmill testing. JAMA 1968; 203(3):201-4.

Cox T, Griffiths A, Rial-González E. Research on work-related stress. Luxembourg: European Agency for Safety and Health at Work, Office for Official Publications of the European Communities; 2000.

CPA. Leidraad aanpak verzuim om psychische redenen. [s.l.]: Commissie Psychische Arbeidsongeschiktheid; 2001.

CPB. Arbeidsaanbod tot 2050: een beleidsneutraal scenario. Den Haag: Centraal Planbureau; 2005. Online-document: http://www.cpb.nl/nl/pub/cpbreeksen/memorandum/134/memo134.pdf.

Croon EM de, Blonk RWB, Frings-Dresen MHW, Beek AJ van der. Stress in het beroepsgoederenvervoer. Eindrapport. Amsterdam: Coronel Instituut voor Arbeid, Milieu en Gezondheid / Academisch Medisch Centrum / Universiteit van Amsterdam; 2000.

Croon NHTh, Koten JW, Kroneman H. Paradigma's in honderd jaar verzekeringsgeneeskunde. TBV 2001;9(11):332-6.

Crul BVM. Bijdrage van de huisarts aan de arbeidsparticipatie van mensen met een verminderde belastbaarheid. In: Willems JHBM, Croon NHTh, Koten JW, editors. Handboek arbeid en belastbaarheid. Houten: Bohn Stafleu van Loghum; 1996.

CSIZ. Internationale Statistische Classificatie van Ziekten en met Gezondheid verband houdende Problemen. Tiende revisie. Zeist: Coördinatiepunt Standaardisatie Informatievoorziening in de Zorgsector; 1997.

CVZ. Begeleiding bij zelfmanagement chronische ziekten. Standpunt Zvw: Diemen: College voor Zorgverzekeringen; 2010. Online-document: http://www.cvz.nl/binaries/live/cvzinternet/hst_content/nl/documenten/standpunten/2010/sp1011+zelfmanagement+chronische+ziekten.pdf.

CWP. Het Maatschappelijk Advies Den Haag: Commissie het Werkend Perspectief; 2007. Online-document: http://docs.minszw.nl/pdf/129/2007/129_2007_3_10413.pdf.

D'Souza JCD, Franzblau, A, Werner RA. Review of Epidemiologic Studies on Occupational Factors and Lower Extremity Musculoskeletal and Vascular Disorders and Symptoms. J Occup Rehab 2005;15(2):129-65.

Damasio A. De vergissing van Descartes. Gevoel, verstand en het menselijk brein. Amsterdam: Uitgeverij Wereldbibliotheek bv; 1995.

Dehue, T. De depressie-epidemie. Uitgeverij Augustus: Amsterdam; 2008.

Delahaij R. Coping under acute stress: the role of person characteristics. Dissertatie. Breda: Kon. Broese & Peereboom; 2010.

Demerouti E, Bakker AB, Nachreiner F, Schaufeli WB. The Job Demands-Resources Model of burnout. Journal of Applied Psychology 2001;86:499-512.

Derksen T. De ware toedracht. Praktische wetenschapsfilosofie voor waarheidszoekers. Diemen: Veen Magazines; 2010.

Detaille SI, Gulden JWJ van der, Engels JA, Heerkens YF, Dijk FJ van. Using intervention mapping (IM) to develop a self-management program for employees with a chronic disease in the Netherlands. BMC Public Health 2010;10:353.

Deursen CGL van, Smulders PGW, Bongers PM. Vormt een slechte gezondheid een ziekteverzuimrisico? T Soc Gezondheidsz 1997:4:157-64.

Dijk FJH van, Dormolen M van, Kompier MAJ, Meijman TF. Herwaardering model belasting-belastbaarheid. T Soc Gezondheidsz 1990;68(1):3-10.

Disseldorp RPJ, Kemps HLM. Winst in wisselwerking. Arbozorg-curatieve zorg. Rapport PRVMZ; 1999.

Donders NCGM, Gulden JWJ van der, Furer JW, Tax B, Roscam Abbing EW. Werk-thuis interferentie. Een literatuuronderzoek naar meetinstrumenten en onderzoeksmodellen bij het combineren van werk en zorg. T Soc Geneesk 2003;81(8):473-82.

Droomers M, Schrijvers CT, Mackenbach JP. Why do lower educated people continue smoking? Explanations from the longitudinal GLOBE study. Health Psychol 2002; 21(3): 263-72.

Drummond AS, Sampaio RF, Mancini MC, Kirkwood RN, Stamm TA. Linking the Disabilities of Arm, Shoulder, and Hand to the International Classification of Functioning, Disability and Health. Journal of Hand Therapy 2007;20:336-44.

Duijvenbode DC van, Hoozemans MJ, Poppel MN van, Proper KI. The relationship between overweight and obesity, and sick leave: a systematic review. Int J Obes[Lond] 2009;33(8):807-16.

Dunstan DW, Barr EL, Healy GN, Salmon J, Shaw JE, Balkau B, et al. Television viewing time and mortality: the Australian Diabetes, Obesity and Lifestyle Study (AusDiab). Circulation 2010;121(3):384-91.

Dyck R van, Maasen J, Meer K van der. Angststoornissen. Psychische problemen en werk. In: Klink J van der, Terluin B, editors. Handboek voor een activerende begeleiding door huisarts en bedrijfsarts. Houten: Bohn Stafleu van Loghum; 2005. p. 373-96.

Elders LAM. Klinische arbeidsgeneeskunde: meer aandacht voor de factor arbeid in de kliniek. TBV 2009;17(10):458-62.

Ellis A. Reason and emotion in psychotherapy. New York: Lyle Stuart; 1962.

Employmers Health Coalition, Inc. The changing face of U.S. Health Care. Tampa, Florida: Employers Health Coalition Inc; 1999.

Engbers LH, Poppel MN van, Chin A Paw M, Mechelen W van. The effects of a controlled worksite environmental intervention on determinants of dietary behavior and self-reported fruit, vegetable and fat intake. BMC Public Health 2006;6:253.

Engels JA, Tigchelaar A, Gulden JWJ van der. Arbocuratieve samenwerking: procesevaluatie van vijf regionale samenwerkingsprojecten. Tijdschr Gezondheidswetensch 2003;3:148-54.
Escorpizo R, Cieza A, Beaton D, Boonen A. Content comparison of worker productivity questionnaires in arthritis and musculoskeletal conditions using the International Classification of Functioning, Disability, and Health framework. J Occup Rehabil 2009;19:382-97.
Evers A. Individueel assessment. In: Schaufeli W, Bakker A. De psychologie van arbeid en gezondheid. Houten: Bohn Stafleu van Loghum; 2007. p. 97-119.
Eysink PED, Hamberg-van Reenen HH, Lambooij MS. Leefstijl en arbeid in balans. Een literatuurstudie naar de invloed van leefstijlfactoren en (sub)cultuur op gezondheid, ziekteverzuim, arbeidsongeschiktheid en productiviteit. Bilthoven: Rijksinstituut voor Volksgezondheid en Milieu; 2008. Online-document: http://www.rivm.nl/bibliotheek/rapporten/270254001.html.
Eysink PED, Hamberg-van Reenen HH, Gool CH van, Hoeymans N, Burdorf A. Meten van verloren arbeidsjaren door ziekte: Disease-Adjusted Working Years (DAWY). Verkenning van een nieuwe maat. Bilthoven: Rijksinstituut voor Volksgezondheid en Milieu; 2010. Online-document: http://www.rivm.nl/bibliotheek/rapporten/270244001.pdf.
Faber E, Kuiper JI, Burdorf A, Miedema HS, Verhaar JA. Treatment of impingement syndrome: a systematic review of the effects on functional limitations and return to work. J Occup Rehabil 2006 Mar;16(1):7-25.
Feste C, Anderson R: Empowerment: from philosophy to practice. Patient Educ Couns 1995;26:139-44.
Fishbein M, Ajzen I (1975). Geciteerd door: Oostveen T, Vries NK. Gedragsdeterminanten. In: Damoiseaux V, Gerards FM, Kok GJ, Nijhuis F, editors. Gezondheidsvoorlichting en -Opvoeding. Van analyse tot effecten. Hoofdstuk 3. Assen/Maastricht: Van Gorcum; 1987.
Folkman S, Lazarus RS. Manual for the Ways of Coping Questionnaire. Palo Alto, CA: Consulting Psychologists Press; 1988.
Folkman S, Moskowitz J. Coping: pitfalls and promise. Annual Review of Psychology 2004;55:745-7.
Foye PM, Sullivan WJ, Sable AW, Panagos A, Zuhosky JP, Irwin RW. Industrial medicine and acute musculoskeletal rehabilitation. 3. Work-related musculoskeletal conditions: the role for physical therapy, occupational therapy, bracing, and modalities. Arch Phys Med Rehabil 2007;88(3 Suppl 1):S14-7.
Francis KT. Fitness assessment using step tests. Comprehensive Therapy 1987;13(4): 36-41.
Franck E, Wiezer N. Handleiding Preventie Leidraad. Hoofddorp: TNO Arbeid; 2004.
Frijda N. De emoties. Een overzicht van onderzoek en theorie. Amsterdam: Uitgeverij Bert Bakker; 1988.
Frost H, Lamb SE, Doll HA, Carver PT, Stewart-Brown S. Randomised controlled trial of physiotherapy compared with advice for low back pain. BMJ 2004;329:708-11.
Gelderblom A, Koning J de. Effecten van 'zachte' kenmerken op de reïntegratie van de wwb, ww en ao populatie. Een literatuurstudie. Rotterdam: SEOR, Erasmus Universiteit Rotterdam; 2007. Online-document: http://docs.minszw.nl/pdf/129/2008/129_2008_3_11429.pdf.
Gerards FM. Health Counseling. Het adviesgesprek in de (para)medisch en verpleegkundige zorg. Soest: Uitgeverij H. Nelissen; 1998.
Geyh S, Cieza A, Kollerits B, Grmby G, Stucki G. Content comparison of health-related quality of life measures used in stroke based on the international classification

of functioning, disability and health (ICF): a systematic review. Qual Life Res 2007;16:833-51.
Gezondheidsraad. Rapport Gezondheidsraad 2000: RSI, 2000/22. Den Haag: Gezondheidsraad; 2000.
Gezondheidsraad. Beoordelen, behandelen, begeleiden. Medisch handelen bij ziekteverzuim en arbeidsongeschiktheid. Den Haag: Gezondheidsraad; 2005. Onlinedocument: http://www.nvvg.nl/download/content/Beoordelen_begeleiden_en_behandelen.pdf.
Godschalk JJ. Nederland als postindustriële samenleving: problemen werkgelegenheid, arbeid en moraal. Amersfoort: Academische uitgeverij; 1986.
Goetzel RZ, Ozminkowski RJ. The health and cost benefits of work site health-promotion programs. Annu Rev Public Health 2008;29:303-23.
Goetzel RZ, Ozminkowski RJ, Pelletier KR, Metz RD, Chapman LS. Emerging trends in health and productivity management. Am J Health Promot 2007;22(1):suppl 1-7, iii.
Goetzel RZ, Gibson TB, Short ME, Chu BC, Waddell J, Bowen J, et al. A multi-worksite analysis of the relationships among body mass index, medical utilization, and worker productivity. J Occup Environ Med. 2010;52 Suppl 1:S52-8.
Goffman E. Asylums. Essays on the social situation of mental patients and other inmates. Garden City, NJ: Anchor Press; 1961.
Grint K. The sociology of work. 2nd ed. Oxford: Blackwell Publishers Ltd.; 1998.
Groeneveld IF, Proper KI, Beek AJ van der, Mechelen W van. Sustained body weight reduction by an individual-based lifestyle intervention for workers in the construction industry at risk for cardiovascular disease: results of a randomized controlled trial. Prev Med 2010;51(3-4):240-6.
Grol R, Grimshaw J. Evidence-based implementation of evidence-based medicine. Journal of Quality Improvement 1999;25(10):503-13.
Grol R, Wensing M. Implementatie. Effectieve verandering in de patiëntenzorg. Maarssen: Elsevier Gezondheidszorg; 2001.
Groothoff JW. Gezondheidszorg en 3-maands verzuimgevallen. Tijdschr voor Soc Geneesk 1981;59:42-9.
Gründemann R, Goudswaard A, Korver T, Leede J de, Vries S de. Goed werkgeverschap en goed werknemerschap. Hoofddorp: TNO Arbeid; 2004.
Gründemann R, Huiskamp R. Goed werkgeverschap. In: Dhondt S, Vaas F. Waardevol werk. Van arbeidskwaliteit naar sociale innovatie. Leiden: TNO Kwaliteit van Leven; 2007.
Gulden JWJ van der. In: Engels JA, Heerkens YF. Het HBO als kennispoort: van tuinhekje tot triomfboog. Lectorale rede. Nijmegen: Hogeschool van Arnhem en Nijmegen; 2003.
Hacken NHT ten, Greef M de. Het nut van stappentellers voor het monitoren en bevorderen van het lichamelijke activiteiten niveau. Nederlands Tijdschrift voor Geneeskunde 2008;152(4):193-7.
Hagenaars LHA, Bernards ATM, Oostendorp RAB. The multidimensional load/carrying capacity model. Amersfoort: Dutch National Institute of Allied Health Professions; 2002.
Hagger M, Orbell S. A meta-analytic review of the common-sense model of illness representations. Psychology and Health 2003;18(2):141-84.
Hakkaart-van Roijen L, Essink-Bot ML. Handleiding Vragenlijst over Ziekte en Werk. Rotterdam: Institute for Medical Technology Assessment, Erasmus Universiteit; 1999.
Hal N van. Interdisciplinair communiceren en samenwerken. In: Kuiper C, Balm M, editors. Paramedisch handelen. Het ontwikkelen van beroepsattitudes. Utrecht: Lemma; 2001.

Hamberg-van Rheenen H. Fysieke belastbaarheid en ontstaan van lichamelijke klachten. Dissertatie. Amsterdam: Vrije Universiteit; 2008.
Hartingsveldt M, Logister-Proost I, Kinébanian A. Beroepsprofiel Ergotherapeut. Utrecht: Ergotherapie Nederland: Boom, Lemma; 2010.
Harvey G, Loftus-Hills A, Rycroft-Malone J, Titchen A, Kitson A, McCormack B, Seers K. Getting evidence into practice: the role and function of facilitation. Journal of Advanced Nursing 2002;37(6):577-88.
Hasselkus BR. The meaning of everyday occupaton. Thorofare: Slack Inc.; 2002.
Have HAMJ ten, Meulen RHJ ter, Leeuwen E van. Medische ethiek. Houten/Diegem: Bohn Stafleu van Loghum; 1998.
Hayes S. Acceptance and commitment therapy, relational frame theory, and the third wave of behavior therapy. Behavior Therapy 2004;35:639-65.
Healy GN, Dunstan DW, Salmon J, Cerin E, Shaw JE, Zimmet PZ, et al. Breaks in sedentary time: beneficial associations with metabolic risk. Diabetes Care 2008;31(4):661-6.
Heerkens Y, Brug Y van der, Napel H ten, Ravensberg D van. Past and future use of the ICF (former ICIDH) by nursing and allied health professionals. Disability and Rehabilitation 2003a;25(11-12):620-7.
Heerkens Y, Kuiper C, Engels J, Oostendorp R. Gebruik van de ICF bij het in kaart brengen van arbeidsrelevante factoren. Issue 2003b;(1):1-2.
Heerkens Y, Engels J, Kuiper C, Gulden J van der, Oostendorp R. The use of the ICF to describe work-related factors influencing the health of employees. Disability and Rehabilitation 2004;26(17):1060-6.
Heerkens YF, Engels JA, Gulden JWJ van der. Een pleidooi voor het gebruik van de ICF in de arbozorg. Eenheid van taal bevordert arbocuratieve samenwerking. TSG 2006;84(6):337-42.
Heideman JMC, Engels JA, Gulden JWJ van der. Knelpunten in de arbo-curatieve samenwerking tussen bedrijfsarts en huisarts. Wat staat noodzakelijke gedragsverandering in de weg? Tijdschr Gezondheidswetensch 2002;80(3):185-91.
Heijmans M, Spreeuwenberg P, Rijken P. Patiënten Panel Chronisch Zieken: kerngegevens maatschappelijke situatie 2004. Utrecht: Nivel; 2005.
Henstra DC. Risicoclassificatie door middel van een nomogram. In: NVVK-Info december 1992. Eindhoven: Nederlandse Vereniging voor Veiligheidskunde; 1992.
Hento I, Kaaij H. Samenwerking tussen bedrijfsarts en curatieve sector: optimisme en zorg.Tijdschr Bedrijfs Verzekeringsgeneeskd 2000;8:146-50.
Herten LM van, Oudshoorn K, Perenboom RJM, Mulder YM, Hoeymans N, Deeg DJH. Gezonde levensverwachting naar sociaal-economische status. Leiden: TNO Preventie en Gezondheid; 2002.
Heuvel SG van den, Boshuizen HC, Hildebrandt VH, Blatter BM, Ariëns GAM, Bongers PM. Sporten, type werk, arbeidsverzuim en welbevinden: resultaten van een 3-jarige follow-upstudie. Tijdschrift voor gezondheidswetenschappen 2003;81(5):256-64.
Heymans MW, Anema JR, Buuren S van, Knol DL, Mechelen W van, Vet HCW de. Terugkeer naar het werk in een cohort van werknemers met lage rugpijn: ontwikkeling en validatie van een klinische predictieregel. NTVF 2008;117(6):199-206.
Hobfoll S. The Influence of Culture, Community, and the Nested-Self in the Stress Process: Advancing Conservation of Resources Theory. Applied Psychology 2001;50(3):337-421.
Hocking C, Ness NE. Revised minimum standards for the education of occupational therapists. Perth: WFOT; 2002.
Hoekstra R. The use and usability of inferential techniques. Dissertatie Rijksuniversiteit Groningen. Veenendaal, Universal Press; 2009.

Hoeymans N, Melse JM, Schoemaker CG. Gezondheid en determinanten. Deelrapport van de VTV 2010. Van gezondheid naar beter. Bilthoven: Rijksinstituut voor Volksgezondheid en Milieu; 2010. Online-document: http://www.vtv2010.nl/object_binary/09228_RIVM02-Gezondheid-en-determanten-VTV-2010.pdf.
Hollander AEM de, Hoeymans N, Melse JM, Oers JAM van, Polder JJ. Zorg voor gezondheid. Volksgezondheid Toekomst Verkenning 2006. RIVM-rapport nr. 270061003. Houten: Bohn Stafleu van Loghum; 2006.
Holm I, Tack G. Arbozorg, iets voor u? Weergave van de werkzaamheden van vrijgevestigde ergotherapeuten binnen de arbozorg. Utrecht: NVE; 2001.
Holmes T, Rahe R. The social readjustment rating scale. Psychosomatic Research 1967;11:213-8.
Horowitz M J. Stress Response Syndromes. Northvale, New Jersey: Jason Aronson; 1986.
Horowitz, MJ, Wilner N, Alvarez W. Impact of event scale: a measure of subjective stress. Psychosomatic Medicine 1979;41:209-18.
Horssen C van, Van Doorn A. Onderzoek naar de reintegratie van werknemers die minder dan 35% arbeidsongeschikt zijn. Minder dan 35% arbeidsongeschikt: blijven werken of toch niet? Amsterdam: Regioplan; 2007.
Horwitz A, Wakefield J. The Loss of Sadness: How Psychiatry Transformed Normal Sorrow Into Depressive Disorder. New York: Oxford University Press; 2007.
Hovens JE, Bramsen I, Ploeg HM van der l. Zelfinventarisatielijst Posttraumatische Stressstoornis. ZIL. Handleiding [Selfrating Inventory for PTSD. SRIP. Manual.] Lisse: Swets & Zeitlinger; 2000.
Huibers MJ, Beurskens AJ, Prins JB, Kant IJ, Bazelmans E, Schayck CP van, et al. Fatigue, burnout, and chronic fatigue syndrome among employees on sick leave: do attributions make the difference? Occup Environ Med 2003;60(Suppl. 1):126-31.
Hulshof C, Hoenen J, Breteler R. Afstemming van richtlijnen: ook een vorm van arbocuratieve samenwerking. Tijdschr Gezondheidswetensch 2002; 80:152-4.
Hulzebos EH, Helders PJ, Favié NJ, Bie RA de, Brutel de la Riviere A, Meeteren NLM van. Preoperative intensive inspiratory muscle training to prevent postoperative pulmonary complications in high-risk patients undergoing CABG surgery: a randomized clinical trial. JAMA 2006 (296)15;1851-7.
IJzermans T, Dirkx C. Beren op de weg, spinsels in je hoofd. Omgaan met emoties op het werk: de Rationele Effectiviteits Training. Zaltbommel, Uitgeverij Thema; 2009.
Ilmarinen JE. Aging workers. Occup Environ Med 2001;58(8):546-52.
ISO. ISO-9999. Assistive products for persons with disability – Classification and terminology, 2007. Genève: International Organization for Standardization; 2007.
Jaakkola MS, Jaakkola JJ. Impact of smoke-free workplace legislation on exposures and health: possibilities for prevention. Eur Respir J 2006;28(2):397-408. Review. Erratum in: Eur Respir J 2006;28(4):887-8.
Jacobs-van der Bruggen MAM, Welte RA, Koopmanschap MA, Jager JC. Aan roken toe te schrijven productiviteitskosten voor Nederlandse werkgevers in 1999. Bilthoven: Rijksinstituut voor Volksgezondheid en Milieu; 2002. Online-document: http://www.rivm.nl/bibliotheek/rapporten/403505008.html.
Janssen P, Jonge J de, Veldhoven M van. Assessment op organisatieniveau. In: Schaufeli W, Bakker A. De psychologie van arbeid en gezondheid. Houten: Bohn Stafleu van Loghum; 2007. p. 121-45.
Jason L, Richman J. How science can stigmatize: the case of chronic fatigue syndrome. Journal of chronic fatigue syndrome 2008;14(4):85-103.
Jehoel-Gijsbers G, editor. Beter aan het werk. Trendrapportage ziekteverzuim, arbeidsongeschiktheid en werkhervatting. Den Haag: Sociaal en Cultureel

Planbureau; 2007. Online-document: http://www.penoactueel.nl/public//Beter%20aan%20het%20werk.pdf.
Jehoel-Gijsbers G, editor. Beperkt aan het werk. Rapportage ziekteverzuim, arbeidsongeschiktheid en arbeidsparticipatie. Den Haag: SCP/CBS/TNO Kwaliteit van Leven; 2010.
Jepson RG, Harris FM, Platt S, Tannahill C. The effectiveness of interventions to change six health behaviours: a review of reviews. BMC Public Health 2010;10:538.
Jettinghof K, Vroome E de, Smulders P, Bossche S van den. Oorzaken van ziekteverzuim bij vrouwen: werk, persoon, gezondheid of thuissituatie? Tijdschrift voor Arbeidsvraagstukken 2004:20:2:140-51.
Jong R de. Counseling en coaching. In: Schaufeli W, Bakker A, editors. De psychologie van arbeid en gezondheid. Houten: Bohn Stafleu van Loghum; 2007. p. 149-67.
Jonkhoff Th, et al. Onder druk wordt alles vloeibaar (2006). Geciteerd in: Tweehuysen H, Arts HJJM, Roggeveen V. Preventiedeskundigen heden en toekomst. Bemmel: Stichting Preventie Project Management; 2008.
Jonsson H, Persson D. Towards an experiential model of occupational balance: an alternative perspective on flow theory analysis. Journal of Occupational Science 2006;13(1):62-73.
Kaner EF, Dickinson HO, Beyer F, Pienaar E, Schlesinger C, Campbell F, et al. The effectiveness of brief alcohol interventions in primary care settings: A systematic review. Drug Alcohol Rev 2009;28(3):301-23.
Kant IJ. Aan hard werken is nog nooit iemand doodgegaan. Inaugurele rede. Maastricht: Maastricht University; 2010.
Karasek R. Job Demands, Job Decision Latitude and Mental Strain: Implications for Job Redesign. Administrative Quarterly 1979;24:285-306.
Karjalainen K, Malmivaara A, Mutanen P, Roine R, Hurri H, Pohjolainen T. Mini-intervention for subacute low back pain: two-year follow-up and modifiers of effectiveness. Spine 2004;29(10):1069-76.
Keijser J de. Protocollen arbeidshulpverlening bij psychische klachten. [s.l.]: NFGV / GGZ Friesland / GGZ Nederland / NKAP; 2003.
Keijser J de, Geelen C. Psychische klachten op het werk. Medisch Contact 2001;23.
Keirse M, Terluin B. Rouw. Psychische problemen en werk. In: Klink J van der, Terluin B, editors. Handboek voor een activerende begeleiding door de huisarts. Houten: Bohn Stafleu van Loghum; 2005.
Kelley H. Attribution in social interaction. New York: General Learning Press; 1971.
Kemper HCG, Ooijendijk WTM, Stiggelbout M. De Nederlandse Norm Gezond Bewegen. In: Hildebrandt VH, Ooijendijk WTM, Stiggelbout M, editors. Trendrapport bewegen en gezondheid 1998/1999. Lelystad: Koninklijke Vermande; 1999. p. 11-21.
Kendall FP, Kendall-McCreary E. Spieren. Houten: Bohn Stafleu van Loghum; 1986.
Kenny GP, Yardley JE, Martineau L, Jay O. Physical work capacity in older adults: implications for the aging worker. Am J Ind Med 2008;51(8):610-25.
Kessler R, Petukhova M, McInnes K, Ustun TB. Content and scoring rules for the WHO HPQ absenteeism and presenteeism questions. Harvard Medical School & World Health Organization; 2007.
Kielhofner G. Conceptual Foundations of Occupational Therapy. 3rd ed. Philadelphia: F.A. Davis Company; 2004.
Kielhofner G. Model of Human Occupation Theory and Application. 4th ed. Philadelphia: Lippincott Williams &Wilkins; 2008.
Kievit-Broeze I. Effectief tijdbeheer. Handleiding voor praktische time- en selfmanagement. Den Haag: Academic Service; 2007.

Kinebanian A, Granse M le, editors. Grondslagen van de ergotherapie. 2e dr. Maarssen: Elsevier Gezondheidszorg; 2006.

Kitson A, Harvey G, McCormack B. Enabling the implementation of evidence based practice: a conceptual framework. Quality in Health Care 1998;(7):149-58.

Klaauw B van der. Aan het werk. Rede ter aanvaarding van het ambt van hoogleraar Beleidsevaluatie aan de Faculteit der Economische Wetenschappen en Bedrijfskunde aan de Vrije Universiteit Amsterdam, 2010. Online-document: http://www.tpedigitaal.nl/assets/static/Klaauw-2-2010.pdf.

Klaauw B van der, Ours JC van. Carrot and Stick: How Reemployment Bonuses and Benefit Sanctions Affect Job Finding Rates. 2010. Online-document: http://staff.feweb.vu.nl/bklaauw/reemploymentbonus.pdf.

Kleijn-de Vrankrijker MW de. The long way from the International Classification of Impairments, Disabilities and Handicaps (ICIDH) to the International Classification of Functioning, Disability and Health (ICF). Disability and Rehabilitation 2003;25(11-12):561-4.

Klein Hesselink J, et al. Arbeidsbeleid in Nederlandse bedrijven en instellingen: WEA 2008. Hoofddorp: TNO Kwaliteit van Leven; 2009.

Klein Hesselink J, Houtman I, Hooftman W, Bakhuys Roozeboom M. Arbobalans 2009. Kwaliteit van de arbeid, effecten en maatregelen in Nederland. TNO Kwaliteit van Leven. Almere: Thieme; 2010.

Klink J van der, Terluin B. Begeleiding en interventies bij overspanning in de eerste lijn. In: Hoogduin C, Schaap C, Kladler A, Hoogduin W. Behandelingsstrategieën bij burnout. Houten: Bohn Stafleu van Loghum; 1996.

Klink J van der, Terluin B. Arbeid en gezondheid: de context en uitgangspunten voor een eerstelijnsbenadering. Psychische problemen en werk. In: Klink J van der, Terluin B, editors. Handboek voor een activerende begeleiding door huisarts en bedrijfsarts. Houten: Bohn Stafleu van Loghum; 2005. p. 3-20.

Klink JJ van der, Blonk RW, Schene AH, Dijk FJ van. The benefits of interventions for work-related stress. Am J Public Health 2001;91(2):270-6.

Klink J van der, Ausems C, Beijderwellen BD, Blonk R, Bruinvels DJ, Dogger J, et al. Richtlijn Handelen van de bedrijfsarts bij werkenden met psychische problemen. Utrecht: NVAB; 2007a.

Klink J van der, Ausems C, Beijderwellen BD, Blonk R, Bruinvels DJ, Dogger J, et al. Achtergronddocument bij de richtlijn Handelen van de bedrijfsarts bij werkenden met psychische problemen. Utrecht: NVAB; 2007b.

KNGF. Beroepsprofiel fysiotherapeut. Houten: Bohn Stafleu van Loghum; 2005.

KNGF. KNGF-richtlijn Chronisch obstructieve longziekten. Supplement bij Ned Tijdschr Fysiotherapie 2008;118(4).

Knoop F, Schouteten R. Arbeidstevredenheid als maat voor kwaliteit van de arbeid. Tijdschrift voor Arbeidsvraagstukken 2006;22(4):310-27.

Koenders PG, Duersen CGL, Croon NHTh, Dijkstra L. Leefstijlkenmerken en verzuim in de banksector. TBV 2008;16(1):5-13.

Köhler T, Janßen C, Plath SC, Reese JP, Lay J, Steinhausen S, et al. Communication, social capital and workplace health management as determinants of the innovative climate in German banks. Int J Public Health 2010;55(6):561-70.

Köke AJA, Heuts PHTG, Vlaeyen JWS, Weber WEJ. Meetinstrumenten chronische pijn. Deel 1 functionele status. Pijn Kennis Centrum Maastricht; 1999. ISBN 90-805054-1-2.

Kompier M. Werk- en organisatiegerichte interventies. In: Schaufeli W, Bakker A, editors. De psychologie van arbeid en gezondheid. Houten: Bohn Stafleu van Loghum; 2007. p. 193-213.

Kool J. Tijd voor Disability Studies in Nederland. Voorbereidende notitie voor een onderzoeks- en onderwijsprogramma Disability Studies in de Nederlandse context. Den Haag/Utrecht: ZonMW/handicap + studie; 2008.

Koolstra M, Smeets JC, Harmeling-van der Wel BC, Kwakkel G. Klinimetrie na een beroerte: een praktische handleiding. 2e dr. Amersfoort: Nederlands Paramedisch Instituut; 2004.

Koopmanschap M, Meerding WJ, Evers S, Severens J, Burdorf A, Brouwer W. Handleiding voor het gebruik van PRODISQ versie 2.1. Een modulaire vragenlijst over de relatie tussen ziekte en productiviteitskosten. Toepasbaar bij economische evaluaties van gezondheidszorgprogramma's voor patiënten en werknemers. Rotterdam: Erasmus Universiteit Rotterdam; 2004.

Korte D de, Nagelhout G, Meer R van der, Feenstra D, Willemsen M. Sociaaleconomische verschillen in roken in Nederland 1988-2008. Themapublicatie STIVORO; 2010.

Kösters L, Boer P den, Lodder B. CBS-berichten: Veranderingen in de arbeidsparticipatie in Nederland sinds 1970. Tijdschrift voor Arbeidsvraagstukken 2009;25(3):312-7.

Kouvonen A, Kivimäki M, Cox SJ, Cox T, Vahtera J. Relationship between work stress and body mass index among 45,810 female and male employees. Psychosom Med 2005;67(4):577-83.

Kouvonen A, Kivimäki M, Virtanen M, Heponiemi T, Elovainio M, Pentti J, et al. Effort-reward imbalance at work and the co-occurrence of lifestyle risk factors: cross-sectional survey in a sample of 36,127 public sector employees. BMC Public Health 2006;6:24.

Kouvonen A, Kivimäki M, Väänänen A, Heponiemi T, Elovainio M, Ala-Mursula L, et al. Job strain and adverse health behaviors: the Finnish Public Sector Study. J Occup Environ Med 2007;49(1):68-74.

Kremers S, Reubsaet A, Martens M, Gerards S, Jonkers R, Candel M, et al. Systematic prevention of overweight and obesity in adults: a qualitative and quantitative literature analysis. Obes Rev 2010;11(5):371-9.

Kübler-Ross E. Lessen voor levenden. Baarn: Ambo; 1969.

Kuiper C. Het Paramedisch Paradigma. In: Kuiper C, Balm M, editors. Paramedisch Handelen. Het ontwikkelen van beroepsattitudes. Utrecht: Lemma; 2001.

Kuiper C. Arbeid werkt? Openbare les. Rotterdam: Hogeschool Rotterdam; 2003.

Kuijer W. Measuring disability in patients with chronic low back pain. The usefulness of different instruments. Dissertatie. Groningen: Rijksuniversiteit Groningen; 2006.

Kuiper C. The Eventmaker. The hybrid art of performing professional, work-setting rehabilitation. Dissertatie. Utrecht: Universiteit voor Humanistiek; 2007.

Kuiper C, Balm M, editors. Paramedisch handelen. Het ontwikkelen van beroepsattitudes. Utrecht: Lemma; 2001.

Kuiper C, Lemette M. Identiteit en beroepscompetenties. In: Heijsman A, Kuiper C, Lemette M, editors. De ergotherapeut als adviseur. Methodiek en adviesvaardigheden. Utrecht: Lemma; 1999.

Kuiper C, Verhoef J, Verkerk K. Expertisecentrum arbeid en gezondheid. Interne publicatie. Rotterdam: Hogeschool Rotterdam; 2000.

Kuiper C, Verhoef J, Cox K, Louw D de. Evidence-based practice voor paramedici. 2e dr. Den Haag: Uitgeverij Lemma; 2008.

Lallukka T, Lahelma E, Rahkonen O, Roos E, Laaksonen E, Martikainen P, et al. Associations of job strain and working overtime with adverse health behaviors and obesity: evidence from the Whitehall II Study, Helsinki Health Study, and the Japanese Civil Servants Study. Soc Sci Med 2008;66(8):1681-98.

Lambeek L. Return to work management for chronic low back pain. Dissertatie. Amsterdam: Vrije Universiteit; 2010.
Lazarus RS. Emotion and adaptation. New York: Oxford University Press; 1991.
Lazarus, R. Stress and emotion. A new synthesis. Londen: Free Association Books; 1999.
Lazarus RS, Folkman S. Stress, appraisal, and coping. New York: Springer; 1984.
Leent-Loenen HMJA van, redactie. Persoonlijkheidskenmerken samengevat. In: Volksgezondheid Toekomst Verkenning, Nationaal Kompas Volksgezondheid. Bilthoven: Rijksinstituut voor Volksgezondheid en Milieu; 2001. http://www.nationaalkompas.nl.
Leger LA, Lambert J. A maximal multistage 20-m shuttle run test to predict VO2 max. European Journal of Applied Physiology & Occupational Physiology 1982;49(1):1-12.
Lepore S. Social-environmental influences on the chronic stress process. In: Gottlieb BH. Coping with chronic stress. New York, Plenum Press; 1997. p. 133-60.
Lerner DJ, Amick III BC, Malspeis S, Rogers WH, Gomes DRJ, Salem DN. The angina-related limitations at work questionnaire. Quality of Life Research 1998;7:23-32.
Lerner D, Amick III BC, Malspeis S, Rogers WH, Santanello N, Gerth W, et al. The migraine work and productivity loss questionnaire: concepts and design. Quality of Life Research 1999;8:699-710.
Lerner D, Amick BC 3rd, Rogers WH, Malspeis S, Bungay K, Cynn D. The work limitations questionnaire. Med Care 2001;39:72-85.
Leventhal H., Brisette I, Leventhal EA. The common-sense model of self-regulation of health and illness. In: Cameron L, Leventhal H. The self-regulation of health and illness behaviour. Londen: Routledge; 2003. p. 42-65.
Lewin K. Group Decision and Social Change. In: Neweomb ThM, Hartley EL, editors. Readings in Social Psychology. Henry Holt and Co, 1947.
Lierop B van, Zaeyen T. Meer kansen door empowerment. Reintegratie 2003(november):4-8.
Lieshout P van. Rapport 'Sociale zekerheid en zorg'. Den Haag: ministerie van Sociale Zaken en Werkgelegenheid; 2003.
Loftus E. The reality of repressed memories. American Psychologist 1993;48:518-37.
Louw D de, Kuiper C, Verhoef J, Cox K. Implementatie van evidence-based practice. In: Kuiper C, Verhoef J, Louw D de, Cox K, editors. Evidence-based practice voor paramedici. Methodiek en implementatie. Utrecht: Lemma; 2004.
Luijpen W. Inleiding tot de existentiële fenomenologie. 4e dr. Utrecht/Antwerpen: Het Spectrum; 1976.
Main CJ, Williams AC. Clinical review. ABC of psychological medicine. Musculoskeletal pain. BMJ 2002;325:534-7.
MarketConcern. Boaborea BrancheMonitor 2010, onderzoek door MarketConcern i.o.v. Boaborea 2010. Online-document: http://www.boaborea.nl/images/stories/Samenvatting_BrancheMonitor_2010_def_2.pdf.
Marlatt GA, Gordon JR, editors. Relapse prevention. Maintenance strategies in the treatment of addictive behaviors. New York: The Guilford Press; 1985.
Maslow A. Motivation and personality. 2nd ed. New York, Harper & Row; 1969.
Mattke S, Balakrishnan A, Bergamo G, Newberry SJ. A review of methods to measure health-related productivity loss. Am J Manag Care 2007;13(4):211-7.
Mayer TG, Gatchel RJ. Functional restoration for spinal disorders: The sports medicine approach. Philadelphia: Lea & Febiger; 1988.
McCormack B, Manley K, Kitson A, Titchen A, Harvey G. Towards practice development – a vision in reality or a reality without vision? Journal of Nursing Management 1999;(7):255-64.

Meerding WJ, Koopmanschap MA, Severens JL, Burdorf A. Health problems lead to considerable productivity loss at work among workers with high physical load jobs. J Clin Epidemiol 2005;58:517-23.
Meijer MJF, Bulthuis BM, Brinkhorst RA. The load on bricklayers; the influence of work pace on physiological and perceived load on the bricklayer. Nijmgene: Radboud Universiteit, Department of Physiology; 1988.
Meininger HP. Verhalen verbinden. Een narratief-ethisch perspectief op sociale integratie van mensen met een verstandelijke handicap. Oratie. Amsterdam: Vrije Universiteit Amsterdam; 2007.
Minor MA, Kay DR. Arthritis. In: Durstine JL, editor. ACSM's exercise management for persons with chronic diseases and disabilities. Champaign, Ill: Human Kinetics; 1997. p. 149-54.
Mital A, Nicholson AS, Ayoub MM. A guide to Manual Materials Handling. 2nd ed. New York: Taylor & Francis; 1997.
Moher M, Hey K, Lancaster T. Workplace interventions for smoking cessation. Cochrane Database Syst Rev. 2005 Apr 18;(2):CD003440. Review. Update in: Cochrane Database Syst Rev 2008;(4): CD003440.
Mueller MJ, Maluf KS. Tissue adaptation to physical stress: a proposed 'Physical Stress Theory' to guide physical therapist practice, education and research. Physical Therapy 2002;82(4):383-403.
Nauta AP. Paramedische disciplines en bedrijfsgezondheidszorg. In: Buijs PC, Pal TM, Vernooy AIF, Weel ANH, editors. Handboek bedrijfsgezondheidszorg. Aanvulling 22. Maarssen: Elsevier Gezondheidszorg; 2004a. Hoofdstuk A2-15.
Nauta AP. Een vertrouwenskwestie? Over het samenwerken van huisartsen en bedrijfsartsen. Dissertatie. Heerlen: Open Universiteit; 2004b.
Nauta N, Faber E. Arbocuratieve samenwerking: actuele onderzoeksvragen. Tijdschr Gezondheidswet 2002;80:156-7.
Nauta A, Sloten G van. De dialoog als vroege poortwachter. Assen: Koninklijke Van Gorcum/Stichting Management Studies; 2004.
Nauta AP, Starmans RJJET, Faddegon HC. Bedrijfsarts en huisarts: meer oog voor elkaar. Knelpunten oplossen tijdens een gezamenlijke cursusdag. Med Contact 1999;54:884-6.
Nauta AP, Werven-Bruijne FA van, Weel ANH. Dilemma voor de bedrijfsarts: afstemmen van inzicht bij niet-effectieve behandeling. Tijdschr Bedrijfs Verzekeringsgeneeskd 2004;12(2):47-50.
NCvB. Beroepsziekten in cijfers 2009. Amsterdam: Nederlands Centrum voor Beroepsziekten Coronel Instituut voor Arbeid en Gezondheid / AMC / UvA; 2009. Online-document: http://www.beroepsziekten.nl/sites/default/files/documents/NCvB_BIC09.pdf.
Neilson HK, Robson PJ, Friedenreich CM, Csizmadi I. Estimating activity energy expenditure: how valid are physical activity questionnaires? Am J Clin Nutr 2008;(87):279-91.
NEN. NEN-EN-ISO 9999. Hulpmiddelen voor mensen met functioneringsproblemen. Classificatie en terminologie. Delft: Nederlands Normalisatie-instituut; 2009.
NEN. Nederlandse norm NEN 7522 (nl) Medische informatica. Hanteren van code- en andere terminologiestelsels. Delft: Nederlands Normalisatie-instituut; 2010a.
NEN. Nederlandse praktijkrichtlijn NPR 6070 (nl) Sturen op duurzame inzetbaarheid van medewerkers. Delft: NEN; 2010b.
Neovius K, Johansson K, Kark M, Neovius M. Obesity status and sick leave: a systematic review. Obes Rev 2009;10(1):17-27.
NHG. ICPC-2-nl. International Classification of Primary Care. 2e editie. Nederlandse versie. Utrecht: Nederlands Huisartsen Genootschap; 2000.

Ni Mhurchu C, Aston LM, Jebb SA. Effects of worksite health promotion interventions on employee diets: a systematic review. BMC Public Health 2010;10:62.
Nictiz/NPi. Informatievoorziening in de paramedische zorg: Een analyse van de huidige situatie, de wensen en behoeften. Leidschendam/Amersfoort: Nationaal ICT Instituut in de Zorg / Nederlands Paramedisch Instituut; 2009.
NIGZ. Factsheet alcohol en werk. Woerden: Nationaal Instituut voor Gezondheidsbevordering en Ziektepreventie; 2006.
NIGZ/GBW. Gezonde lucht werkt beter! Woerden: Nationaal Instituut voor Gezondheidsbevordering en Ziektepreventie; 2003. Online-document: http://www.work-health.net/files/wn_gezonde_lucht.pdf.
Nijhuis F, Lierop B van. Arbeidsre-integratie en arbeidsrehabilitatie. In: Schaufeli W, Bakker A, editors. Psychologie van arbeid en gezondheid. Houten: Bohn Stafleu van Loghum; 2007. p. 169-91.
NIP/LVE. Werk en psychische klachten. Richtlijn voor psychologen. Nederlands Instituut van Psychologen / Landelijke Vereniging van Eerstelijnspsychologen; 2005.
Noblet A, LaMontagne AD. The role of workplace health promotion in addressing job stress. Health Promotion International 2006;21(4):346-52.
Noonan V, Dean E. Submaximal exercise testing: clinical application and interpretation. Phys Ther 2000; 80(8):782-807.
NPi/STG. Toekomstverkenning Paramedische Zorg. Discussienota en verslag invitational conference d.d. 12 december 2002. Amersfoort/Leiden: Nederlands Paramedisch Instituut / Stichting Toekomstscenario's Gezondheidszorg; 2002.
NVAB. Handelen van de bedrijfsarts bij Astma en COPD. Utrecht: Nederlandse Vereniging voor Arbeids- en Bedrijfsgeneeskunde; 2003.
NVAB. Beroepsprofiel van de bedrijfsarts. Utrecht: Nederlandse Vereniging voor Arbeids- en Bedrijfsgeneeskunde; 2004. Online-document: www.nvab-online.nl\beleid.
NVBF. Beroepscompetentieprofiel Bedrijfsfysiotherapeut. Amersfoort: De Gans; 2009.
NVD. Beroepsprofiel diëtist. Oss: Nederlandse Vereniging van Diëtisten; 2003.
NVLF. Beroepsprofiel logopedist. Gouda: Nederlandse Vereniging voor Logopedie en Foniatrie; 2004.
NZa. Dieetadvisering. Een advies over de wenselijkheid van vrije prijsvorming op de markt voor dieetadvisering. Utrecht: Nederlandse Zorgautoriteit; 2008: Online-document: http://www.nza.nl/binaries/7113/10057/visiedoc_dieetadv.pdf.
Oers JAM van, editor. Gezondheid op koers? Volksgezondheid Toekomst Verkenning 2002. Bilthoven: Rijksinstituut voor Volksgezondheid en Milieu; 2002. Online-document: http://rivm.openrepository.com/rivm/bitstream/10029/9169/1/270551001.pdf.
Offringa M, Assendelft WJJ, Scholten RJPM. Inleiding in evidence-based medicine: klinische handelen gebaseerd op bewijsmateriaal. 2e dr. Houten: Bohn Stafleu van Loghum; 2000.
Oja P, Laukkanen R, Pasanen M, Tyry T, Vuori I. A 2-km walking test for assessing the cardiorespiratory fitness of healthy adults. International Journal of Sports Medicine 1991; 12(4):356-62.
OSHA. Diversiteit onder het personeel en risicobeoordeling: zorgen dat iedereen meetelt. Samenvatting van een rapport van het Agentschap. Bilbao: Europees Agentschap voor veiligheid en gezondheid op het werk; 2009. Online-document: http://osha.europa.eu/nl/publications/factsheets/87.
OSHA. European risk observatory report. Belgium: European Agency for Safety and Health at Work; 2010. Online-document: http://osha.europa.eu/en/publications/reports/TERO09009ENC.

Ostelo RWJG. (Onder)wijs in wetenschap. Lesbrieven voor paramedici. 2e druk. Houten: Bohn Stafleu van Loghum; 2006.
Parabel. Parabel Deskundigheidsbevordering voor ergotherapeuten, fysiotherapeuten, oefentherapeuten Cesar en - Mensendieck. Woerden; 2003.
Pater L, Roest S, Dubbeldam S, Verweijen M. Implementeren. Het speelveld in de praktijk. Utrecht: Lemma; 2002.
Patterson C. Theories of counseling and psychotherapy. 3rd ed. New York: Harper & Row; 1986.
Peereboom KJ, Jansen J. Handboek fysieke belasting. Den Haag: Sdu Uitgevers; 2004.
Peereboom KJ, Langen NHC de, redactie. Handboek Fysieke belasting. Editie 2008. Den Haag: Sdu Uitgevers; 2008.
Peeters B. NS-personeel test zichzelf op trauma. Psy 2005;3:31.
Pelletier B, Boles M, Lynch W. Change in health risks and work productivity over time. J Occup Environ Med 2004;46(7):746-54.
Petersen A van, Bolhuis P, Aalst M van der. Samen beter worden. Professionals over de begeleiding van zieke werknemers en arbeidsgehandicapten. Een onderzoek in opdracht van de Commissie Het Werkend Perspectief. Leiden: Research voor Beleid; 2004.
Philipsen H. Afwezigheid wegens ziekte. Groningen: Wolters-Noordhoff; 1969.
Piek P, Reijenga F. Disability management als nieuwe insteek voor HRM. Den Haag: Sdu Uitgevers; 2004.
Ployhart R, Bliese P. Individual adaptability (I-ADAPT) theory: conceptualizing the antecedents, consequences, and measurement of individual differences in adaptability. In: Burke C, Pierce L, Salas E, editors. Understanding adaptability: a prerequisite for effective performance within complex environments. Amsterdam: Elsevier Science; 2006. p. 3-39.
Pool A, Pool-Tromp C, Veltman-van Vught F, Vogel S. Met het oog op de toekomst. Beroepscompetenties voor HBO-verpleegkundigen. Utrecht: NIZW; 2001.
Prasad M, Wahlquist P, Shikiar R, Shih Y-CT. A review of self-report instruments measuring health-related work productivity. Pharmacoeconomics 2004;22(4):225-44.
Prince SA, Adamo KB, Hamel ME, Hardt J, Gorber SC, Tremblay M. A comparison of direct versus self report measures for assessing physical activity in adults: a systematic review. Int J Behav Nutr Phys Act 2008;(5):56.
Prochaska JO, DiClemente CC. The transtheoretical approach. In: Norcross JC, Goldfried MR, editors. Handbook of psychotherapy integration. 2nd ed. New York: Oxford University Press; 2005. p. 147-71.
Proper KI, Hildebrandt VH. Overweight and obesity among Dutch workers: differences between occupational groups and sectors. Int Arch Occup Environ Health 2010;83(1):61-8.
Proper KI, Zaanen S van. Relatie tussen sedentair gedrag en (on)gezondheid: een literatuurstudie. In: Hildebrandt VH, WTM Ooijendijk, M. Hoopman-Rock, editors. Trendrapport Bewegen en Gezondheid, 2008-2009. TNO; 2008.
Proper KI, Koning M, Beek AJ van der, Hildebrandt VH, Bosscher RJ, Mechelen W van. The effectiveness of worksite physical activity programs on physical activity, physical fitness, and health. Clin J Sport Med 2003;13:106-17.
Proper KI, De Bruyne MC, Hildebrandt VH, Beek AJ van der, Meerding WJ, Mechelen W van. Costs, benefits and effectiveness of worksite physical activity counseling from the employer's perspective. Scand J Work Environ Health 2004;30(1):36-46.
Proper KI, Bakker I, Overbeek K van, Bergstra B, Verheijden MW, Hopman-Rock M, et al. Naar een gericht BRAVO-beleid door bedrijfsartsen. Body@Work TNO-VUmc; 2005.

Proper KI, Heuvel SG van den, Vroome EM de, Hildebrandt VH, Beek AJ van der. Dose-response relation between physical activity and sick leave. Br J Sports Med 2006;40:173-8.

Raaijmakers T, Baart P. Werk en psychische klachten. Toelichting op de richtlijn voor psychologen. [s.l.]: NIP/LVE; 2005.

Regieraad Kwaliteit van Zorg. Richtlijn voor Richtlijnen. Den Haag: Regieraad kwaliteit van zorg; 2010.

Reneman MF, Jorritsma W, Dijkstra SJ, Dijkstra PU. Relationship between kinesiophobia and performance in a functional capacity evaluation. J Occup Rehabil 2003;13:277-85.

Ridder D de, Wit J de. Self-regulation in Health Behavior. Chichester, VK: John Wiley & Sons; 2006.

RIVM. ICF. Nederlandse vertaling van de International Classification of Functioning, Disability and Health, ICF. Bilthoven: Rijksinstituut voor Volksgezondheid en Milieu; 2002.

RIVM. ICF-CY. Nederlandse vertaling van de International Classification of Functioning, Disability and Health. Children & Youth Version. Bilthoven: Rijksinstituut voor Volksgezondheid en Milieu; 2008.

Robroek SJ, Berg TI van den, Plat JF, Burdorf A. The role of obesity and lifestyle behaviours in a productive workforce. Occup Environ Med 2010. Epub ahead of print, Sep 27. PubMed PMID: 20876556.

Roelofs P, Bramsen I, Kuiper CH. Psychological constructs are of minor predictive value in the course of low back pain in primary care: call for correction of Foster et al. Pain 2010;150(1):208.

Roemaat MCM, Engels JA, Heerkens YF. Arbeidsfysiotherapeut als spin in het web? Nederlands Tijdschrift voor Fysiotherapie 2010, geaccepteerd.

Rogers EM. Diffusion of innovations. New York: The Free Press; 1983.

Rogers E. Lessons for guidelines from the diffusion of innovation. Journal of Quality Improvement 1995;(21):324-8.

Romeijnders ACM, Vriezen JA, Klink JJL van der, Hulshof CTJ, Terluin B, Flikweert S, et al. Landelijke Eerstelijns Samenwerkings Afspraak Overspanning. Huisarts & Wetenschap 2005;48(1):20-3.

Ross L. The intuitive psychologist and his shortcomings: Distortions in the attribution process. In: Berkowitz L. Advances in Experimental Social Psychology. Vol. 10. New York: Academic Press; 1977.

Ruwaard D, Kramers PGN, Berg Jets A van den, Achterberg PW, editors. Public Health Status and Forecast: The health status of the Dutch population over the period 1950-2010. Den Haag: Sdu Uitgevers; 1994.

RVZ. Gezondheid en gedrag. Publicatienummer 02/14. Zoetermeer: Raad voor de Volksgezondheid & Zorg; 2002.

RVZ. Goed patiëntschap. Meer verantwoordelijkheid voor de patiënt. Signalementen. Den Haag: Raad voor de Volksgezondheid en Zorg; 2007. Online-document: http://www.rvz.net/data/download/Signalement_goed_patientschap.pdf.

RVZ. Zorg voor je gezondheid. Discussienota uitgebracht door de Raad voor de Volksgezondheid en Zorg aan de minister van Volksgezondheid, Welzijn en Sport. Den Haag: Raad voor de Volksgezondheid en Zorg; 2010.

RWI. Geen baan, geen school, geen uitkering. Analyse van het onbenut arbeidspotentieel onder niet-uitkeringsgerechtigden in aandachtswijken. Den Haag: Raad voor Werk en Inkomen; 2009. Online-document: http://www.raadwerkinkomen.nl/CmsData/File/Geen%20baan,%20geen%20school,%20geen%20uitkering.pdf.

Rycroft-Malone J, Kitson A, Harvey G, McCormack B, Seers K, Estabrooks C. Ingredients for change: revisiting a conceptual framework. Quality and safety in health care 2002a;11(2):174-80.
Rycroft-Malone J, Harvey G, Kitson A, McCormack B, Seers K, Titchen A. Getting evidence into practice: ingredients for change. Nursing Standard 2002b;16(37):38-43.
Sanderson K, Andrews G. Common mental disorders in the workforce: recent findings from descriptive and social epidemiology. Can J Psychiatry 2006;51(2): 63-75.
Sandqvist J, Enthoven P. Assessment of Work Performance. AWP-NL-1, Versie 1. Vertaling en bewerking van het Zweedse AWP, versie 2.0. Linköping: Linköping University; 2009.
Schaap C, Keijsers G, Vossen CJC, Boelaars VAJM, Hoogduin CAL. Behandeling van burnout. In: Hoogduin C, Schaufeli W, Schaap C, Bakker A, editors. Behandelingstrategieën bij burnout. Houten/Diegem: Bohn Stafleu van Loghum; 2001. p. 62-81.
Schaufeli W, Bakker A. UBES. Utrechtse Bevlogenheidschaal. Voorlopige handleiding. Utrecht: Sectie psychologie van Arbeid, Gezondheid en Organisatie; 2003.
Schaufeli WB, Bakker AB. Job demands, job resources, and their relationship with burnout and engagement: A multi-sample study. Journal of Organizational Behavior 2004;25:293-315.
Schaufeli W, Bakker A. Burnout en bevlogenheid. In: Schaufeli W, Bakker A, editors. De psychologie van arbeid en gezondheid. Houten: Bohn Stafleu van Loghum; 2007. p. 341-58.
Schaufeli W, Dierendonck D van. Utrechtse Burnout Schaal (UBOS): handleiding. Amsterdam: Harcourt Test Services; 2000.
Schaufeli WB, Horn JE. MBI-NL-Le: Maslach Burnout Inventory. Nederlandse versie voor leerkrachten. Utrecht [etc.]: Research School Psychology and Health; 1995.
Schaufeli W, Bakker A, Jonge J de, editors. De psychologie van arbeid en gezondheid. Houten/Mechelen: Bohn Stafleu van Loghum; 2003.
Scheier M, Carver C. Goals and confidence as selfregulatory elements underlying health and illness behavior. In: Cameron L, Leventhal H, editors. The selfregulation of health and illness behaviour. Londen: Routledge; 2003. p. 17-41.
Scheijndel PAM van, Peereboom KJ. Ontwerpen van werkplekken. In: Voskamp P, Scheijndel PAM van, Peereboom KJ, editors. Handboek Ergonomie 2010. Alphen aan den Rijn: Kluwer; 2010.
Schene A, Klink J van der, Lucassen P. Depressie. Psychische problemen en werk. In: Klink J van der, Terluin B, editors. Handboek voor een activerende begeleiding door huisarts en bedrijfsarts. Houten: Bohn Stafleu van Loghum; 2005. p. 343-71.
Schön D. The reflective practitioner: how professionals think in action. vs: Basic Books; 1983.
Schreurs PJG, Willige G van de, Brosschot JF, Tellegen B, Graus GMH. UCL De Utrechtse Copinglijst. Lisse: Swets & Zeitlinger; 1993.
Schrijvers CT, Mheen HD van de, Stronks K, Mackenbach JP. Socioeconomic inequalities in health in the working population: the contribution of working conditions. Int J Epidemiol, 1998;27:1011-8.
Schulte PA, Wagner GR, Ostry A, Blanciforti LA, Cutlip RG, Krajnak KM, et al. Work, obesity, and occupational safety and health. Am J Public Health 2007;97(3):428-36.
Schutten M, Eijnden RJJM van den, Knibbe RA. Onderzoeksrapportage Alcohol en werk. Rotterdam: IVO, 2003.
SCP. De goede burger Tien beschouwingen over een morele categorie. Dekker P, Hart J de, editors. Den Haag: Sociaal en Cultureel Planbureau; 2005. Online-document: http://www.scp.nl/dsresource?objectid=20742&type=org.
Segaar D, Willemsen MC. Tabaksrook in de werkomgeving. Resultaten van het PARAmeter onderzoek onder werknemers. Den Haag: Stivoro; 2003.

Seiwert L. Time management. Oosterhout: Delta Centrale Uitgeverij; 2008.

Selye H. The stress of life. New York: McGraw-Hill; 1956.

SER. Advies 'Sociale zekerheid en Gezondheidszorg'. Den Haag: Sociaal-Economische Raad; 1998.

SER. Een kwestie van gezond verstand. Breed preventiebeleid binnen arbeidsorganisaties. Den Haag: Sociaal-Economische Raad; 2009.

SER. Advies 'Zzp'ers in beeld. Een integrale visie op zelfstandigen zonder personeel'. Den Haag: Sociaal-Economische Raad; 2010. Online-document: http://www.ser.nl/~/media/DB_Adviezen/2010_2019/2010/b29123.ashx.

Shephard RJ. Limits to the measurement of habitual physical activity by questionnaires. Br J Sports Med 2003(37):197-206.

Shiri R, Karppinen J, Leino-Arjas P, Solovieva S, Viikari-Juntura E. The association between smoking and low back pain: a meta-analysis. Am J Med 2010;123(1):87.e7-35.

Siconolfi SF, Garber CE, Lasater TM, Carleton RA. A simple, valid step test for estimating maximal oxygen uptake in epidemiologic studies. American Journal of Epidemiology 1985;121(3):382-90.

Sideris G. Coping is not an 'either' 'or': the interaction of coping strategies in regulating affect arousal and performance. Stress and Health 2006;22:315-27.

Siegel M, Barbeau EM, Osinubi OY. The impact of tobacco use and secondhand smoke on hospitality workers. Clin Occup Environ Med 2006;5(1):31-42,viii.

Slotboom A. Statistiek in woorden. De meest voorkomende termen en technieken. Groningen: Wolters-Noordhoff; 1987. Geciteerd door: Kuiper C, Verhoef J, Cox K, Louw D de. Evidence-based practice voor paramedici. 2e dr. Den Haag: Uitgeverij Lemma; 2008.

Sloten G van, Wolk J van der. Goed voorbeeld doet goed volgen; de baten van goed werkgeverschap en goed werknemerschap. Gids voor Personeelsmanagement 2007;86(6):20-4.

Smulders PGW. Balans van 30 jaar ziekteverzuimonderzoek. Leiden: NIPG-TNO; 1984.

Smulders PGW, Weegh JMJ op de, redactie. Arbeid en Gezondheid. Open Universiteit. 's-Gravenhage: Elsevier; 2002.

Soer R. Functional capacity evaluation: measurements, qualities and normative values. Dissertatie. Groningen: Universiteit van Groningen; 2009.

Soer R, Schans CP van der, Geertzen JH, Groothoff JW, Brouwer S, Dijkstra PU, et al. Normative values for a functional capacity evaluation. Arch Phys Med Rehabil 2009;90(10):1785-94.

Solway S, Brooks D, Lacasse Y, Thomas S. A qualitative systematic overview of the measurement properties of functional walk tests used in the cardiorespiratory domain. Chest 2001;119(1):256-70.

Splunteren P van. Implementatie van resultaten uit wetenschappelijk onderzoek. De brug tussen weten en doen. In: Handboek Zorgvernieuwing. Houten/Diegem: Bohn Stafleu van Loghum; 2000.

Stam S. Interdisciplinair overleg bedrijfsartsen en fysiotherapeuten: Meer contact zinvol. Tijdschr Bedrijfs- en Verzekeringsgeneesk 2005;13(3):92.

Stansfeld S, Candy B. Psychosocial work environment and mental health. A meta-analytic review. Scand J Work Environ Health 2006;32(6):443-62.

STECR. Samenwerken tussen professionals. Assist. Hoofddorp: STECR Platform Reïntegratie; 2003.

STECR. De werknemer als regisseur. Assist. Hoofddorp: STECR Platform Reïntegratie; 2005.

STECR. Werkwijzer Arbeidsconflicten. Herziene versie. Hoofddorp: STECR expertisecentrum participatie; 2010.

Stichting van de Arbeid. Bied tegenwicht aan overgewicht. Den Haag: Huisdrukkerij SER; 2008. Online-document: http://www.vakcentralemhp.nl/docs/flyer_overgewicht.pdf.
Storm IF, Zoest F van, Broeder L den. Integraal Gezondheidsbeleid. Theorie en toepassing. Bilthoven: Rijksinstituut voor Volksgezondheid en Milieu; 2007. Online-document: http://www.rivm.nl/bibliotheek/rapporten/270851003.html.
Streiner DL, Norman GR. Health measurement scales: a practical guide to their development and use. 4th ed. Oxford: Oxford University Press; 2008.
SZW. Arbobalans 2004. Den Haag: ministerie van Sociale Zaken en Werkgelegenheid, Directie Voorlichting, Bibliotheek en Documentatie; 2004.
SZW. Actieprogramma Iedereen doet mee. Den Haag: ministerie van Sociale Zaken en Werkgelegenheid; 2007. Online-document: http://docs.szw.nl/pdf/135/2007/135_2007_1_17987.pdf.
SZW. Document Beleidsdoorlichting re-integratie. Den Haag: ministerie van Sociale Zaken en Werkgelegenheid; 2008. Online-document: http://home.szw.nl/index.cfm?menu_item_id=14122&hoofdmenu_item_id=13826&rubriek_id=391818&link_id=135447.
SZW. Van een vrije val naar een geremde val SZW beleid in 2009 en 2010. Den Haag: ministerie van Sociale Zaken en Werkgelegenheid; 2009. Online-document: http://docs.minszw.nl/pdf/4/2010/4_2010_1_25402.pdf.
SZW. Monitor Arbeidsmarkt in 2010. Den Haag: ministerie van Sociale Zaken en Werkgelegenheid; 2010a. Online-document: http://www.rijksoverheid.nl/onderwerpen/bijstand/documenten-en-publicaties/kamerstukken/2010/03/31/monitor-arbeidsmarkt-nummer-1-maart-2010.html.
SZW. Stand van zaken van de sociale zekerheid. Den Haag: ministerie van Sociale Zaken en Werkgelegenheid; 2010b. Online-document: http://www.rijksoverheid.nl/onderwerpen/zelfstandigen-zonder-personeel-zzp/documenten-en-publicaties/brochures/2010/02/16/stand-van-zaken-van-de-sociale-zekerheid-januari-2010-pdf.html.
Takala E-P, Pehkonen I, Forsman M, Hansson G-A, Mathiassen SE, Neumann WP, et al. Systematic evaluation of observational methods assessing biomechanical exposures a work. Scand J Work Environ Health 2010;36(1):3-24.
Telford RD. Low physical activity and obesity: causes of chronic disease or simply predictors? Med Sci Sports Exerc 2007;39(8):1233-40.
Terluin B. De Vierdimensionale Klachtenlijst (4DKL). Een vragenlijst voor het meten van distress, depressie, angst en somatisatie. Huisarts en Wetenschap 1996;39:538-47.
Terluin B, Klink J van der, Schaufeli WB. Stressgerelateerde klachten: spanningsklachten, overspanning en burnout. In: Klink J van der, Terluin B. Psychische problemen en werk. Handboek voor een activerende begeleiding door huisarts en bedrijfsarts. Houten: Bohn Stafleu van Loghum; 2005. p. 259-89.
Thorp AA, Healy GN, Owen N, Salmon J, Ball K, Shaw JE, et al. Deleterious associations of sitting time and television viewing time with cardiometabolic risk biomarkers: Australian Diabetes, Obesity and Lifestyle (AusDiab) study 2004-2005. Diabetes Care 2010;33(2):327-34.
TNO. Internationale Classificatie van stoornissen, beperkingen en handicaps 1980. Voorburg: Werkgroep Classificatie en Coderingen; 1981.
TNO. Verslag werkconferentie over definitie, nut en noodzaak goed werkgeverschap. Hoofddorp: TNO Arbeid; 2003.
TNO. Trendrapport TNO Bewegen en Gezondheid 2004-2005. Online-document: http://tno.nl/downloads%5CSamenvattingTNOMonitorBewegen20042005.pdf.

TNO. Vergelijkingsonderzoek vragenlijsten leefstijl, gezondheid en vitaliteit. Leiden: TNO Kwaliteit van Leven; 2009.
TNO. Bewegen en overgewicht onder Nederlandse werknemers 2000-2008. Leiden: TNO; 2010. Online-document: http://www.tno.nl/downloads/TNOKvL-PZ_Bewegen_en_overgewicht_werknemers_2000-2008.pdf.
Tordoff C. From research to practice: a review of the literature. Nursing Standard 1998;12(25):34-7.
Treurniet HF, Hoeymans N, Gijsen R, Poos MJJC. Gezondheid en ziekte in Nederland. Het Nationaal Kompas Volksgezondheid als informatiebron. Ned Tijdschr Geneeskd 2005;149:226-31.
Tufts Medical Center. Work Limitations Questionnaire. Boston: The Health Institute; 1998.
Tuomi K, Ilmarinen J, Jahkola A, Katajarinne L, Tulkki A. Work ability index. Helsinki: Finnish Institute of Occupational Health; 1998.
UWV. CAS Classificaties voor Arbo en SV. Classificatie van klachten, ziekten en oorzaken voor bedrijfs- en verzekeringsartsen. [s.l.]: UWV; 2002.
Vaas S, Dhondt S, Peeters MHH, Middendorp J. Vernieuwde WEBA-methode. Deel 1: De WEBA-Methode: Handleiding. Alphen a/d Rijn: Samsom Bedrijfsinformatie; 1995.
Valkenburg B. Hoofdbegrippen op het veld arbeid. In: Beukema L, Coenen H, Valkenburg B, editors. Arbeid en modernisering: een inleiding in de sociaal wetenschappelijke bestudering van arbeid. Utrecht: Lemma; 1996.
Vallerand R. Deci and Ryan's self-determination theory: a view from the hierarchical model of intrinsic and extrinsic motivation. Psychological Inquiry 2000;11:312-8.
Varekamp I. Empowerment of employees with a chronic disease. Dissertatie. Amsterdam: Universiteit van Amsterdam; 2010.
Velden N van der. Arbeidsparticipatie en reintegratie van chronisch zieken en gehandicapten. Kerkdriel: iResearch; 2007.
Veldhoven M van, Meijman TF, Broersen JPJ, Fortuin RJ. Handleiding VBBA. SKB Vragenlijst Services; 2002.
Vendrig L. Risico op langdurig verzuim onderzocht met de Vragenlijst ArbeidsReïntegratie (VAR). Tijdschrift voor Sociale Gezondheidszorg 2007;85(7):386-91.
Verburgh HS. Filosofie van de gezondheidswetenschappen. Leiden: Martinus Nijhoff; 1989.
Verheul R, Woezik W van, Feijen W. Persoonlijkheidsstoornissen. Psychische problemen en werk. In: Klink J van der, Terluin B, editors. Handboek voor een activerende begeleiding door huisarts en bedrijfsarts. Houten: Bohn Stafleu van Loghum; 2005. p. 451-93.
Verhoeven JD. Van ICIDH naar ICF: consequenties voor claimbeoordeling en kansen voor re-integratie. TBV 2002;10(11):328-31.
Vernon ML. A review of computer-based alcohol problem services designed for the general public. J Subst Abuse Treat 2010;38(3):203-11.
Verschuren C, Nauta A, Bastiaanssen M, et al. Eén lijn in de eerste lijn bij overspanning en burnout. Multidisciplinaire richtlijn overspanning en burnout voor eerstelijns professionals. Amsterdam/Utrecht: LVE/NHG/NVAB; 2011.
Verweij A, Iedema P. Preventie op de werkplek samengevat. In: Volksgezondheid Toekomst Verkenning, Nationaal Kompas Volksgezondheid. Bilthoven: RIVM. Online-document: http://www.nationaalkompas.nl > Nationaal Kompas Volksgezondheid > Preventie > In verschillende settings > Werkplek, 23 juni 2006.
VGI/NVAB/CBO. Blauwdruk Participeren en Functioneren: leidraad voor het effectief opnemen van 'participeren en functioneren in werk' in richtlijnen. Utrecht: Stichting Verzekerings Geneeskundig Instituut / Nederlandse Vereniging voor Arbeids- en Bedrijfsgeneeskunde / Kwaliteitsinstituut CBO; 2008.

Visscher TLS, Schoemaker C. Wat zijn de mogelijke gezondheidsgevolgen van overgewicht en ondergewicht? In: Volksgezondheid Toekomst Verkenning, Nationaal Kompas Volksgezondheid. Bilthoven: RIVM. Online-document: http://www.nationaalkompas.nl > Gezondheidsdeterminanten > Persoonsgebonden > Lichaamsgewicht, 20 oktober 2010.

Visser B, Dieën JH van. Tillen en dragen. In: Peereboom KJ, Jansen J, editors. Handboek Fysieke belasting. Editie 2004/2005. Den Haag: Sdu Uitgevers; 2004.

Vlaeyen JW, Linton SJ. Fear-avoidance and its consequence in chronic musculoskeletal pain: A state of the art. Pain 2000;85:317-32.

VNG. VNG-reactie op het regeerakkoord. Bijzondere ledenbrief. [s.l.]: Vereniging Nederlandse Gemeenten; 2010. Online-document: http://www.vng.nl/Documenten/vngdocumenten/2010_lbr/2010_VNG_Ledenbrief-regeerakkoord.pdf.

Voskamp P. Antropometrie. In: Voskamp P, Scheijndel PAM van, Peereboom KJ, editors. Handboek Ergonomie 2010. Alphen aan den Rijn: Kluwer; 2010.

Voskamp P, Scheijndel PAM van, Peereboom KJ, editors. Handboek Ergonomie. Editie 2010. Den Haag: Kluwer; 2010.

Vrijhof BJ. Individuele verzuimbegeleiding. Beoordeling en borging van de professionele kwaliteit. Dissertatie. Amsterdam: Universiteit van Amsterdam; 2000.

VWS. Gezond zijn, gezond blijven. Een visie op gezondheid en preventie. Den Haag: ministerie van Volksgezondheid, Welzijn en Sport; 2007.

Waddell G, Burton AK. Is Work Good for Your Health and Well-Being? The Stationery Office. Londen: TSO, 2006. Online-document: http://www.workingforhealth.gov.uk/documents/is-work-good-for-you.pdf.

Wegen EEH van, Lim LIIK, Nieuwboer A, Willems AM, Goede CJT de, Burgers-Bots IAL, et al. Klinimetrie bij de ziekte van Parkinson. Een praktische handleiding. Amersfoort/Amsterdam: Nederlands Paramedisch Instituut / Vrije Universiteit; 2005.

Weiner B. Theories of motivation: From mechanism to cognition. Chicago, Rand McNally; 1972.

Weinman J, Petrie K, Moss-Morris R, Horne, R. The Illness Perception Questionnaire: a new method for assessing the cognitive representations of illness. Psychology and Health 1996;11:431-44.

Wendel-Vos GCW, Ooijendijk WTM, Baal PHM van, Storm I, Vijgen SC, Jans M, et al. Kosteneffectiviteit en gezondheidswinst van behalen beleidsdoelen bewegen en overgewicht. Onderbouwing Nationaal Actieplan Sport en Bewegen. Bilthoven: Rijksinstituut voor Volksgezondheid en Milieu; 2005. Online-document: http://www.rivm.nl/bibliotheek/rapporten/260701001.pdf.

Werkman RM, Boonstra JJ, Bennebroek Gravenhorst KM. Het veranderingsvermogen van organisaties: interpretaties van vijf configuraties en implicaties voor de praktijk van organisatieverandering. M&O, tijdschrift voor organisatie en management 2001;55(2):7-27.

WHO. Minutes of the Technical Preparatory Committee for the International Health Conference held in Paris from 18 March to 5 April 1946. Genève: World Health Organization; 1947.

WHO. ICPM. International Classification of Procedures in Medicine. Vol. 2. Genève: World Health Organization; 1978.

WHO. ICIDH. International classification of impairments, disabilities, and handicaps. Genève: World Health Organization; 1980. Reprint 1993.

WHO. Ottawa Charter for Health Promotion. WHO/HPR/HEP/95.1. Genève: World Health Organization; 1986.

WHO. ICD-10: International Statistical Classification of Diseases and Related Health Problems, 10th revision. Genève: World Health Organization; 1992.

WHO. ICF. International Classification of Functioning, Disability and Health. Genève: World Health Organization; 2001.
WHO. Managing for Results. An introduction to WHO's ways of working. Genève: World Health Organization; 2006.
WHO. International Classification of Functioning, Disability and Health. Children & Youth version. Genève: World Health Organization; 2007.
Wijndaele K, Healy GN, Dunstan DW, Barnett AG, Salmon J, Shaw JE, Zimmet PZ, Owen N. Increased cardiometabolic risk is associated with increased TV viewing time. Med Sci Sports Exerc 2010;42(8):1511-8.
Wilcock AA. An occupational perspective of health. Thorofare: Slack Inc.; 1998.
Wilcock AA. Occupation for health. Vol. 1: A journey from selfhelp to prescription. Londen: BAOT; 2001.
Williams RM, Schmuck G, Allwood S, Sanchez M, Shea R, Wark G. Psychometric evaluation of health-related work outcome measures for musculoskeletal disorders: a systematic review. J Occup. Rehabil 2007:17(3):504-21.
Willigenburg T van, Beld A van den, Heeger FR. Ethiek in de praktijk. Assen: Van Gorcum en Comp BV; 1993.
Wind H. Assessment of physical work ability: the utility of functional capacity evaluation for insurance physicians. Dissertatie. Amsterdam: Universiteit van Amsterdam; 2007.
Witteveen AB, Bramsen I, Hovens JE, Ploeg HM van der. Utility of the impact of event scale in screening for posttraumatic stress disorder. Psychological Reports 2005;97:297-308.
Wittink H. Gezondheid op de Hogeschool: Gezond werken in het hbo nu én in de toekomst. Congresbundel Gezondheidsdag 9 oktober 2008. Online-document: http://www.zestor.nl/upload/bestand/congresbundel.pdf.
WRR. Doorgroei van arbeidsparticipatie. Den Haag: Sdu Uitgevers; 2001.
Wu HC, Wang MJJ. Determining the maximum acceptable work duration for high intensity work. Eur J Applied Physiology 2001;85:339-44.
Wu HC, Wang MJJ. Relationship between maximum acceptable work time and physical workload. Ergonomics 2002;45(4):280-9.
WVC. Gezondheid als uitgangspunt. Nota 2000 in het kort. Den Haag: Staatsuitgeverij; 1986.
Zelst WH van, Beurs E de, Beekman AT, Deeg DJ, Bramsen I, Dyck R van. Criterion validity of the Self-Rating Inventory for Posttraumatic Stress Disorder (SRIP) in the community of older adults. Journal of Affective Disorders 2003;76:229-35.
Zestor. Folder Stimuleringsregeling duurzaam vitaal werken. [s.l.]: Zestor; 2008.
ZonMw. Programmavoorstel voor een tweede programma Preventie. Den Haag: ZonMw; 2002.
ZonMw. Preventie loont: tussenstand van het programma preventie. Deel 1: Algemeen. Assen: Uitgeverij Koninklijke Van Gorcum BV; 2003.
ZonMw. Herformulering gezondheidsdefinitie WHO. Flexibeler toepassing naar werkingsgebied. Mediator 2010;21:1.

Over de auteurs en de redactieleden

Marcel Balm (drs. M.F.K. Balm) is oefentherapeut Mensendieck, bewegingswetenschapper en opleidingskundige. Hij werkt als senior consultant / Manager Arbo en preventie bij vhp ergonomie en ontwikkelt en coördineert voor diverse bedrijven en branches voorlichtingen, trainingen en opleidingen.

André Bieleman (dr. H.J. Bieleman) is bewegingswetenschapper en werkt bij Saxion Hogescholen (Enschede en Deventer) bij het Kenniscentrum Gezondheid, Welzijn en Technologie. In 2010 is hij gepromoveerd op het proefschrift *Arbeidsparticipatie en arbeidscapaciteit bij beginnende artrose van de heup en knie.*

Inge Bramsen (dr. I. Bramsen) is methodoloog en gezondheidszorgpsycholoog. Ze is als senioronderzoeker verbonden aan het Kenniscentrum Zorginnovatie van de Hogeschool Rotterdam, met als aandachtsgebieden psychologische aspecten van arbeid en gezondheid en onderzoeksmethoden.

Josephine Engels (dr. J.A. Engels) is gezondheids- en bewegingswetenschapper. Zij werkt als lector Arbeid & Gezondheid aan de Hogeschool van Arnhem en Nijmegen, onderdeel van het Kenniscentrum Arbeid, Sport en Leefstijl. Aandachtsgebieden zijn onderzoek en onderwijs rondom lichamelijke en mentale belasting en belastbaarheid en interprofessionele samenwerking. Daarnaast is ze lid van de Raad van Commissarissen van een sociale werkplaats.

Ad van Genuchten (A. van Genuchten, Eur. Erg.), fysiotherapeut, bedrijfsfysiotherapeut professional Master ergonomie, werkt als seniortrainer en senioradviseur ergonomie bij vhp ergonomie. Daarnaast is hij regiomanager vhp zuid bij vhp ergonomie.

Yvonne Heerkens (dr. Y.F. Heerkens) is bewegingswetenschapper, lector Arbeid & Gezondheid bij de Hogeschool van Arnhem en Nijmegen, onderdeel van het Kenniscentrum Arbeid, Sport en Leefstijl. Daarnaast is ze programmaleider Terminologie & Technologie bij het Nederlands Paramedisch Instituut (NPi). Ze is betrokken bij onderwijs en onderzoek op het snijvlak van paramedische zorg, eenheid van taal, verslaglegging, indicatiestelling, hulpmiddelen en arbeid.

Wietske Kuijer (dr. W. Kuijer) studeerde bewegingswetenschappen in Groningen en promoveerde op het proefschrift *Disability in chronic low back pain. The usefullness of different instruments*. Ze is hoofddocent ergotherapie en fysiotherapie aan de Hogeschool van Arnhem en Nijmegen, beleidsmedewerker bij het Instituut Paramedische Studies op het gebied van de verbinding tussen onderwijs en onderzoek en lid van de kenniskring van het lectoraat Arbeid & Gezondheid.

Chris Kuiper (dr. C.H.Z. Kuiper) volgde de opleiding ergotherapie en promoveerde aan de Universiteit voor Humanistiek. Hij is werkzaam als directeur bij Horizon, instituut voor jeugdzorg en onderwijs en als lector Participatie bij het Kenniscentrum Zorginnovatie van de Hogeschool Rotterdam.

Harald Miedema (drs. H.S. Miedema) werkt als lector Arbeid en gezondheid bij het Kenniscentrum Zorginnovatie van de Hogeschool Rotterdam. Daarnaast is hij directeur van Preferred Care, kwaliteitsnetwerk Fysiotherapie en van EMcare, een polikliniek voor mensen met gezondheidsklachten aan het bewegingsstelsel.

Noks Nauta (dr. A.P. Nauta) is bedrijfsarts en psycholoog. Zij houdt zich sinds een aantal jaren bezig met onderzoek en onderwijs op het gebied van interprofessioneel samenwerken, innovatie en implementatie. Ze werkt momenteel als freelancer. De kwaliteit van werken van professionals in het domein arbeid en gezondheid is een belangrijk thema, daarnaast houdt zij zich bezig met het onderwerp 'hoogbegaafde volwassenen'.

Kees Peereboom (drs. K. Peereboom, Eur. Erg.) is fysiotherapeut, bewegingswetenschapper en arbeids- en organisatiepsycholoog. Hij is partner van vhp ergonomie en werkt als senioradviseur ergonomie. Zijn adviezen en ontwerpen zijn bijvoorbeeld terug te vinden bij bedrijven in de vervoersector en logistieke ketens. Hij is redacteur van het *Handboek Ergonomie* en het *Handboek Fysieke belasting*.

Harriët Wittink (dr. H. Wittink) is in 2007 benoemd als lector Leefstijl & Gezondheid aan de Hogeschool Utrecht. Zij studeerde fysiotherapie aan de Stichting Utrechtse Paramedische Academie (SUPA). Harriët is gepromoveerd aan Boston University op het proefschrift *Physical activity, physical fitness and chronic low back pain.*

Register